Einführung in die Integrative Körperpsychotherapie IBP
(Integrative Body Psychotherapy)

Einführung in die Integrative Körperpsychotherapie IBP (Integrative Body Psychotherapy)

Eva Kaul, Markus Fischer (Hrsg.)

Programmbereich Psychiatrie und Psychotherapie

Eva Kaul
Markus Fischer
(Hrsg.)

Einführung in die Integrative Körperpsychotherapie IBP (Integrative Body Psychotherapy)

2., vollständig überarbeitete und erweiterte Auflage

unter Mitarbeit von

Judith Biberstein
Markus Fischer
Notburga Fischer
Robert Fischer
Mark Froesch-Baumann
Suzanne Hüttenmoser Roth
Eva Kaul
Nadine Laub
Corinna Möck-Klimek
Silvia Pfeifer
Sarah Radelfinger
Béatrice Schwager
Georg Tarnutzer

hogrefe

Dr. med. Eva Kaul
Paulstrasse 8
CH-8400 Winterthur

Bibliografische Information der Deutschen Nationalbibliothek
Die Deutsche Nationalbibliothek verzeichnet diese Publikation in der Deutschen Nationalbibliografie; detaillierte bibliografische Daten sind im Internet über http://www.dnb.de abrufbar.

Anregungen und Zuschriften bitte an:
Hogrefe AG
Lektorat Psychiatrie/Psychotherapie
Länggass-Strasse 76
3012 Bern
Schweiz
Tel. +41 31 300 45 00
info@hogrefe.ch
www.hogrefe.ch

Lektorat: Susanne Ristea
Redaktionelle Bearbeitung: Dr. med. Susanne Meinrenken, Bremen
Herstellung: René Tschirren
Satz: punktgenau GmbH, Bühl
Druck und buchbinderische Verarbeitung: Multiprint Ltd., Kostinbrod
Printed in Bulgaria

2., vollständig überarbeitete und erweiterte Auflage 2024

(E-Book-ISBN_PDF 978-3-456-96327-3)
(E-Book-ISBN_EPUB 978-3-456-76327-9)
ISBN 978-3-456-86327-6
https://doi.org/10.1024/86327-0000

Inhaltsverzeichnis

Vorwort

Dieses Lehrbuch möchte mit der überarbeiteten Neuauflage seinen Leser:innen fundiert und anschaulich den neuesten Stand der Theorie und Praxis der Integrativen Körperpsychotherapie IBP nahebringen.

Als die IBP Institutsleitung 2013 begann, das Projekt für dieses erste Schweizer IBP Körperpsychotherapie Lehrbuch zu starten, hatte sie zwei Ziele vor Augen: Zum einen ein kompaktes, verständliches und anregendes Manuskript für die Studierenden am IBP Institut zu Theorie und Praxis der Integrativen Körperpsychotherapie IBP zu schreiben; zum anderen die Integrative Körperpsychotherapie IBP auch bei anderen Fachpersonen in Gesundheitswesen, Sozialarbeit, Pädagogik und Seelsorge sowie interessierten Laien bekanntzumachen. An diesen Zielen hat sich auch für die vorliegende Neuauflage nichts geändert. Hinzugekommen ist aber das Anliegen, die kontinuierliche Weiterentwicklung und Reifung der Methode abzubilden und die Bezüge zu aktuellen schulenübergreifenden Modellen herzustellen.

In den 1990er Jahren organisierte Dr. med. Markus Fischer mit den Begründern der Integrativen Body Psychotherapy IBP – Jack Lee Rosenberg, Marjorie Rand und Beverly Kitaen-Morse – die ersten IBP Kurse in der Schweiz. IBP spezifische Konzepte der Integration von Körper, Emotionen und Kognitionen waren hierzulande in der Psychotherapie kaum bekannt. Die Methode und viele Techniken der Integrativen Körperpsychotherapie IBP wurden anfänglich entsprechend kritisch betrachtet und es gab viel Erklärungsbedarf zur Frage, warum die somatische Dimension ein wertvoller Teil des psychotherapeutischen Vorgehens sein sollte. Das hat sich verändert und der Körper wird mittlerweile auch in anderen Therapierichtungen teilweise miteinbezogen. Insbesondere die umfassende Empirie im Bereich Achtsamkeit hat hier zu einer deutlichen Öffnung geführt. Die Integrative Körperpsychotherapie IBP zeichnet sich darüber hinaus jedoch durch konsequentes prozessorientiertes Arbeiten in allen drei Erlebensdimensionen Körper, Emotionen und Kognitionen aus.

Dr. med. Markus Fischer, der IBP Pionier in der Schweiz, und die Ausbilder:innen des IBP-Instituts in Winterthur entwickeln die IBP Konzepte und ihre Anwendung in der Praxis seit über 30 Jahren kontinuierlich weiter. Dies basiert auf einem gemeinsamen Verständnis von Theoriebildung als systemisch-konstruktivistischem Erkenntnisprozess. So werden empirische Befunde und Konzepte aus verschiedenen Wissenschaftsbereichen integriert. Die Integrative Körperpsychotherapie IBP erlebt dadurch immer wieder zahlreiche Innovationen in der Methodik, welche sich auf Lehre, Praxis und Forschung befruchtend auswirken. IBP hat sich in neuen Arbeitsfeldern, vor allem im Coaching, etabliert und bietet neue Ansätze für aktuelle Fragen und Herausforderungen. Die ganzheitliche Herangehensweise und der konsequente Einbezug des Körpers macht die IBP

Methode einzigartig und wird heute vielerorts als unverzichtbare Erweiterung und Bereicherung gewohnten Denkens und Handelns erlebt.

Die ersten beiden Kapitel dieses Lehrbuchs widmen sich den historischen Wurzeln von IBP und der Einbettung in die Metatheorie. In den weiteren Kapiteln stehen die Therapietheorie und deren Anwendung, also die Praxistheorie, im Vordergrund. Ergänzend eingeflochten wird allgemeines psychotherapeutisches Grundwissen vermittelt, welches in den am IBP Institut angebotenen Ausbildungen unterrichtet wird. Im Integrativen Ansatz, dem wir uns verpflichtet fühlen, werden Theorie und Praxis laufend miteinander verwoben.

Wissenschaftlich begrenzen wir uns in diesem Lehrbuch auf alles, was wir für Studierende und Praktiker:innen für unmittelbar relevant halten. Wer sich für Forschungsergebnisse und Forschungsmethoden der Körperpsychotherapie interessiert, findet diese unter anderem in den Grundlagenwerken „Handbuch der Körperpsychotherapie" (Marlock & Weiss, 2006) und „Körperpsychotherapie, Grundriss einer Theorie für die klinische Praxis" (Geuter, 2015).

In einer Zeit, in der elektronische Medien immer wichtiger werden, haben wir uns dafür entschieden, das Lehrbuch in Papierform herauszugeben und mit Online-Unterlagen zu ergänzen. Viele Leitfäden, Fragebögen und Übungen können online heruntergeladen werden.

Sprachlich wechseln wir in diesem Lehrbuch zwischen der weiblichen und männlichen Form. Das erscheint uns passend – die Mehrzahl der im Feld von IBP Psychotherapie und IBP Coaching Tätigen sind Frauen. Ausserdem verwenden wir in der Regel den Begriff „Klient:in". Dort, wo wir uns spezifisch auf ein klinisches Setting beziehen, sprechen wir von „Patient:innen".

Winterthur 2015
Roman Decurtins*, Markus Fischer*, Matthias Keller, Silvia Pfeifer*
überarbeitet von Beatrix Schilling, Winterthur, April 2024

* Geschäftsführung des IBP Instituts und IBP Vereins

Geleitwort

Nach acht Jahren erscheint dieses Buch in zweiter Auflage. Schon die erste Auflage dieser Einführung in die Integrative Körperpsychotherapie IBP war weit mehr als der Titel sagt: ein Buch, aus dem jede Psychotherapeutin etwas über Psychotherapie im Allgemeinen lernen kann, insbesondere dazu, wie Körpererleben und Körperprozesse in die Therapie einbezogen werden können. Und wie das die psychotherapeutische Arbeit bereichert.

Mit ihrem Buch wollten die Autorinnen und Autoren damals eine Theorie in progress zeigen, deren Grundlagen der US-amerikanische Psychotherapeut Jack Lee Rosenberg in den 1980er Jahren formuliert hat. Dass dies kein leeres Versprechen war, zeigt die Auflage, die sie jetzt vorlegen. Noch klarer betten sie nun ihre Theorie in das Menschenbild der humanistischen Psychologie und Psychotherapie ein, mit ihrer Zentrierung auf das Subjekt und seine Lebenswelt, auf eine Theorie des Selbst und ein erfahrungsorientiertes Verständnis von Psychotherapie. Sie betonen die Selbstwahrnehmung als "Referenz- und Angelpunkt" der Therapie, wie es in einem Beitrag heißt, und als Basis einer auf die Selbstfunktionen ausgerichteten Körperpsychotherapie. Im Zentrum der Methode steht "das Selbst und seine Reifung", im Zentrum der praktischen Arbeit die Verbindung zwischen einer Auseinandersetzung mit psychischen Inhalten und begleitenden körperlichen Prozessen wie dem Atem und der Bewegung.

Das Buch stellt die Integrative Körperpsychotherapie IBP als eine Schule mit einer eigenen Persönlichkeitstheorie vor, die auf einer psychodynamischen Entwicklungs- und Abwehrtheorie fußt, aber auch Ähnlichkeiten mit Konzepten der Ego-State-Therapie oder der Schematherapie aufweist. Wenn mehrfach Verbindungen zur modernen Operationalisierten Psychodynamischen Diagnostik hergestellt werden, zeigt das, wie gut sich die hier vertretene körperpsychotherapeutische Theorie und Praxis nicht nur mit humanistischen, sondern auch mit psychodynamischen Theorien und Arbeitsweisen verbinden lässt. Mit ihrem häufig psychoedukativen Vorgehen, Patientinnen Übungen an die Hand zu geben, mit denen sie sich selbst besser wahrzunehmen oder zu regulieren lernen, kann die körperpsychotherapeutische aber auch mit einer verhaltenstherapeutischen Arbeitsweise verbunden werden. Seelisches Leben ist verkörpert und das sollte in jeder Form von Psychotherapie bedacht werden.

Das Buch deckt eine außerordentliche Breite von Themen ab: von Grundlagen humanistischer und körperpsychotherapeutischer Theorie wie Präsenz, Gewahrsein, Selbstkontakt, Körpererleben, Prozessorientierung, der Bedeutung der therapeutischen Beziehung über die Neurobiologie der Stressreaktion und des Atmens bis hin zur Arbeit mit Inszenierung und Berührung oder mit Themen der Sexualität in der Psychotherapie. Kenntnisreich werden dabei Theorie und Praxis miteinander verbunden, wenn zum Beispiel die Arbeit mit dem Atem in der Körperpsychotherapie mit wissenschaftlichen Erkenntnissen über die Atemfunktion und das Atmen verbunden wird. Immer wieder wird auch gezeigt, wie die eigene Arbeitsweise behandlungstechnisch umgesetzt wird. Das alles macht das Buch zu einem der besten und instruktivsten Bücher zur Körperpsychotherapie im deutschsprachigen Raum.

Ich wünsche diesem Buch, dass seine Anregungen in die ganze Psychotherapie eingehen und dass ihm die Aufmerksamkeit und Anerkennung zuteil wird, die es verdient.

Berlin, April 2024
Ulfried Geuter

Danksagungen

Zu dieser Neuauflage des IBP Lehrbuchs haben viele einen wertvollen Beitrag geleistet. Das Autor:innen-Team, bestehend aus Ausbilder:innen des IBP Instituts, hat mit einem beachtlichen Engagement die erste Auflage substanziell in Hinblick auf aktuelle wissenschaftliche Erkenntnisse und die Weiterentwicklung der IBP Methode überarbeitet. Dr. med. Eva Kaul hat das Buchprojekt mit Sorgfalt und Umsicht geleitet und ihre eigene fachliche Expertise zur Verfügung gestellt. Die Geschäftsführung bedankt sich bei Dr. med. Eva Kaul und dem Autor:innen-Team für die umfassende Überarbeitung dieses Buches.

Ebenfalls gilt der Dank dem IBP Vorstand, welcher auch in wirtschaftlich herausfordernden Zeiten dieses Projekt unterstützt und ermöglicht hat.

In tiefer Dankbarkeit gedenken wir Jack Lee Rosenberg, der über seinen Tod hinaus Vorbild und Inspiration zu gleich ist. Marjorie Rand und Beverly Kitaen-Morse haben gemeinsam mit ihm die Entwicklung der Integrativen Körperpsychotherapie IBP geprägt und daher geht an dieser Stelle ein Dankeschön auch an sie.

Wir möchten auch allen Menschen sehr danken, die mit ihren Rückmeldungen, Studien, Fragen, Erkenntnissen und Erfahrungen in den letzten Jahren die kontinuierliche Weiterentwicklung der IBP Methode unterstützt und damit die fundierte Grundlage für diese Neuauflage geschaffen haben. In der Verbindung dieser Menschen kann immer wieder Neues und Innovatives entstehen und das zeichnet das IBP Institut und den IBP Verein aus.

Winterthur, April 2024
Beatrix Schilling*

* Geschäftsführung des IBP Instituts und IBP Vereins

1 Grundlagen der Integrativen Körperpsychotherapie IBP

Eva Kaul, Béatrice Schwager

1.1 Geschichte und Quellen

Eva Kaul

Die Integrative Körperpsychotherapie IBP (Integrative Body Psychotherapy) wurde in den späten 1960er Jahren von Jack Lee Rosenberg (Ph. D., 1932–2015) in Kalifornien begründet. Ihre theoretischen Konzepte und therapeutischen Interventionen spiegeln Rosenbergs beruflichen Lebenslauf und seine Erfahrungen als Psychotherapieklient ebenso wider wie die Veränderungen der psychotherapeutischen Landschaft in den USA durch die Entwicklung der humanistischen Psychologie. Um die Entstehungsgeschichte der Integrativen Körperpsychotherapie IBP nachzuvollziehen, werfen wir daher einen Blick auf Rosenbergs Lebenslauf und auf die Grundprinzipien der humanistischen Psychologie.

1.1.1 Beruflicher Lebenslauf von Jack Lee Rosenberg

Rosenberg studierte an der *University of California* in Berkeley Zahnmedizin und Psychologie. Die Verbindung dieser beiden Fachgebiete zeigt Rosenbergs Fähigkeiten und Interessen: Er war manuell äusserst geschickt, effizient, pragmatisch und gleichzeitig am ganzen Menschen interessiert. Ab 1959 praktizierte Rosenberg als Zahnarzt und forschte und lehrte am Departement für Dentalpsychologie der *University of Pacific Dental School* in San Francisco. Als Forscher und Dozent befasste er sich unter anderem mit chronischen Schmerzen, Kiefergelenkschmerzen, Zahnarztphobie und der Arzt-Patient-Beziehung.

Zwischen eigener Praxis, Unterrichten, Forschen und Familie blieb Rosenberg kaum Zeit für sich selbst. Die Warnung seines Seelsorgers, er verpasse sein eigenes Leben, war der Anstoss zu einer eigenen Psychotherapie. Rosenbergs erste Therapie war eine klassisch freudianische Psychoanalyse (vier Sitzungen wöchentlich über acht Jahre).

Ab 1963 nahm Rosenberg an Encounter-Gruppen des frisch gegründeten Esalen-Instituts in Big Sur, Kalifornien, teil. Dort erlebte er die kreative, lebendige und begeisternde Atmosphäre des „Human Potential Movements“. Er hatte das Glück, direkt bei verschiedenen herausragenden Persönlichkeiten der humanistischen Psychologie lernen zu können: Fritz Perls, Bob Hall, Abraham Maslow, Alexander Lowen, William Schutz, John Pierrakos, Rolo May, Carl Rogers, Moshe Feldenkrais, Anna Halprin und Ida Rolf (Itten & Fischer, 2002). Rosenberg liess sich am Institut für Gestalttherapie in San Francisco zum Gestalttherapeuten ausbilden, assistierte Bob Hall in dessen Gruppen und unterrichtete während neun Jahren am Gestaltinstitut. Er promovierte in Psychologie und führte ab 1971 eine psychotherapeutische Praxis.

Über Alexander Lowen, Hatha-Yoga und das Studium östlicher Philosophien und Meditationstechniken kam er in Kontakt mit energetischen Vorstellungen des menschlichen Organismus (Rosenberg, 1973). Unter dem Einfluss körperpsychotherapeutischer Selbsterfahrung bei Phil Curcuruto, einem Schüler Wilhelm Reichs, erweiterte Rosenberg die zentralen Konzepte der Gestaltarbeit um die somatische Dimension. Er übernahm von Reich dessen energetischen Ansatz, der auf dem natürlichen Ladungs-Entladungs-Zyklus des vegetativen Nervensystems gründet, die Bedeutung erfüllender Sexualität für das Wohlbefinden, die Vorstellung vom schichtförmigen Aufbau der Persönlichkeit und das Charakterstilkonzept (Fischer et al., 2003). 1973 publizierte Rosenberg sein Buch „Total Orgasm“, das auf einem energetischen Modell von Sexualität und Reichs Ladungs-Entladungs-Kurve beruht. Er beschreibt in diesem Buch eine Reihe von Körper- und Atemübungen, welche Aufbau, Halten und Verteilen von sexueller Energie im Körper unterstützen und so das sexuelle Erleben vertiefen.

Aus der Auseinandersetzung mit der Psychoanalyse und seiner späteren Therapie und Supervision bei der Objektbeziehungstheoretikerin Vicky Hamilton, einer Mitarbeiterin von Bowlby und Winnicott, übernahm Rosenberg die Übertragungs- und die Objektbeziehungstheorie.

Rosenberg unterrichtete sein Verfahren zunächst in fortlaufenden Gruppen, in denen er Therapiesitzungen an Gruppenteilnehmer:innen demonstrierte. Mit der Gründung eines Ausbildungsinstituts gab Rosenberg seinem Therapieansatz den Namen *Body Gestalt Practice*. Wegen Verwechslungen mit dem Gestalttherapieinstitut änderte er Anfang der 1980er Jahre den Namen zu Integrative Body Psychotherapy (IBP). 1985 schrieben Rosenberg, Marjorie Rand und Diane Asay mit „Body, Self and Soul“ das erste Buch über die Integrative Körperpsychotherapie IBP („Körper, Selbst und Seele“ lautet der deutsche Titel).

Ab Mitte der 1980er-Jahre arbeitete Rosenberg zusammen mit seiner Partnerin Beverly Kitaen-Morse vor allem mit Paaren. Auch sein paartherapeutischer Ansatz ist geprägt von eigenen Erfahrungen. Konfrontiert damit, dass trotz jahrelanger therapeutischer Selbsterfahrung und eigener psychotherapeutischer Ausbildung ihre alten Themen und Verhaltensmuster immer wieder die Paarbeziehung sabotierten, erforschten Rosenberg und Morse gemeinsam ihre Beziehungsmuster und bearbeiteten sie mit IBP Werkzeugen. Ihre Erkenntnisse vermittelten sie in Paarseminaren und später in ihrem gemeinsamen Buch „The Intimate Couple“ (Rosenberg & Kitaen-Morse, 1996).

Von Kalifornien verbreitete sich die Integrative Körperpsychotherapie IBP über die USA, nach Kanada und Europa. Das Schweizer IBP Institut wurde 1990 von Dr. med. Markus Fischer gegründet. Es ist seit 1998 Mitglied der Schweizer Charta für Psychotherapie und der Psychotherapielehrgang wurde vom Schweizer Bundesamt für Gesundheit akkreditiert.

Als Psychotherapeut richtete Rosenberg sein Interesse interdisziplinär und schulenübergreifend auf das, was er an sich selbst und bei seinen Klient:innen als wirksam erlebte. Er integrierte so über die Jahre Elemente aus verschiedenen psychotherapeutischen und körpertherapeutischen Ansätzen zu einem eigenen, neuen Therapiesystem (Abbildung 1-1).

Mit diesem eklektischen Ansatz war er seiner Zeit, die sich eher durch Abgrenzung der verschiedenen Schulen voneinander auszeichnete, weit voraus. Heute zeigt sich jedoch in den Prinzipien der evidenzbasierten Medizin und im „neuen Integrationsparadigma“ (Petzold, 1993) in Psychologie und Psychotherapie ein allgemeiner Trend zu Wirksamkeitsorientierung und Integration verschiedener Therapiemethoden. 50 % aller freiberuflich tätigen Psychotherapeut:innen bekennen sich zu einem integrativen Vorgehen (Petzold, 1993). In Metaanalysen konnte nachgewiesen werden, dass die Wirksamkeit von Psychotherapie grösser ist, wenn die angewandten Methoden nicht nur auf die Diagnose, sondern auch auf transdiagnosti-

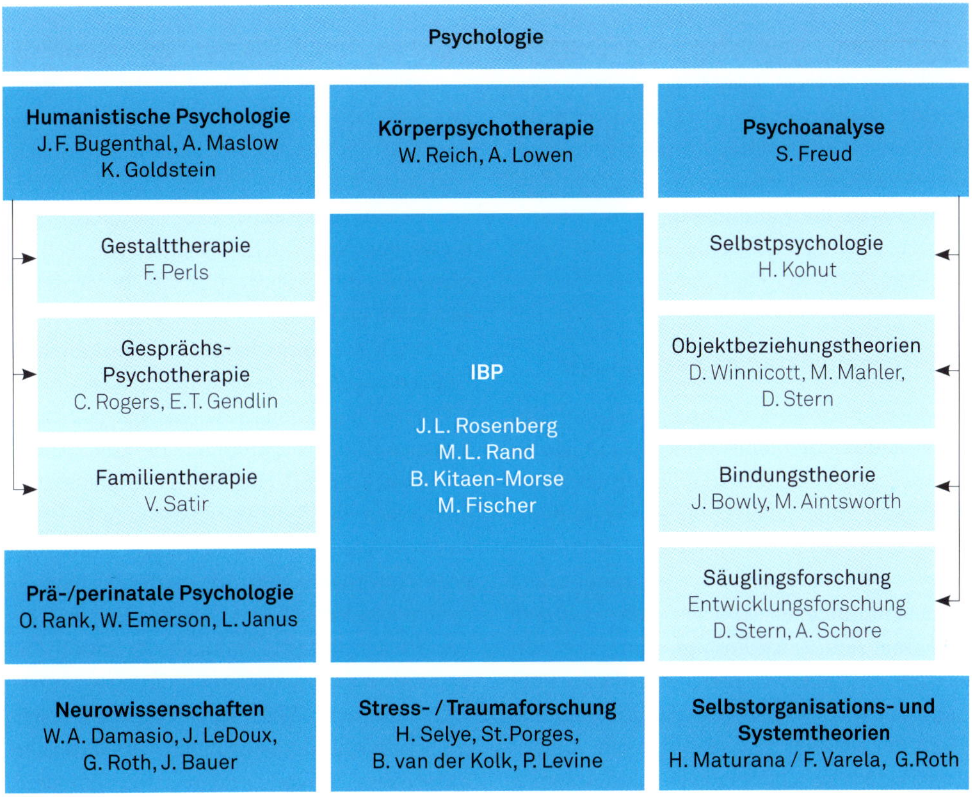
Psychologie
Humanistische Psychologie
J.F. Bugenthal, A. Maslow
K. Goldstein
Körperpsychotherapie
W. Reich, A. Lowen
Psychoanalyse
S. Freud
Gestalttherapie
F. Perls
Gesprächs-
Psychotherapie
C. Rogers, E.T. Gendlin
Familientherapie
V. Satir
IBP
J.L. Rosenberg
M.L. Rand
B. Kitaen-Morse
M. Fischer
Selbstpsychologie
H. Kohut
Objektbeziehungstheorien
D. Winnicott, M. Mahler,
D. Stern
Bindungstheorie
J. Bowly, M. Aintsworth
Säuglingsforschung
Entwicklungsforschung
D. Stern, A. Schore
Prä-/perinatale Psychologie
O. Rank, W. Emerson, L. Janus
Neurowissenschaften
W.A. Damasio, J. LeDoux,
G. Roth, J. Bauer
Stress- / Traumaforschung
H. Selye, St.Porges,
B. van der Kolk, P. Levine
Selbstorganisations- und
Systemtheorien
H. Maturana / F. Varela, G.Roth

Abbildung 1-1: Quellen der Integrativen Körperpsychotherapie IBP.

sche Parameter (Kultur, Ethnie, Religion/Spiritualität, Bindungsstil, Coping-Strategien, Vorlieben bezüglich des therapeutischen Ansatzes) massgeschneidert sind.

Gemäss dem Motto „A new therapy for each patient“ sollten Psychotherapeut:innen über eine grosse Flexibilität in der Beziehungsgestaltung verfügen und fähig sein, ihre Methoden an die Werte und Bedürfnisse der Personen anzupassen (Norcross & Wampold, 2018). Ein methodenintegrativer Therapieansatz ist gut geeignet, angehende Psychotherapeut:innen für diese Aufgabe zu rüsten.

Ihre Geschichte prädestiniert die Integrative Körperpsychotherapie IBP zu einer grundsätzlichen Neugier und Offenheit gegenüber wissenschaftlichen Erkenntnissen aus vielen Disziplinen – geisteswissenschaftlichen ebenso wie sozial- und naturwissenschaftlichen. Diese Offenheit ist mit einem Bewusstsein für die immanente Vorläufigkeit jeder Theorie verbunden. Das setzt undogmatische Diskursbereitschaft und -fähigkeit voraus. Kontinuierliche Wissens- und Methodenintegration kann zu Divergenzen und Widersprüchlichkeiten zu bestehenden Theorien führen. Es muss immer wieder sorgfältig geprüft werden, wie Wissen integriert werden kann, das unter verschiedenen epistemologischen Voraussetzungen gewonnen wurde, ohne einem unkritischen Eklektizismus zu verfallen, der durch Inkompatibilitäten innerhalb von Meta- und Therapietheorie an Kohärenz verliert (Fischer et al., 2003). Historisch gesehen entstand die Integrative Körperpsychotherapie IBP durch kontinuierliche Integration von Konzepten und Therapietechniken, welche von Rosenberg in der Selbsterfahrung und in seinem therapeutischen Arbeiten als hilfreich und wirksam erlebt wurden. Die wissenschaftliche Fundierung der praktischen Arbeit ist erst sekundär geschehen. Das IBP Institut Schweiz hat hierzu einen grossen Beitrag geleistet. Es hat sich beispielsweise an einer Multizenterstudie zur Evaluation der Wirksamkeit ambulanter Körperpsychotherapien (EWAK; Koemeda-Lutz et al., 2006) und an der Praxisstudie ambulante Psychotherapie Schweiz (PAP-S; Tschuschke et al., 2015; von Wyl et al., 2016) beteiligt.

1.1.2 Humanistische Psychologie

Ab Mitte des 20. Jahrhunderts entwickelte sich in den USA die humanistische Psychologie als „dritte Kraft" neben den etablierten Therapieformen der Psychoanalyse und der Verhaltenstherapie. Mit der Machtergreifung Hitlers emigrierten viele deutsche Psycholog:innen und Psychiater:innen in die USA, unter anderen Kurt Goldstein, Erich Fromm, Fritz Perls, Alfred Adler, Wilhelm Reich, Otto Rank, Ruth Cohn und Charlotte Bühler. Sie brachten die Ideen der Existenzphilosophie in ein von der Wirtschaftskrise schwer erschüttertes Amerika, das dank Präsident Roosevelts Wirtschaftsreform *New Deal* am Beginn eines neuen Aufschwungs stand. Im Mittelpunkt von Roosevelts Politik standen die vier Freiheiten: Freiheit der Rede, Freiheit der Religion, Freiheit von Not, Freiheit von Furcht. Roosevelt sah die menschliche Natur als grundsätzlich gut und vernünftig an. Sein Wirtschaftsprogramm war geprägt von einem demokratischen, pragmatischen und humanistischen Geist. Einwandernde europäische Kunstschaffende, Philosoph:innen und Psychotherapeut:innen unterstützten die kulturelle Erneuerung in den USA und beteiligten sich rege an der Auseinandersetzung über Werte und Sinn der menschlichen Existenz (Quitmann, 1996). Nach der Instrumentalisierung der Massen im zweiten Weltkrieg sehnten sich die Menschen nach einem optimistischen Menschenbild, welches Entwicklungspotenzial, Selbstverwirklichung, Wahlfreiheit und Kreativität in den Mittelpunkt stellte.

Die Grundideen der humanistischen Psychologie basieren auf dem Gedankengut der Existenzphilosophie und stellen die Erforschung des menschlichen Seins, der Existenz, in den Mittelpunkt. Grundthemen der Existenzphilosophie sind Angst und Freiheit als zwei Seiten der Geworfenheit menschlicher Existenz, die Notwendigkeit von Wahl und Entscheidung, die sich daraus ergibt, die Verantwortlichkeit des Menschen sich selbst und anderen gegenüber sowie die Bedeutung von Gegenwärtigkeit als Verknüpfung von Vergangenheit, Gegenwart und Zukunft und als Ort der Begegnung des Menschen mit seiner Lebenswelt (Schwager-Dudli, 1995). In Anlehnung an Edmund Husserls Phänomenologie grenzt sich die humanistische Psychologie bewusst von der wissenschaftlichen Forderung nach Objektivität und Abstraktion ab. Sie erforscht den Menschen und dessen Existenz, indem sie sich an den Phänomenen orientiert. Die Subjektivität menschlicher Erfahrung wird nicht als Hindernis für Wissenschaftlichkeit betrachtet, sondern als deren Grundlage. Es wird anerkannt, dass Forschung nie wertfrei sein kann, sondern immer vom soziokulturellen Kontext und vom Wertesystem der Forschenden beeinflusst wird. Forschung kann somit immer nur zu Erkenntnissen von relativer Bedeutung führen und ist als Prozess der Wechselwirkung zwischen Forschungsobjekt und Forschenden zu verstehen.

Die Konzepte der humanistischen Psychologie entstanden in einer Atmosphäre von Aufbruch, Optimismus, Begeisterung und Idealismus. Sie waren eingebettet in die soziokulturellen Umwälzungen in den USA der 1950er Jahre und befassten sich mit dem Menschen und dessen Lebenswelt. Damit griffen sie weit über die Psychologie des Individuums hinaus und entfalteten ihre Wirkung auch in den Sozialwissenschaften, in Politik, Pädagogik, Organisationsentwicklung und Beratung. Der humanistischen Psychologie liegt keine einheitliche Theorie zugrunde. Sie vereint verschiedene Ideen und Konzepte, aus denen sich in der Folge unterschiedliche Therapieansätze entwickelten. Allen Ansätzen ist gemeinsam, dass sie dem Menschen ein Bedürfnis nach Selbstverwirklichung, Autonomie, Zugehörigkeit, Anerkennung der eigenen Person und Sinnhaftigkeit zuordnen. In der Therapie werden Selbstverwirklichung, Eigenverantwortlichkeit, Wachstum, Echtheit und die Verbindung von Gedanken, Gefühlen und Handlungen zentral gewichtet (Schwager-Dudli, 1995).

1962 wurde von Abraham Maslow, Carl Rogers und Charlotte Bühler die *American Humanists Psychological Association* gegründet. 1964 formulierte Bugental die fünf Basispostulate der humanistischen Psychologie (Quitmann, 1996):

- Der Mensch in seiner Eigenschaft als menschliches Wesen ist mehr als die Summe seiner Bestandteile.
- Das menschliche Existieren vollzieht sich in menschlichen Zusammenhängen.
- Der Mensch lebt bewusst.
- Der Mensch ist in der Lage, zu wählen und zu entscheiden.
- Der Mensch lebt zielgerichtet.

1.2 Menschenbild

Eva Kaul, Béatrice Schwager

Jeder Mensch entwickelt durch seine Erfahrungen ein individuelles Menschenbild, eine Vorstellung davon, was den Menschen in seinem Wesen ausmacht und was seine Bestimmung ist. Dieses Bild beinhaltet auch die Frage nach dem Bezug des Menschen zum Universum und ist somit Teil des Weltbildes. Dieses hat eine kosmologische (Aufbau der Welt) und eine religiös-spirituelle (Sinn der Welt) Dimension. Die Annahmen des Menschen- und Weltbildes prägen unsere Wahrnehmung von Menschen und unser Handeln, auch oder gerade, wenn sie uns nicht bewusst sind.

In der Psychotherapie arbeiten Menschen mit Menschen. Darum ist es für Therapeut:innen von grundlegender Bedeutung, sich des eigenen Menschenbildes und dessen Einfluss auf die eigene therapeutische Tätigkeit bewusst zu werden und es allenfalls weiterzuentwickeln. Jede Therapierichtung ist gefordert, sich Gedanken über ihr Menschenbild zu machen. Das Menschenbild ist ein Kernstück der metatheoretischen Grundlagen eines Psychotherapieverfahrens und prägt die Therapie- und Praxistheorie (*Tree of Science*, Petzold, 1993). Seine enorme praktische Bedeutung spiegelt sich in seinem Einfluss auf Gesundheits- und Krankheitsverständnis, Persönlichkeits- und Entwicklungstheorie, erkenntnisleitende Aufmerksamkeit, prognostische Einschätzung und auf die Wahl therapeutischer Methoden und Techniken wider.

1.2.1 Zentrale Aspekte des Menschenbildes der Integrativen Körperpsychotherapie IBP

Das Menschenbild der Integrativen Körperpsychotherapie IBP hat sich aus den Grundprinzipien der humanistischen Psychologie entwickelt, die 1964 von Bugental formuliert wurden. Die Integration von Elementen aus anderen Psychotherapie- und Körpertherapieformen erfolgte immer im Geiste der humanistischen Psychologie. In diesem Kapitel gehen wir auf die zentralen Aspekte des Menschenbildes der Integrativen Körperpsychotherapie IBP ein.

Der Mensch in seiner Eigenschaft als menschliches Wesen ist mehr und etwas anderes als die Summe seiner Bestandteile

Bugental betont in seinem ersten Postulat den fundamentalen Aspekt der Ganzheit des menschlichen Organismus, die Einheit von Körper, Geist und Seele. Damit wird die dualistische Trennung von denkendem Geist und nicht denkendem Körper überwunden, welche seit Descartes die Philosophie und Naturwissenschaften prägte. Descartes unterschied den greifbaren, mechanisch arbeitenden Körper radikal vom denkenden, ungreifbaren Geist.

Das Wesen eines Menschen in seiner Ganzheit offenbart sich uns im Erleben der Ich-Du-Beziehung, in der Einmaligkeit der Hier-und-Jetzt-Begegnung (Buber, 1983). Fokussieren und analysieren wir Teilaspekte unseres Gegenübers, so sind wir nach Buber in der Ich-Es-Beziehung und das Gegenüber wird zum Objekt. Dies geschieht ständig und ist für Orientierung und inhaltliche Auseinandersetzung hilfreich. In der Reduktion auf Teilaspekte, auch wenn wir diese zusammenfügen, kann sich uns jedoch weder das Wesen der Person noch der Situation voll erschliessen. Wenn wir akzeptieren, dass es keine vom Beobachtenden unabhängige Realität gibt, dann ist der Mensch immer nur subjektiv und als Subjekt verstehbar. Psychotherapie entfaltet sich in diesem Spannungsfeld zwischen notwendiger Fokussierung auf Teilaspekte und Gewahrsein der wesensmässigen Ganzheit des Menschen.

Die Integrative Körperpsychotherapie IBP betont das Primat der Ganzheit, der Körper-Geist-Seele-Einheit des Menschen bei gleichzeitiger Kenntnis der Teilfunktionen. Unser Integrationsmodell unterscheidet Körpererleben, Emotionen und Kognitionen als drei Dimensionen menschlichen Erlebens. Der Körper bildet die materielle Grundlage unseres Seins, auch Emotionen und Kognitionen sind an körperliche Strukturen und Funktionen gebunden. Menschsein und menschlicher Ausdruck findet im und über den Körper statt. „Ich bin" ist primär eine körperliche Grunderkenntnis. Gleichzeitig sind wir uns der wesensmässigen Ganzheit menschlichen Erlebens und Seins bewusst. Körpererleben, Emotionen und Kognitionen beeinflussen einander gegenseitig und können weder getrennt noch hierarchisiert werden. Erforschen und Kenntnis der Erlebensdimensionen Spüren, Fühlen und Denken ermöglichen dem Menschen Orientierung, Differenzierung und Verbalisierung. Das Erleben an sich ist jedoch immer ganzheitlich, einzigartig und im Zusammenspiel der verschiedenen Erlebensdimensionen mehr als die Summe von Körpererleben, Emotion und Kognition.

Der psychotherapeutische Zugang zum Erleben des Menschen über Reflexion und innere Bilder (kognitive Dimension) sowie Emotionen hat eine lange Tradition. Der Einbezug des Körpers in die Psychotherapie hat erst ab der zweiten Hälfte des 20. Jahrhunderts breitere Zustimmung gefunden. Rosenberg leistete Pionierarbeit für die Integration des Körpers in die Psychotherapie. Er betonte immer die Bedeutung von Körperwahrnehmung und regelmässiger Körperarbeit für die mentale und psychische Gesundheit des Menschen. Die Integration aller drei Dimensionen des Erlebens ist das Fundament von Theorie und Praxis der Integrativen Körperpsychotherapie IBP.

Das menschliche Existieren vollzieht sich in Zusammenhängen

Der Mensch ist ein Beziehungswesen. Er steht in Beziehung zu sich selbst und zu seiner Lebenswelt. Diese Beziehung ist durch wechselseitige Abhängigkeit gekennzeichnet (Interdependenz). Der Mensch ist Produkt und Schöpfer seiner Lebenswelt. Die Lebenswelt umfasst nicht nur zwischenmenschliche Beziehungen, sondern ebenso die geographischen, kulturellen, politischen, ökologischen, zeitgeschichtlichen und religiös-spirituellen Gegebenheiten. Dieser umfassendere Aspekt der Bezogenheit der menschlichen Existenz kommt zu kurz, wenn Bugental in seinem zweiten Postulat nur von menschlichen Zusammenhängen spricht.

Die Einbettung in ein interpersonelles Beziehungsgeschehen ist Voraussetzung für Entwicklung und Überleben des Menschen, der als „physiologische Frühgeburt" (Adolf Portmann) existenziell auf die Fürsorge durch Bezugspersonen angewiesen ist. Alles Sein ist Mitsein, denn im Kontakt mit anderen erleben und werden wir wir selbst (soziale Interdependenz). „Der Mensch wird am Du zum Ich" (Buber, 1983). Weil die Realität der Lebenswelt nie unseren Idealbedürfnissen entspricht, ist Interaktion unvermeidlich damit verbunden, dass Bedürfnisse nicht befriedigt werden und Verletzungen geschehen. Schmerz und Unvollkommenheit sind

Teil der Geschichte jedes Menschen und prägen ebenso wie Ressourcenerfahrungen seine Persönlichkeit. Der Mensch ist ein Gewordener, geworden in der Begegnung seiner selbst mit der Lebenswelt. Diese Interaktion und Interdependenz dauert unser ganzes Leben an, so dass wir Werdende und uns Verändernde bleiben.

Die Begegnung des Menschen mit sich und anderen, der Kontakt, steht im Zentrum der gestalttherapeutischen Theorie, einer wesentlichen Wurzel der Integrativen Körperpsychotherapie IBP. Kontakt ist der lebendige Austausch zwischen Organismus und Umwelt, er findet an der Kontaktgrenze statt. Wir sind einerseits abgegrenzte, eigenständige Wesen und gleichzeitig in anhaltender Beziehung und Kommunikation mit der Welt, in der und durch die wir leben. Eine gesunde Balance zu finden zwischen der Beziehung zu sich selbst (Autonomie) und der Beziehung zu und Abhängigkeit von anderen Menschen und Umwelt (Heteronomie), ist eines der Spannungsfelder des menschlichen Seins (Fischer et al., 2003).

> [...] we see relatedness to self and others as the main goal of therapy and life. We call this model „Relational Autonomy". We value the natural human state of connectedness to others equally with the ability to have boundaries, a separate sense of self and to be the center of one's own initiative (Rand, 1992).

Autonomie-, Unabhängigkeits- und Machtbedürfnisse entwickeln sich auf dem Boden der Erfahrung unmittelbarer Abhängigkeit und sind kulturell unterschiedlich ausgeprägt. Die in unserer Kultur vorherrschende Überbetonung individueller Bedürfnisse gegenüber den Bedingtheiten des menschlichen Kollektivs und der natürlichen Umwelt vernachlässigt die grundlegende Interdependenz menschlicher Existenz. Wird Autonomie nicht als Teil eines Beziehungssystems mit gegenseitiger Beeinflussung verstanden, entsteht die Illusion einer potenziellen Autarkie, mit der Gefahr, dass wir uns unserer Lebensgrundlage berauben.

Der Mensch hat die Fähigkeit zu Bewusstheit

Bewusstsein hat eine quantitative (wach sein) und eine qualitative Dimension (wahrnehmen). Es kann sich auf das eigene Erleben und Handeln und auf die Umwelt beziehen, weit oder fokussiert sein (Rahm et al., 1999). Bewusstheit ermöglicht erst diejenigen Fähigkeiten, die zu einem grossen Teil die Einzigartigkeit des Menschen ausmachen: Reflexionsvermögen, Introspektionsfähigkeit, Bewusstsein für die eigene Endlichkeit, Abstraktionsvermögen, Vernunftfähigkeit, Antizipationsfähigkeit, Wahl- und Entscheidungsfreiheit, Fähigkeit zur Übernahme von Verantwortung, Konfliktfähigkeit, Entwicklung von Werten. Bewusstheit ist immer begrenzt. Vieles entwickelt und entfaltet sich ausserhalb unseres Gewahrseins. Der Bereich des Unbewussten kann zwar verringert, aber nicht aufgehoben werden. Viele unserer erlernten Muster laufen unbewusst ab und bilden die Grundlage automatischen Verhaltens. Ebenso ist das Unbewusste Quelle unserer Kreativität und Intuition.

In der Praxis der Integrativen Körperpsychotherapie IBP wird versucht, Bewusstsein in allen Erlebensdimensionen (Körpererleben, Emotionen, Kognitionen) zu fördern, im Sinne von ganzheitlichem Gewahrsein und Einsicht. Diese mehrdimensionale Bewusstwerdung kommt dem *felt sense* von Gendlin nahe (Gendlin, 1978b). Die Ausweitung des Gewahrseins kann sich dabei auf etwas beziehen, dessen wir uns im Moment gerade nicht bewusst sind (z. B. eine Anspannung im Schultergürtel) oder auf etwas, dessen wir uns generell nicht bewusst sind (z. B. bestimmte Erlebens- oder Verhaltensmuster).

Der Mensch ist in der Lage, zu wählen und zu entscheiden

Diese Aussage basiert auf der vorherigen. Bewusstsein befähigt erst zu Freiheit, Wahl und im Sinne von Antworten zu Verantwortung. Was uns nicht bewusst ist, steuert unser unwillkürliches Verhalten. Je mehr Bewusstheit wir entwickeln, je mehr Distanz von unseren Prägungen wir gewinnen, desto grösser wird der Spielraum für Wahl, Entscheidung und selbstverantwortliches Handeln. Gemäss der Existenzphilosophie ist die Freiheit des Wählens und Entscheidens keine Möglichkeit, sondern ein Muss, eine Notwendigkeit der menschlichen Existenz.

Die Integrative Körperpsychotherapie IBP versteht sich als eine Therapieform, welche die Wahl- und Entscheidungsfreiheit des Menschen respektiert und fördert. Dies gilt insbesondere auch für die therapeutische Beziehung. Der Klient formuliert ein Anliegen, zusammen mit dem Therapeuten wird der Auftrag geklärt und der Therapeut macht einen Vorschlag für das gemeinsame Arbeiten. Der Klient hat die Möglichkeit, auf diesen Vorschlag einzugehen oder nicht. Damit wird die Therapeutin zur Begleiterin für den Klienten auf dessen Weg in Richtung Verwirklichung seiner Werte und Ziele. Es gilt, auf diesem Weg die Ziele und Werte der Klient:innen zu respektieren. Oft sehen wir als Therapeut:innen weitere Entwicklungsmöglichkeiten, welche auch durchaus angesprochen werden sollen, besonders, wenn gewisse Entwicklungsschritte Voraussetzung sind, um die von der Klientin gewünschten Ziele zu erreichen. Ist die Klientin nicht bereit, diese Schritte zu gehen, so können wir, ohne zu moralisieren, die Konsequenzen aufzeigen.

Der Mensch ist wachstumsorientiert und zielgerichtet

Der Mensch hat Bedürfnisse und Impulse zur Bedürfnisbefriedigung. Nach Maslow können Bedürfnisse hierarchisch geordnet werden (Maslow, 1973): Basal sind die physiologischen Bedürfnisse nach Nahrung, Flüssigkeit, Schlaf, Sexualität, dann die Bedürfnisse nach Sicherheit, Liebe, Zugehörigkeit und Achtung. Alle diese Bedürfnisse werden als Mangelbedürfnisse bezeichnet. Befriedigung von Mangelbedürfnissen dient der Lebenssicherung und homöostatischen Regulation.

In der nächsten Hierarchiestufe folgen die Wachstumsbedürfnisse, beispielsweise das Bedürfnis nach Ganzheit, Erfüllung, Schönheit, Güte, Wahrheit, Kreativität und so weiter. Wir gehen davon aus, dass der Mensch einen natürlichen Impuls zu Veränderung, Wachstum und Entwicklung in sich trägt (Selbstaktualisierung nach Rogers, 1978) und nach Sinn und Erfüllung in seinem Leben strebt. Der Impuls zur Selbstaktualisierung kann in der Begegnung mit der Lebenswelt gefördert oder gehemmt werden. Aus der Verschränkung von individueller Disposition mit den Gegebenheiten der Lebenswelt entwickelt sich die Persönlichkeit. Idealerweise fühlt sich ein Mensch in seiner Einzigartigkeit willkommen und geliebt und kann seine Wesensart aktualisieren. In der Realität ist das immer nur partiell möglich, weil die Selbstaktualisierungstendenz des Menschen durch die Umwelt eingeschränkt wird. Die dadurch entstehenden Bedingtheiten müssen auch in der Psychotherapie berücksichtigt werden, indem Klient:innen und Therapeut:innen einerseits Veränderung anstreben und ebenso lernen, Unveränderbares zu akzeptieren.

Durch die Einbettung in die lineare Zeit hat das menschliche Leben einen Anfang, eine Richtung und ein Ende. Laut Heidegger ist unser Dasein „Sein zum Tode“ (Heidegger, 1926), denn es steuert letztlich auf den Tod zu. Das Gewahrsein der eigenen Sterblichkeit ermöglicht erst die Ausrichtung des Lebens auf der Grundlage der „Eigentlichkeit“.

Wir verstehen den Menschen als teleologisches Wesen, dessen Erlebens- und Handlungsmuster auch in der „Uneigentlichkeit“ einen Sinn haben, selbst wenn sie vordergründig hinderlich oder destruktiv erscheinen. Denn lebensgeschichtlich liegen ihnen konstruktive, kreative Impulse zugrunde, welche das eigene Überleben und die Verträglichkeit des Organismus mit der Lebenswelt sichern sollen. Diesen möglicherweise verborgenen Sinn aufzuspüren, die motivationale Klärung, gehört zu den Grundpfeilern der Integrativen Körperpsychotherapie IBP. Die Therapeutin unterstützt den

Klienten dabei, sich der Bedeutungen seines Erlebens und Verhaltens im Zusammenhang mit seinen bewussten und unbewussten Zielen und Werten gewahr zu werden. Auf diesem Weg bietet das IBP Persönlichkeitsmodell eine Orientierungsgrundlage für das Verständnis der eigenen Entwicklung. Die Einsicht beschränkt sich dabei nicht auf kognitives Verstehen, sondern bezieht über Aktualisierung der Erlebens- und Verhaltensmuster auch Körperempfindungen, Emotionen und Impulse in den Bewusstwerdungsprozess mit ein. So können die eigenen Muster, ihre geschichtliche Sinnhaftigkeit und ihre Bedeutung für die Gegenwart als *felt sense* gespürt und gefühlt werden. Verständnis und Akzeptanz für das eigene gewordene Sein sind eine zentrale Voraussetzung für die Entwicklung von Selbstmitgefühl und einen wohlwollenden, liebevollen Umgang mit sich selbst. Selbstempathie ist ein wesentlicher Faktor für die Persönlichkeitsentwicklung (Grawe, 1998). Auf dieser Basis kann reflektiert und erforscht werden, ob es im Hier und Jetzt nicht adäquatere Möglichkeiten gibt, die eigenen Ziele zu erreichen.

Das menschliche Erleben geschieht im Hier und Jetzt

Die Betonung der Gegenwärtigkeit menschlichen Erlebens in der Integrativen Körperpsychotherapie IBP geht auf Fritz Perls und die Gestalttherapie zurück. Vergangenheit und Zukunft sind Konstrukte, errichtet aus der Perspektive der Gegenwart. Verändert sich unser Blickwinkel, so verändert sich auch unsere Wahrnehmung von Vergangenheit und Zukunft.

Wenn wir uns erinnern, so erinnern wir uns im Hier und Jetzt. Das Aktualisieren von Vergangenheit geschieht also immer im Kontext und aus der Perspektive der Gegenwart. Bilder, Gefühle, Gedanken und Körperempfindungen, die dabei auftauchen, sind unser jetziges Erleben und Ausdruck desselben. Wir können nicht davon ausgehen, dass dieses Erleben identisch ist mit dem damaligen. Auch in der Regression und dem „Wiedererleben" von vergangenen Gefühlen, Empfindungen und Gedanken sind alle unsere Erfahrungen, welche wir seitdem gemacht haben, und der Mensch, der wir heute sind, mit dabei und beeinflussen unsere Wahrnehmung und Interpretation.

Wenn wir in einer Psychotherapie szenisch oder imaginativ mit Beziehungsobjekten aus der Vergangenheit arbeiten, beispielsweise mit der Technik des „Mutterkissens", so arbeiten wir mit gegenwärtigen inneren Repräsentanzen der damals erlebten Person. In der Interaktion damit kann sich das heutige Erleben verändern, Verletzung kann mitfühlend gesehen, ausgedrückt, akzeptiert und integriert werden. Veränderung kann nur in der Gegenwart stattfinden. In einer erfahrungsorientierten Therapie hat zwingend das Hier und Jetzt Vorrang, denn Erfahrung kann nur in der Gegenwart geschehen. Vergangenheit und Zukunft werden miteinbezogen, wenn sie die Gegenwart störend beeinflussen (Burow & Scherpp, 1981).

Die menschliche Entwicklung ist begrenzt

Nicht alles ist möglich. Unsere Entwicklungsmöglichkeiten werden sowohl durch extrinsische Umstände der Lebenswelt als auch durch intrinsische Begrenztheiten (psychische und physische Disposition) bestimmt. Wir können unsere frühen Prägungen nicht „wegtherapieren". Doch Psychotherapie kann zu neuen, ebenfalls prägenden Erfahrungen verhelfen, welche die Wirkung alter Verletzungen auf das Erleben und Verhalten im Hier und Jetzt mindern. Manchmal geht es darum, einen Umgang mit dem Unveränderbaren zu finden.

> Es gibt Schmerz in der Welt, den du weder vermeiden noch ändern kannst. Deine Sehnsüchte werden nie ganz verschwinden. Das Leben ist nicht immer fair. (Rosenberg & Kitaen-Morse, 2001).

Dass wir selbstgesteckte oder vorgegebene Ziele nicht erreichen, dass vielleicht sogar unser ganzer Lebensentwurf scheitert, gehört zu den Grundbedingungen menschlicher Existenz.

Unsere leistungsorientierte und individualistisch ausgerichtete Gesellschaft bietet wenig Hilfestellung, Scheitern sinnvoll einzubetten. Die Forderung nach *self-management*, Selbstverwirklichung und Selbstverantwortung wirft den Menschen im Scheitern auf seine eigene Unzulänglichkeit zurück und beschämt ihn. Denn oft wird der Selbstwert mit eigener Leistung und Erfolg gleichgesetzt und ist somit bedingt und vulnerabel. Die Freiheit zur Eigenverantwortung kann zur Falle werden, wenn die Spannung zwischen dem vermeintlich Möglichen und der eigenen Wirklichkeit zu gross wird (Ehrenberg, 2008; Hell, 2014).

Ein Menschenbild, das Scheitern miteinschliesst, kann uns helfen, eigene Fehler, Schwächen und Verletzlichkeiten zu akzeptieren, und uns mitfühlend und liebevoll zu begegnen. Erfährt eine Klientin in ihrer Trauer, Wut oder Verzweiflung über das eigene Scheitern durch die Therapeutin mitfühlende Spiegelung, so kann sie sich in ihrer Ganzheit angenommen fühlen. Diese Erfahrung hilft, die eigene Begrenztheit zu akzeptieren, aktiv zu resignieren. Laut Hell anerkennt aktive Resignation

> die Grenzen, die einem Menschen gesetzt sind und will nicht das Unmögliche, sucht aber das Mögliche zu ergreifen. Statt nur immer den Erfolg zu suchen, kennt die aktive Resignation auch die Chance des Verzichts. Sie beschönigt nicht den Schmerz, der mit Resignation einhergeht. Aber sie weiss auch um das Leiden, das ungebremstes Erfolgsstreben mit sich bringt, sei es infolge Anspannung, Erschöpfung, Neid, Missgunst oder Beziehungsarmut. (Hell, 2014, S. 46).

2
Der Mensch in seiner Lebenswelt

Eva Kaul, Béatrice Schwager

Das Leben des Menschen vollzieht sich im Kontext seiner Lebenswelt. Die Lebenswelt umgibt uns ebenso selbstverständlich wie die Luft, die wir atmen. Und ebenso wie die Atemluft ist sie nicht nur um uns, sondern auch in uns. Sie durchdringt uns, und wir sind Teil von ihr. Werte, Gewohnheiten und Normen der soziokulturellen Lebenswelt ermöglichen erst, dem Erleben Bedeutung und Sinn zuzuschreiben und es einzuordnen. Um den Menschen in seiner Ganzheit zu verstehen, sollten wir uns daher nicht auf das Erforschen seiner inneren Dynamik beschränken, sondern auch dessen Lebenswelt berücksichtigen.

Lebenswelt kann unterschiedlich kategorisiert werden. Basierend auf Habermas unterscheiden wir materielle Grundlagen, gesellschaftliche und kulturelle Komponenten der Lebenswelt (Habermas, 1981) (Abbildung 2-1). Die materiellen Grundlagen umfassen belebte und unbelebte Natur sowie die vom Menschen gestaltete Umwelt. Der Mensch ist unmittelbar von den materiellen Grundlagen der Lebenswelt abhängig, und das Überleben der uns nachfolgenden Generationen ist nicht ohne weiteres gewährleistet. Die Funktionalisierung des Menschen zur Leistungssteigerung und die oft krankheitsfördernde Ausbeutung personaler Ressourcen spiegelt sich in unserem Umgang mit dem Ökosystem Erde wider. Dort wird die Ausbeutung kollektiver Ressourcen in einem Mass vorangetrieben, welches die Lebensgrundlage aller Menschen gefährden kann. Die Zunahme umweltbedingter Erkrankungen und die Auswirkungen der globalen Erwärmung auf unsere Lebensbedingungen zeigen deutlich, wie wir auf das Ökosystem Erde einwirken und dieses wiederum auf uns (Ghebreyesus, 2022; Vicedo-Cabrera, 2022; Shindell, 2022; Colon-Gonzalez, 2022).

Die gesellschaftliche Lebenswelt beinhaltet soziale Beziehungen und die Einbindung des Einzelnen in ökonomische, politische und wirtschaftliche Strukturen. Die soziale Mitwelt kann für die Entwicklung der Persönlichkeit und die Befriedigung ihrer Bedürfnisse förderlich oder hinderlich sein. Der ökonomische Status spielt eine wichtige Rolle für Lebenszufriedenheit und Gesundheit. Studien weisen einen Zusammenhang zwischen sozioökonomischer Herkunft, Bildung, Beruf und Einkommen und Krankheitsanfälligkeit im Erwachsenenalter nach (Meyer, 2008; Cohen et al., 2013). Politische Strukturen und wirtschaftliche Systeme können mit ihren impliziten Werten den Menschen herausfordern. So erwartet beispielsweise das kapitalistische Wirtschaftssystem vom Menschen eine Flexibilität, welche dessen Bedürfnis nach Verbindlichkeit, Sicherheit und Konstanz von Strukturen zuwiderläuft (Sennett, 1998). Ein solches System greift auch in die soziale Lebenswelt ein, indem die Existenzsicherung eine hohe zeitliche Verfügbarkeit oder häufige Wohnortswechsel verlangt, was den Raum für die Pflege sozialer Beziehungen beeinträchtigt. Globale Entwicklungen wie die zu-

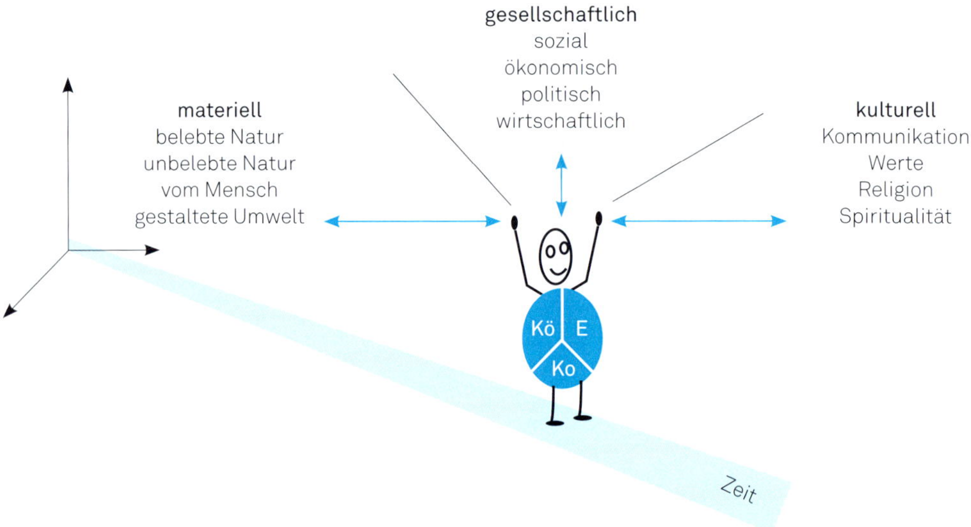

Abbildung 2-1: Der Mensch ist mit seinem Erleben eingebettet und in Wechselwirkung mit der Lebenswelt. Diese erstreckt sich über Zeit und Raum.

nehmende Digitalisierung (Han, 2013a) und Beschleunigung (Rosa, 2013) drohen viele Menschen zu überfordern und begünstigen Erkrankungen.

Die kulturelle Lebenswelt beinhaltet spezifische Formen der Übereinkunft und Deutungsmuster in einer Gesellschaft. Erll und Gymnich beschreiben als kulturelle Merkmale Zeit- und Raumerleben, Art der Wahrnehmung und Verarbeitung derselben, Denken, Sprache, nonverbale Kommunikation, Werte und Verhaltenskodizes (Erll & Gymnich, 2013). Auch religiös-spirituelle Werte und Verhaltensweisen werden der kulturellen Lebenswelt zugeordnet. Sind wir uns der Bedingtheit menschlichen Erlebens und dessen Abhängigkeit von der kulturellen Lebenswelt bewusst, so hat dies Auswirkungen auf unser Verständnis und den Einsatz psychotherapeutischer Instrumente. Die meisten therapeutischen Methoden wurden im europäischen und amerikanischen Kulturkreis für Menschen mit ebensolcher soziokultureller Prägung entwickelt. Globalisierung, Kriege, Katastrophen und Wohlstandsunterschiede haben jedoch grosse Migrationsströme verursacht, so dass wir in unserer Praxis zunehmend mit Menschen aus anderen Kulturen konfrontiert sind. Denken, Wertvorstellungen, Verhalten, Menschenbild, Krankheits- und Therapieverständnis dieser Menschen weichen oft beträchtlich von den soziokulturellen und lebensgeschichtlichen Prägungen der mitteleuropäischen Lebenswelt ab. Therapeut:innen sind daher zunehmend gefordert, Wissen und Kompetenzen über andere Kulturen und Lebenswelten zu erwerben.

Gesellschaftliche, kulturelle und materielle Lebenswelt wirken vom Zeitpunkt unserer Zeugung an prägend auf die Persönlichkeit ein. Umgekehrt ist die je eigene Lebenswelt wiederum vom Individuum beeinflussbar. Schon Säuglinge versuchen mit ihrem Verhalten eine Wirkung bei ihrer Bezugsperson zu erzielen. Die Persönlichkeit und ihre Lebenswelt sind in dauernder Interaktion, formen und prägen sich gegenseitig. Für diese Interaktionen gelten Gesetze, welche Maturana und Varela allgemein für Lebewesen formuliert haben (Maturana & Varela, 1984): Einflüsse der Lebenswelt lösen im Lebewesen eine Wirkung aus, aber sie bestimmen diese nicht. Es ist vielmehr die Struktur des Lebewesens, die determiniert, mit welcher Veränderung es auf äusseren Einfluss reagiert. Eine Interaktion kann eine Strukturveränderung nicht determinieren, weil diese Veränderung vom vorausgehenden Zustand des Lebewesens abhängig ist. Man spricht von struktur-determinierter Veränderung. Die Veränderung führt zu einer strukturellen Verträglichkeit des Organismus mit seinem Umfeld, also einer Anpassung, welche das Fortbestehen des Organismus sichern soll. Die gegenseitige Beeinflussung und Auslösung von Zustandsveränderungen von Individuum und Lebenswelt wird als strukturelle Koppelung bezeichnet.

Auch auf die Entwicklung der Persönlichkeit lassen sich obige Gesetzmässigkeiten übertragen: Jeder Mensch erlebt sich in Interaktion mit seiner Lebenswelt. Sein Erleben organisiert er in Erfahrungen, welche zu strukturellen Veränderungen führen und so die Entwicklung der Persönlichkeit beeinflussen. Die Art der Veränderung wird bestimmt vom Zustand und der Struktur des erlebenden Individuums, weniger vom Erlebnis selbst. Aus der beobachtenden Perspektive der Therapeut:innen mögen sich zwar kausale Verknüpfungen äusserer Einflüsse und Persönlichkeit der Klient:innen aufdrängen. Deren Symptome und Verhaltensweisen erscheinen uns vor dem Hintergrund ihrer Lebensgeschichte sinnvoll und nachvollziehbar. Daraus auf einen deterministisch kausalen Zusammenhang zu schliessen, ist aber irreführend. Wenn dem so wäre, dann müssten wir umgekehrt aufgrund eines äusseren Einflusses die Entwicklung der Persönlichkeit schlüssig voraussagen können, was nicht der Fall ist. Wir wissen beispielsweise, dass der Bindungsstil von Mutter und Kind zu 75 % übereinstimmt (Brisch, 2014). Daraus eine Voraussage des Bindungsstils für den einzelnen Menschen herzuleiten, ist trotzdem unmöglich.

Dass die Entwicklung der Persönlichkeit strukturdeterminiert ist, drückt sich auch in den Forschungsergebnissen zu Resilienz und Vulnerabilität aus. Werner und Smith erforschten in einer Langzeitstudie (1955–1999) den Einfluss verschiedener biologischer und psychosozialer Risikofaktoren auf die Entwicklung von knapp 700 Kindern (Werner & Smith, 2001). Ein Drittel dieser Kinder hatte durch Geburtskomplikationen, chronische Armut oder elterliche Psychopathologie ein hohes Entwicklungsrisiko. Von diesen entwickelte sich wiederum ein Drittel zu gesunden, leistungsfähigen und mitfühlenden Erwachsenen. In dieser Gruppe fand sich die niedrigste Rate an Todesfällen, chronischen Krankheiten und Scheidungen. Alle hatten Arbeit und keiner war mit dem Gesetz in Konflikt gekommen. Sie verfügten offenbar über eine grosse Resilienz (Widerstandsfähigkeit) und geringe Vulnerabilität (Verletzlichkeit). Zu einer hohen kindlichen Resilienz tragen innere (weibliches Geschlecht, kognitive Fähigkeiten, soziale Kompetenzen, positives Temperament, positives Selbstwertgefühl, Selbstwirksamkeitsüberzeugung) und äussere Schutzfaktoren (stabile und verfügbare Bezugspersonen, offenes und anregendes Erziehungsklima, hoher sozioökonomischer Status, Qualität der Elternbeziehung) bei (Jenni & Ritter, 2018).

Neben dieser Einbettung in die aktuelle Lebenswelt sind wir auch in der historischen Perspektive verortet. Jede Erfahrung in der Gegenwart findet vor dem Hintergrund unserer Vergangenheit statt. Die individuelle Lebensgeschichte einer Person, diejenige ihrer Eltern und Grosseltern, besonders frühe Beziehungserfahrungen und transgenerational übertragene somatische, emotionale, kognitive und Verhaltensmuster tragen wesentlich zur Ausbildung der individuellen Persönlichkeit bei. Die Vergangenheit ist wie eine Brille, welche unsere Wahrnehmung und Interpretation der Gegenwart ebenso wie unsere Vorstellungen und Möglichkeiten für die Zukunft grundlegend beeinflusst. Erleben, seine Deutung und Einordnung sind somit subjektiv. Objektive, allgemeingültige Realität gibt es nicht, denn Realität ist ein subjektgebundenes Konstrukt. Sie ergibt sich aus dem Erkennen des Beobachters, der unterscheidet, gewichtet, interpretiert und in einem kreativen Prozess seine individuelle Welt erschafft. Diese Welt ist eine von vielen möglichen Welten. Varela nennt den Prozess, durch Erkennen eine Welt hervorzubringen, „Ontieren" - Dasein schaffen (Maturana & Varela, 1984).

Lebenswelt ist also in zweifacher Weise mit unserem Erleben verknüpft. Sie bildet einerseits im Hier und Jetzt Teil des Inhalts unseres Erlebens und beeinflusst andererseits aus der Vergangenheit als individuelle Lebensgeschichte unsere Wahrnehmung und Interpretation des Erlebten.

2.1 Das Integrationsmodell menschlichen Erlebens

Eva Kaul

Eingebettet in Lebenswelt und Zeit machen wir unsere Erfahrungen. Es ergibt sich eine zirkuläre Beziehung von Erleben, Erfahrung und Struktur des Individuums. Erleben löst über Organisation in Erfahrung Veränderung der Struktur aus. Die Struktur wiederum beeinflusst unsere Erfahrungen. Das IBP Integrationsmodell unterscheidet drei Dimensionen, anhand derer wir Menschen unser Erleben ordnen können: Körpererleben, Emotionen und Kognitionen (Abbildung 2-2, Abbildung 2-3).

Die Erlebensdimensionen sind miteinander vernetzt und werden in der frühen Kindheit noch als Ganzes erlebt. Erst die Entwicklung von Sprache und bewusster Wahrnehmung der eigenen Innenwelt ermöglicht die Kategorisierung des Erlebens in unterschiedliche Dimensionen. Dank dieser Kategorisierung erhält der Mensch differenziertere Orientierung, kann sein Erleben aus verschiedenen Perspektiven strukturieren und erweitert damit seine Wahrnehmungs- und Reaktionsmöglichkeiten.

Die Vernetzung und gegenseitige Modifikation der drei Dimensionen ist am eigenen Erleben nachvollziehbar. In der Regel sind Zeitstruktur, Intensität, Rhythmus und Dynamik der verschiedenen Dimensionen kongruent (Dornes, 2001). So ist beispielsweise das Gefühl Nervosität meist verbunden mit innerer Unruhe, raschen, unvollendeten Gedanken oder Sätzen, abgehackten und unruhigen Bewegungen und beunruhigenden inneren Bildern. Die Wandlung der Qualität einer Dimension kann zu gleichzeitigem, korrelativem Wandel der anderen Dimensionen führen. Diese Vernetzung kann therapeutisch genutzt werden.

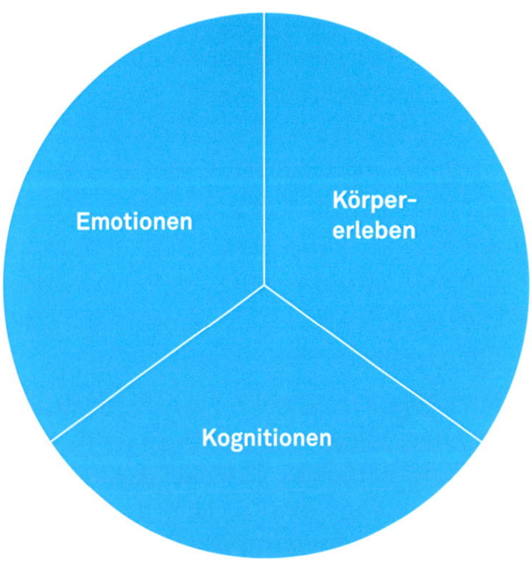

Abbildung 2-2: Integrationsmodell.

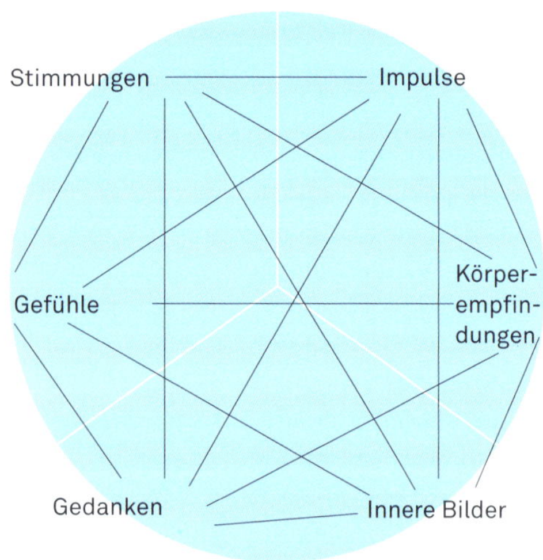

Abbildung 2-3: Therapeutisches Arbeiten mit dem Integrationsmodell.

Jeder Mensch zeichnet sich durch je eigene Fühl-, Denk- und Verhaltensmuster aus. Diese sind einerseits als Temperament angeboren und andererseits in der Interaktion mit der Lebenswelt gewachsen. Dabei werden Körpererleben, Gedanken und Emotionen zu einem bestimmten Erlebnis als synchrone Erregungsmuster über synaptische Verbindungen zu einem Nervenzellnetzwerk gekoppelt („cells that fire together, wire together"). Je öfter wir diese Körper-Fühl-Denk-Muster leben, desto besser werden sie in unserem Gehirn strukturell verankert und desto schwieriger sind sie zu verändern. Denn Synapsen zwischen Nervenzellen bilden und erhalten sich auf der Basis von Benutzung („use it or lose it"). (Roth, 2001; Ledoux, 2004).

Funktional sind somatische, emotionale und kognitive Prozesse eine untrennbare Einheit. Aus didaktischen Gründen und um die eigene Selbstwahrnehmung zu differenzieren, betrachten wir sie im Integrationsmodell einzeln.

2.1.1 Die körperliche Dimension des Erlebens

Innerhalb des Integrationsmodells betrachten wir die somatische Dimension als grundlegendste. Die Ontogenese beginnt mit dem Körper und das früheste Selbst ist ein körperliches (Freud, 1923; Stern, 1992). Damasio bezeichnet das erste Selbst als Protoselbst, eine zusammenhängende Sammlung neuronaler Muster, die den physischen Zustand des Organismus abbilden (Damasio, 2001). Daraus entwickle sich das gefühlte Kernselbst, welches bewusstseinsfähig, aber nicht an Sprache gebunden ist. Es wird als Körpergefühl repräsentiert. Protoselbst und gefühltes Kernselbst lassen sich als Körperselbst zusammenfassen (Storch et al., 2006). Rosenberg versteht das Selbst zuallererst als nonverbale körperliche Erfahrung (Rosenberg et al., 1996).

Ohne Körper können wir weder fühlen noch denken noch handeln. So wie der Gesamtorganismus eingebettet ist in die Lebenswelt, sind Geist und Psyche eingebettet in den und in Beziehung zum Gesamtkörper. Diese Verkörperung von Geist und Psyche wird als Embodiment bezeichnet (Storch et al., 2006; Tschacher & Storch, 2012; Fuchs, 2020).

Die Wirkung emotionalen Erlebens auf den Körper ist den meisten Menschen aus der eigenen Erfahrung gut bekannt und wird auch in unserem Sprachgebrauch abgebildet: Uns schlottern die Knie vor Angst, es hüpft uns das Herz vor Freude, wir platzen vor Wut. Dass umgekehrt auch das Körpergeschehen unser emotionales Erleben beeinflusst, ist vielen weniger bewusst. Versuche von Ekman zum *facial feedback* zeigten, dass bestimmte Gesichtsausdrücke entsprechende Emotionen hervorrufen können (Ekman, 1992). Ebenso kann das bewusste Verändern der Körperhaltung unsere Befindlichkeit beeinflussen. Richten wir uns auf, lassen den Blick weit in die Ferne schweifen und atmen tief durch, ist unsere Stimmung anders, als wenn wir Kopf und Schultern hängen lassen, den Blick auf den Boden richten und dem Atem wenig Raum geben. Es ist nicht nur so, dass eine bestimmte Körperhaltung die entsprechende Emotion ermöglicht, sondern es ist fast unmöglich, eine zur Körperhaltung nicht kongruente Emotion zu halten. Wenn wir mit schleppenden Schritten gehen, den Rücken krümmen, die Schultern nach vorne fallen und den Kopf hängen lassen, ist es schwierig, sich selbstbewusst und stolz zu fühlen. Wir können also therapeutisch Atem, Körperhaltung, Muskeltonus und Mimik nutzen, um das emotionale Erleben zu beeinflussen.

Auch die innere Haltung und unsere Denkmuster können über Veränderung der äusseren Haltung beeinflusst werden. Dazu wurden eine Vielzahl von Experimenten mit dem sogenannten *palm paradigm* durchgeführt. Wenn Proband:innen eine Handfläche von unten an die Tischplatte drücken, so führt das eher zu Annährungsverhalten und bejahendem Denken, drücken sie von oben, zu vermeidendem Verhalten und ablehnendem Denken (Storch et al., 2006). Ersteres aktiviert über die Muskelkontraktion ein „Komm-her"-Muster im Fühlen und Denken, letzteres ein „Geh-weg"-Muster.

Die meisten Menschen sind sich im Alltag ihres Körpers wenig bewusst. Denn das Gehirn bringt uns sinnvollerweise bevorzugt neue und ungewohnte Wahrnehmungen ins Bewusstsein, insbesondere solche, die es mit Gefahr oder Attraktivität assoziiert. Alle anderen Sinneseindrücke bewertet und verarbeitet das Gehirn ohne unser bewusstes Zutun. So antworten viele Menschen auf die häufigste Frage von Körperpsychotherapeut:innen („Was spüren Sie in Ihrem Körper?") erst einmal mit: „Nichts, es ist alles normal."

Manche Menschen finden schnell einen Zugang zu ihrem Körpererleben, wenn man sie dazu anleitet und ihnen hilft, ein entsprechendes Vokabular zu entwickeln. Für andere ist es ein deutlich schwierigerer und längerer Prozess. Je weniger die Grundbedürfnisse eines Menschen in seiner Kindheit befriedigt wurden, desto unangenehmere Körperempfindungen und Gefühle hat er erlebt und desto eher wurde seine Regulationsfähigkeit überfordert. Bei überforderndem Erleben entwickelt der Organismus defensive und kompensatorische Bewältigungsstrategien. Diese sind mit einer Vielzahl an psychischen Symptomen verbunden, wie z.B. Abspaltung von Körperempfindungen und Emotionen, rigidem Denken, Verdrängung oder Einschränkung der Impulskontrolle. In unserem Persönlichkeitsmodell entspricht das der Ausbildung des defensiven und offensiven Kompensationsstils. Je ausgeprägter diese Kompensationsstile sind, desto belastender ist in der Regel das dadurch vermiedene innere Erleben. Im therapeutischen Setting steht in diesen Fällen zuerst die therapeutische Beziehung mit dem Aufbau von Ressourcen, Stabilisierung und Erweiterung der Regulationsmöglichkeiten im Zentrum, bevor es möglich wird sich den eigenen Empfindungen und Emotionen zuwenden zu können.

Zur körperlichen Dimension des Erlebens zählen wir auch die Impulse. Ein Impuls bereitet eine Handlung vor, führt jedoch nicht zwingend zu dieser Handlung. Im Unterschied zum Reflex besteht beim Impuls eine Wahlmöglichkeit, weil er kortikalen Einflüssen unterliegt (Roth, 2001). Wenn wir Angst haben, zu spät zu kommen, so spüren wir vielleicht den Impuls, auf das Gaspedal zu drücken und zu schnell zu fahren. Wir haben aber immer noch die Wahl, ob wir diesem Impuls nachgeben oder nicht.

Ganz vereinfacht betrachtet gibt es zwei Grundimpulse: „Hin zu" erstrebenswerten Ereignissen oder Objekten und „weg von" negativen Ereignissen oder Objekten. Diese Grundimpulse werden von Davidson zwei basalen emotionalen Schaltkreisen im Gehirn zugeordnet, nämlich dem Annäherungssystem (*approach system*) und dem Rückzugssystem (*withdrawal system*) (Davidson, 1999). Die durch den Impuls ausgelöste Handlung dient der Anpassung des Organismus an die Lebenswelt, ist also eine adaptive Leistung.

Die Wahrnehmungsschulung von Verhaltensimpulsen ist von grosser Bedeutung in der Körperpsychotherapie. Viele Menschen übergehen ihre Impulse zugunsten eines funktionalen, von der Umgebung erwünschten Verhaltens (Übersteuerung). Mit der Zeit verlernen sie sogar, ihre eigenen Impulse wahrzunehmen und handeln automatisch gemäss erlernten Mustern. Für diese Menschen ist es wichtig, wieder Zugang zu ihren Impulsen zu finden und sich zu erlauben, diese auszudrücken.

Es gibt aber auch Menschen, die ihre Impulse unkontrolliert ausagieren und so immer wieder Situationen kreieren, die sie selbst und andere beeinträchtigen (Untersteuerung). Für sie ist wichtig, ihre Impulse wahrnehmen zu lernen, innezuhalten, statt unmittelbar zu agieren und andere Regulationsmöglichkeiten zu finden. Wir bezeichnen das als Vergrösserung des *Containments*.

2.1.2 Die emotionale Dimension des Erlebens

Bezüglich der Definitionen und Abgrenzung der Begriffe Emotion, Gefühl und Affekt herrscht in der Literatur keine Einigkeit. Etymologisch ist Emotion hergeleitet von „Bewegung", Affekt von „antun, erfüllen". Affekt wird manchmal als reaktives, impulsives Gefühl (Roth, 2001) oder intensiveres, heftigeres, plötzlich beginnendes Gefühl definiert (Koemeda-Lutz, 2009). Da hierbei aber die genaue Grenzziehung unklar ist, halten wir uns an Scharfetter und verwenden die beiden Begriffe synonym (Scharfetter, 2002). Dies macht für uns auch insofern Sinn, als wir uns in unserem Selbstkonzept auf die Strukturachse der Operationalisierten Psychodynamischen Diagnostik (OPD) beziehen. Dort wird in der Beschreibung der Dimensionen der Selbststruktur nicht zwischen Emotion und Affekt unterschieden. Hingegen kann die Stimmung (auch: Gestimmtheit, Befindlichkeit) von der Emotion unterschieden werden durch ihre geringere Intensität, längere Dauer und fehlenden Objektbezug. Eine Stimmung prägt unser Denken und Handeln über eine gewisse Zeitspanne, während die Emotion einen kürzeren Verlauf hat. Die Grundstimmung ist zusammen mit dem Temperament ein Kennzeichen der Persönlichkeit: Jemand ist ein cholerischer, gelassener, lustiger, melancholischer oder ängstlicher Mensch.

Bei den Emotionen können wir Vitalitätsaffekte von diskreten Affekten unterscheiden (Stern, 1992). Vitalitätsaffekte werden oft mit Metaphern (sich beschwingt fühlen, sich niedergedrückt fühlen, vor Energie platzen) oder mit körpernahen Begriffen (leicht, ruhig, wohl, unwohl, erregt, unruhig) beschrieben. Diskrete oder kategoriale Affekte sind z. B. Angst, Scham, Freude, Neugier, Wut oder Neid. Kategoriale Affekte können mit Vitalitätsaffekten aussagekräftiger beschrieben werden: Die Freude kann still, bewegt, leicht oder überschäumend sein. Kategoriale Affekte unterscheiden sich in Bezug auf die aktivierten Hirnstrukturen und Neurotransmittersysteme oder das Mass der Aktivierung. So gehen beispielsweise Irritation, Nervosität, Ängstlichkeit, Angst und Panik alle mit denselben physiologischen Veränderungen einher, deren Ausmass und damit auch die Intensität des erlebten Gefühls sind aber unterschiedlich.

Gefühle tauchen sowohl phylogenetisch als auch in der individuellen menschlichen Entwicklung erst mit zunehmender Differenzierung des Gehirns auf. Sie basieren auf der Aktivierung subkortikaler Hirnstrukturen, insbesondere des limbischen Systems. Sie erweitern das Spektrum von Reaktionsmöglichkeiten auf Reize aus der Um- und Innenwelt im Vergleich zu den primitiven, immer gleich ablaufenden reflektorischen Reaktionen stammesgeschichtlich älterer Lebewesen beträchtlich. Gemäss dem additiven Prinzip der Evolution wurden die für Emotionen notwendigen neuronalen Strukturen durch Erweiterung und Differenzierung der vorhandenen gebildet. So sind Emotionen immer mit körperlichen Empfindungen assoziiert. Diese Verbindung von Empfindung und Fühlen wurde erstmals von James postuliert (1920, zitiert in Roth, 2001):

> Wenn wir uns ein starkes Gefühl vorstellen und dann versuchen, in unserem Bewusstsein jegliches Empfinden für seine Körpersymptome zu eliminieren, stellen wir fest, dass wir nichts zurückbehalten, keinen „Seelenstoff", aus dem sich das Gefühl zusammensetzen liesse, und dass ein kalter und neutraler Zustand intellektueller Wahrnehmung alles ist, was bleibt.

Neben der Erweiterung und feineren Abstimmung unserer Handlungsmöglichkeiten haben Emotionen auch eine kommunikative Funktion. Auch diese beruht auf dem Körper: Anhand von Haltung, Mimik, Stimme und Gestik erkennen wir, ob unser Gegenüber wütend, zufrieden oder ängstlich ist.

Ab welchem Zeitpunkt der Entwicklung Menschen Gefühle haben, ist eine offene Frage. Föten können bereits Stress wahrnehmen und darauf reagieren. Neugeborene können Interesse, Freude, Kummer, Ekel und Überraschung ausdrücken. Äusserungen von Furcht lassen sich erst mit etwa sechs Monaten beobachten, von Scham und Schuld wesentlich später (Stern, 1992). Säuglinge drücken ihre Gefühle unmittelbar und mit ihrem ganzen Körper aus. Dies ist auch notwendig, sind sie doch zur

Befriedigung ihrer Bedürfnisse ganz auf die Bezugsperson angewiesen. Sie können ihre Gefühle noch kaum selbst regulieren, sondern brauchen ein *self regulating other* (Stern, 1992). Mit zunehmendem Alter und grösserer Selbständigkeit sind Emotionen, die sich auf Bedürfnisse beziehen, immer weniger Signale nach aussen, sondern nach innen, und dienen dazu, entsprechende Handlungen einzuleiten. Dass ältere Kinder das emotionale Erleben nicht automatisch auch ausdrücken, hat also nicht nur mit Erziehung, sondern auch mit grösserer Selbstwirksamkeit zu tun. Zudem übt der erst postpartal ausreifende frontale Kortex eine hemmende Wirkung auf subkortikale Prozesse aus und unterstützt so die Emotionsregulation.

In der Interaktion mit seinen Bezugspersonen lernt das Kind über Affektabstimmung den Ausdruck seiner Gefühle zu erweitern und zu differenzieren, indem es Gestik, Mimik und Vokalisation nutzt. Ab dem zweiten Lebensjahr eignet es sich über verbale Spiegelung den symbolischen Gefühlsausdruck an. Fehlende oder kritische Spiegelung von Gefühlen, bedingt durch Einschränkungen in Affektwahrnehmung, -toleranz und -ausdruck der Bezugspersonen kann die Integration des vollständigen Gefühlsrepertoires beim Kind beeinträchtigen.

Gefühle helfen uns, die Umwelt einzuschätzen und unsere Reaktionen differenziert anzupassen. Sie sind Teil des zerebralen Bewertungssystems, indem sie jeden Sinneseindruck nach den Kriterien wichtig/unwichtig (Relevanz) und angenehm/unangenehm (Valenz) einordnen. Diese emotionale Stellungnahme geschieht automatisch innerhalb von Millisekunden und erreicht unser Bewusstsein nur ab einer bestimmten Intensität oder wenn das Wahrgenommene für uns überraschend ist. In einem weiteren Bewertungsschritt wird der Auslöser hinsichtlich seiner persönlichen Bedeutung eingeschätzt. Diese Bedeutungsgebung ist abhängig von Vorerfahrungen und dem aktuellen Zustand der betroffenen Person und wird als kategoriale Emotion erlebt (Koemeda-Lutz, 2009; Geuter, 2019).

Emotionen lösen eine Vielzahl von physiologischen Veränderungen in unserem Gehirn und Körper aus, welche uns darauf vorbereiten, in Aktion zu treten. Über den Hypothalamus und das vegetative Nervensystem ändern sich unter anderem Blutdruck, Herz- und Atemfrequenz, Pupillengrösse, Schweissproduktion und Aktivität des Gastrointestinaltraktes. Über die Basalganglien und das somatische Nervensystem werden Tonus der Skelettmuskulatur verändert und Handlungsmuster initiiert. Emotionen sind als Motivation intentional, auf ein Ziel gerichtet, und bilden die Grundlage für unsere Handlungsbereitschaft: Was angenehm bewertet wird, löst einen „Hin-zu"-Impuls aus, Unangenehmes einen „Weg-von"-Impuls. Gefühle verändern den Blutspiegel verschiedener Hormone und sie scheinen auch die Funktion des Immunsystems zu beeinflussen.

Die Integrative Körperpsychotherapie IBP versteht gelungene Affektregulation psychologisch als vollständige Gestalt und neurobiologisch als vollständig durchlaufenen Reiz-Regulations-Zyklus des vegetativen Nervensystems. Affekte können durch ein äusseres Ereignis oder inneres Erleben (Erinnerung, Vorstellung, Gedanke, Körperempfindung) ausgelöst werden. Sie gehen mit einer Aktivierung des vegetativen Nervensystems einher, es bildet sich eine offene Gestalt. Die Deaktivierung im vegetativen Nervensystem, die Rückkehr des Organismus in die Bandbreite der Homöostase, vervollständigt die Gestalt. Diese Vervollständigung kann über Affektausdruck geschehen, aber auch durch Wahrnehmen, Anerkennen und Akzeptieren der Emotion und des damit verbundenen Bedürfnisses oder Impulses. Wenn wir derart Zeuge unseres emotionalen Erlebens sein können, fühlen wir uns gesehen und der Organismus kann entspannen. Die Integrative Körperpsychotherapie IBP unterstützt Menschen sowohl im Erlernen von adäquatem Affektausdruck als auch von Affekttoleranz, in unserer Terminologie Affektcontainment. Die Voraussetzung dafür ist eine differenzierte Wahrnehmung von sich selbst und von seinem Gegenüber.

Affektwahrnehmung, -differenzierung, -toleranz und -ausdruck sind psychische Funktionen, die für die Organisation des Selbst und seine Beziehung zu anderen erforderlich sind, und unter dem Begriff Affektregulation zusammengefasst werden. In der Operationalisierten Psychodynamischen Diagnostik (Arbeitskreis OPD, 2023) werden zwei Formen inadäquater Affektregulation und Impulssteuerung beschrieben:

- Bei der Untersteuerung werden Emotionen und Impulse unkontrolliert ausagiert, weil die Person durch deren Intensität überfordert ist und sie nicht regulieren kann (ungenügendes *Containment*). Bei Untersteuerung wird körperpsychotherapeutisch vor allem mit den Prinzipien Regulieren, Modulieren, Zentrieren und Erden gearbeitet (Geuter, 2019).
- Bei Übersteuerung werden die Gefühle unterdrückt, die Gestalt kann nicht vervollständigt werden und der Organismus muss die Aktivierung des vegetativen Nervensystems mittels sekundärer Strategien (defensiver und offensiver Kompensationsstil) kontrollieren.
  Auf körperlicher Ebene führen diese psychologischen Schutzstrategien zu Blockaden, Haltemustern, in welchen sich emotionale Verletzungen und deren Abwehr körperlich manifestieren (Rosenberg & Morse, 2006). Hier kommen in der körperpsychotherapeutischen Arbeit eher die Prinzipien Aktivieren und Ausdrücken zum Einsatz (Geuter, 2019).

In einer körperorientierten Psychotherapie erfolgt das Aufspüren von und der Zugang zu abgespaltenen Gefühlen primär über Aktualisierung von Erlebtem und Wahrnehmungsschulung. Das Erlernen der Affektwahrnehmung basiert auf der Schulung der Körperwahrnehmung. Jeder Affekt zeichnet sich durch eine typische Kombination körperlicher Empfindungen aus. Das (Wieder-)Erkennen dieser Konstellation erlaubt es dem Menschen, ein Gefühl zu erkennen, es über Sprache zu symbolisieren und zu kommunizieren. Wenn wir uns von unseren Gefühlen bewegen und beleben lassen können, ohne mit ihnen zu verschmelzen, sie angemessen auszudrücken und zu kommunizieren lernen, steht uns ein grosses schöpferisches und kreatives Potenzial zur Verfügung.

2.1.3 Die kognitive Dimension des Erlebens

Erst im weiteren Verlauf der Ontogenese entwickeln sich mit zunehmender Reifung des Grosshirns unsere kognitiven Fähigkeiten und führen zu einer weiteren Differenzierung unseres Verhaltensrepertoires. Entsprechend dem additiven Prinzip der Evolution basiert Kognition auf Affekten. Ciompi betont in seinem affektlogischen Modell der Psyche, dass jede kognitive Dynamik auf Affekten beruht (Ciompi, 1997): Affekte beeinflussen den Fokus unserer Aufmerksamkeit, indem sie jede Wahrnehmung als „wichtig" oder „unwichtig" einordnen. Über Efferenzen vom limbischen System zum präfrontalen Kortex bilden sie die Grundlage für Bewertung, Entscheidung, Planung, Wollen und Handeln. Sie hierarchisieren unsere Denkinhalte und vereinfachen deren Komplexität. Gefühle sind schliesslich die Grundlage für Lernprozesse und Gedächtnisbildung. Wir erinnern uns besser an Ereignisse und Inhalte, die von Emotionen begleitet waren (Roth, 2001).

Umgekehrt beeinflussen präfrontaler und orbitofrontaler Kortex das limbische System und unser Verhalten, indem sie emotionale und motivationale Aspekte verarbeiten und bezüglich ihrer positiven und negativen Konsequenzen einschätzen (Roth, 2001).

Menschliches Denken findet immer in Bezügen statt (Hayes & Smith, 2007). Hüther ist sogar der Meinung, dass die wichtigste Aufgabe des Gehirns sei, Beziehungen herzustellen und zu gestalten (Storch et al., 2006). Über unser Denken können wir alles zueinander in Beziehung setzen: uns selbst zur Lebenswelt, die verschiedenen Dimensionen unseres Erlebens zueinander, verschiedene Objekte der Lebenswelt zueinander. Diese Bezüge können vergleichend

(„Ich mache das weniger gut als andere."), kausal („Weil ich das nicht kann, werde ich abgelehnt."), bewertend („Freude ist gut, Trauer ist schlecht."), zeitlich („Wenn ich das erledigt habe, dann wird es mir endlich bessergehen.") oder andersartig sein. Wenn wir denken, konstruieren wir Bezüge, welche in den synaptischen Verbindungen der Nervenzellen ihr strukturelles Korrelat finden. Diese willkürlichen Bezüge erscheinen uns real und wahr, weil wir sie jederzeit mit guten Argumenten rechtfertigen können. Unser relationales Denken ermöglicht erst Erinnerung von Vergangenem und Vorstellung von Zukünftigem. Relationsbildungen schaffen die Voraussetzung, etwas zu planen, Probleme zu lösen und schöpferisch tätig zu werden. Relationsbildungen lassen uns aber auch beängstigende Vorstellungen von der Zukunft entwickeln, machen uns „hässlich", „dick" und „unfähig", wenn wir uns mit Idealen vergleichen und verhindern unsere Präsenz im Erleben des Hier und Jetzt.

Die Bezüge, welche unser Verstand generiert, verfestigen sich mit der Zeit zu Glaubenssätzen. Glaubenssätze sind starre und pauschalisierende, im Laufe der eigenen Lebensgeschichte erworbene Überzeugungen. Sie machen Aussagen darüber, wie die Welt funktioniert, wie Menschen sind, wie und wer ich selbst bin. Auch wenn uns unsere Glaubenssätze nicht zwingend bewusst sind, sind wir stark mit ihnen identifiziert, und sie prägen unser subjektives Erleben von Interaktionen mit unserer Lebenswelt. Sie bringen uns dazu, immer wieder dieselben Erfahrungen zu machen. Glaubenssätze sind hartnäckig und schwierig veränderbar. Das Erleben neuer Erfahrungen in der Therapiesituation und die Reflexion von deren Bedeutung für unsere Denkmuster helfen, letztere zu relativieren.

Innerhalb der kognitiven Dimension erfragen wir bei Klient:innen auch innere Bilder. Die Frage nach Gedanken oder nach inneren Bildern lenkt den therapeutischen Prozess in unterschiedliche Richtungen. Über innere Bilder finden wir oft Zugang zu unbewussten Erinnerungen, Bedürfnissen oder Gefühlen, welche sich dann innerhalb des Bildes explorieren lassen. Das imaginative Arbeiten mit inneren Bildern beschränkt sich nicht auf Visualisierung, sondern umfasst auch Emotionen und Körperempfindungen. Das innere Bild wird nicht nur betrachtet, sondern erlebt. So fügt das Arbeiten mit inneren Bildern dem Prozess eine Dimension und Vertiefungsmöglichkeit hinzu, welche dem sprachlichen, reflexiven Denken verwehrt bleibt. In der psychoanalytischen Tradition werden innere Bilder in der Regel als Symbole verstanden, die gedeutet werden müssen. Die Integrative Körperpsychotherapie IBP hat einen phänomenologischen Zugang zu inneren Bildern. Die Phänomenologie bemüht sich, beim faktisch vorliegenden Bild zu bleiben und die Bedeutsamkeiten und Verweisungszusammenhänge, die sich von diesem selbst her ergeben, zu erkennen. Dies entspricht Goethes Aphorismus: „Nur nichts hinter den Phänomenen suchen, sie selbst sind die Lehre!"

Neben dem Erfragen spontan auftretender innerer Bilder ist in der Psychotherapie besonders das Erarbeiten heilsamer Bilder von Bedeutung. Diese ressourcenorientierte Technik hat heute Eingang in die meisten Psychotherapiemethoden gefunden (Morina et al., 2017). Unsere Vorstellungskraft kann gezielt nährende innere Bilder oder Filme entwickeln und so indirekt Gefühle, Körperempfindungen oder Gedanken ermöglichen, welche einen Gegenpol zu belastendem innerem Erleben bilden. Nicht alle Menschen verfügen über die Fähigkeit zur bildlichen Imagination. In solchen Fällen kann auch mit gedachten Vorstellungen therapeutisch gewinnbringend gearbeitet werden (Reddemann, 2011).

2.1.4 Die therapeutische Anwendung des Integrationsmodells

Wir nutzen das Integrationsmodell zur Wahrnehmungsschulung, zum Aufspüren individueller Fühl-, Denk- und Verhaltensmuster und über die gezielte Veränderung eines Wahrnehmungsinhalts als therapeutische Intervention.

Die Integrative Körperpsychotherapie IBP stellt das Erleben des Hier und Jetzt, die aktuelle Erfahrung in den Vordergrund. Therapeut:innen versuchen also immer, vom „Darüber-Reden" zum Erleben im Hier und Jetzt zu kommen. Dazu nutzen sie die Technik der Aktualisierung („Stellen Sie sich vor, Sie würden die Situation, die Sie mir erzählt haben, jetzt gerade erleben"), und fragen dann nach den verschiedenen Dimensionen des Erlebens. Dieses Vorgehen nutzen Therapeut:innen sowohl bei der Problemaktualisierung als auch bei der Ressourcenaktivierung, beides grundlegende Wirkfaktoren von Psychotherapie (Grawe, 2005).

Das Arbeiten mit dem Integrationsmodell beruht auf der Fähigkeit des Menschen zur Selbstwahrnehmung. Es scheint ein Spezifikum des menschlichen Geistes zu sein, dass wir zu unserem Erleben eine exzentrische Position einnehmen und dieses wahrnehmen können. Wir bezeichnen diese exzentrische Position als den inneren Beobachter. Von der Beobachterposition aus können wir unsere Körperempfindungen, Gefühle, Gedanken, inneren Bilder und Impulse wahrnehmen als etwas, was wir *haben*. Im erlebenden Ich hingegen sind wir häufig identifiziert damit. Wir erleben es als das, was unser Wesen ausmacht, wer wir *sind*. Durch das Einüben des inneren Beobachters können wir uns aus dieser Verstrickung lösen und Abstand gewinnen. Ein wichtiges Hilfsmittel zur Stärkung des wahrnehmenden Ichs ist die Sprache: Indem wir die wahrgenommenen Phänomene beschreiben, wechseln wir von der unmittelbaren, direkten Ebene des Erlebens auf die mittelbare, indirekte Ebene der Symbolik (Rahm et al., 1999).

Mit diesem inneren Abstand vom Erleben können wir wahrnehmen, dass wir mehr sind als der Inhalt unseres Erlebens. Wir sind auch Rahmen und Gefäss („Container") des Erlebens und nicht nur das Erleben selbst. Containment ist die Fähigkeit, präsent mit dem eigenen Erleben in Kontakt, aber nicht damit identifiziert zu sein. Die exzentrische Position des inneren Beobachters vergrössert das Containment.

IBP Therapeut:innen schulen Beobachterposition und Vernetzung der Erlebensdimensionen durch aktives Erfragen. Es macht Sinn, dabei mit der Dimension zu beginnen, die den Klient:innen am vertrautesten ist und diese dann mit den anderen Dimensionen zu verknüpfen. Die Wortwahl für die verschiedenen Dimensionen ist je nach sprachlicher Herkunft und Prägung der Therapeut:innen unterschiedlich, sollte jedoch zur Vermeidung von Verständnisproblemen konsequent und mit den Klient:innen geklärt sein. Mögliche Frageformulierungen finden sich in Tabelle 2-1.

Tabelle 2-1: Fragen zu den Erlebensdimensionen der Persönlichkeit

Erlebensdimension	Fragemöglichkeiten
Körpererleben	Was spüren Sie gerade im Körper, wenn Sie mir das erzählen? Wo in ihrem Körper spüren Sie das? Wie spüren Sie das in ihrem Körper? Spüren Sie einen Impuls? Gibt es etwas, das Sie jetzt gerade gerne tun würden? Taucht ein Bedürfnis oder ein Wunsch auf?
Emotionen	Nehmen Sie ein Gefühl dazu wahr? Gibt es eine Emotion dazu? Was fühlen Sie? Welche Stimmung nehmen Sie bei sich gerade wahr? Wie ist momentan ihre Befindlichkeit?
Kognitionen	Gibt es Gedanken dazu? Taucht ein Wort oder Satz auf? Haben Sie ein inneres Bild dazu?

Neben den intrapersonalen Erlebensdimensionen fragen wir oft auch danach, wie sich die Person aktuell mit ihrer Lebenswelt verbunden fühlt.

Merke

Fragen zur Beziehung mit der Lebenswelt:
- Womit fühlen Sie sich verbunden?
- Wovon fühlen Sie sich getragen?
- Worin fühlen Sie sich eingebettet?

Über die Art der Fragestellung kann die Vernetzung gefördert werden:
- Wenn Sie das denken, können Sie gleichzeitig etwas in Ihrem Körper spüren?
- Ist dieses Gefühl von einem Impuls begleitet?
- Gibt es zu dieser Körperempfindung ein inneres Bild?
- Welches Wort oder welcher Gedanke taucht auf, wenn Sie diesen Impuls wahrnehmen?

Neben der Selbstwahrnehmung wird mit der Schulung der Beobachterfunktion auch eine neutrale, nicht wertende Haltung eingeübt. Der innere Beobachter nimmt wahr und benennt, ohne zu werten und ohne zu reagieren. Diese Haltung der Wertfreiheit ist nicht zu verwechseln mit Objektivität. Auch als Beobachter unserer selbst können wir nicht objektiv sein, da wir nur sehen, was wir sehen können. Unsere „blinden Flecken“ können wir nicht sehen.

Die Position des inneren Beobachters gibt uns Abstand zu unserem Erleben und in diesem Raum entsteht erst die Möglichkeit von Kontakt zum Erleben, Wahl oder Entscheidung. Wir sehen und anerkennen unsere Körperempfindungen, Gedanken und Gefühle. Willens- und Entscheidungsfreiheit bedarf dieser Bewusstheit. Im Bereich des Unbewussten reagieren wir reflektorisch. Je mehr Bewusstheit wir entwickeln, desto grösser wird der Spielraum unserer Wahlmöglichkeiten, desto flexibler und weniger bestimmt durch die Prägungen unseres Herkunftsszenarios kann unser Verhalten werden.

Genauso wichtig wie die Fähigkeit, das eigene Erleben wahrzunehmen, ist die Fähigkeit, sich dem eigenen Erleben hinzugeben. Diese beinhaltet, ins eigene Erleben einzutauchen, unmittelbar und spontan zu handeln, aus einem Zustand der Verbindung mit dem Erleben. Auch in bewusster Distanzierung zur psychoanalytischen Tradition wurde die Fokussierung auf den unmittelbaren emotionalen und körperlichen Ausdruck in den Anfängen der Körperpsychotherapie besonders stark gewichtet. Getreu dem Motto „Lose your mind and come to your senses“ (F. Perls) hat man bevorzugt mit ausdrucksorientierten und kathartischen Ansätzen gearbeitet. Die Erfahrung zeigte, dass die alleinige Fokussierung auf Katharsis und Ausdruck sich bei vielen Menschen im Moment lustvoll und befreiend anfühlt, aber die nachhaltige Wirkung unbefriedigend war. Rosenberg distanzierte sich von rein kathartischen Techniken. Er betonte, die Integrative Körperpsychotherapie IBP sei eine *contained therapy* und verband ausdrucksorientiertes Arbeiten immer mit Schulung von Präsenz, Selbstwahrnehmung und Containment.

Das Eintauchen in das eigene Erleben als unmittelbare Hingabe an die Erfahrung des Hier und Jetzt wird in der Integrativen Körperpsychotherapie IBP vor allem durch Körper- und Atemarbeit unterstützt. Über Atmung und Bewegung können Erleben und Selbstkontakt vertieft und Zustände organismischer Selbstregulation (Kap. 3.3.4) gefördert werden.

Je nach Thematik und Selbststruktur der Klient:innen liegt der Fokus der therapeutischen Arbeit mehr auf dem Wahrnehmen des eigenen Erlebens oder auf dem Eintauchen in das Erleben selbst. Je schwächer die Selbststruktur, desto mehr arbeiten wir am inneren Beobachter und am Containment. Je besser die Selbststruktur, desto mehr können ausdrucksorientierte und szenische Interventionen zum Einsatz kommen. Psychische Gesundheit scheint unter anderem durch ein freies Schwingen zwischen Erleben und Wahrnehmung gekennzeichnet zu sein. Sind wir ganz im Erleben, so besteht die Gefahr der Verstrickung, weil uns die Möglichkeit fehlt, Abstand zu nehmen. Bei einseitiger Verhaftung in der Wahrnehmung verlieren wir unsere Spontaneität und Unmittelbarkeit.

Die funktionelle Einheit von Körpererleben, Kognitionen und Emotionen kann therapeutisch genutzt werden. Wenn es gelingt, in einer dieser Dimensionen ein neues Muster zu erlernen, werden die anderen mit verändert. Nicht alle Erlebensdimensionen sind gleichermassen für gezielte Veränderungen zugänglich. Emotionen und Gedanken (insbesondere Glaubenssätze), unterliegen viel weniger der willentlichen Kontrolle als die Skelettmuskulatur. Wir können uns nicht einfach entscheiden, anders zu fühlen oder zu denken. In gesprächsorientierten therapeutischen Verfahren wird versucht, Emotionen und Glaubenssätze vor allem über kognitive Einordnung und neue Erfahrungen in der therapeutischen Beziehung zu verändern. Wenn ein Klient von seiner Therapeutin erstmals Mitgefühl erlebt für sein Leiden, statt der ihm bekannten Reaktion: „Reiss dich zusammen, das ist doch nicht so schlimm", dann wird er sich mit der Zeit hoffentlich von seinen Schamgefühlen und negativen Glaubenssätzen distanzieren können. Körperorientierte Verfahren haben über die gezielte Arbeit mit Atem, Haltung, Stimme, Gestik und Mimik eine weitere Möglichkeit, Emotionen zu beeinflussen. Die Entsprechung von äusserer und innerer Haltung wird in den östlichen Traditionen schon lange genutzt. So kennen gewisse Yogapraktiken Mudras, symbolische Handgesten, welche für bestimmte Tugenden (Gelassenheit, Mut, Demut usw.) stehen. Meditation mit dem entsprechenden Mudra soll helfen, die gewünschte Tugend zu entwickeln. Aus der Embodiment-Forschung gibt es zahlreiche Studien, welche einen Zusammenhang zwischen Körperhaltung und emotionaler Befindlichkeit nachweisen (Storch et al., 2006). In der therapeutischen Arbeit ist es sinnvoll, mit den Klient:innen ihre je individuellen Haltungen und Bewegungen zu entwickeln. „Wie würde es für Sie persönlich aussehen, wenn Sie über Ihren Körper Selbstbewusstsein, Lebensfreude oder Wut ausdrücken würden?"

Auch Imagination kann gezielt eingesetzt werden, um ein bestimmtes Erleben zu unterstützen. Die Vorstellung eines inneren Ortes der Ruhe und Sicherheit kann Gefühle von Frieden, Wohlbefinden und Geborgenheit auslösen, zu körperlicher Entspannung führen und den Geist beruhigen. Das Arbeiten mit den Gute-Eltern-Botschaften oder den Agency-Mantras verändert unser Erleben anhand neuer, positiver Aussagen über uns selbst.

Über welche Dimension wir eine neue Erfahrungsmöglichkeit anbieten, hängt neben den Ressourcen der Klient:innen auch von unseren eigenen Vorlieben und Kenntnissen ab. Je breiter wir als Therapeut:innen unsere Arbeit in den verschiedenen Dimensionen verankern, desto flexibler können wir auf unsere Klient:innen reagieren.

2.2 Spiritualität in der Integrativen Körperpsychotherapie IBP

Béatrice Schwager

Etymologisch geht das Wort Spiritualität auf das lateinische „spiritualitas" zurück. Dieser Begriff entstand im christlich-abendländischen Raum des 5. Jahrhundert n. Chr. und kann mit „das Geistgewirkte" übersetzt werden (Peng-Keller, 2014). Er bezieht sich im christlichen Kontext auf den Heiligen Geist. Im Laufe der Geschichte wurde Spiritualität unterschiedlich definiert und uneinheitlich gebraucht. Auch heute ist die Verwendung unübersichtlich vielfältig. Diese unscharfe Begrifflichkeit wird häufig bemängelt. Für den psychologischen Kontext kann aber gerade die Undifferenziertheit dazu prädestinieren, „Spiritualität" als Sammelbegriff zu verwenden, der gegenüber verschiedenen Zugängen offen ist.

Die Integrative Körperpsychotherapie IBP hat sich schon zu Beginn ihrer Entwicklung mit Fragen zu Spiritualität und Religiosität beschäftigt. In „Körper, Selbst und Seele" (Rosenberg et al., 1996) wird der Thematik unter dem Titel „Die transpersonale Erfahrung" ein ganzes Kapitel gewidmet. Rosenberg beschreibt darin seine eigene Haltung, welche religiös-spirituellen Einflüsse ihn geprägt haben und wie er seine Erfahrungen in das therapeutische Arbeiten einfliessen lässt.

Die Integrative Körperpsychotherapie IBP versteht sich als therapeutischer Ansatz, welcher sich auf das ganze Menschsein bezieht. Auch Spiritualität ist Teil dieser Ganzheit der menschlichen Natur und nicht etwas, was ausserhalb des Menschen existiert. Ob und wie das Individuum dieser Dimension einen Platz im eigenen Leben zuweist, liegt in der persönlichen Verantwortung des Einzelnen, ebenso wie die Art und Intensität der Auseinandersetzung damit.

Als Wirkkraft im Menschen entfalten sich spirituelle Themen häufig rund um die existenziellen Fragen von Werden und Vergehen, Geburt und Tod, Sein und Nichtsein. In der Erfahrung, sich weder selbst erschaffen zu haben noch zu wissen, was vor und nach dem Tod ist, haben Menschen kulturell geprägte religiös-spirituelle Systeme entwickelt, welche in diesen grundlegenden Themen Orientierung anbieten. Eine spirituelle Hinwendung kann als Ressource gegenüber den Fragen des Lebens erfahren werden. Ebenso aber kann sie in der Gestaltung von Beziehungen zu unseren Mitmenschen wie auch zur Gemeinschaft wegweisend wirken. Eine reife und integrierte Persönlichkeit erfüllt sich in der Verbundenheit zu anderen Menschen und im Erleben, Teil einer über sich hinausweisenden Lebenswelt zu sein. Spiritualität ist für sie sowohl Ressource als auch Verantwortung.

Spiritualität und Religiosität sind für viele Menschen ein wichtiger Lebensbereich. Es ist daher wichtig, dass Therapeut:innen sich mit der eigenen spirituellen Verortung auseinandersetzen und religiös-spirituellen Inhalten im therapeutischen Prozess Raum geben (Richard & Freund, 2012). Das Verständnis von Spiritualität und der Umgang damit haben sich in der Integrativen Körperpsychotherapie IBP seit den Gründerjahren weiterentwickelt.

2.2.1 Rosenbergs Verständnis von Spiritualität

Rosenberg war stark beeinflusst von der angelsächsisch-freireligiösen Spiritualität. Diese Bewegung entstand im 19. Jahrhundert als eigenständige Entwicklung parallel zur romanisch-monastischen Tradition, welche vor allem in Klöstern praktiziert wurde. Die angelsächsische Bewegung wurde inspiriert von Leitbildern der Romantik wie Innerlichkeit, Gefühls- und Erfahrungsorientierung (Bochinger, 1994). Durch die Kolonialisierung kam der Westen in Kontakt mit anderen religiösen Lehren, wobei vor allem östliche Konzepte und Wege eine breite Schicht gebildeter Menschen beeinflussten. Die angelsächsische Bewegung ist geprägt durch diese östlichen Einflüsse, Erfahrungsorientierung und Subjektivierung von Religiosität und distanziert sich von institutioneller Religion. In der zweiten Hälfte des 20. Jahrhunderts war sie vor allem in der alternativ-religiösen Bildungsschicht der USA vorherrschend und wurde um 1970 unter dem Ausdruck „New Age" auch in Europa bekannt.

Rosenberg beschreibt in seinen Ausführungen zur „transpersonalen Ebene" Erfahrungsorientierung als Kern der Spiritualität. Er nutzt die aktivierende Brustkorbatmung zur Förderung von Bewusstseinserweiterung und deutet spezifische Formen von intensivem Selbstgewahrsein und Gefühle von Selbstausdehnung als spirituelle respektive transpersonale Erfahrung.

Rosenberg bezieht verschiedene östliche Konzepte in seine Vorstellungen von Spiritualität mit ein, wie Lehren aus dem Advaita Vedanta, dem Taoismus, dem Kundalini-Yoga und dem Chakrensystem (Rosenberg et al., 1996).

Er löst diese aus ihrem Gesamtkontext heraus und integriert Teile davon in sein System. Ein Beispiel hierzu ist das Erleben des „*I am*" als körperlich-seelische Erfahrung der eigenen Existenz. Hier bezieht sich Rosenberg auf das Selbst respektive das Atman bei Ramana Maharshi, einem Vertreter des Vedanta, verwendet den Begriff aber losgelöst vom Gesamtkontext und nicht in der eigentlichen Bedeutung der hinduistischen Tradition (Schwager Müller, 2011). Dieses Vorgehen war in den 1970er und 1980er Jahren durchaus üblich, wird heute aber kritisch rezipiert. So reflektiert Marilyn Ferguson, Vertreterin der angelsächsischen Traditionslinie, bereits 1980:

> The emergent spiritual tradition is not new in American history [...] Eastern and Western mystics influenced mainstream American thought [...]. Yet [...] all these exports are filtered through the American psyche and experience. Zen, Swedenborgianism, Theosophy or Vedanta in the United States are not what they were in Japan, eighteenth-century England, or nineteenth-century India. American adherents may sometimes use Eastern symbols, but their essential spiritual life is better understood through the American lineage of Emerson, Thoreau [...] We turn East for completion [...]. The East does not represent a culture or a religion so much as the methodology for achieving a larger, liberating vision. In that sense, the „East" has existed in Western mystical traditions (Ferguson, 1980, S. 367 f.).

Rosenberg leistete zusammen mit anderen Vertreter:innen der humanistischen Psychologie wichtige Pionierarbeit, indem Spiritualität als wesentliche Dimension des Menschseins wahrgenommen wurde und in der Psychotherapie einen Platz bekam. In der aktuellen Diskussion zu Spiritualität und Psychotherapie wird der Abgrenzung der Therapeut:innen grösseres Gewicht beigemessen. Therapeutisch ethisches Handeln impliziert, keine eigenen Glaubensinhalte zu vermitteln, sondern Menschen in ihrem eigenen Zugang zu begleiten und zu unterstützen (Raak, 2017; Richard & Freund, 2012). Als Therapeut:innen sind wir heute konfrontiert mit einer „Pluralisierung von Religion" (Pollack, 2012; Machleidt, 2019) und den daraus erfolgenden „multiplen religiösen Identitäten" (Bernhardt & Schmidt-Leukel, 2008). Dies birgt die Chance einer Öffnung gegenüber Fremdem und damit einhergehender Bereicherung.

2.2.2 Spiritualität in der psychotherapeutischen Praxis

Für Therapeut:innen stellt sich die Frage, wie sich das Thema Spiritualität verantwortungsbewusst im psychotherapeutischen Prozess aktualisieren lässt. Wampold et al. haben gezeigt, dass für die Wirksamkeit von Psychotherapie vor allem allgemeine Wirkfaktoren verantwortlich sind, unter anderem die Plausibilität der Methode (Wampold et al., 2018). Erklärungen zu Zusammenhängen zwischen Symptomen, Ursachen, Diagnose und Behandlung müssen für die Patient:innen nachvollziehbar und schlüssig sein. Weil Religion und Spiritualität das subjektive Weltverständnis von Menschen beeinflussen, prägen sie auch ihre Vorstellung von Krankheitsentstehung (Machleidt, 2019). Daher ist es wichtig, mit den Klient:innen über ihre spirituelle Verortung zu sprechen und deren Bedeutung für das eigene Leben und die Psychotherapie zu reflektieren (Utsch et al., 2017). Die Integrative Körperpsychotherapie IBP hat für den Umgang mit Spiritualität im psychotherapeutischen Setting Leitsätze zur Orientierung erarbeitet:

- Wir verstehen Spiritualität und/oder Religiosität als eine menschliche Dimension. Als solche ist sie integriertes Thema im Rahmen von Psychotherapie und Coaching.
- Wir sind als Institut unabhängig und keiner Ausrichtung verpflichtet. Wir lehren bewusst keine spirituellen oder religiösen Praktiken. Werden Übungsanleitungen aus dem spirituell-religiösen Kontext entlehnt und für

psychotherapeutische Zwecke genutzt, so deklarieren wir dies. Der Fokus richtet sich dabei auf den körperpsychotherapeutisch-beraterischen und professionellen Nutzen.

- Ungeachtet ihrer Herkunft, Kultur und religiösen Ausrichtung begegnen wir Menschen offen und Anteil nehmend. Mit Achtung und Wertschätzung anerkennen wir die darin enthaltenen Ressourcen.
- Wir achten die Vielfalt spiritueller und religiöser Zugänge und Praktiken. Auch Atheismus und Pragmatismus werden als gleichwertige Zugänge ernst genommen.
- Wir wissen um die Öffnung, die durch den körperpsychotherapeutischen respektive beraterischen Prozess initiiert werden und in erweiterte Formen eines Ich- oder Selbsterlebens führen kann. Dieser Dimension des Erlebens begegnen wir offen unter Anerkennung unserer professionellen Grenzen in der Begleitung solcher Prozesse.
- Die eigene Spiritualität und Religiosität werden oft als etwas Privates und Intimes empfunden. Wir respektieren dies und aktualisieren das Thema mit der notwendigen Sorgfalt.

Fragen nach der Bedeutung von Religion oder Spiritualität im eigenen Leben gehören zur psychotherapeutischen Anamnese. So können religiös-spirituelle Prägungen, Wertvorstellungen und Praktiken als Ressource oder Belastungsfaktor erkannt und in die Therapieplanung einbezogen werden (Utsch et al., 2017). Gerade im Bereich der Spiritualität geht es in der Begleitung von Menschen vor allem darum, offene Fragen zu stellen und nicht selbst schon Antworten zu wissen. Neugier, Offenheit und Unvoreingenommenheit können uns helfen, das Thema mit Klient:innen lebendig werden zu lassen. Der eigene Glaube, religiöse Überzeugungen und spirituelle Praxis werden oft als etwas sehr Intimes empfunden und nicht spontan thematisiert. Stellen Therapeut:innen unverkrampft Fragen zur religiösen oder spirituellen Verortung, so gehen viele Menschen dankbar auf dieses Angebot ein. Es lohnt sich, nach Glaubensinhalten, Überzeugungen und Werten zu fragen. Ob wir an ein Weiterleben nach dem Tod glauben, an Führung durch eine höhere Macht oder Steuerung des Menschen durch biochemische Prozesse, beeinflusst, wie wir uns selbst, unsere Umwelt und eine psychische Krankheit erleben und werten. Eine gelebte spirituelle Praxis wie Meditation, Beten, in die Natur gehen oder Fasten kann als Ressource in den therapeutischen Prozess einbezogen werden. Verschiedene religionspsychologische Forschungsresultate zeigen auf, dass Zugang zu Spiritualität und Religion eine hilfreiche Ressource für den Umgang mit belastenden Lebenssituationen ist (Klein & Albani, 2011). Der Glaube oder eine gelebte spirituelle Praxis können unserer Existenz trotz Krankheit, Tod oder Verlust Sinn und Geborgenheit vermitteln. Religion und Spiritualität können die Resilienz stärken über Beeinflussung des Lebensstils, soziale und materielle Unterstützung innerhalb der Glaubensgemeinschaft, religiöse Problembewältigungsstrategien wie Beten oder Beichten, Sinnstiftung durch Lebens- und Weltdeutung, Stärkung positiver Emotionen und die Verwurzelung in religiös-spirituellen Werten wie Dankbarkeit, Mitgefühl, Altruismus und Vergebung (Machleidt, 2019).

Der Bereich der *Palliative Care* hat sich bereits eingehender mit der spirituellen Begleitung von Patient:innen befasst als die Psychotherapie. Die Leitlinien zur *Palliative Care* des BAG/GDK Schweiz liefern auch für Therapeut:innen hilfreiche Anregungen:

> Die Palliative Care wird auf respektvolle Art und Weise erbracht, indem die persönlichen, kulturellen und religiösen Werte sowie die Überzeugungen der Patientinnen und Patienten berücksichtigt werden. Die Würde des Menschen als unteilbarer Grundwert, der in jeder Lebensphase Gültigkeit hat, wird umfassend geachtet […]. Die spirituelle Begleitung leistet einen Beitrag zur Förderung der subjektiven Lebensqualität und zur Wahrung der Personenwürde angesichts von Krankheit, Lei-

den und Tod. Dazu begleitet sie die Menschen in ihren existenziellen, spirituellen und religiösen Bedürfnissen auf der Suche nach Lebenssinn, Lebensdeutung und Lebensvergewisserung sowie bei der Krisenbewältigung. Sie tut dies in einer Art, die auf die Biografie und das persönliche Werte- und Glaubenssystem Bezug nimmt. Dies setzt voraus, dass die existenziellen, spirituellen und religiösen Bedürfnisse der Beteiligten erfasst werden (Bundesamt für Gesundheit, 2010, S. 10 ff.).

Spiritualität und Religion sind heute in einem zunehmend pluralisierten kulturellen und spirituellen Milieu angesiedelt und entsprechend vielfältig. In der interkulturellen Psychotherapie sind die Therapeut:innen herausgefordert, im Kontakt mit Menschen aus anderen Kulturkreisen und mit anderen Glaubensüberzeugungen einen Umgang mit der Fremdheitserfahrung zu finden. Offenheit, Interesse und Kenntnis von und Auseinandersetzung mit den eigenen Vorurteilen gegenüber Migrant:innen, anderen Kulturen und Religionen ermöglichen die Gestaltung einer einladenden Gesprächsatmosphäre, in welcher religiöse und spirituelle Wertvorstellungen und Praktiken exploriert werden können (Machleidt, 2019; Utsch et al., 2017). Um zu vermeiden, dass die eigenen Glaubensinhalte und deren Terminologie Grundlage für die Erfragung religiös-spiritueller Inhalte sind, können Fragebogen verwendet werden. Besonders geeignet sind der Interviewleitfaden SPIR und das *Faith-Development*-Interview (FDI). Beides sind halbstrukturierte Interviewleitfäden, welche breit erforscht wurden (Hauf, 2009). Der Interviewleitfaden SPIR wurde in unserem Institut überarbeitet und für die psychotherapeutische Praxis angepasst. Die adaptierte Version findet sich in den Online-Unterlagen zu Kap. 2.

Die Erhebung der spirituell-religiösen Biografie hilft, die spirituelle Sozialisation der Klienten und daraus erfolgte Prägungen zu erkennen. Es kann sich lohnen, mit den Klient:innen deren Gottesbild zu reflektieren, sei es theistisch geprägt oder als „höhere Macht“ mit spezifischen Zuschreibungen erlebt. Wie in anderen Bereichen sollen destruktive oder kindlich-konflikthafte Elemente thematisiert und psychotherapeutisch angegangen werden, damit ein reifer, selbstverantworteter Zugang zum Thema möglich ist. Die Bearbeitung konflikthafter religiös-spiritueller Inhalte kann mit den gängigen psychotherapeutischen Methoden geleistet werden. Die Suche nach der eigenen Verortung, welche darauf folgen kann, soll mit der notwenigen Abstinenz begleitet werden. Dabei muss eine allfällige Leere oder Orientierungslosigkeit zusammen mit der Klientin ausgehalten werden, ohne mit eigenen Ansätzen die Spannung verringern zu wollen.

Der Reifeprozess der gelungenen Individuation beinhaltet, Verantwortung zu übernehmen, gegenüber sich selbst, der Gemeinschaft und der Welt als Ort, der uns Leben erst ermöglicht. Eigene Bedürfnisse sollen in Zusammenhang mit übergeordneten Werten, Notwendigkeiten und Zielen gesetzt werden. Andernfalls bleiben wir in der Fixierung auf die Befriedigung unserer individuellen Bedürfnisse stecken, im Stadium des Kleinkindes, welches rundum versorgt werden will. Erwachsenwerden und Reife verbinden Erleben und Handeln aus der eigenen Mitte heraus, als gebender und nehmender Mensch in seiner materiellen, sozialen und kulturellen Lebenswelt, aus welcher wir gewachsen sind und welche durch unser bestenfalls ethisches und verantwortungsbewusstes Handeln gestaltet und geprägt wird.

Die soziokulturelle Entwicklung des 20. Jahrhunderts hat im Westen zu einer Privatisierung, Individualisierung und Subjektivierung der Religion geführt. Viele Menschen gehören heute keiner religiösen Gemeinschaft oder Institution mehr an. Diese institutionelle Abkehr ermöglicht mehr Freiheit und Selbstverantwortung, birgt aber auch den Verlust gemeinsamen Erlebens und gemeinschaftlicher Rituale in sich. Vor 100 Jahren, als Freud Religion als kollektive Zwangsneurose bezeichnete (Freud, 1927), krankte die Gesellschaft an einer übermächtigen, moralisierenden Religion. Heute hingegen leidet der Mensch am Verlust der Religion. Der Zusammenbruch der grossen religiösen Erzähltraditionen hat ein Sinnvakuum hinterlassen. Das Fehlen verbindlicher ethischer Handlungsgebote ist für den Einzelnen und die Gemeinschaft eine grosse Herausforderung. Als Gesellschaft und als Individuum sind wir mit der Angst vor Leere und Sinnlosigkeit konfrontiert. Jeder muss auf die Frage nach dem Sinn des Lebens eigene Antworten suchen, und oft fühlt er sich in dieser Auseinandersetzung allein.

In diesem Spannungsfeld sind wir als Therapeut:innen gefordert, das Thema Spiritualität mit der notwendigen Sorgfalt in unsere praktische Tätigkeit einzubeziehen. Dabei gilt zu berücksichtigen, dass wir ebenso Kinder unserer Zeit sind wie unsere Klient:innen. Wir sind beeinflusst und abhängig von unserem lebensgeschichtlichen Kontext. Auch in der Spiritualität sind wir Geprägte und begegnen als solche Menschen mit anderen Prägungen. Länderübergreifende Forschungsresultate zeigen, dass bereits zwischen Deutschland, Österreich und der Schweiz kulturelle Unterschiede im Zugang zu Religion und Spiritualität existieren (Utsch et al., 2014). Wir sind gefordert, uns auch jenen Traditionen gegenüber offen zu verhalten, die Kultur und Religion eng verknüpfen oder die dem Kollektiv einen viel grösseren Stellenwert beimessen als unsere individualisierte Gesellschaft. Auch jenseits kultureller Unterschiede sind die religiös-spirituellen Zugänge so vielfältig wie die Menschen, die sie pflegen (Bernhardt & von Stosch, 2009; Schmidt-Leukel, 2005).

Trotz unserer vielfältigen Einbindung in und Beeinflussung durch unsere Lebenswelt kann vielleicht gerade die Spiritualität mit ihrer Ausrichtung auf etwas Umfassenderes als die eigene Persönlichkeit mehr Distanz gegenüber eigenen Prägungen ermöglichen. In dieser Lücke vermag hoffentlich etwas aufzuscheinen, das uns als Menschen unserer Zeit in der Begegnung mit anderen Menschen offen und mitfühlend macht.

2.3 Gesundheits- und Krankheitsverständnis der Integrativen Körperpsychotherapie IBP

Eva Kaul, Nadine Laub

Gesundheit ist den meisten Menschen unserer heutigen westlichen Zivilisation sehr wichtig. In einer Umfrage der Schweizer Zeitschrift *Beobachter* (Meier, 2010) wurden 1000 Personen zu ihren Werten befragt. Dabei belegte Gesundheit mit deutlichem Abstand den Spitzenplatz, noch vor Familie, persönlicher Sicherheit und Freundschaften. Han bringt die grosse Bedeutung der Gesundheit mit dem modernen Glaubensverlust in Zusammenhang (Han, 2013b). Wenn wir nicht mehr damit rechnen können, in einem jenseitigen Leben für unser Leiden belohnt oder wenigstens davon erlöst zu werden, so bekommt das vergängliche diesseitige Leben eine radikale Dringlichkeit. Es muss gelingen und uns erfüllen, denn es ist unsere einzige Chance. Han zitiert Nietzsche, der prophezeite, „dass nach dem Tod Gottes sich die Gesundheit zu einer Göttin erhebe. Wenn es einen Sinnhorizont gäbe, der über das nackte Leben hinausginge, würde sich die Gesundheit nicht dermassen verabsolutieren können." (zitiert in Han, 2013b, S. 36).

Die grosse Bedeutung der Gesundheit spiegelt sich auch in den Kosten des schweizerischen Gesundheitswesens. Seit 1960 sind die Gesamtgesundheitskosten fast jedes Jahr angestiegen und lagen 2021 bei 86.344 Mio. Franken. Der Anteil der Gesundheitskosten am Bruttoinlandprodukt stieg seit 1960 von 4,4 % auf 11,8 % 2021. 61 % der Gesundheitskosten werden von privaten Haushalten finanziert (Sozialversicherungsprämien, Selbstbehalt, Franchise, nicht kassenpflichtige Leistungen). Trotz dieser hohen Kosten und trotz der Covid-Pandemie hatten im Jahr 2022 knapp zwei Drittel der Bevölkerung einen sehr oder eher positiven Eindruck vom Gesundheitswesen (Interpharma, 2022; Bundesamt für Statistik, 2023). Diese Zahlen zeigen, wie wichtig den Schweizern Gesundheit ist, und was sie dafür zu zahlen bereit sind.

2.3.1 Gesundheitsmodelle

Was ist denn aber unter Gesundheit zu verstehen? Wenn wir von einer Dichotomie gesund-krank ausgehen, ist Gesundheit die Abwesenheit von Krankheit. Das ist eine allgemeingebräuchliche Definition von Gesundheit: Wenn ich keine Krankheitssymptome habe, bin ich gesund. Diese Definition basiert auf einem mechanistischen Weltbild, welches Gesundheit als reibungsloses Funktionieren der Maschine Mensch betrachtet ohne Berücksichtigung psychischer oder sozialer Aspekte. Optimales Funktionieren kann aber unter Umständen Folge einer Abspaltung der eigenen Körperempfindungen und Gefühle und um den Preis eingeschränkter Lebendigkeit erkauft sein.

Die Integrative Körperpsychotherapie IBP versteht den Menschen als Körper-Geist-Seele-Einheit und seine Existenz als wechselseitige Abhängigkeit im Kontakt mit der Lebenswelt. Das bedeutet, dass Gesundheit und Krankheit immer den ganzen Menschen betreffen und das soziokulturelle Umfeld in diagnostische und therapeutische Überlegungen einbezogen werden muss.

Die Gesundheitsdefinition der Weltgesundheitsorganisation (WHO) von 1949 wird dem Anspruch nach einem ganzheitlicheren Menschenbild gerecht. Sie bezeichnet Gesundheit als einen „Zustand vollkommenen körperlichen, geistigen und sozialen Wohlbefindens" und vollzieht damit einen Perspektivenwechsel von der Abwesenheit objektivierbarer Krankheitssymptome zur subjektiven Befindlichkeit. Gesundheit nach WHO nähert sich dem „Wohlfühlglück" (Schmid, 2007), einem Zustand des Wohlbefindens in allen menschlichen Erlebensdimensionen, einer „Maximierung von Lust und Minimierung von Schmerz". Wir alle wollen uns gut fühlen und möglichst nicht leiden. Es kündet von den hehren Absichten der WHO, deren Mission die Verwirklichung des bestmöglichen Gesundheitsniveaus aller Menschen ist, wenn sie einen solchen idealtypischen Zustand anstrebt. Die Definition ist vor dem Hintergrund des damaligen Zeitgeistes zu rezipieren. Vier Jahre nach dem Zweiten Weltkrieg formuliert, ist das WHO-Gesundheitsverständnis auch als Antwort auf dessen unermessliche Schrecklichkeiten zu verstehen. Es spiegelt gleichzeitig den Glauben an Fortschritt, Technik und Machbarkeit. Ein halbes Jahrhundert später ist die idealistische Gesundheitsvorstellung der WHO trotz rasanter technischer und medizinischer Entwicklung im Angesicht von Corona-Pandemie, Kriegen und Klimakrise für den grössten Teil der Menschen auf dem Erdball ein utopisches Ziel. Es erscheint uns fragwürdig, zur erwünschten Norm zu erklären, was für die meisten Menschen nur sporadisch, für einige gar nie erreichbar ist.

Das von dem Psychiater George L. Engel entworfene biopsychosoziale Gesundheitsmodell bezieht ebenso wie die WHO-Definition psychische und soziale Aspekte mit ein (Engel, 1977). Die psychischen Faktoren umfassen Emotionen und Kognitionen, die sozialen den Einfluss des sozialen Umfelds, der Kultur und der Gesellschaft (Abbildung 2-4).

Krankheit und Gesundheit werden in diesem Modell nicht als einander ausschliessende dichotome Zustände betrachtet, sondern als Kontinuum. Psychische Erkrankungen, Lebenskrisen oder Themen der Persönlichkeitsentwicklung können im Rahmen des biopsychosozialen Modells erklärt und als Beeinträchtigung des Gleichgewichts zwischen Körper, Psyche und der Einbettung des Menschen in seiner Lebenswelt verstanden werden. Störungen in einem oder mehreren dieser Bereiche können sich sofort oder mit zeitlicher Verzögerung im Erleben des betreffenden Menschen zeigen (Roch & Hampel, 2022). Daraus leitet sich ein umfassendes Verständnis von Krankheit bzw. Gesundheit mit entsprechenden präventiven, diagnostischen und therapeutischen Massnahmen ab, welche körperliche Aspekte genauso wie psychisch-emotionale, spirituelle und soziale Aspekte mit einbeziehen. Im Gegensatz zum biomedizinischen

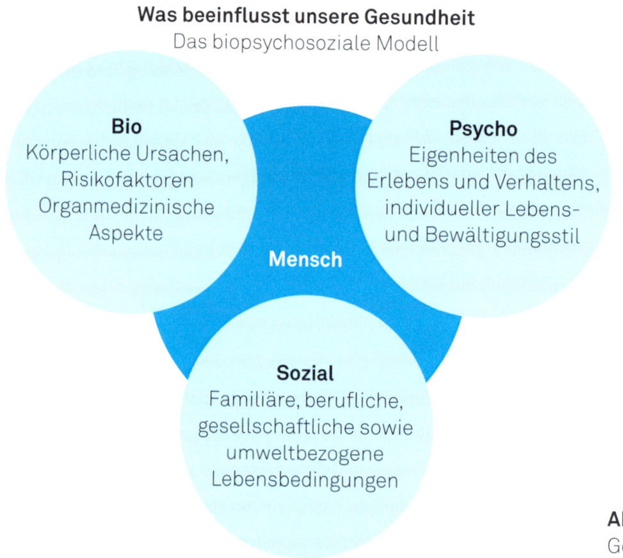
Was beeinflusst unsere Gesundheit
Das biopsychosoziale Modell
Bio
Körperliche Ursachen, Risikofaktoren Organmedizinische Aspekte
Psycho
Eigenheiten des Erlebens und Verhaltens, individueller Lebens- und Bewältigungsstil
Mensch
Sozial
Familiäre, berufliche, gesellschaftliche sowie umweltbezogene Lebensbedingungen

Abbildung 2-4: Das biopsychosoziale Gesundheitsmodell.

Modell, welches Krankheiten auf Schädigung oder Funktionsbeeinträchtigung von körperlichen Strukturen zurückführt, ordnet das biopsychosoziale Modell dem betroffenen Menschen nicht nur die Rolle des erduldenden Kranken zu, sondern dieser kann über Veränderung von psychischen und sozialen Faktoren auf Entstehung und Verlauf von Krankheiten Einfluss nehmen (Roch & Hampel, 2022). Weil das biopsychosoziale Modell alle Elemente unseres Integrationsmodells berücksichtigt und die Wechselwirkungen zwischen biologischen, psychischen und sozialen Faktoren betont, eignet es sich gut als Grundlage für das Gesundheits- und Krankheitsverständnis in der Integrativen Körperpsychotherapie IBP.

Das Vulnerabilitäts-Stress-Modell fokussiert innerhalb des biopsychosozialen Modells auf die Zusammenhänge von Vulnerabilität, auslösenden Bedingungen und Resilienz. Vulnerabilität ist die Anfälligkeit für eine Erkrankung und kann biologischer, psychischer oder sozialer Natur sein. Bei psychischen Erkrankungen spielen vor allem genetische Disposition, Bindungserfahrungen, Entwicklungstraumatas und sozioökonomische Verhältnisse im Herkunftsszenario und gesundheitshinderliche Denk- und Verhaltensmuster eine Rolle. Belastungsfaktoren, wie chronischer Stress oder einschneidende Lebensereignisse, tragen bei hoher Anfälligkeit eher zur Krankheitsentstehung bei. Resilienz, die Aufrechterhaltung oder rasche Wiederherstellung der Gesundheit während oder nach einer Belastung, mindert hingegen die Wahrscheinlichkeit, dass eine Erkrankung auftritt. Während früher Resilienz als relativ konstantes Persönlichkeitsmerkmal gesehen wurde, legen aktuelle Metanalysen zur Resilienzförderung bei gesunden und psychisch kranken Menschen nahe, dass Resilienz ein dynamischer Prozess ist, welcher lebenslang erlernt und trainiert werden kann (Linz et al., 2020; Bartholomew et al., 2022). Resilienz umfasst biologische, psychische und soziale Ressourcen. Neurotransmitter (Dopamin, Neuropeptid Y), Optimismus, positive Emotionen, hohe Selbstwirksamkeitserwartung, funktionale Denkmuster, eine sichere Bindung, sozioökonomischer Status und ein unterstützendes soziales Umfeld tragen alle zur Resilienz bei (Roch & Hampel, 2022; Linz et al., 2020). In der Verhaltenstherapie wird eine Erweiterung des Vulnerabilitäts-Stress-Modells, das Drei-Faktoren-Modell, zur Erklärung von Entstehung und Aufrechterhaltung psychischer Krankheiten genutzt. Darin kommt den krankheitsaufrechterhaltenden Faktoren besondere Bedeutung zu.

Diese spielen insbesondere bei chronifizierten Verläufen eine wichtige Rolle (Margraf, 2000).

Bereits der Soziologe Antonovsky stellte in seinem Salutogenese-Modell weniger die Frage nach der Ursache einer Krankheit, sondern setzte sich mit den Faktoren auseinander, welche es Menschen ermöglichen, sich auch unter schwierigen Umständen auf dem Kontinuum Krankheit-Gesundheit eher in die Nähe des Pols Gesundheit zu bewegen. Gerade in der Behandlung von Menschen mit psychischen Krankheiten sind wir oft mit chronischen oder redizidivierenden Verläufen konfrontiert. So erreicht nur ein Drittel aller Patient:innen mit einer depressiven Episode unter Therapie eine vollständige und anhaltende Remission. Bei zwei Drittel persistieren Residualsymptome, es entwickelt sich ein chronischer Verlauf oder es treten weitere Episoden auf. Ein rein pathogenetisches Krankheitsverständnis, welches nach der Ursache der Erkrankung fragt und diese zu behandeln versucht, kommt da schnell an eine Grenze. Der salutogenetische Ansatz Antonovskys und das Drei-Faktoren-Modell von Margraf helfen, den Blick auf sowohl auf Ressourcen als auch auf krankheitsaufrechterhaltende Muster zu richten.

Wer im schweizerischen Gesundheitswesen zulasten der Krankenversicherung abrechnen will, hat sich bezüglich Krankheitsdefinition an die Internationale Klassifikation psychischer Störungen zu halten. Darin werden Kriterien festgelegt, anhand derer zwischen krank und gesund unterschieden wird. Normen, als allgemeingültige Definitionen von normal-abnormal, bringen immanent immer die Thematik der Wertung mit sich (Scharfetter, 2002). Auch wenn sie den Anspruch einer Allgemeingültigkeit erheben, sind Normen immer eingebunden in und bestimmt durch die historische und soziokulturelle Lebenswelt. Gerade die Geschichte psychiatrischer Diagnosen zeigt, wie zeitgebunden die Einschätzung des Krankheitswerts psychischer Symptome und auffälliger Verhaltensweisen ist. So generiert jede Epoche und Kultur ihre eigenen psychiatrischen Diagnosen (Ehrenberg, 2008; Han 2013b). Da der Mensch nur in Interdependenz mit seiner Lebenswelt existieren kann, ist Krankheit, insbesondere psychische Krankheit, auch im Kontext von Gesellschaft und Kultur und nicht nur aus einem individualistischen Blickwinkel zu betrachten.

Krankheitsdiagnosen können für betroffene Personen entlastend wirken, indem sie Orientierung geben, die Patientenrolle legitimieren und Zugang zu Versicherungsleistungen schaffen. Im privaten und beruflichen Umfeld erlaubt diese Rolle Schonung, Rückzug, allenfalls Arbeitsunfähigkeit, aber sie kann auch zu Stigmatisierung, Entwertung und Abhängigkeit führen. Es ist Aufgabe der Psychotherapeut:innen, einen pragmatischen Umgang mit den Normen der klinischen Diagnostik zu finden und gleichzeitig im Gespräch mit den Klient:innen einen individuellen Weg zu beschreiten, auf dem sie sich mit ihren Bedürfnissen, Kräften, Möglichkeiten und Begrenzungen auseinandersetzen, einen Umgang damit finden und ein als sinnvoll erlebtes Leben führen können.

2.3.2 Krankheitsbewältigung

Bei chronischen oder chronisch rezidivierenden Erkrankungen ist das Ziel Gesundheit im Sinne von anhaltender Symptomfreiheit nicht realistisch. Es geht für diese Menschen eher darum zu lernen, auch mit der Erkrankung ein befriedigendes Leben zu führen. Zwei grosse Denker, die beide Zeit ihres Lebens immer wieder unter schweren körperlichen und psychischen Krankheiten litten, kamen zu einem Gesundheitsverständnis, welches Beschwerden miteinschliesst: „Unter Gesundheit verstehe ich nicht ‚Freisein von Beeinträchtigungen', sondern die Kraft mit ihnen zu leben." (Johann Wolfgang von Goethe). „Gesundheit ist dasjenige Mass an Krankheit, das es mir noch erlaubt, meinen wesentlichen Beschäftigungen nachzugehen." (Friedrich Nietzsche). So verstanden ist Gesundheit weniger ein Zustand als eine Haltung und ein Beziehungsgeschehen. In welcher Beziehung stehe ich zu meinen körperlichen und psychischen Beeinträchtigungen und Beschränkungen? Wie gehe ich damit um und wie gelingt es mir, mit ihnen ein sinnvolles Leben zu führen? Damit wird Gesundheit zu einem individuell zu gestaltenden Prozess, der mit keiner allgemeingültigen Rezeptur verschrieben werden kann.

Einer Krankheit einen Sinn abzugewinnen, kann für Menschen erleichternd sein und ein Gefühl von Zusammenhang und Orientierung ermöglichen. Die Integrative Körperpsychotherapie IBP bietet mit ihrem ganzheitlichen Ansatz und der Verknüpfung von körperlichem, emotionalem und kognitivem Erleben dieser Sinnfindung einen weiten Rahmen. Doch die ganzheitliche, psychosomatische Sichtweise birgt für Therapeutin und Klient auch die Gefahr einer deutenden Kausalitätssuche. Sinn und einordnendes Verständnis sind immer nur aus einer subjektiven Perspektive ethisch vertretbar und nicht mit Ursache zu verwechseln. Die fixe Korrelation bestimmter Körpersymptome oder körperlicher Krankheiten mit psychischen Themen oder Persönlichkeitsmerkmalen (die „alles in sich hineinfressende Krebspersönlichkeit") ist übergriffig und, da sie oft Scham- und Schuldgefühle auslöst, auch nicht hilfreich. Sie gibt den Patient:innen das Gefühl, etwas falsch gemacht zu haben und reduziert den komplexen, multifaktoriellen Prozess des Erkrankens auf eine Ursache. Auch vermittelt eine solche Haltung ein falsches Gefühl von Kontrolle: „Wenn ich ab jetzt für genügend Eigenraum in meiner Beziehung sorge und mich nicht mehr so überfluten lasse, dann werde ich bestimmt keine weiteren Asthmaanfälle haben." Wahrscheinlich wird es uns nie möglich sein, das komplexe Geflecht aus biologischer Anlage, Einflüssen der Lebenswelt, eigenen Denk- und Verhaltensmustern und Schicksal ganz zu entwirren und das Mysterium Leben auf ein Flowchart zu reduzieren. Wenn wir die Klient:innen mit einer offenen Haltung in der Sinnfindung begleiten, können sie vielleicht ein für sie stimmiges Narrativ entwickeln, das ihnen Hilfe und Leitlinie für zukünftige Entwicklung sein kann. Sinn öffnet zur Zukunft hin, wohingegen eine Fixierung auf Ursachen Gefahr läuft, hadernd in der Vergangenheit zu verweilen.

Die innere Haltung zur eigenen Gesundheit und Krankheit muss in der Auseinandersetzung mit Krankheit, Leiden und Tod immer wieder neu erarbeitet werden. Sie wird erschüttert von Schmerzen, Gefühlen von Sinnlosigkeit, Verzweiflung, Resignation und Hoffnungslosigkeit. Immer wieder begegnen uns Menschen, welche eine physische oder psychische Krankheit für ihren Reifeprozess nutzen können. Manche können dem eigenen Leiden einen Sinn abgewinnen, andere akzeptieren ein für sie sinnloses Leiden. In der Krankheit einen Sinn finden zu *müssen*, kann ebenfalls zur Bürde werden. Auch ohne sichtbaren Sinn, als Schicksal verstanden, fordert Erkrankung zu einer Entwicklung oder zumindest Anpassungsleistung heraus. Das Gelingen von Reifung durch Krankheit ist keine Leistung, welche wir willentlich erbringen können, sondern hat immer auch mit Gnade zu tun.

Im Prozess der Krankheitsbewältigung geht es auch darum, gemeinsam mit den Betroffenen jene Ressourcen aufzuspüren, welche ihnen ermöglichen, mit ihren Symptomen einen Umgang zu finden. Dabei wird es immer wieder eine Herausforderung sein, eine gesunde Balance auf dem Grat zwischen Akzeptanz und handelnder Verantwortungsübernahme zu finden. Akzeptanz der Beschränkungen, die einem durch Schicksal, Krankheit und eigene Wesensmerkmale auferlegt werden, kann in Resignation und passive Opferhaltung kippen. Hier ist eine umsichtige therapeutische Begleitung wichtig, welche ermutigt, im Rahmen der Möglichkeiten Veränderung anzustreben und Eigenverantwortung zu übernehmen. Unveränderbares auszuhalten konfrontiert Klient:innen und Therapeut:innen mit der eigenen Ohnmacht und Hilflosigkeit. Beide sind gefordert, den Zeugenplatz zu halten und ein gutes Containment für schwierige Gefühle zu entwickeln. Fehlt uns als Therapeut:innen das Containment für Ohnmacht, laufen wir Gefahr, kompensatorisch in uferlosen Aktivismus zu verfallen, das Leiden zu bagatellisieren oder ihm zu wenig Aufmerksamkeit und Spiegelung zu geben.

3 Praxistheorie der Integrativen Körperpsychotherapie IBP

Suzanne Hüttenmoser Roth, Sarah Radelfinger, Nadine Laub

3.1 Therapeutische Grundausrichtungen

Nadine Laub

Die Integrative Körperpsychotherapie IBP kombiniert als integrativer psychotherapeutischer Ansatz eigene Modelle und Methoden mit modernen, evidenzbasierten und etablierten Verfahren der Psychologie und Psychotherapie.

Die Methode IBP ist somit ein interdisziplinär orientierter, schulen- und methodenübergreifender Therapieansatz, welcher u. a. der modernen, forschungsorientierten Psychotherapie, der klinischen Psychologie und der Gesundheitspsychologie verpflichtet ist. Die Methode ist sowohl auf die Behandlung als auch auf die Prävention von psychischen und psychosomatischen Erkrankungen ausgerichtet. Im Folgenden werden einige der Grundausrichtungen der Integrativen Körperpsychotherapie IBP beschrieben und mit schulenübergreifenden Modellen oder Forschungsergebnissen verknüpft.

3.1.1 Integrative Ausrichtung

Die integrative Ausrichtung der Methode IBP ist bereits in ihren Wurzeln angelegt. Die Begründer Rosenberg, Rand und Kitean Morse zeichneten sich durch ein integratives Vorgehen aus, welches bewährte Methoden der damaligen Zeit wie u. a. gestalttherapeutische oder tiefenpsychologische Ansätze mit körpertherapeutischen Methoden verknüpfte und ergänzte (Rosenberg et al., 1996). Die Integration von Modellen, Theorien, praktischer Erfahrung und wissenschaftlichen Erkenntnissen prägen die Methode IBP damals wie heute. Die Integrative Körperpsychotherapie IBP versteht sich als ganzheitlicher Ansatz, welcher neben den IBP spezifischen Erklärungsmodellen und Methoden auch schulenübergreifende Modelle in die therapeutische Arbeitsweise integriert.

Hier ist u. a. das biopsychosoziale Modell von Gesundheit und Krankheit zu nennen (Engel, 1977; Roch & Hampel, 2022), welches Krankheit nicht rein mechanistisch, sondern als Störung der Interaktion von körperlichen, psychischen und sozialen Faktoren versteht (Kap. 2.3.1 in diesem Buch). Diese Faktoren stehen in Wechselbeziehung und sind für die Entstehung und den Verlauf von Krankheiten und den Erhalt von Gesundheit oder Wohlbefinden von Bedeutung. So gilt es bei Überlegungen zur Prävention, Diagnostik nach ICD wie auch der IBP Diagnostik, der Erhebung von Ressourcen, der Behandlung und Rehabilitation von Krankheiten nicht nur biologische Faktoren (z. B. genetische Merkmale) zu berücksichtigen, sondern auch soziokulturelle (z. B. Schichtzugehörigkeit, Kultur) und psychologische Merkmale (z. B. Ressourcen, Regulationsstrategien) der Menschen mit einzubeziehen.

Neben den biologischen, genetischen und sozialen Auslösefaktoren wird dem Individuum im biopsychosozialen Modell zudem eine aktive Rolle zugesprochen. Über die Anpassung des Gesundheitsverhaltens kann somit auf das psychische und physische Krankheitsgeschehen wie auch auf das körperlich-emotionale Wohlbefinden aktiv Einfluss genommen werden (Roch & Hampel, 2023).

Die Methode der Integrativen Körperpsychotherapie IBP unterstützt Menschen auf der Basis des biopsychosozialen Modells somit darin, eine aktive Rolle in ihrem Gesundheitsverhalten einzunehmen, nicht nur bezogen auf ihre psychischen Symptome und Bewältigungsstrategien, sondern auch im Umgang mit dem eigenen Körper und mit der eigenen Lebenswelt. Selbstwirksamkeit, nötige Ressourcen und adaptive Coping-Strategien werden im therapeutischen Prozess erhoben und über geeignete Methoden gefördert und verbessert. Mit den Klient:innen werden zudem Ziele erarbeitet, wie sie sich selbst in ihrem Alltag gesundheitsförderlich verhalten und unterstützen können. Dies schliesst den Umgang mit dem eigenen Körper, z. B. eine gesundheitsförderliche Ernährung, ausreichend Schlaf und Schlafhygiene, genauso wie regelmässige Bewegung oder Entspannungstechniken mit ein. Die Integrative Körperpsychotherapie IBP verpflichtet sich somit, den Menschen als Ganzes wahrzunehmen und auf all diesen Dimensionen therapeutisch zu begleiten.

Ein weiteres Beispiel für die integrative Ausrichtung stellt das IBP Integrationsmodell dar, dessen Anwendung in Kap. 2.1 genauer beschrieben ist. Dieses Modell versteht den Menschen mit seinem körperlichen, emotionalen und kognitiven Erleben eingebettet in und in Wechselwirkung mit der materiellen, gesellschaftlichen und kulturellen Lebenswelt. Das therapeutische Arbeiten mit dem Integrationsmodell nutzt die im biopsychosozialen Modell beschriebenen vielfältigen Wechselwirkungen zwischen den verschiedenen Dimensionen des Erlebens. Die Wahrnehmung aller Erlebensdimensionen wird im therapeutischen Prozess kontinuierlich gefördert. Diese kontinuierliche Schulung der Introspektion, z. B. über Achtsamkeitsübungen, ist mittlerweile Teil von verschiedenen Psychotherapietechniken, da nachweislich die Symptome einer psychischen Störung gemindert werden können und ganzheitliches Wohlbefinden gefördert werden kann (Goldberg et al., 2018).

3.1.2 Individualisierte und störungsspezifische Ausrichtung

In der internationalen Psychotherapieforschung wird seit einigen Jahren neben dem störungsspezifischen auch ein individualisiertes Vorgehen gefordert (Hayes & Hofmann, 2019; Norcross & Wampold, 2018; Brakemeier et al., 2019).

Patient:innen mit derselben psychischen Diagnose bilden trotz häufig grosser phänomenologischer Ähnlichkeit eine sehr heterogene Gruppe. Die Komorbiditätsrate von bis zu 80 %, z. B. bei Depression, oder auch das Vorliegen von frühen Traumatisierungen bei verschiedenen Störungsbildern fordern mehr Flexibilität und einen höheren Individualisierungsgrad im psychotherapeutischen Vorgehen (Hofmann & Hayes, 2019; Norcross & Wampold, 2018; Brakemeier et al., 2019; Schamong et al., 2017).

Die Wahl des therapeutischen Vorgehens sollte daher nicht in erster Linie vom diagnostizierten Störungsbild, sondern auch von den anamnestisch erhobenen biopsychosozialen Patientenmerkmalen abhängen. Anamnestische Befunde und Diagnose werden in eine prozessorientierte Fallkonzeption zusammengeführt (Kap. 9; Hofmann & Hayes, 2019; Norcross & Wampold, 2018; Brakemeier et al., 2019).

Die Integrative Körperpsychotherapie IBP zeichnet sich neben störungsspezifischen Therapietechniken vor allem durch eine individualisierte Herangehensweise aus. Zusätzlich zur psychiatrischen Diagnose werden Mechanismen identifiziert, welche einer Störung oder Subtypen von Störungen zugrunde liegen, wie z. B. offensive und defensive Kompensationsstrategien. Hieraus werden relevante Veränderungsprozesse abgeleitet und mit den individuellen Therapiezielen der Person abgeglichen. Dieses Vorgehen wird ergänzt durch störungsspezifische Interventionen, welche in die Therapieplanung miteinbezogen werden. Dabei orientiert sich die Integrative Körperpsychotherapie IBP an den nationalen Versorgungsleitlinien (S3-Leitlinien, AWMF, 2023). Das störungsspezifische Vorgehen in der Integrativen Körperpsychotherapie IBP kombiniert körperpsychotherapeutische mit schulenübergreifenden Methoden. In den Online-Unterlagen zu diesem Kapitel finden sich ausgearbeitete Interventionsräder zu verschiedenen Störungsbildern.

3.1.3 Zielorientierte Ausrichtung

Eine weitere zentrale Ausrichtung der Integrativen Körperpsychotherapie IBP ist die Verfolgung von übergeordneten und spezifischen Therapiezielen. Spezifische Therapieziele werden mit den Klient:innen in einer der ersten Sitzungen erarbeitet.

Generell verfolgt die Integrative Körperpsychotherapie IBP folgende übergeordnete Ziele:

- Reduktion der Krankheitssymptomatik und Rezidivprophylaxe
- Stabilisierung und Aufbau von alternativen, gesundheitsfördernden Kompetenzen, von Ressourcen und Bewältigungsstrategien
- Stärkung des Selbsthilfepotenzials und Steigerung der Selbstwirksamkeit
- Selbstkontakt und innerpsychisches Wohlbefinden
- Stärkung der intra- und interpersonalen Beziehungskompetenz
- Aufbau von Selbststruktur

Die Anpassung der übergeordneten Ziele ist je nach Selbststruktur, Akutstatus, Komplexität der Diagnose, Behandlungssetting und der darin mögliche Behandlungsdauer indviduell in einer der ersten Sitzungen vorzunehmen.

Die Integrative Körperpsychotherapie IBP arbeitet mit unterschiedlichen Modellen und Methoden, um Menschen bestmöglich in deren Zielerreichung zu unterstützen. Eines dieser Modelle ist das sozialkognitive Prozessmodell des Gesundheitsverhaltens – HAPA-Modell (Health Action Process Approach, Schwarzer & Luszczynska, 2008), ein Stadienmodell, mit welchem sich Umsetzung von Zielen und Verhaltensveränderungen begleiten lassen (Lippke & Renneberg, 2006).

Das HAPA-Modell wird in eine motivationale und volitionale Phase unterteilt. In der motivationalen Phase steht die Intentionsbildung (Zielsetzung) im Vordergrund. Die Intentionsbildung wird durch die persönliche Risikowahrnehmung, die eigene Handlungsergebniserwartung und die individuelle Selbstwirksamkeitserwartung massgeblich beeinflusst.

Erst die persönliche Risikowahrnehmung (z. B. „Mit unkontrollierten Wutausbrüchen gefährde ich mich und mein Umfeld.") wie auch die eigene Handlungsergebniserwartung (z. B. „Ein anderer Umgang mit Wut würde mir helfen mit Konflikten besser umzugehen.") führen dazu, dass die Motivation für eine Zielentwicklung gebildet werden kann (z. B. „Einen anderen Umgang mit Wut und Aggression erlernen."). Einer der Haupteinflussfaktoren für diesen Prozess stellt zudem die Selbstwirksamkeitserwartung dar, also inwieweit die Überzeugung besteht, problematisches Verhalten ändern zu können (Abbildung 3-1).

Die volitionale Phase umfasst Initiierung und Aufrechterhaltung des gewünschten Verhaltens (Zielverfolgung). Wichtige Prädiktoren für den Erfolg dieser Phase sind eine gute Planung und wiederum die Selbstwirksamkeitserwartung.

Menschen in psychiatrischer und psychotherapeutischer Behandlung brauchen für den Prozess der Zielbildung und Zielverfolgung Informationen und Unterstützung (Schönfeld et al., 2016; Gallagher et al., 2020). Auch Risikowahrnehmung und Handlungsergebniserwartung sind durch Psychoedukation beeinflussbar (Scholz & Schwarzer, 2005). In der Integrativen Körperpsychotherapie IBP bieten wir den Menschen dafür leicht verständliche Modelle (u. a. Schalenmodell, Aktivierungs-Deaktivierungsmodell, Fragmentierungsmodell) und alltagspraktikable Werkzeuge an, welche helfen, das

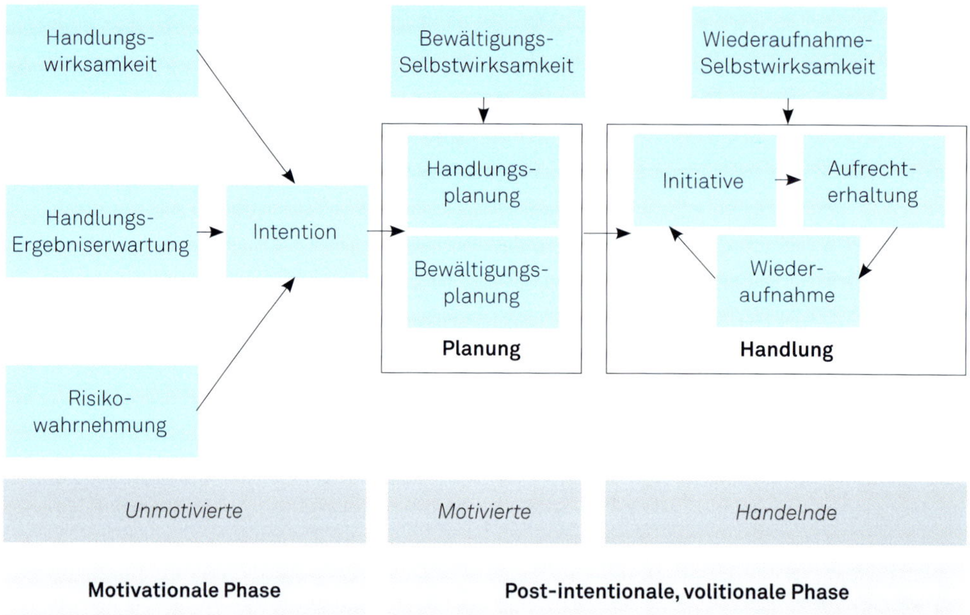

Abbildung 3-1: Das sozialkognitive Prozessmodell des Gesundheitsverhaltens (Quelle: Lippke et al. 2021, S. 83).

eigene Erleben und Verhalten wahrzunehmen, einzuordnen, bezüglich seiner Auswirkungen zu reflektieren und Alternativen zu entwickeln. Damit therapeutische Ziele überhaupt angegangen werden können, muss in vielen Fällen ein Prozess der Stärkung der Selbstwirksamkeit vorausgehen (Kap. 3.1.4).

Gelingende Verhaltensänderungen im Alltag setzen realistische und persönlich bedeutsame Therapieziele voraus (Lutz et al., 2019). Die Integrative Körperpsychotherapie IBP nutzt für die Erarbeitung von individuellen Therapiezielen sowohl Mottoziele (Zürcher Ressourcenmodell, Storch, 2009) als auch SMART-Zielformulierungen. Im Verlauf des therapeutischen Prozesses werden die Ziele fortwährend überprüft und angepasst.

3.1.4 Selbstwirksamkeitsorientierte Ausrichtung

Jede Psychotherapiemethode versucht mit geeigneten Mitteln Selbstwirksamkeit und Selbstregulation der Patient:innen zu stärken. Selbstwirksamkeit wird als „stabile Persönlichkeitsdimension“ beschrieben, welche gefördert und verändert werden kann (Bandura 1999; Schwarzer & Jerusalem, 2002).

Bereits seit den 1980er Jahren beschäftigt sich die Forschung mit dem Zusammenhang verschiedener psychischer Erkrankungen und der Ausprägung der Selbstwirksamkeit (Ruholl & Schneider, 2007; Egger, 2015). Dieser Zusammenhang ist für Angsterkrankungen und Depressionen am besten untersucht (Egger, 2015).

Bandura unterscheidet vier Quellen der Selbstwirksamkeitserwartung: eigene Erfahrungen (*mastery experiences*), stellvertretende Erfahrungen und Modelllernen (*vicarious experiences*), verbaler Zuspruch (*verbal persuasion and allied types of social influences*) und physiologische Reaktionen (*physiological and affective states*) (Bandura, 1999). In der Integrativen Körperpsychotherapie IBP arbeiten wir durch den bewussten Einbezug dieser vier Einflussgrössen an der Selbstwirksamkeit der Menschen: Erfahrungsbasierte Methoden und Übungen, z. B. gestalttherapeutische oder körpertherapeutische Interventionen, fördern die eigene Erfahrung (*mastery experiences*). Basierend auf dem Integrationsmodell menschlichen Erlebens wird in den Sitzungen die bewusste Wahrnehmung dieser Erfahrung in der körperlichen und emotionalen Dimension erfragt und vertieft (*physiological and affective states*). Weil der Therapeut Übungen vor und mitmacht und sich edukativ in den Prozess einbringt, findet auch Lernen am Modell statt (*vicarious experiences*). Zudem erhalten die Menschen positive und ressourcenstärkende Rückmeldungen (*verbal persuasion and allied types of social influences*).

Mit diesen und anderen Techniken kann die Selbstwirksamkeit über die Zeit verbessert werden und die Menschen können in ihrer Selbstverantwortung gestärkt werden.

Die Integrative Körperpsychotherapie IBP hat somit auch einen edukativ-agogischen Ansatz und Arbeitsstil, welcher auf Verhaltensänderung hin zu einem gesundheitsförderlicheren Lebensstil abzielt. Erklären von Therapiekonzepten, Psychoedukation, verschiedene Techniken zur Selbsthilfe, Vermitteln von Übungen zur Verhaltensmodifikation und regelmässige Hausaufgaben gehören zu einer IBP Therapie dazu. Bewusste Anwendung des Gelernten und der empfohlenen Übungen unterstützen die Selbstwirksamkeit.

Die Integrative Körperpsychotherapie IBP bezeichnet die selbständig im Alltag praktizierbaren Techniken als Werkzeuge zur Stärkung der Selbstintegration (Tabelle 3-1). Diese Werkzeuge umfassen sowohl IBP spezifische als auch bewährte schulenübergreifende Tools zur Gesundheitsförderung. Um die Umsetzung im Alltag zu unterstützen, nutzen wir wirksame Methoden der Verhaltensmodifikation.

Tabelle 3-1: Werkzeuge zur Selbstintegration

Werkzeug	Ziele
Tagebuch schreiben	Beobachterposition stärken, der Problemlösungssuche eine Richtung geben, offene Gestalten des Tages benennen
Defragmentierung	Wiederherstellen des Selbstkontakts, Rückkehr aus der Regression in die Gegenwart, Wiederfinden der Erwachsenen- und Beobachterposition
Arbeit mit Gute-Eltern-Botschaften/ Agency-Mantras/persönlichen Botschaften	Nähren des inneren Kindes, Selbstakzeptanz, Selbstfürsorge, Selbstliebe
Gewahrseinsübungen	Präsenz, Kongruenz mit dem Selbst im Hier und Jetzt ohne Bewertung
Selbstentspannungstechniken, Übungssequenz zur Selbstintegration und ondulierende Atemwelle oder Teile davon	Präsenz im Körpererleben, Erdung, Zentrierung, Lösen von Blockaden, Harmonisierung des autonomen Nervensystems
Ich-bin-Übung	Förderung von Selbstkontakt, Selbstakzeptanz, Selbstfürsorge, Selbstliebe
Grenzübung	Selbstkontakt, Eigenraumempfindung, Abgrenzung, Erlaubnis zum Nein
Ressourcenaktivierung	Ressourcenaufbau, -stärkung, Nachnährung, Selbstregulation

Merke

Tipps zum Arbeiten mit den Werkzeugen zur Stärkung der Selbstintegration:

- realistische Ziele und Vorhaben formulieren
- lieber wenig auf einmal und kurz, dafür regelmässig
- sich einen fixen Platz einrichten z.B. eine Yogamatte in der Wohnung, die liegen bleiben kann
- klein beginnen und langsam steigern z.B. von einmal pro Woche hin zu dreimal pro Woche
- lieber langsam, dafür mit Spüren und Fühlen in Verbindung bringen (*felt sense*)

3.1.5 Prozess- und erfahrungsorientierte Ausrichtung

Die Wurzeln prozess- und erfahrungsorientierter Psychotherapie liegen in der Psychologie von C.G. Jung und der humanistischen Psychologie.

Nach Geuter bedeutet Prozessorientiertheit, dass wir Therapeut:innen Menschen in ihrem Erleben im Hier und Jetzt abholen (Geuter, 2019). Im Prozess explorieren wir, was die Person beobachtet, z.B. während einer Gewahrseinsübung. Dies können innere Bilder, Körperempfindungen, Erinnerungen, Gefühle oder Impulse sein. Diesen Wahrnehmungen folgen wir und gestalten sie als aktives Gegenüber in einem Wechsel von „pacing“ und „leading“ mit. Die grosse Kunst besteht darin, dem Prozess zu folgen und zum passenden Zeitpunkt inhaltlich und formal stimmige Anstösse zu geben, welche Prozessvertiefung, Selbstexploration und Selbsterkenntnis wirksam unterstützen (Geuter, 2019).

Ein prozessorientiertes Vorgehen ist dann angebracht, wenn dieses in einem sicheren und gehaltenen therapeutischen Setting stattfindet und der Prozess Ausdruck organismischer Selbstregulation ist. Bei strukturschwachen, komplex erkrankten Personen oder in akutpsychiatrischen Settings sind primär Stabilisierung und Verbesserung des Funktionsniveaus anzustreben. Reine Prozessorientierung ohne vorhergehende Stabilisierung ist in diesen Fällen somit kontraindiziert und kann zu Überforderung, dissoziativem Erleben bis hin zu anhaltender Destabilisierung führen (Maercker et al., 2013). In der neueren Traumaforschung wird dieses Phänomen unter dem Begriff der Traumawiederholung oder Trauma-Reinszenierung diskutiert (Horowitz, 2020; Levine, 2011; Peichl, 2005; Wöller, 2005; Maercker et al., 2013). Nach Horowitz zählt die Traumawiederholung neben der Dissoziation zu den wichtigsten Gefahren bei Stressereignissen im therapeutischen Setting (Horowitz, 1986).

Um Sicherheit und Stabilität im therapeutischen Setting bestmöglich zu gewährleisten, variiert der Arbeitsstil der Integrativen Körperpsychotherapie IBP deshalb von nondirektivem beobachtendem Geschehenlassen bis hin zu klar direktivem, aktiv steuerndem Vorgehen.

Die Erfahrungsorientierung hat ihre Wurzeln in der humanistischen Psychologie und ist ein Kernstück der Gestalttherapie, welche Rosenberg durch ihre Wirksamkeit beeindruckte. Er übernahm in die Integrative Körperpsychotherapie IBP verschiedene Gestalttechniken, die das erfahrungsorientierte Vorgehen unterstützen: Leerer-Stuhl-Dialog, Rollenspiel, innerer Dialog, Identifikation mit abgespaltenen Selbstanteilen, Arbeit mit Träumen oder auch imaginäre Inszenierung (Rosenberg et al., 1996). Neuere und evidenzbasierte Methoden der kognitiven Verhaltenstherapie, wie z.B. die Schematherapie, nehmen aufgrund der guten Wirksamkeit – je länger je mehr – erfahrungsorientierte Methoden in ihren Behandlungskatalog mit auf (Jacob & Arntz, 2011).

Die Integrative Körperpsychotherapie IBP als erfahrungs- und körperorientiertes Verfahren unterstützt ganzheitlich erlebbare Erfahrungen im Therapiesetting. Als ganzheitlich verstehen wir eine sensorisch-emotional-kognitive Erfahrung im Sinne von Gendlins *felt sense* und *felt shift* (Gendlin & Wiltschko, 1999). Gendlin nannte dieses ganzheitliche Erfassen *felt sense*, „erlebte, gespürte Bedeutung" (Gendlin, 1978a). Einer *Felt-sense*-Erfahrung eines Problems folgte häufig unmittelbar ein Schritt hin zur Veränderung oder Problemlösung. Gendlin nannte diese Veränderung *felt shift*, „gespürte Verschiebung/Veränderung". Er empfahl Psychotherapeut:innen, ihr Arbeiten zur Wirksamkeitserhöhung aktiv auf *Felt-sense*- und *Felt-shift*-Erfahrungen auszurichten (Gendlin & Wiltschko, 1999). Grawe beschreibt, dass einer Veränderung, z. B. während einer Problemlöseübung in der Therapiestunde, eine emotional erlebte Erfahrung vorausgeht (Grawe, 1998, 2004). Die Integrative Körperpsychotherapie IBP unterstützt mit seiner erfahrungsorientierten Ausrichtung Menschen darin, ihr Erleben ins Gewahrsein zu bringen. In der bewusst erlebten Erfahrung kann mit den Patient:innen exploriert werden, welchen Sinn sie diesem Erleben verleihen (Geuter, 2019; Gassmann & Grawe, 2006).

3.1.6 Gewahrseinsorientierte und achtsamkeitsbasierte Ausrichtung

In der humanistischen Psychologie hat der Einsatz von Achtsamkeit in der psychotherapeutischen Arbeit eine lange Tradition. Fritz Perls führte den Begriff Gewahrsein in die Gestalttherapie ein (Perls, 1973, 1976).

In der Integrativen Körperpsychotherapie IBP sind Gewahrsein (*awareness*) und Achtsamkeit (*mindfulness*) zentrale Konzepte und Grundlage für alle Veränderungsprozesse, die in der Psychotherapie angestrebt werden (Kap. 4). Auf der Basis des Integrationsmodells werden in jeder Therapiesitzung Gewahrsein und Achtsamkeit geübt. So kann ein Bewusstwerdungsprozess über die eigenen Empfindungen, Gedanken, Gefühle und Handlungen unterstützt werden.

Zur Förderung des Gewahrseins bringen wir die Aufmerksamkeit immer wieder in die Gegenwart, zum Geschehen im Hier und Jetzt. Wir schulen die Fähigkeiten zur Gewahrwerdung der Erlebensdimensionen Körperempfindungen, Emotionen und Kognitionen und üben einen nichtwertenden achtsamen Umgang. Dies fördert die achtsame Beobachterposition, mit welcher Selbstwahrnehmung und darauf aufbauend Selbstreflexion und Selbsterkenntnis unterstützt werden können.

Darüber hinaus nutzen Körperpsychotherapeut:innen der Integrativen Körperpsychotherapie IBP ihr eigenes Gewahrsein wie auch ihre Achtsamkeit im Kontakt mit dem Gegenüber als diagnostisches Instrument (Kap. 3.4).

Mit der Entwicklung von MBSR (achtsamkeitsbasierte Stressreduktion, Kabat-Zinn, 2011) und den Neuerungen der dritten Welle der Verhaltenstherapie sind achtsamkeitsbasierte Methoden in unterschiedlichen Psychotherapieschulen mittlerweile fest verankert. Achtsamkeitsinterventionen sind heute ein wichtiges Element der Behandlung von Depressionen, Ängsten, Persönlichkeitsstörungen oder Zwängen und wurden aufgrund der überzeugenden Evidenz in die nationalen Versorgungsleitlinien aufgenommen (Goldberg et al., 2018; AWMF, 2023). Bewusstheit ist Voraussetzung für ganzheitliches Verstehen (Hermeneutik), Bedeutungsfindung und Symbolisierung und ein entscheidender Faktor für den Erfolg entwicklungsorientierter Langzeittherapien und einsichtsorientierter Kurzzeittherapien (Fischer et al., 2003).

3.1.7 Ressourcen- und Resilienzorientierte Ausrichtung

Die Ressourcenorientierung (Kap. 4.6) in der Integrativen Körperpsychotherapie IBP basiert auf dem humanistischen Menschenbild, welches von einem immanenten Impuls zu Veränderung, Wachstum und Entwicklung im Menschen ausgeht (Selbstaktualisierung nach Rogers, 1978). Dieser Wachstumsimpuls wird in unserem Persönlichkeitsmodell dem Kernselbst zugeordnet. Ressourcen- und ebenso Resilienzorientierung bedeuten daher in unserem Verständnis therapeutische Arbeit am Kernselbst, um eigene Handlungsspielräume und Fähigkeiten für den Umgang mit Herausforderungen zu erweitern.

Nach Grawe ist Ressourcenaktivierung ein eigenständiger therapeutischer Wirkfaktor (Grawe, 1998). Der Therapieerfolg hängt unter anderem davon ab, inwieweit es gelingt, die bestehenden Ressourcen der Menschen für das Erreichen ihrer Therapieziele zu nutzen, auszubauen und zu verstärken (Grawe & Grawe-Gerber, 1999).

Problem- bzw. Störungs- und Ressourcen-Orientierung stellen sich ergänzende Betrachtungsweisen dar und stehen nicht in Opposition zueinander (Fiedler & Willutzki, 2022). Eine ressourcenorientierte Arbeitsweise erhebt vorhandene Ressourcen genauso wie bestehende Problemfelder. Die unabhängige Erfassung von Problemen und Ressourcen bewahrt davor, die Schwierigkeiten und Probleme der Patient:innen zu stark zu relativieren oder gar zu bagatellisieren (Fiedler & Willutzki, 2022).

Ressourcenorientierung ist unabhängig vom Störungsbild sinnvoll und wirksam (Fiedler & Willutzki, 2022; Willutzki & Teismann, 2013). Sie zielt vor allem auf verstärkte subjektive Wahrnehmung eigener Ressourcen, welche zur Problembewältigung und zur Befriedigung der psychischen Bedürfnisse genutzt werden können (Ressourcenrealisierung, Trösken, 2002). Beim ressourcenorientierten Arbeiten suchen wir Therapeut:innen einerseits nach unterstützenden Eigenschaften und Fähigkeiten, über welche die Patient:innen bereits verfügen, andererseits wollen wir neue Fähigkeiten und Verhaltensweisen aufbauen und fördern, welche die Menschen im Umgang mit ihren Problemen unterstützen könnten. Damit werden Selbstwirksamkeit und Selbstverantwortung gefördert, was wiederum das settingbedingte Machtgefälle zwischen Klient und Therapeutin abbauen kann (Fiedler, 2011).

Nach Wöller und Kruse zeichnet sich eine ressourcenorientierte Haltung durch folgende Punkte aus (Wöller & Kruse, 2014):

- Verstärken positiver Emotionen der Klientin.
- Respektieren des Bedürfnisses des Klienten nach Kontrolle.
- Direktes oder indirektes Äussern von selbstwerterhöhenden Bestätigungen.
- Induzieren und Verstärken positiver Erwartungen der Klientin.
- Akzentuierung von Stärken des Klienten und deren Nutzung für die Therapie.
- Fördern von Zukunftsorientierung und Eigenverantwortung der Klientin.
- Vorwegnehmen positiver Lösungen.
- Erkunden bisheriger Bewältigungsstrategien des Klienten.
- Aktivieren positiver innerer Bilder bei der Klientin.
- Umdeuten negativer Interpretationen in positive Bedeutung (*Reframing*).
- Anpassen des therapeutischen Stils an die Bedürfnisse der Klientin.
- Aktivieren ressourcenreicher Zustände für die Problembewältigung.

Eine ressourcenorientierte Haltung fördert nicht nur Ressourcen, sondern stärkt auch die Resilienz der Menschen, die wir begleiten (Willutzki & Odyniec, 2022). Aktuelle Forschungsergebnisse legen nahe, dass Resilienz dynamisch ist und trainiert werden kann (Linz et al., 2020; Bartholomew et al., 2022). Eine hohe Resilienz geht mit einer besseren mentalen Gesundheit und weniger psychischen Krisen einher. Resilienzfördernde Interventionen erhalten daher in der Psychotherapie zunehmend Bedeutung (Bartholomew et al., 2022).

3.1.8 Beziehungsorientierte und intersubjektive Ausrichtung

In jeder Psychotherapie wird eine therapeutische Beziehung etabliert. Die Integrative Körperpsychotherapie IBP als humanistische Methode versteht seit ihren Ursprüngen die therapeutische Beziehung als bedeutsamen Wirkfaktor (Rosenberg et al., 1996). Die therapeutische Beziehung steht im Dienst der Wirksamkeit der Therapie und wird unter diesem Aspekt bewusst und möglichst optimal gestaltet.

Intersubjektivität meint die Beziehung von zwei je selbstverantwortlichen Personen auf der Grundlage gegenseitiger Achtung (Stern, 1992; Rahm et al., 1999). Die intersubjektive therapeutische Beziehung achtet dieses Prinzip der Gleichheit im gleichzeitigen Bewusstsein klarer Rollen- und Aufgabenverteilung zwischen Therapeutin und Patient. Mittels Empathie und Akzeptanz wird ein zwischenmenschlicher Raum geschaffen, der erlaubt, sich mit all seinen Aspekten zu zeigen, insbesondere auch unangenehmen, abgewerteten und verletzlichen Anteilen. Die Erfahrung, damit in der therapeutischen Beziehung angenommen zu werden, kann Integration dieser Selbstanteile ermöglichen und so zu einer korrigierenden Erfahrung führen (Grawe, 2004).

Im Sinne von Rogers gestalten Therapeut:innen in der IBP Psychotherapie die therapeutische Beziehung möglichst authentisch und kongruent (Rogers, 1981). Wir bringen uns aktiv in die Beziehung ein, mit gleichzeitiger professioneller Haltung von adäquater Distanz zur Wahrung von Grenzen und Integrität (Kap. 3.4).

Im Bewusstsein, dass die Verletzung von Grundbedürfnissen durch prägende Bezugspersonen in der frühen Biografie ein massgeblicher Faktor für die Entstehung psychischer Störungen ist (Rosenberg & Kitaen-Morse, 2011; Grawe, 1998, 2004) und entsprechende frühere Beziehungserfahrungen in die aktuelle therapeutische Beziehung übertragen werden können, wird das Beziehungsgeschehen fortwährend reflektiert und die Gegenübertragung, falls therapeutisch sinnvoll, für den therapeutischen Prozess zur Verfügung gestellt. So wird ein wertschätzender Raum gefördert, in welchem korrigierende Erfahrung möglich werden kann.

Die Beziehungsorientierung wird seit einigen Jahren von der nationalen und internationalen Forschung unterstützt. Es finden sich konsistente Zusammenhänge von Therapieprozessmerkmalen (z.B. therapeutische Beziehung) und dem Erfolg einer Psychotherapie (Bräscher & Witthöft, 2020; Norcross & Wampold, 2018; Flückiger et al., 2018; Martin et al., 2000) wie auch der Therapieabbruchsrate (Sharf et al., 2010).

3.2 Körper und Wort in der therapeutischen Kommunikation

Suzanne Hüttenmoser Roth

Die Integrative Körperpsychotherapie IBP arbeitet in der therapeutischen Interaktion und Gesprächsführung mit verschiedenen bewährten Kommunikationskonzepten, wie Ich-Botschaften (Gordon, 1989), aktives Zuhören (Rogers, 1985), vier Seiten einer Nachricht (Schulz von Thun, 1981), motivationales Interview (Miller & Rollnick, 2012) und Körperkommunikation (Geuter, 2015).

Empathie ist die Basis für aktives Zuhören, wertschätzendes Interesse, Einschwingen auf die emotionale Befindlichkeit der Klient:innen und Mentalisieren. Alle diese Fähigkeiten sind wichtige Voraussetzungen für das Gelingen hilfreicher therapeutischer Interaktion. Wir wenden uns daher zuerst der Frage zu, wie wir Menschen wissen können, was im Gegenüber vorgeht.

3.2.1 Evolution der Empathie

Die Fähigkeit zum wechselseitigen Verstehen bildet die Grundlage unserer Kommunikation, unseres Zusammenlebens und unserer Kultur und ist auf der Fähigkeit zur Empathie aufgebaut. Empathie gehört zu einem Erbe, das mehr als hundert Millionen Jahre alt ist.

> Die Fähigkeit entstand vor langer Zeit mit motorischer Nachahmung und Gefühlsansteckung, worauf die Evolution Schicht um Schicht hinzufügte, bis unsere Vorfahren nicht nur fühlten, was andere fühlten, sondern auch verstanden, was sie möglicherweise wünschten und brauchten (de Waal, 2011, S. 265).

Evolutionär beginnt die Entwicklung von Empathie mit der motorischen Synchronisation von Körpern als der ursprünglichsten Form der Koordination und Basis von sozialem Verhalten (z. B. Vogelschwärme). Neurobiologische Voraussetzung dafür sind Spiegelneurone, dank derer wir Bewegungen anderer erkennen und nachahmen können. Spiegelneurone sind z. B. dafür verantwortlich, dass wir unbewusst unsere Körperhaltung mit derjenigen des Gesprächspartners abstimmen (Schlegel, 2013).

Spiegelneurone werden beim Sehen oder Hören einer von Menschen ausgeführten Handlung aktiviert, wenn wir uns eine Handlung vorstellen oder wenn über eine Handlung gesprochen wird. Die Spiegelneuronen befinden sich neuroanatomisch an denselben Stellen und sind teilweise identisch mit den Neuronen, die aktiv sind, wenn wir eine Handlung selbst ausführen. Die motorischen Spiegelneuronen im prämotorischen Kortex liefern Informationen über den Bewegungsablauf, die somatosensorischen im inferioren parietalen Kortex darüber, wie sich die Bewegung im Körper anfühlt und die emotionalen im Gyrus cinguli und in der Amygdala über Gefühle (Bauer, 2006).

Die Aktivierung von Spiegelneuronen bei der Wahrnehmung anderer Menschen führt zu einer Simulation deren Handlung, Körperempfindung und Emotionen in uns selbst. Diese innere Simulation wird als Resonanz bezeichnet. Wir sprechen von somatischer Resonanz, wenn wir uns auf die körperliche Reaktion des Therapeuten auf das Erleben und Erzählen der Klientin beziehen. Resonanz gibt uns Aufschluss über den inneren Zustand von anderen, deren Körperempfindungen, Gefühle, Bedürfnisse und Absichten. Dies ermöglicht ein spontanes, intuitives und vorgedankliches Verstehen dessen, was den anderen bewegt. Spiegelneurone sind somit die Basis für emotionale und kognitive Perspektivenübernahme. Emotionale Perspektivenübernahme meint Empathie und Mitgefühl. Kognitive Perspektivenübernahme bedeutet wahrzunehmen, was das Gegenüber sieht oder weiss. Charakteristisch für die Perspektivenübernahme ist im Unterschied zur Gefühlsansteckung die Fähigkeit zur Subjekt-Objekt-Differenzierung, ein vom anderen unterschiedenes Selbst, aus welchem Selbstgewahrsein entsteht (Schlegel, 2013).

Die Fähigkeit zum Mentalisieren (Fonagy et al., 2006), sich Gedanken und Gefühle zu vergegenwärtigen, scheint ausschliesslich dem Menschen vorbehalten. Es ist eine Form der Achtsamkeit, die wahrnimmt, was andere und was man selbst denkt und fühlt. Dadurch wird es auch möglich, von sich selbst auf andere zu schliessen. Mentalisieren umfasst imaginatives Simulieren, Phantasieren, Reflexion, Bedeutungs- und Sinnsuche, Narration, Lehren und Lernen durch Perspektivenübernahme (Schlegel, 2013) und erfolgt implizit (automatisch und intuitiv) oder explizit (bewusste Selbstreflexion, Metakognition). Mentalisieren ermöglicht die Zuschreibung sicht- und unsichtbarer mentaler Zustände bei sich und anderen sowie deren Reflexion, und ist daher eine wichtige Voraussetzung für die therapeutische Kommunikation.

3.2.2 Aktives Zuhören

Aktives Zuhören beinhaltet eine Grundhaltung von Wertschätzung, Interesse an inhaltlichem Verständnis und einfühlendem Verstehen. Den Klient:innen werden über nonverbale Aufmerksamkeitsreaktionen und verbale Aussagen vor allem emotionale Anteile der gehörten Botschaft gespiegelt. Auch die hier vorgestellte Technik des motivationalen Interviews basiert auf diesen Grundpfeilern der Gesprächspsychotherapie nach Rogers.

Wertschätzendes Interesse

Für Rogers basiert die therapeutische Beziehung und Kommunikation auf einer offenen, akzeptierenden und einfühlenden Haltung sich selbst und anderen gegenüber (Rogers, 1985). Unter Akzeptanz und wertschätzendem Interesse versteht er, den Klienten mit all seinen Wünschen nach Veränderung oder Beharrung wahrzunehmen und anzunehmen. Dies bedeutet nicht, dass Therapeut:innen alle Gedanken, Gefühle und Handlungen der Klient:innen gutheissen. Es geht vielmehr darum, die Klient:innen in deren Erlebniswelt wahrzunehmen und zu respektieren. Hilfreich ist dabei das stille Zuhören aus einer inneren Position der Präsenz und wachen Gelassenheit, ohne allzu schnell im Gespräch die Führung zu übernehmen. Zweckfreies Zuhören, lauschen – wie es die kleine Momo im Buch von Michael Ende konnte–, zeigt wertschätzendes Interesse und dient einer guten therapeutischen Beziehung (Ende, 1973). Der Therapeut zeigt wertschätzendes Interesse, indem er die Beiträge der Klientin wohlwollend anhört, Pausen aushält, interessierte Zuwendung in der Körperhaltung zeigt, Blickkontakt anbietet, nickt und kurze Bestätigungslaute macht.

Maio beklagt, dass die Entwicklung in Richtung Ökonomisierung und Effizienz der Psychotherapie mit rein strategischem Denken zu „schnellerem Zuhören“ führt und plädiert für eine von innerer Ruhe und langem Atem getragene Psychotherapie (Maio, 2015). So können Therapeut:innen den Klient:innen Zeit geben, deren Lebenssituation zu erzählen und versuchen, die Geschichte zu verstehen, ohne gleich in einen lösungsorientierten Aktivismus zu verfallen.

Motivationales Interview

Die motivierende Gesprächsführung (MI) richtet sich vor allem an Menschen mit zunächst geringer oder ambivalenter Änderungsbereitschaft und ist daher insbesondere in der Anfangsphase einer Therapie hilfreich. Das von den beiden Psychologen William R. Miller und Stephen Rollnick entwickelte Konzept wurde zur Beratung von Menschen mit Substanzstörungen entwickelt und wird mittlerweile bei verschiedenem Problemverhalten sowie in der Behandlung psychischer Störungen und somatischer Erkrankungen erfolgreich eingesetzt (Miller & Rollnick, 2012). Motivationales Interview ist eine Methode der Kommunikation, die einen gleichberechtigten Dialog über Veränderung führt, um Menschen zu unterstützen, ihr Verhalten zu ändern, indem sie ihre eigene Motivation für Veränderung finden und stärken. MI basiert auf den Prinzipien der Empathie, der Zusammenarbeit und der Selbstwirksamkeit. Indem der Therapeut möglichst offene Fragen stellt, signalisiert er sein Interesse für die Ideen der Patientin, regt ihre Kreativität an und stellt sicher, dass der Redeanteil der Patientin höher ist als der eigene. Die Therapeutin nutzt Techniken der klientenzentrierten Gesprächsführung nach Rogers. Sie hört aktiv und aufmerksam zu, reflektiert das Gesagte (*change talk*) und zeigt Verständnis für die Ängste und Vorbehalte des Patienten. Die Patient:innen werden ermutigt, indem ihre veränderungsrelevanten Aussagen aufgenommen, bestätigt und positiv verstärkt werden. Miller und Rollnick formulieren eine Behandlungsethik, die unter anderem auf Akzeptanz, Partnerschaftlichkeit und „Behandlung auf Augenhöhe“ basiert (Miller & Rollnick, 2012). *Motivational Interviewing* berücksichtigt, dass je nach Veränderungsstadium unterschiedliche Vorgehensweisen nötig sind, um eine Verhaltensänderung zu erreichen, wobei auf konfrontatives Vorgehen verzichtet wird. Die Patient:innen werden aufgefordert, selbst Vorschläge zu machen, wie Veränderungen bewerkstelligt werden können. *Motivational Interviewing* hat sich bei der Behandlung einer Vielzahl von psychischen Problemen als nützlich erwiesen. Ergebnisse einer Studie zur Veränderungsforschung von Romano & Peters deuten darauf hin, dass MI einen günstigen Effekt auf die Variablen des Patientenengagements zeigt, und dass die Beteiligung der Patient:innen an der Behandlung ein potenzieller Veränderungsmechanismus in Patientengruppen sein könnte, bei denen Angst-, Stimmungs- und psychotische Störungen diagnostiziert wurden (Romano & Peters, 2015).

Inhaltliches Verständnis

Die verschiedenen Arten des Fragens dienen dem inhaltlichen Verständnis und stellen ein wichtiges Handwerkszeug für das therapeutische Gespräch dar. Mit der Art der Frage nimmt die Therapeutin bewusst Einfluss auf den Gesprächsverlauf. Daher lohnt es sich zu überlegen, welche Arten und Formen von Fragen wann und zu welchem Zweck sinnvollerweise eingesetzt werden (Tabelle 3-2).

Allgemein unterscheiden wir öffnende und schliessende Fragen. Schliessende Fragen engen den Spielraum der möglichen Antworten ein und machen Sinn, wenn Sachverhalte und Informationen erfragt werden. Öffnende Fragen werden nicht nur zum inhaltlichen Verständnis gestellt, sondern auch als Einladung zum Nachdenken, zur inneren Suche nach neuen Ideen und Vorstellungen (Herwig-Lempp, 2001).

Aus der systemischen Psychotherapie stammen Fragen nach Ausnahmen, nach Lösungen, zirkuläre Fragen und die Wunderfrage (Schlippe & Schweitzer, 1996). Lösungsorientierte Fragen helfen, zukunftsgerichtet die Handlungsoptionen der Klient:innen zu erweitern. Nicht die eine Lösung, sondern mehrere vorstellbare Lösungen sind gesucht, aus denen gewählt werden kann. Eine Kombination von lösungsorientierten und problemorientierten Fragen sind Fragen nach dem Nutzen, das Problem (vorläufig) noch zu behalten: „Wofür wäre es gut, das Problem noch eine Weile zu behalten oder es gelegentlich noch einmal einzuladen? Was würde schlechter, wenn das Problem weg wäre?"

Tabelle 3-2: Frageformen

Frageform	Beispiel
Alternativfrage	Sind Sie zufrieden oder unzufrieden mit der Partnerschaft?
Skalierungsfrage	Auf einer Skala von 1–10, wobei 1 für schlecht und 10 für sehr gut steht: Wie kommen Sie miteinander aus?
Frage nach weiteren Antworten	Was noch? Wie noch? Was fällt Ihnen noch ein?
Hypothetische Frage	Stellen Sie sich vor, Sie seien 10 Jahre älter ...
Informationsfrage	Seit wann haben Sie diese Symptome?
Rückfrage	Sie meinen also ...? Habe ich Sie richtig verstanden?
Prozessfrage	Wie wollen wir jetzt weitermachen?
Reflektierende Frage	Worum geht es? Was bringt es Ihnen?
Zirkuläre Frage	Wenn ich Ihre Frau fragen würde, was sie davon hält, was meinen Sie, was sie sagen würde?
Lösungsorientierte Frage	Was können Sie tun, um das zu erreichen?
Zielorientierte Frage	Wo möchten Sie in fünf Jahren stehen?
Wunderfrage	Angenommen, es wäre Nacht und Sie legen sich schlafen. Während Sie schlafen, geschieht ein Wunder und das Problem, das Sie schon seit längerer Zeit belastet, ist gelöst. Da Sie geschlafen haben, wissen Sie nicht, dass dieses Wunder geschehen ist. Was wird Ihrer Meinung nach morgen früh das erste kleine Anzeichen sein, welches Sie darauf hinweist, dass sich etwas verändert hat? Was genau wäre anders? Wer würde als erstes erkennen, dass das Wunder geschehen ist, und woran?

Merke

Öffnende Fragen

- lassen den Antwortenden Raum für Formulierung und Ausgestaltung ihrer Antwort.
- laden zu freien Äusserungen, Beschreibungen und Berichten ein.
- ermöglichen neue Informationen zu Wünschen und Zielen der Befragten.
- lenken und steuern die Denk- und Suchprozesse der Befragten.

Schliessende Fragen

- engen den Spielraum der möglichen Antworten ein und strukturieren das Gespräch.
- bremsen den Redefluss.
- laden zu einer kurzen Antwort ein.
- vereinfachen Menschen, die sich nicht frei äussern können oder möchten, das Antworten
- führen Entscheidungen herbei.

Beispiele: Fragen nach wer, wo, wann, wie lange, wie alt, Alternativ- und Skalierungsfragen, Ja-Nein-Fragen

Fragen sollten von wirklichem Interesse getragen sein. Eine wertschätzende Haltung macht jede Frage und jede Antwort leichter. Als Therapeut eine Haltung der Neugier einzunehmen, freundlich-erkundend nachzufragen, nach Details zu forschen und konkrete Beispiele geben zu lassen, hilft der Klientin, ihr Erleben konkreter zu benennen, Ideen und Phantasien zu entwickeln und bringt den therapeutischen Prozess voran. Den Therapeut:innen ermöglicht Nachfragen ein klareres Bild von der Perspektive der Klient:innen und hilft ihnen so, Verständnis zu entwickeln:

- „Was meinen Sie genau damit, wenn Sie sagen, Sie seien abhängig?“
- „In welchen Situationen empfinden Sie das besonders?“
- „Welches Beispiel fällt Ihnen dazu ein?“
- „Mit welchen Körperempfindungen ist das verbunden?“
- „Können Sie dieses Gefühl verstärken oder intensivieren?“

Emotionales Verständnis

Empathisches Verstehen bedeutet, sich in Gefühle, Erleben, subjektive Welt und deren persönliche Bedeutung für den Klienten hineinzuversetzen und einzufühlen. Die Therapeutin bemüht sich, Erlebnisse, Gefühle und Körperempfindungen des Klienten sensibel wahrzunehmen und zu erfassen, indem sie sich „deren Brille aufsetzt“, versuchsweise „in deren Haut schlüpft“, ohne die Qualität des „Als-ob“ zu verlieren (Rogers, 2012). Die Therapeutin entwickelt ein präzises emotionales Verständnis für die persönliche Welt des Klienten, akzeptiert dessen Sichtweise und Einstellung und bringt deren Erleben auf den Punkt, indem sie die Emotionen und Erlebnisinhalte verbal spiegelt. Für das emotionale Verständnis von besonderer Bedeutung sind in der Körperpsychotherapie neben den verbalen Äusserungen das Erfassen, Bewusstmachen und Verstehen der nonverbalen Anteile, Botschaften und Symbolisierungen. Die Therapeutin nimmt auch tiefere, dem Klienten nicht bewusste Anteile in der Interaktion auf und bringt sie ins bewusste Erleben. Dazu gehört auch das Ansprechen von Übertragung und Gegenübertragung.

3.2.3 Spiegeln und Konfrontieren

Emotionales Einstimmen (*emotional attunement*, Stern, 1992) auf Befindlichkeit und Erleben des Klienten ermöglicht aktives Zuhören und adäquate Spiegelung des Wahrgenommenen. IBP Therapeut:innen spiegeln das von Klient:innen verbal, körperlich und emotional Ausgedrückte. Diese können so erfahren, dass sie gesehen und gehört werden, was eine notwendige Basis für den Aufbau einer positiv erlebten therapeutischen Beziehung darstellt. Adäquates Spiegeln bedeutet, als Therapeutin genau das zu spiegeln, was der Klient erlebt, ohne es zu werten, zu interpretieren, verändern oder verbessern zu wollen. Die Fähigkeit der Therapeutin zu somatischer Resonanz ist eine Voraussetzung für Spiegeln, das auf emotionalem Einschwingen beruht und nicht einfach als „Papageien-Technik" praktiziert wird.

Praxisbeispiel

Adäquates Spiegeln

Petra erkennt in einer Sitzung, wie sehr ihr Grossvater sie geliebt haben muss und ist tief berührt. Die Therapeutin fühlt sich in dieses Berührt-Sein der Klientin ein und spiegelt: „Das berührt Sie jetzt gerade sehr." Sie validiert damit Petras Empfinden und gibt dem Berührt-Sein Raum.

Adäquates Spiegeln kann ein Gefühl von Verbundenheit und verstanden werden bewirken, eine gemeinsame emotionale Welt schaffen (die andere Person ist in meiner Welt zu Hause) und eine Erweiterung von Selbstbild und Identität ermöglichen.

Beim inadäquaten Spiegeln hingegen fühlt sich der Klient nicht verstanden. Bei allem Bemühen unterlaufen Therapeuten immer wieder unbewusst Formen des inadäquaten Spiegelns (Tabelle 3-3). Es braucht als Therapeutin Achtsamkeit für die Reaktion des Klienten auf ihre Spiegelungen, um den eigenen Spiegelfehlern auf die Spur zu kommen.

Als erweiterndes Spiegeln kann die Therapeutin Gefühle benennen, die sie anhand der Körperhaltung, Mimik, Stimme und Gestik des Klienten wahrnimmt und anspricht. Sie stellt ihm damit ihre Wahrnehmung zur Verfügung und hilft ihm dadurch, sich seiner selbst mehr gewahr zu werden. Der Klient kann überprüfen, ob er das Gespiegelte auch wahrnimmt (Bewusstwerdung, Realitätscheck). Der Körper spricht nahezu immer mit – beim Denken, beim Fühlen und bei der verbalen Kommunikation. Dies ist gut sichtbar bei inkongruenten Botschaften, wenn sprachliche und nicht-sprachliche Signale nicht zueinander passen oder sich

Tabelle 3-3: Beispiele für inadäquate Spiegelformen

Inadäquate Spiegelformen	Beispiel
Überspiegeln	Eine Klientin erzählt, dass sie als Kind gerne Klavier spielte. Der Therapeut beginnt zu schwärmen, wie begabt sie doch sei und er könne sie sich sehr gut als Pianistin vorstellen.
Unterspiegeln	Eine Studentin hat stolz erzählt, dass sie eine Prüfung mit Note gut bestanden hat; worauf die Therapeutin erwidert: „Das ist kein Grund sich etwas einzubilden, es hätte ja auch sehr gut sein können."
Leer spiegeln (spiegeln ohne Emotion)	Ein Mann erzählt seinem Therapeuten ganz begeistert davon, dass er einen grossen Fisch gefangen habe. Der Therapeut antwortet: „Auch Fische müssen sterben."
Schräg oder verzerrt spiegeln	Eine junge Frau erkennt im Gespräch mit ihrer Therapeutin gerade, wie sehr ihr Grossvater sie geliebt haben muss und ist tief berührt. Die Therapeutin erwidert ihr darauf, dass sie das heikel finde, denn grossväterliche Liebe könne auch missbräuchlich sein.
Narzisstisch spiegeln	Eine Frau beklagt sich bei ihrer Therapeutin bitter über ihren Partner. Die Therapeutin antwortet: „Ja, das kenne ich auch. Mein Mann hat seinen Kopf auch immer in den Wolken und hört nicht richtig zu. Das ist wirklich eine Zumutung!"

sogar widersprechen. Zum Beispiel erzählt eine Klientin mit einem Lächeln, wie traurig es sie mache, dass ihr Chef unzufrieden sei mit ihrer Arbeitsleistung. Die Therapeutin kann folgende Spiegelung machen: „Ich höre, dass Sie das traurig macht und gleichzeitig sehe ich ein Lächeln auf Ihrem Gesicht.“ Erweiterndes Spiegeln ist konfrontierend, weil die Therapeutin etwas einbringt, das der Klientin nicht bewusst ist.

Konfrontieren zu können ist eine wichtige therapeutische Kompetenz, damit nicht nur Angenehmes gespiegelt wird, sondern auch schwierige und unangenehme Aspekte angesprochen und neue Sichtweisen eingebracht werden können, die der Weiterentwicklung des Klienten dienen. Beispiel: „Jetzt weichen sie mir gerade aus!“. Als mögliches Vorgehen kann die Therapeutin sich vom Klienten die Erlaubnis holen, ehrlich sein zu dürfen und konfrontieren zu können – und nach der Konfrontation jeweils fragen: „Was macht das mit Ihnen?“

Praxisbeispiel

Kaja erzählt einmal mehr, dass sie die Bemerkung eines Mitarbeiters (die durchaus als wohlwollend gehört werden kann) irritierend und grenzüberschreitend erlebte und sie Mühe habe, Kritik anzunehmen. Die Therapeutin benennt ihren Eindruck, dass es Kaja nicht nur schwerfalle, Kritik anzunehmen, sondern dass sie allgemein Schwierigkeiten habe, wenn etwas von aussen zu ihr gesagt werde, auch wenn es sich um ein Kompliment handeln könnte – und fragt Kaja, wie es ihr jetzt mit dieser Rückmeldung gehe, die auch von aussen komme.

3.2.4 Zusammenspiel von nonverbaler und verbaler Kommunikation

Man kann nicht nicht kommunizieren (Watzlawick, 1996). Alles Verhalten ist Kommunikation, weil es so etwas wie Nichtverhalten nicht gibt. Schweigsam zuhören, interessierte Zuwendung in Körperhaltung, Blickkontakt und Nicken sind Verhaltensweisen der Körperkommunikation. Diese Kommunikation ist die elementare Basis der frühkindlichen Interaktion zwischen dem Baby und seinen Bezugspersonen und damit auch die Grundlage der Kommunikationsentwicklung. Interaktionen in Mimik, Gestik, Körperhaltung, Blickkontakt und auch frühe Vokalisierung werden in der Säuglingsforschung als wechselseitiger Austausch beobachtet. Sie zeigen, wie differenziert und kompetent das Baby sich aktiv an der Interaktion beteiligt (Dornes, 2001; Stern, 1992). Die Lautsprache ist von Beginn an eingebettet in die Interaktion zwischen Baby und Bezugsperson und bildet die Grundlage für die spätere Entwicklung von Symbolsprache und verbalem Sprachverständnis.

Geuter verwendet den Begriff *Körperkommunikation* statt nonverbaler Kommunikation in der Psychotherapie für alles Körperverhalten, das zwischen Menschen in einer Interaktion gezeigt wird und das sich in dieser Interaktion prozessual verändert (Geuter, 2015). Die Körperkommunikation ist als Geschehen von Körper zu Körper in der therapeutischen Interaktion zwischen Klient:innen und Therapeut:innen permanent und simultan aktiv, im Gegensatz zum Wechsel der Sprechenden in der verbalen Kommunikation. Die nonverbalen Anteile werden oft nicht bewusst wahrgenommen und bilden den Hintergrund, die tragende und umgebende Atmosphäre des Beziehungsgeschehens. Die dynamische Wechselseitigkeit im kommunikativen Geschehen wird durch die Körperkommunikation reguliert (Frindte, 2001). Patientin und Therapeutin sprechen nicht nur miteinander, sie verhalten sich auch ständig körperlich zueinander. Körperpsychotherapeut:innen achten bewusst auf Signale, wie Veränderung der Körperhaltung, Bewegung, Gestik, Mimik, Körpertonus und Blickkontakt. Bei der verbalen Kommunikation beachten Therapeut:innen die paraverbalen Begleitelemente wie Stimmqualität, Stimmhöhe, Lautstärke, Melodie, Sprechgeschwindigkeit, Pausen und Akzente. Offenheit für die Körperkommunikationsanteile von Klientin und Therapeut führen auch zu einer Vertiefung der verbalen Kommunikation. Oft fehlen den Klient:innen die Worte für ihr Körpererleben, dafür braucht es eine Schulung des Gewahrseins durch Achtsamkeit und eine differenzierte Sprache (Geuter, 2019). Besonders wenn die Klient:innen in ein tieferes Erleben kommen, ist es hilfreich die treffenden Worte zu finden, damit sie sich noch mehr mit ihren Empfindungen verbinden können.

Der Begriff *embodied communication* (verkörperte Kommunikation) bedeutet, dass Kommunikation nicht gerichtet ist, sondern sich ereignet, wenn an einer Interaktion Beteiligte sich auf der somatischen Erlebensdimension synchronisieren. Dies geschieht meist selbstorganisiert durch nicht kontrollierbare Musterbildungsprozesse (Storch & Tschacher, 2014). Wir fühlen uns Menschen näher, die unsere Mimik und Gestik spiegeln, sich in Körperhaltung und Atmung synchronisieren. Dieses Wissen können wir nutzen, indem Therapeut:innen sich auf das Atemmuster der Klient:innen einschwingen und synchronisieren (*pacing*), wahrnehmen, was sich bei den Klient:innen verändert, dieses spiegeln und ansprechen. Oder wir Therapeut:innen vertiefen bewusst unsere Atmung (*leading*), achten darauf, ob der Klient mitkommt (sich synchronisiert), und fragen nach, wie es sich nun für ihn anfühlt. Über die Atmung können Therapeut:innen mit den Klient:innen in subtile Atemdialoge kommen (Geuter, 2015), indem z. B. der Therapeut zur atemdialogischen Affektregulation mit bewusster ruhiger Atmung auf den beklemmenden Atem einer Patientin reagiert – und die Patientin wiederum auf den Atem des Therapeuten reagieren kann.

Übungen mit Bällen helfen, sich aufeinander einzuschwingen und zu synchronisieren.

Übung

Übung mit zwei kleinen Bällen

Therapeutin und Klient stehen sich mit etwas Abstand gegenüber. Beide haben je einen Ball und nehmen zuerst achtsam wahr, wie sie sich in allen Erlebensdimensionen spüren. Beide werfen dann gleichzeitig den Ball dem anderen zu. Mit der Zeit entsteht durch Einschwingen eine Synchronisation im Ballwerfen. Wie fühlt es sich jetzt an? Welche Gedanken sind da? Wie erlebt der Klient sich? Wie sieht er jetzt sein aktuelles Thema oder Anliegen?

Das Zusammenspiel von Körperkommunikation und verbaler Kommunikation zeigt sich auch im Aufnehmen von unwillkürlichen Schlüsselgesten, z. B. wenn der Klient erzählt und unbewusst mit der Hand eine Abgrenzungsbewegung macht. Die Therapeutin kann diese Bewegung spiegeln und den Klienten ermuntern, sie bewusst und allenfalls verlangsamt im Zeitlupentempo mehrmals zu wiederholen – oder die Geste zu vergrössern. Fragen nach Empfindungen, begleitenden Emotionen, inneren Bildern, Handlungsimpulsen und passenden Wörtern oder Sätzen verbinden die Geste mit den anderen Erlebensdimensionen und die implizite Sprache der Bewegung wird bewusster und explizit. Oder umgekehrt nimmt die Therapeutin einen Schlüsselsatz auf („Ich muss alles allein machen!“) und lässt die Klientin dazu eine Geste entwickeln.

Praxisbeispiel

Die 35-jährige Eliza, Schulleiterin mit Burnout-Symptomatik, ist sehr leistungsorientiert und von Kind auf gewohnt, alles alleine machen zu müssen. Vor fünf Jahren hatte sie bereits eine grosse Krise mit Erschöpfungssymptomen und fühlte sich allein gelassen, obwohl sie Halt und Verständnis gebraucht hätte. Eliza fällt es schwer, um Hilfe zu bitten. Bei der Arbeit mit diesem Thema spürt sie einen Kloss im Hals. Die Therapeutin ermuntert sie, den Kloss sprechen zu lassen. Eliza macht Töne wie: „äh … äh, wäh … wäh …“. Die Therapeutin, ihr gegenüberstehend, schwingt sich in Mimik und Töne ein und spiegelt sie. Eliza beginnt mit den Füssen zu treten, erst

langsam, dann immer schneller, Akzente setzend und sagt: „da, ... da, ... da, da!", zuerst zaghaft, dann lauter, klarer, mit freudigem Gesicht. Sie macht dann spontan eine öffnende Geste mit dem rechten Arm, welche von der Therapeutin wiederum aufgenommen und synchron gespiegelt wird. Die Therapeutin fragt, welcher Satz ihr zu dieser Bewegung in den Sinn komme. Die Klientin antwortet: „Ich bin da!" Sie wirkt erstaunt, freudig, lebendig, spürt die eigene Kraft und geniesst es sichtlich, von der Therapeutin mit diesem Satz und der Geste gehört, gesehen und gespiegelt zu werden.
In den folgenden Sitzungen wird daran gearbeitet, wie Eliza den Schlüsselsatz „Ich bin da!" mit ihrem Anliegen, wieder zu Kräften zu kommen, verbinden kann. Es zeigen sich Grundthemen, wie sich zu zeigen, sich zuzumuten, wo/wem sich zumuten, Unterstützung zu suchen/zuzulassen, Selbstmitgefühl, Selbstfürsorge.

Wichtig ist, dass Therapeut:innen gemeinsam mit den Klient:innen erkunden, was deren noch unbewusste Körpersprache für sie bedeuten könnte. Die Aussage von Willhelm Reich, dass der Körper nie lüge, Worte jedoch schon, ist nach Geuter ein verführerischer und trügerischer Slogan (Geuter, 2015). Die Botschaften des Körpers sind vieldeutig und deren Sinn und Bedeutung erschliessen sich nur aus dem Kontext und dem subjektiven Erleben.

3.3 Beobachtung und Steuerung des Therapieprozesses

Suzanne Hüttenmoser Roth

Die Integrative Körperpsychotherapie IBP nutzt verschiedene Modelle zur Beobachtung und Steuerung des Therapieprozesses. Diese erlauben, das therapeutische Geschehen auf mehreren Ebenen parallel und sehr differenziert zu verfolgen, zu reflektieren und gezielt möglichst effiziente Interventionen durchzuführen. Jedes dieser Modelle fokussiert einen Teilaspekt des therapeutischen Prozesses und hilft, dessen Komplexität zu reduzieren. Unsere Modelle sind wie alle Konstrukte eine von vielen möglichen Sichtweisen und nicht die Wahrheit. Sie geben Orientierung und Handlungsanleitung. Sie helfen auch, uns unserer Wertungen und Interpretationen, welche unvermeidbar die Wahrnehmung überlagern, bewusst zu werden und sie zu relativieren. Indem wir verschiedene Modelle nutzen, schaffen wir eine breite Perspektive für das Geschehen im therapeutischen Prozess. Einige dieser Modelle sind einfach genug, um für die Kontraktgestaltung zusammen mit den Klient:innen darauf zu blicken, sodass der Prozess gemeinsam gesteuert werden kann.

Die nachfolgend beschriebenen Modelle dienen als eine Art Landkarten und vermitteln Orientierung auf mehreren Ebenen. Die Mikroebene beinhaltet das Therapiegeschehen von einer therapeutischen Intervention zur nächsten, die Mesoebene den Verlauf einer ganzen Therapiesitzung und den Verlauf über einige Sitzungen, die Makroebene den Verlauf von einer Therapiephase zur nächsten und den Gesamtverlauf einer Therapie. Die Anwendung der praxistheoretischen Modelle ergibt therapeutische Handlungsoptionen, welche von direktivem Eingreifen bis zu abwartendem Halten des spontan laufenden Prozesses reichen können.

3.3.1 Bug-Modell

Die integrative Qualität der Integrativen Körperpsychotherapie IBP kommt im Bug-Modell zum Ausdruck (Abbildung 3-2). Die Bezeichnung Bug (engl. Käfer) nimmt Bezug auf das käferartige Aussehen der graphischen Darstellung des Modells. Es veranschaulicht Therapeut:innen, wie die von Klient:innen meist als voneinander getrennt wahrgenommenen Aspekte deren Geschichte, Persönlichkeit, Beziehungsverhaltens, Ressourcen und Gefühls von Verbundenheit über das Körpererleben miteinander verknüpft sind und sich gegenseitig beeinflussen.

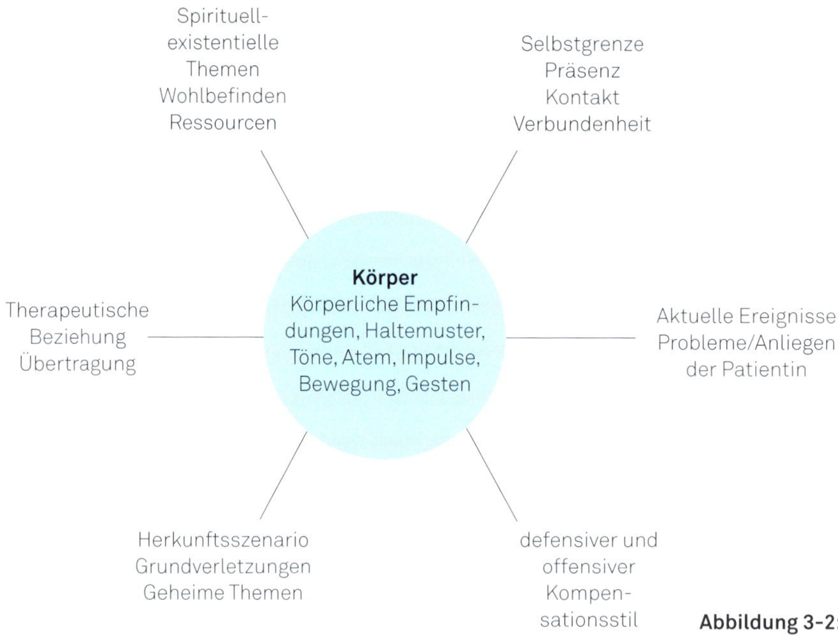

Abbildung 3-2: Bug-Modell.

Der Bug repräsentiert mit seinem Körper und den sechs Beinen die verschiedenen Bereiche, in welchen sich das therapeutische Geschehen abspielen kann. Im Zentrum befindet sich der erlebte Körper, die Wahrnehmung von Körperempfindungen, Haltemustern, Atem, Impulsen und spontanen Bewegungen. Auch Körperinterventionen werden dem Bug-Körper zugeordnet: angeleitete Bewegungen, Atemübungen, Berührung, Töne oder Geräusche machen, Gesten wiederholen, vergrössern, übertreiben oder verlangsamen. Mit dem Körper verbunden sind sechs „Beine“, welche alle miteinander über das Körpererleben in Kontakt stehen. Das Bug-Modell integriert Vergangenheit, Gegenwart und Zukunft:

- Die zwei unteren Beine repräsentieren die Vergangenheit: Die Erfahrungen des Herkunftsszenarios und die reaktiv darauf gebildeten Verhaltensmuster defensiver und offensiver Kompensationsstil.
- Die zwei mittleren Beine repräsentieren die Gegenwart: Gegenwärtige Lebensereignisse, das Problem/Anliegen der Klientin sowie die therapeutische Beziehung.
- Die zwei oberen Beine repräsentieren Gegenwart und Zukunft: Fähigkeiten, welche die Klientin in ihrer Entwicklung unterstützen (Selbstgrenze, Präsenz, Kontakt, Verbundenheit mit den Erlebensdimensionen und mit der Lebenswelt, Ressourcen, spirituell-existenzielle Themen).

Das Bug-Modell erlaubt Therapeut:innen, sich im komplexen Geschehen des therapeutischen Prozesses zu orientieren, Schritte in Richtung Integration zu planen und durchzuführen. Es erinnert sie immer wieder daran, das therapeutische Geschehen auf das Gewahrsein des Körpers im Hier und Jetzt zurückzubringen. Verbindungen zwischen den einzelnen Bug-Beinen, beispielsweise eine Parallele zwischen einem aktuellen Ereignis und einer früheren Erfahrung aus der Herkunftsgeschichte, können über Gemeinsamkeiten im Körpererleben und -ausdruck unmittelbar in der Gegenwart erfahren werden. Dies ermöglicht *Felt-sense-* und *Felt-*

shift-Erfahrungen. In der Regel wird der Wechsel von einem Bug-Bein zum anderen über das Zentrum, erfahrungsorientiert über das Körpererleben vollzogen, um Integration durch verkörperte-emotional-kognitive Erfahrung zu fördern. Aussen herum von einem Bug-Bein zum anderen zu springen, ohne den Weg über das Körpererleben zu nehmen, entspricht häufig einem „Darüber-Reden, ohne etwas zu spüren“. Fehlende Stabilität und/oder zu wenig Ressourcen können berechtigte Gründe sein, die Klient:innen auf der verbalen Ebene zu halten und eben gerade nicht ins verkörperte Erleben zu wechseln. Menschen, die einen erschwerten Zugang zu ihrem Körpererleben haben, brauchen dafür zuerst viel Erfahrungsmöglichkeit und Spiegelung ihrer Körperkommunikation.

3.3.2 Modell von Aktivierung und Deaktivierung

Das Modell der Aktivierung und Deaktivierung des autonomen Nervensystems (Reiz-Regulations-Zyklus, Abbildung 7-4) basiert auf neurobiologischen Erkenntnissen und wird in Kap. 7.1 vertieft. Es beschreibt, wie der Organismus bei Reizexposition über angeborene Reflexe Energie mobilisiert, um diese zur Bewältigung des Reizes einzusetzen. Wenn er das erfolgreich tut, wird die mobilisierte Energie vollständig abgebaut, deaktiviert. Der Organismus kehrt in einen entspannten Zustand zurück.

Die emotionalen Reaktionen der Menschen in Kombination mit den beobachtbaren körperlichen Veränderungen (Veränderungen von Atmung, Hautfarbe, Mimik, Augenausdruck, Motorik etc.) erlauben, das Aktivierungsniveau des autonomen Nervensystems einzuschätzen. Dies eröffnet differenzierte Möglichkeiten der Verlaufsbeobachtung und Prozesssteuerung (Fischer et al., 2003).

Dank des differenzierten Verständnisses des autonomen Nervensystems haben wir subtile diagnostische Mittel zur Hand, um einschätzen zu können, welche Art körperpsychotherapeutischen Arbeitens bei welcher Person in welcher Situation erfolgreich und welche riskant bis gefährlich sein kann. Bei hochaktivierten Menschen sind andere Interventionen indiziert als bei niedrig aktivierten. Die Einschätzung des Aktivierungsgrades erlaubt es, rechtzeitig zu merken, ob die Person an die Grenze ihrer Bewältigungskapazität kommt und droht, in die Dissoziation zu fallen. Es gibt einen optimalen Aktivierungsbereich (*Window of Tolerance*) zur Bearbeitung und Integration von Information (Odgen & Minton, 2000). Innerhalb des Toleranzfensters ist überwiegend der ventral vagale Komplex für die Reizbewältigung aktiv. Oberhalb des Toleranzfensters liegt eine zu starke Sympathikusaktivierung vor (Hyperarousal), vorhandene Emotionen und/oder Körperempfindungen können nicht reguliert werden. Die Person wird von ihrem Erleben überflutet oder spaltet sich davon ab. Unterhalb des Toleranzfensters seht die Aktivierung des dorsalen Vagus im Vordergrund (Hypoarousal), es sind wenig Emotionen und Körperempfindungen kontaktierbar. Je besser die Selbststruktur eines Menschen ist, desto breiter ist sein *Window of Tolerance*, je geringer die Selbststruktur, desto schmaler ist es (Abbildung 3-3). Wir achten darauf, individuell an die Person angepasst in einer Zone mittlerer Aktivierung zu arbeiten, wo sie präsent bleiben kann. Nur dann können Gefühle gehalten, verstanden und integriert werden.

Während der Therapiesitzung wird deshalb ein therapeutisches Auge immer auf den Aktivierungszustand der Person gerichtet. Das übergeordnete Ziel im Therapieverlauf ist das Lösen von im Organismus gehaltener körperlicher und emotionaler Spannung (muskuläre Haltemuster, Blockaden), sodass die Grundaktivierung sinken kann (Fischer et al., 2003).

3.3.3 Modell des Pendelns

Das Modell des Pendelns geht von der Beobachtung aus, dass traumatisierte Menschen regelmässig eine Art Sog ins Wiedererleben des Traumas oder auch in Reinszenierungen des ur-

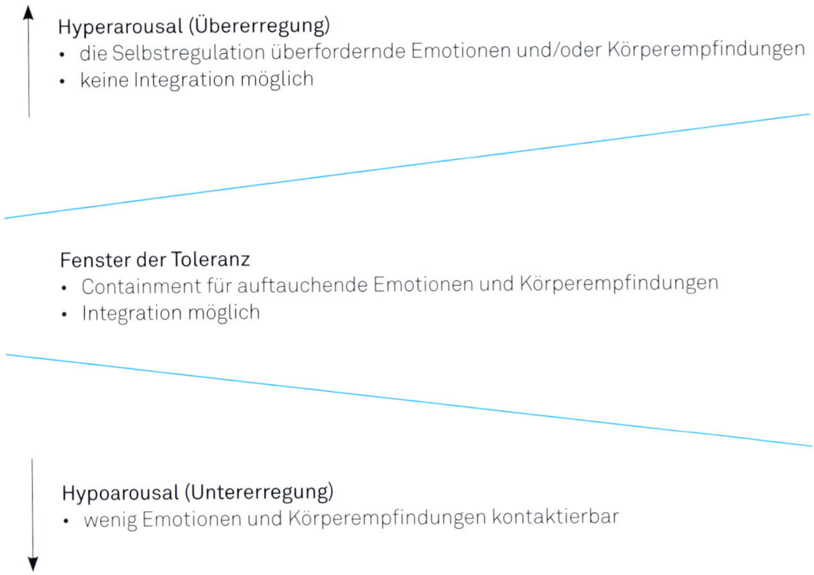

Abbildung 3-3: Fenster der Toleranz (Quelle: Ogden & Minton, 2000, S. 27, 32; Corrigan, Fisher & Nutt, 2011).

sprünglichen Traumas erleben. Levine beobachtete, dass der gesunde Organismus zur Verarbeitung von Stress in einem natürlichen Rhythmus zwischen den Polen Stress (Sympathikus) und Ressource (Parasympathikus) hin- und herzupendeln scheint (Levine, 2011). Er vermutete, dass der Organismus Energie aus dem Kontakt zur Ressource bezieht und diese zur Bewältigung des Stresses einsetzt. Aus diesen Beobachtungen und dem Wissen über die Regulation des autonomen Nervensystems entwickelte Levine die Technik des simulierten Pendelns. Dabei lernen die Menschen, ihre Aufmerksamkeit gezielt zu lenken. Sie wechseln zwischen gezielter Fokussierung auf ein schwieriges Ereignis, bzw. die entsprechende Sympathikusaktivierung im Körper, und einer Ressource, bzw. dem entsprechenden parasympathischen Erleben im Körper. Diese Technik ermöglicht eine subtile Steuerung und Titrierung im Verarbeitungsprozess bei traumatisierenden Erlebnissen. Das Modell des Pendelns eignet sich speziell für die Verlaufsbeobachtung auf der Mikroebene, ist aber auch für die Mesoebene geeignet (Fischer et al., 2003).

3.3.4 Modell der Vertiefung

Angeregt von Petzold und Rahm et al. hat die Integrative Körperpsychotherapie IBP ein eigenes Modell der Vertiefung des therapeutischen Prozesses entwickelt (Petzold, 1993; Rahm et al., 1999). Es nimmt eine wichtige Stellung in der Beobachtung und Gestaltung des therapeutischen Geschehens ein. Das Modell unterscheidet vier Stufen der Vertiefung, wie im Folgenden beschrieben.

1. Stufe der Reflexion

Diese Stufe zeichnet sich durch kognitiv ausgerichtetes, verbales Vorgehen aus. Sie dient der Problemdefinition, Standortbestimmung, Informationsvermittlung, kognitiven Einsichtssuche, Lösungssuche, Klärung, äusseren Strukturbildung etc. Auf dieser Stufe ist gegenwartsbezogenes, problem-, ziel- und lösungsorientiertes Vorgehen typisch. Der Einbezug der emotionalen und/oder somatischen Dimension steht weniger im Vordergrund. Die therapeutische Beziehung steht nicht im Zentrum und muss weniger bewusst gestaltet werden. Auf dieser Vertiefungsstufe kommen die Werkzeuge zur Stärkung der Selbstintegration zum Einsatz, verschiedene Techniken zur Selbsthilfe und Übungen zur Verhaltensmodifikation, die in Form von Hausaufgaben der Klientin zur selbständigen Ausübung empfohlen werden.

2. Stufe der Aktualisierung von Gegenwart
Auf der zweiten Vertiefungsstufe wird der Therapieprozess durch Aktualisierungstechniken intensiviert. Der Klient soll seine gegenwärtige Situation oder sein Problem im Hier und Jetzt der Therapiesituation erleben. Dazu wird die Wahrnehmung auf die somatische und emotionale Dimension des Erlebens gerichtet. Das Aktualisieren beschränkt sich aber auf Gegenwärtiges, ist nicht regressiv angelegt.

3. Stufe der Aktualisierung von Vergangenheit
Auf dieser Stufe wird mit den Techniken der zweiten Stufe an der Verarbeitung vergangener Inhalte gearbeitet. In der Integrativen Körperpsychotherapie IBP werden vergangene Inhalte nur so weit angegangen, als sie das Leben der Klient:innen in der Gegenwart behindern. Weil auf dieser Stufe mit temporärer kontrollierter Regression gearbeitet wird, sind Stabilität und ein gut installierter innerer Beobachter bei den Klient:innen Voraussetzung.

4. Stufe autonomer Selbstregulation
Diese Stufe ist nicht direkt ansteuerbar oder planbar. Therapeut:innen können allerdings einiges beitragen, um das Auftreten der Stufe autonomer Selbstregulation wahrscheinlicher werden zu lassen. Dazu braucht es in der Regel einen tiefgehenden psychosomatischen Prozess, während dessen der Klient immer tiefer in sich selbst einsinkt, in einen sehr organismisch anmutenden Zustand von guter und absichtsloser Selbstbezogenheit. In einem solchen Moment können autonom ablaufende freie Bewegungen, Vibrationen, Zittern oder Empfindungen von Strömen einsetzen, die der Klient als zutiefst wohltuend und heilsam erlebt. Es ist, als ob die Selbstheilungskräfte das Feld ungestört übernommen hätten und offene Gestalten von innen her schliessen (Fischer et al., 2003). Klienten erleben diese Momente oft als zeit- und raumlos, fühlen sich tief verbunden mit sich selbst und manchmal auch mit einem transpersonalen Raum. Der Prozess kann äusserlich sehr unspektakulär und ruhig ablaufen, weshalb er leicht verpasst werden kann. Therapeut:innen sollten die heilsame, selbstorganisierende Wirkung solch autonomer Prozesse kennen, sie möglichst nicht durch Worte stören, sondern dem nonverbalen stillen Sein mit sich selbst Raum geben. Erfahrungen auf dieser Stufe bewirken häufig direkt spürbare, tiefgreifende, anhaltende Veränderungen im Erleben der Klient:innen.

Die Kenntnis der vier Vertiefungsstufen ist ein ausgesprochen wertvolles Instrument zur Orientierung innerhalb des Therapieprozesses. Therapeut:innen sollten wissen, auf welcher Stufe sie gerade arbeiten, die Stufen mit Sorgfalt wechseln und wissen, wie man Stufenwechsel bewerkstelligt. In der Regel ist es angebracht, auf der ersten Stufe zu beginnen und sich tiefer zu bewegen, wenn sich das Problem auf der aktuellen Stufe nicht lösen lässt. Der Stufenwechsel muss nicht in der oben beschriebenen Reihenfolge geschehen. Die Stufe der autonomen Selbstregulation kann sich aus jeder anderen Stufe heraus einstellen. Auch ein gutes Gespräch, in dem die Klientin sich in einem tiefen Sinn verstanden fühlt, kann plötzlich die Stufe autonomer Selbstregulation eröffnen.

Die Stufen sind unterschiedlich hinsichtlich der psychischen Tiefe, die erreicht wird. Es ist jedoch keine Wertung damit verbunden. Tiefere Stufen sind nicht besser oder therapeutisch wertvoller. Bedeutend ist, die einem Therapieziel oder -prozess angemessene Stufe zu finden.

3.3.5 Integrationsmodell

Wir nutzen das in Kap. 2.1 vorgestellte Integrationsmodell zur Wahrnehmungsschulung des intrapersonalen Erlebens, zum Aufspüren und

Erkennen individueller Muster und zur gezielten Veränderung eines Wahrnehmungsmusters. Aus der exzentrischen Position des inneren Beobachters können die Klient:innen ihre Körperempfindungen, Gefühle, Stimmungen, Kognitionen, inneren Bilder und Impulse wahrnehmen als etwas, das sie haben, ohne sich damit zu identifizieren. Das gezielte Fragen nach den Erlebensdimensionen durch die Therapeutin bewirkt eine Aktualisierung. Körpererleben, Emotionen und Kognitionen werden bewusst wahrgenommen. Diese drei Dimensionen bilden im Integrationsmodell ein interagierendes Ganzes. Der Fokus der Aufmerksamkeit richtet sich je nach Klient:innen und Situation speziell auf eine Dimension oder auf die Verbindung der Dimensionen. Über Wahrnehmen und Verbalisieren wird Bewusstheit geschaffen. Je geringer die Selbststruktur der Klient:innen ist, desto mehr wird zuerst an der Schulung des inneren Beobachters und am Containment gearbeitet. Je stärker die Selbststruktur ist, desto mehr setzen wir gezielte Interventionen in der Atem-, Körper- und Gestaltarbeit ein, um alte Muster wahrnehmen zu können und zu verändern.

3.4 Therapeutische Beziehung

Sarah Radelfinger

Es gilt heute als gut erforscht und von den verschiedenen Psychotherapieschulen als anerkannt, dass die Beziehung zwischen Klient und Therapeutin das wichtigste therapeutische Agens ist. Die Beziehungsorientierung ist der Dreh- und Angelpunkt in der Integrativen Körperpsychotherapie IBP, Intersubjektivität das zentrale Stichwort zur Gestaltung der therapeutischen Beziehung.

3.4.1 Der gehaltene Raum

Der gehaltene Raum konstituiert sich zwischen Klient und Therapeutin, indem beide einverstanden und bereit sind, in einen gemeinsamen Arbeitsprozess einzusteigen. Der gehaltene Raum unterscheidet sich vom intersubjektiven Raum. Es sind die je verschiedenen Rollen, welche die Verantwortlichkeiten für den gehaltenen Raum definieren. Die Therapeutin trägt, schützt und hält den Raum. Sie übernimmt die Verantwortung für das Gefäss. Bei aller Achtung für menschliche Gleichheit ist sie sich der Ungleichheit der Rollen im therapeutischen Prozess bewusst. Sie weiss um das Gefälle und um die Kraft und Dynamik, die diesem Rollenverhältnis innewohnt. In der Hoffnung auf Lösung und Heilung gibt der Klient ihr einen Vertrauensvorschuss und damit verbunden eine gewisse Macht. Diese Konstellation wird das Übertragungsgeschehen in Gang setzen.

Der Therapeut kennt die Bedeutung der frühen Bindungserlebnisse auf die therapeutische Beziehung. Er weiss, dass sowohl die Mutter-Kind-Dyade, wie auch die Eltern-Kind-Triade im Gefäss der therapeutischen Beziehung als Anlage schlummern und je nach Struktur, Verletzung, Entwicklungsstand und Wiedergutmachungsanspruch der Klientin in unterschiedlicher Ausprägung in der Übertragung in Erscheinung treten werden. Seine Absicht gilt von Anfang an der Entwicklung und Gestaltung eines sicheren Ortes im therapeutischen Setting. Das erfordert auch bei fortgeschrittenem Therapieprozess klare Grenzen. Der Therapeut trägt und hält dieses Bewusstsein. Dies ist die Voraussetzung, um die therapeutische Macht nicht zu missbrauchen und für das Eintreten in den intersubjektiven Raum. Zwischen den zwei Personen entsteht nun ein dritter Ort, die zwischenmenschliche Beziehung, der intersubjektive Raum, in welchem sich der therapeutische Prozess entfalten kann.

Beziehungsfaktoren sind von entscheidender Bedeutung im psychotherapeutischen Prozess. In diesem Geschehen ist die Therapeutin ebenso gefordert wie ihr Klient. Wissen, Können, Methode und Rolle verleihen der Therapeutin einen gewissen Schutz. Im therapeutischen Kontakt ist sie dennoch unmittelbar gefordert. Denn gleich zu Beginn, manchmal bereits beim ersten Telefonkontakt, kündigt sich die spätere Ausprägung und Qualität der Übertragung an. Wir sprechen vom berühmten Funken und von der Passung zwischen Klient und Therapeut, welche Einfluss nehmen auf die Beziehungsgestaltung im relationalen Raum. Klient:innen haben zuweilen ein sehr feines Gespür für die Innen-Aussen-Kongruenz ihrer Therapeut:innen. Sie sind auf abgestimmte authentische Interventionen angewiesen. Das erfordert von den Therapeut:innen ein sorgfältiges Handeln in der Beziehungs- und Übertragungsdynamik. Dasein und Tun der Therapeut:innen helfen, in der Interaktion mit den Klient:innen eine neue Realität zu erzeugen, und haben in längeren Therapien einen strukturbildenden Einfluss. Nutzen und Bewältigung der Gegenübertragung sind dafür ein zentraler Faktor.

Deshalb ist es von grösster Wichtigkeit für jede psychotherapeutische Arbeit, dass die Therapeutin mit ihrem persönlichen Erfahrungs- und Erkenntnisprozess vertraut ist und Zugang zu ihren Vorzügen und Schattenseiten hat. Die Therapeutin vertraut grundsätzlich auf die Selbstheilungskräfte des Klienten und weiss, dass im Selbst des Klienten der beste Therapeut wohnt. Gleichzeitig muss sie in der Lage sein, klar einzuschätzen, wie und was ihr Klient in der therapeutischen Auseinandersetzung braucht, was sie ihm an Unterstützung anbieten muss und wie viel an Herausforderung und Konfrontation sie ihm zumuten kann. Denn es gilt im therapeutischen Klärungsprozess, das Selbst so weit zu stärken, dass Selbstkontakt, Akzeptanz und Selbstfürsorge möglich werden und die natürlichen Selbstheilungskräfte dem Klienten mehr und mehr zufliessen können.

Der Therapeut hat durch seine Professionalität in diesem Wissens- und Erfahrungsprozess einen Vorsprung. Gleichheit, wie sie Rogers benennt, existiert im intersubjektiven Raum als Konzept einer idealtypischen Vorstellung, ist jedoch in der beschriebenen Rollenverteilung nicht gegeben (Rogers, 1981). Es erfordert von dem Therapeuten sehr viel therapeutisches Feingefühl und grosse Erfahrung, um dieses Paradox von Rollenträger, Vorbildfunktion und verbündet zugewandtem, gleichwertigem Begleiter im intersubjektiven therapeutischen Raum glaubhaft zu gestalten.

Was heisst das für das Erleben des Klienten? Jemand ist da und bleibt da, ist Zeuge und gibt Begleitung. Es ist dieses Dasein der Therapeutin, welches dem Klienten hilft, die Gegenwart zu erforschen und sich dabei der eigenen Geschichte zu erinnern und dieser gewahr zu werden. Diese Schritte geschehen auf dem Boden der therapeutischen Beziehung. Der gehaltene Beziehungsraum wird zum sicheren Ort und bildet die Grundlage für den therapeutischen Prozess. Im gehaltenen Raum kann Beziehung neu erfahren werden. Glaubenssätze über sich und die Welt werden in den verschiedenen Erlebensdimensionen erkundet, bis sie in einem neuen Zusammenhang erscheinen, leibhaft begriffen und verstanden sind. Veränderung braucht oft viel Geduld und Containment. Das haltende Beziehungsgefäss ermöglicht, Neues zu probieren, unterdrückte Regungen wieder zuzulassen, Risiken einzugehen, Veränderung zu durchleben, Bedeutungen zu verwandeln, Abstand und Erkenntnis zu gewinnen, leichter zu werden und einen zunehmend friedlicheren Umgang mit der eigenen Begrenztheit zu finden. Diese Verwandlung kommt oft auf leisen Sohlen, beinahe nebensächlich und wird vom Klienten manchmal zuerst im Aussen bemerkt: Eltern, Partnerin, Chef oder Lehrer sind scheinbar „liebenswürdiger" geworden. Der Wandel geht meist mit einem Sichöffnen und Einlassen auf die therapeutische Beziehung einher, Vertrauen und Zuneigung entstehen. Bedrohliche und konflikthafte Inhalte können nun leichter erforscht werden, Peinlichkeit ist erlaubt, Schmerz wird zugelassen. Das Arbeitsbündnis und Commitment ist echt, intakt und trägt. Der Klient beginnt nach und nach, diese Veränderungen bei sich wahrzunehmen und zu verankern. In seiner Entwicklung wird die anfänglich durch die Therapeutin repräsentierte äussere Zeugin mehr und mehr zur inneren Zeugin. Ein innerer Reorganisationsprozess ist in Gang gekommen und Integration geschieht. Damit lässt sich heiterer und gelassener in die Zukunft gehen.

3.4.2 Übertragung als ordnungsstiftendes Phänomen

Übertragung ist ein natürliches menschliches Phänomen. Gemäss der Erkenntnistheorie des Konstruktivismus nehmen wir keine objektive Realität wahr, sondern konstruieren unsere eigene Wirklichkeit, indem wir die Lebenswelt vor dem Hintergrund bisheriger Erfahrungen wahrnehmen und deuten. Blitzschnell vergleicht das Gehirn unsere Sinneseindrücke mit früheren ähnlichen Lebenserfahrungen, interpretiert auf dieser Basis das aktuelle Geschehen und antizipiert dessen Folgen. Auf diese Weise schaffen wir Ordnung und Voraussagbarkeit im Chaos der Unvorhersehbarkeit unseres Erlebens. Indem wir Regelmässigkeiten (er)finden, ringen wir dem Chaos Struktur und Sinn ab. Um diese Regelmässigkeiten und Gemeinsamkeiten zu entdecken, müssen wir aus der Komplexität unserer Wahrnehmungen einige wenige Variablen herausfiltern, aufgrund derer wir unser Erleben kategorisieren können. Der Vorteil liegt auf der Hand: Die Welt wird berechenbarer, verlässlicher und damit subjektiv sicherer. Dafür bezahlen wir aber einen Preis. Wir reduzieren unser Erleben auf Teilaspekte, interpretieren und ergänzen es mit unseren Konstrukten und verpassen dadurch die Einmaligkeit der Hier-und-Jetzt-Situation (Kriz, 1999).

Findet dieser Reduktionsvorgang in sozialen Beziehungen statt, sprechen wir von Übertragung. Wir nehmen unser Gegenüber auf der Basis früher verinnerlichter Beziehungserfahrungen wahr und reagieren dementsprechend. Die Ähnlichkeit, die wir unbewusst wahrnehmen, beeinflusst unsere assoziierten Körperempfindungen, Gefühle, Interpretationen, die Antizipation des Verhaltens des Gegenübers und unsere eigenen Verhaltensimpulse. Der Prozess des Erfahrungsabgleichs und der Konstruktbildung wurde schon vor der Sprachentwicklung erlernt und läuft unbewusst ab. Daher wird Übertragung nicht verbalisiert, sondern gelebt. Sie ist zentrales Grundelement der Verhaltenssteuerung, der Bedeutungsbildung und Symbolisierung. Sie verleiht Schutz und trägt zu unserem psychischen Überleben bei.

Übertragungen sind in allen zwischenmenschlichen Beziehungen wirksam. Sie sind mitbestimmend für zwischenmenschliche Anziehung und Abstossung, für Sympathie und Antipathie. Je adäquater und bewusster unsere Übertragungen sind, desto weniger verzerren und beeinträchtigen sie unsere Wahrnehmung und desto situationsangepasster ist unser Verhalten. Wenn die Übertragungen wenig bewusst, rigide und inadäquat sind, reduziert sich die Strukturierung unserer Wahrnehmungsinhalte auf wenige verzerrende und rigide Kategorien. Wir sind dem daraus folgenden psychodynamischen Tanz hilflos ausgeliefert. Dieser Tanz kann hoch beglückend bis zutiefst erschütternd sein. Im Besonderen zeigt sich das im „Ver-lieben“ und „Ent-lieben“.

Bei den frühen Beziehungserfahrungen, welche unsere Übertragungen prägen, ist vorrangig die Spiegelung durch die primären Bezugspersonen zu erwähnen. Spiegelung ist ein Urbedürfnis des Menschen, der auf Anerkennung, Austausch und Kommunikation angewiesen ist. Der britische Psychologe Donald W. Winnicott schrieb: „Wenn ich sehe und gesehen werde, so bin ich“ (Winnicott, 2012). Dabei denken wir augenblicklich an den tiefen und intensiven Blickkontakt zwischen Mutter und Kind, welcher sich beim Erwachsenen im Verweilen im Auge des geliebten Menschen wiederholt. Spiegelung gilt als die erste nonverbale Kommunikation. Erst im Spiegel des anderen wird der Mensch sich selbst. Deshalb können wir das erste Axiom des Kommunikationstheoretikers Watzlawick auch auf die Spiegelung übertragen: Man kann nicht nicht spiegeln.

Was im Prozess der Spiegelung erlebt, erlernt und verinnerlicht wird, ist fortan vertraut und entwickelt sich zum inhärenten Massstab, welcher auf Mensch und Umwelt übertragen wird. Strukturelle Defizite wie Autismus, Borderline-Syndrom, ADHS und andere beeinflussen die Spiegelung sowohl beim Kind wie bei seinen Eltern. Sie strukturieren und organisieren die Übertragungsbereitschaft. Die Frage, wie Klient:innen von ihren primären Bezugspersonen gespiegelt wurden, ist daher von zentraler Bedeutung. Durch mangelnde Eltern-Kind-Passung entstandene Defizite, fehlende oder nicht genügend adäquate Spiegelung erhöhen den Übertragungsdrang.

Die Psychoanalyse versteht Übertragung auch als unbewussten und wiederholten Versuch, durch Reinszenierung der vergangenen Beziehungserfahrung diese befriedigender zu erleben, in der Gegenwart eine „korrigierende" Erfahrung zu machen. Gemäss diesem Verständnis wird Übertragung auch genährt von der unbewussten Sehnsucht, frühere Konflikte zu lösen und eine adäquate Antwort auf das eigene Erleben zu erhalten (Fenichel, 1945). Bezogen auf unser Persönlichkeitsmodell schreiben wir diesen Wachstumsimpuls dem Kernselbst zu, während die angstabwehrende, ordnende Funktion der Übertragung den drei äusseren Schichten zugeordnet wird.

Seit Freud 1895 begann, die Übertragung als solche zu benennen und in der psychoanalytischen Arbeit zu erforschen, ist das Konzept, dem zuweilen bis heute etwas „Pathologisches" anhaftet, nicht nur in die Psychoanalyse, sondern in alle psychodynamisch orientierten Psychotherapiemethoden eingegangen. In jüngster Zeit besinnt sich auch die Verhaltenstherapie auf das Wissen von Beziehung und Übertragung zurück (*Functional Analytic Psychotherapy*, Tsai et al., 2008). Darüber hinaus ist der Übertragungsbegriff zu einem allgemeinen Kulturbegriff geworden.

3.4.3 Das Übertragungsgeschehen im Therapieprozess

Die Begriffe Übertragung und Gegenübertragung werden in Bezug auf die therapeutische Dyade unterschiedlich verwendet, sodass wohl keine Schule eine „korrekte" Definition für sich beanspruchen kann. In der Psychoanalyse wurde ursprünglich davon ausgegangen, dass nur der Patient eine Übertragung macht. Ab ca. 1910 wurde das Konzept erweitert um die sogenannte Gegenübertragung des Therapeuten, welche damals noch als durch die eigene Analyse zu überwindendes Hindernis verstanden wurde. Erst später wurde der diagnostische Nutzen der Gegenübertragung erkannt.

Unser Verständnis des Übertragungsgeschehens beruht auf der Erkenntnistheorie des Konstruktivismus und auf unserem Menschenbild, das die Intersubjektivität ins Zentrum des Beziehungsgeschehens stellt. Sowohl Therapeut als auch Klientin machen aufgrund früherer Beziehungserfahrungen eine Übertragung und reagieren auf die Übertragung des anderen mit einer Gegenübertragungsreaktion.

Die Übertragung der Klientin ist gekennzeichnet durch Reaktivierung frühkindlicher und späterer Erfahrungen innerhalb der Beziehung zum Therapeuten. Einstellungen, Wünsche, Hoffnungen, Gefühle oder Erwartungen, welche gegenüber früheren Bezugspersonen bewusst oder unbewusst vorhanden waren, werden heute auf den Therapeuten übertragen. Sie äussern sich in feinster Mimik und Gestik, in Sprache und Tonfall, im Verstummen, im Blick und in der Körperhaltung. Übertragung wird nicht verbalisiert, sondern inszeniert. Sie drückt sich in Stimmungen und einer mehr oder weniger affektiv gefärbten oder aufgeladenen Atmosphäre aus.

Übertragung geschieht unbewusst und kann sowohl positiver wie auch negativer Art sein, sodass die Therapeutin vom Klienten in verzerrter Weise wahrgenommen und auch entsprechend erlebt, geliebt, gehasst, idealisiert, abgelehnt oder abgewertet wird (Abbildung 3-4).

Die positive Übertragung ist oft von Liebesgefühlen und tiefen Sehnsüchten begleitet. Freud nannte dieses Phänomen Übertragungsliebe. Positive Übertragung ist ein förderlicher Brennstoff für den therapeutischen Prozess. Für

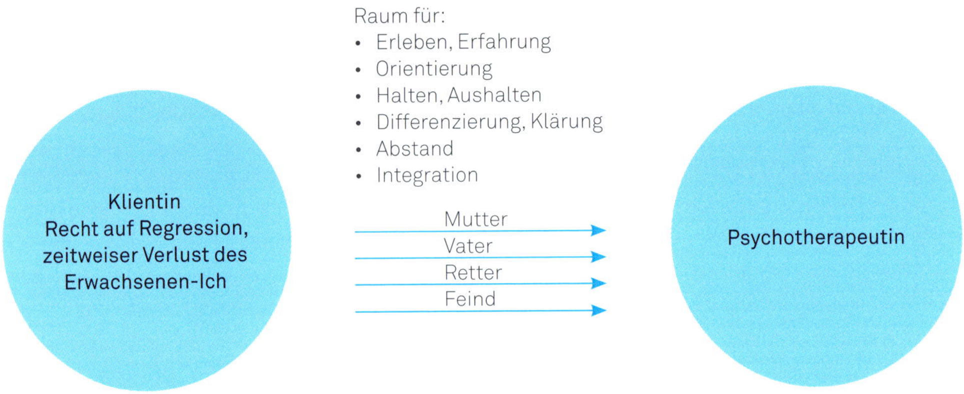
Raum für:
• Erleben, Erfahrung
• Orientierung
• Halten, Aushalten
• Differenzierung, Klärung
• Abstand
• Integration
Klientin
Recht auf Regression, zeitweiser Verlust des Erwachsenen-Ich
Mutter
Vater
Retter
Feind
Psychotherapeutin

Abbildung 3-4: Übertragung im Therapieprozess.

den Therapeuten ist sie bestätigend, zuweilen auch schmeichelnd, und birgt Verführungsgefahr. Die negative Übertragung kann den Prozess blockieren und sich im defensiven Kompensationsstil zementieren, sodass die Gefahr eines Machtkampfes und daraus folgend eines Therapieabbruchs besteht. Übertragungen müssen angesprochen werden, insbesondere die negative Übertragung mit ihrer destruktiven Kraft. Die ambivalente Übertragung kippt zwischen positiver (bis zu idealisierender) und negativer (bis zu dämonisierender) Übertragung und stellt eine besondere Herausforderung im Behandlungsprozess dar.

Die Übertragung dient als Vehikel und Brücke zwischen Menschen und zwischen Vergangenheit und Gegenwart. Die frühsten Lebenserfahrungen einer Person wirken auf die neurobiologische Grundausstattung ein und amalgieren mit den erblich konstitutionellen Voraussetzungen. Dieses Ineinandergreifen von Psyche, Soma und Umwelt beeinflusst die Selbstregulation und entwickelt sich im Individuum zu inhärenten Organisationsmustern. Primäre Prägungen und wiederkehrende Abläufe fixieren sich im Verlauf der frühen Entwicklung zu neuronalen Grundmustern und können so zu inneren Gewissheiten und Überzeugungen heranwachsen. Diese sind für die individuelle Konfliktverarbeitung stark bestimmend. Selbststruktur, Selbstgefühl und Selbstwert werden von diesem Prozess massgebend beeinflusst und prägen das Selbstbild. Dabei bleiben die initialen Wurzeln von schmerzhaftem, traumatischem Erleben in der Regel unbewusst und verborgen. In Form der Übertragung treten sie in der therapeutischen Dyade wieder in Erscheinung. Der Klient sieht die Gegenwart durch die Brille der Übertragung und ist sich seiner Verzerrungen nicht bewusst. Er erlebt seine Übertragungsgefühle als real, adäquat und nur auf die Gegenwart bezogen. Vom Therapeuten müssen sie als echte Gefühle entgegengenommen werden. Die Aufgabe des Klienten ist, sich im Laufe des therapeutischen Prozesses seiner Übertragung zunehmend bewusst zu werden und Verantwortung dafür zu übernehmen.

Die verborgenen Regungen der Übertragung brauchen und nutzen die zwischenmenschliche Brücke, um sich in der Gegenwart zu reinszenieren. Sie brauchen das Dasein der Therapeutin, um erinnert und nach und nach zum Ausdruck gebracht zu werden. Denn erst als manifestes und bewusstes Muster können sie erkannt und im lebensgeschichtlichen Zusammenhang erfasst werden. Ziel jedes festgefahrenen Musters ist es, im Moment Bestand und Schutz zu gewährleisten. Diese kreative Leistung gilt es zuallererst einmal zu respektieren. In jedem Konfliktlösungsversuch gibt es einen Anteil Kernselbst, der den Klienten in seinem tiefen Wesen und in seinen bestimmenden Lebenserfahrungen widerspiegelt und der Therapeutin Einsicht gewährt in die Weise, wie der betreffende Mensch sein prekäres psychisches Gleichgewicht schützt und aufrechterhält. Achtung ist die Voraussetzung, um damit arbeiten zu können.

Das Erleben des Therapeuten in der Begegnung mit seinen Klienten kann differenziert werden in

- situationsungebundene Gefühle,
- situationsadäquate Gefühle, die nicht durch verzerrende Konstrukte beeinträchtigt sind,
- Übertragung des Therapeuten (verzerrende Konstrukte aufgrund der eigenen Biografie),
- Gegenübertragung des Therapeuten (als Reaktion auf die Übertragung des Klienten).

Die Fülle dieser Gefühle kommt als Konglomerat daher. Die hier unterschiedenen Kategorien werden miteinander vermischt erlebt und müssen vom Therapeuten sorgfältig wahrgenommen und differenziert werden. Diese oft schwierige Differenzierung stellt hohe Ansprüche an den Therapeuten und erfordert die Bereitschaft, sich selbst zu reflektieren und sich in der Supervision immer wieder in Frage zu stellen. Voraussetzungen dafür sind die Kenntnis des eigenen Herkunftsszenarios, der damit verbundenen Prägungen und die Zuordnung des eigenen Erlebens, insbesondere das Erkennen und Aufarbeiten des eigenen Kompensationsstils.

Die Persönlichkeit des Therapeuten wird in der eigenen Übertragung in Erscheinung treten. Wenig erforschte, abgelehnte und ausgeblendete Teile seiner selbst können den Verlauf des Übertragungsgeschehens empfindlich beeinflussen. Im Ineinandergreifen von Übertragung und Gegenübertragung können so Verletzungen entstehen. Dies zu bemerken, der Klientin gegenüber zu benennen, die Verletzung zu klären und anzuerkennen, gehört zur hohen Kunst in der Therapie. Ehrlich ausgesprochene und vorbehaltlos anerkannte Unvollkommenheiten des Therapeuten führen nicht selten zu einer Vertiefung oder sogar zu Wendepunkten im therapeutischen Prozess. Sie ermöglichen neue emotionale Erfahrungen, fördern Fehlerfreundlichkeit, entlasten von Druck und tragen dazu bei, dass auch der Klient milder mit seinen eigenen Schwächen umzugehen lernt. In dieser Hinsicht erfüllt der Therapeut eine wichtige Vorbild- und Modellfunktion.

In der Gegenübertragung erlebt sich die Therapeutin in einer ganz bestimmten Rolle gegenüber dem Klienten. Sie nimmt dies anhand wiederkehrender Körperempfindungen, Gefühlen oder Kognitionen wahr oder auch im Erleben einer bestimmten Atmosphäre. Das wiederkehrende Erleben kann auch Aufforderungscharakter besitzen. In diesem Falle versucht der Klient unausgesprochen, von seinem Therapeuten in einer bestimmten Art und Weise gesehen und behandelt zu werden. Er reinszeniert seine Geschichte. Solange der Klient sich seiner Übertragung nicht bewusst ist, wiederholen und beleben sich diese Szenarien in stetig ähnlicher Abfolge. Vermag der Therapeut in seiner Reaktion auf den Klienten eigene Anteile und Gegenübertragung zu unterscheiden, kann er das Erleben der Gegenübertragung diagnostisch nutzen.

Schlegel versteht die Gefühlsansteckung als biologische Grundlage der Gegenübertragung. Bei der Gefühlsansteckung aktiviert die unbewusste Wahrnehmung sehr kurzer Mimiksequenzen des Gegenübers eigene Repräsentanzen und führt zu entsprechendem körperlichem und emotionalem Empfinden (Schlegel, 2013). Gefühlsansteckung geschieht auch bei fehlender Subjekt-Objekt-Differenzierung und wird meist nicht bewusst wahrgenommen. Indem die Therapeutin sich selbst und den Klienten mentalisiert, kann sie ihre Gegenübertragung verstehen und nutzen.

Übertragung und Gegenübertragung bedingen sich gegenseitig und entfalten sich im Untersuchungs- und Forschungsprozess der Therapie. Diese Entfaltung entspricht einem kreativ schöpferischen Vorgang, welcher wiederum auf die beteiligten Personen zurückwirkt. An diesem neuen Ort entsteht Veränderung. Durch neugieriges Erforschen, achtsames Wahrnehmen, Loslassen und Aushalten geschieht Auflösung und Neuorganisation, bilden sich Erkenntnis und Akzeptanz (Abbildung 3-4). In der Dynamik der therapeutischen Beziehung und in der Pendelbewegung von Übertragung und Gegenübertragung wird die Voraussetzung geschaffen zu Vertrauen, Mut und Hingabe, welche ein solcher Prozess erfordert. Wie geschieht das?

Bei der positiven Übertragung kommt das Therapiegeschehen meist in Fluss, ist inspirierend, die Gegenübertragung fällt nicht sonderlich ins Gewicht und kann deshalb leicht ausser Acht geraten. Bei der negativen Übertragung ist jedoch die ganze Aufmerksamkeit der Therapeutin gefordert. In der Gegenübertragungswahrnehmung empfindet sie häufig einen schleichenden Präsenzverlust, auftauchende Müdigkeit, Langeweile, Hilflosigkeit, Ärger oder das Gefühl, anzustehen. Damit verbunden kann sie den Druck spüren, sich dem Klienten gegenüber in einer bestimmten Art und Weise verhalten zu müssen. Oft zeigt sich dabei eine diffuse Verschwommenheit, sogar Übelkeit kann sich einstellen. Schlussendlich steht die Therapeutin vor einem Kontaktabbruch und kann ihren Klienten nicht mehr erreichen. Es gilt, den Abstand zu wahren, diese Signale wahrzunehmen und zu untersuchen. Durch sorgsame Analyse ihrer eigenen spontanen Körperreaktionen wird die Botschaft des Klienten hörbar. Dieses sorgsame Unterscheiden von Eigenem und Fremdem geschieht im Innern und fordert hohes Containment. Es öffnet den Zugang zu tiefer liegenden, oft unbewussten Inhalten der Geschichte des Klienten. Von ganz zentraler Bedeutung ist es, wie und wann die Gegenübertragungswahrnehmung dem Klienten gegenüber angesprochen wird.

Die therapeutische Beziehung ist die primäre Ressource in jedem Therapieprozess. Selbst wenn der Klient das Beziehungsangebot vorerst als Bedrohung erlebt und deshalb nicht darauf einzugehen vermag, erlebt er mindestens eine Zeit lang, dass jemand da ist, seine Bedrohungsgefühle aushält und bei ihm bleibt, ohne ihn zu verurteilen. In der wiederkehrenden Begegnung innerhalb des therapeutischen Settings zeigt sich das Bindungsverhalten des Klienten. Dieses beeinflusst die Übertragung und wird in ihr sichtbar. Ein stabiler Kontakt zur Therapeutin bildet die Basis für die Hinwendung zu Widerstand und Vermeidung. Dabei hält und erinnert die Therapeutin die Verbindung zu den Ressourcen, ohne dadurch den Raum für Leid und Schrecken des Klienten zu verkleinern. Dies verlangt von der Therapeutin ein hohes Containment und das Vertrautsein mit dem labilen Gleichgewicht von Verletzungen und Ressourcen ihres Klienten. Dabei hilft ihr nicht nur ihr Fachwissen, sondern auch ihr eigener Umgang mit erfahrenem Leid.

Die Klientin gelangt durch das Wahrnehmen und Untersuchen der verschiedenen Empfindungen im Übertragungsgeschehen zu tieferen Schichten ihrer Persönlichkeit. Schmerz, Angst, Wut, Trauer, Schuld und Scham werden spürbar und gehören zur vertieften Forschungsreise im therapeutischen Prozess. Durch transparente Kommunikation, sorgsames Erfragen, adäquate Spiegelung, handelndes, erlebnisorientiertes Sicheinbringen und angemessene Konfrontation können Verzerrungen durch Übertragung allmählich wahrgenommen werden. Dieser Bewusstwerdungsprozess und die zunehmende Übernahme von Verantwortung für die eigene Beziehungsgestaltung sind Kern der Übertragungsarbeit. Übertragung kann nun als unbewusster Versuch zur Wiederholung der kindlichen Vergangenheit verstanden und der immanente Wachstumsimpuls des Kernselbst validiert werden. Solidarität mit dem einst überforderten, erschreckten und verlassenen Kind entsteht. Innerpsychische Spiegelung von erwachsenen zu kindlichen Anteilen wird möglich. Einsicht, Erkenntnis und zugeneigte Akzeptanz sind die Frucht dieser Auseinandersetzung, welche die frühe Vergangenheit mit der Gegenwart verbindet und das Gefühl von „Ganzsein“ und Authentizität vermitteln kann.

3.4.4 Der somatische Aspekt von Übertragung und Gegenübertragung

Jede Übertragung hat eine somatische Komponente. Entwicklungsgeschichtlich gesehen ist die somatische Komponente die früheste, kommt oft aus dem vorsprachlichen Raum und bleibt meist unbewusst. Somatische Übertragungsphänomene können Atmung, Herzkreislaufsystem, Muskeltonus, Bauchorgane usw. betreffen. Sie können Mimik und Gestik beeinflussen, sich in Schmerzen oder Empfindungen von Schwäche äussern – die ganze psychosomatische Resonanz erfassen. Übertragung ist ein fundamental somatischer Vorgang.

Ein Körperpsychotherapeut achtet darauf, wie sich seine gefühlsmässige Reaktion auf die Übertragung der Klientin körperlich anfühlt. Indem er seinen Körper als Resonanzraum mitschwingen lässt, gibt er seinen anklingenden physiologischen Reaktionen Zeit und Raum sich auszubreiten. Er hört der „inneren Melodie" zu. Das braucht Bereitschaft, in der therapeutischen Interaktion Pausen für das eigene Spüren zuzulassen und nicht sofort die nächste Intervention einzuleiten. Mit der Zeit kann der Therapeut seine eigenen Töne von ihm fremden unterscheiden. Verbunden mit seinem Körpererleben kann er dessen Veränderung als feinen Seismographen nutzen und der eigenen Geschichte oder derjenigen des Klienten zuordnen. Sein Körper wird zum Kanal und kann über das körperliche Ein- und Mitschwingen zu unmittelbar empfundener Betroffenheit und „Aha-Erlebnissen" führen. Erkenntnis und Einsicht, die über somatische Resonanz gewonnen werden, sind oft äusserst wertvoll. Sie verleihen eine spezielle Sicherheit, welche jedoch mit besonderer Sorgfalt kontinuierlich überprüft und reflektiert werden muss. Sie können diagnostische Überlegungen ergänzen und erhärten oder auch in Zweifel ziehen. Der Therapeut entscheidet je nach Situation, Qualität der therapeutischen Beziehung und Stand der Therapie, ob er seine Eigenwahrnehmung der Klientin zur Verfügung stellt (Downing, 2007).

Präsenz, Zentriertheit, Erdung, klare Grenzen und gute Verbindung zu den eigenen Körperempfindungen sind Voraussetzung, um die somatische Resonanz nutzen zu können. Ganz besondere Beachtung verdient die eigene kontinuierliche Wahrnehmungs- und Körperarbeitpraxis. Diese unterstützt die unerlässliche eigene Selbstregulation und Verbindung mit den eigenen Ressourcen. Sie vermindert das Risiko narzisstischer Selbstüberhöhung und der Verausgabung und schult den inneren Beobachter, der zu der so wichtigen therapeutischen Desidentifikation und zu Abstand führt. Diese Art der Psychohygiene gehört zur Pflege des Instruments „eigener Körper" von Körperpsychotherapeuten.

Zum sorgsamen Umgang der Therapeutin mit sich selbst gehört auch das Wissen um die eigene menschliche Bedingt- und Begrenztheit. Niemand verweilt im ständigen Selbstkontakt. Empathie mit sich und ihrer Rolle lindern hohe und Machbarkeitsansprüche der Therapeutin. Sie führen zu authentischem Berührtsein und Bescheidenheit. Unter diesen Voraussetzungen wird die Therapeutin frei für die kreative Aufmerksamkeit und die bemühte Suche nach der nächsten „richtigen" und effizienten Intervention nimmt ab. Bei gut integriertem Wissen gewinnt die Therapeutin Vertrauen in die zugrunde liegende schöpferische Gesetzmässigkeit des therapeutischen Prozesses und kann, dort angeschlossen, mit klarem Kopf folgen oder führen. In dieser Haltung offenbart sich das Geheimnis der absichtslosen Absicht, welche nur im Paradox erfasst werden kann. Das fördert den therapeutischen Prozess in jeder Hinsicht und bringt Inspiration, Entlastung und Entspannung.

3.4.5 Berührung und Übertragung

Besondere Beachtung gebührt der Beziehung zwischen direkter körperlicher Berührung und Übertragung im Rahmen von Therapie. Arbeit mit Berührung setzt in erster Linie ein intaktes Grenzverhalten des Therapeuten voraus. Körperliche Berührung regt die Übertragung stark an und fördert regressives Verhalten. Sie öffnet oft den Kanal zu Übertragungen aus der frühen Kindheit, die mit ursprünglichen Defiziten oder Grenzverletzungen verbunden sind. Dies stellt sowohl ein Risiko als auch eine Chance dar. Alte Grenzverletzungen und Verlassenheitserfahrungen können reaktiviert werden. Eine in Selbstablehnung, Entwertung oder sogar Selbsthass gefangene Klientin wird möglicherweise darauf eine negative Übertragung entwickeln. Die auftauchenden frühen Übertragungen öffnen aber auch die Chance zur Bearbeitung alter Verletzungen.

Die Indikation zum Arbeiten mit Berührung muss sorgfältig gestellt werden. Die Körperpsychotherapie hat in der Vergangenheit schwerwiegende Fehler gemacht, indem sie das Übertragungsgeschehen anfänglich abgewertet oder gar ganz verleugnet hat. Dies hat in den Anfangszeiten der Körperpsychotherapie zu Grenzverletzungen bis hin zu sexuellen Übergriffen geführt. Hintergrund dieses Geschehens war die gutgemeinte humanistische Annahme, dass sich in der Therapie immer zwei gleichberechtige, selbstverantwortliche Erwachsene gegenübersitzen. Diese aus heutiger Sicht naive therapeutische Haltung unterschätzt die Gefahr von Missbrauch in jeder Form.

3.4.6 Umgang mit Übertragung in der Integrativen Körperpsychotherapie IBP

Im Unterschied zur klassischen Psychoanalyse, die das Subjekt und das Übertragungsgeschehen in den Mittelpunkt der Therapie stellt, fokussiert die Integrative Körperpsychotherapie IBP mit dem intersubjektiven Ansatz das gesamte Beziehungsgeschehen und versteht Übertragung als einen Faktor neben anderen. Auch Freud wusste, dass sich Therapie nicht auf den Umgang mit Übertragung und Gegenübertragung reduzieren lässt. In einem Brief an Jung vom 6. Dezember 1906 sagt er: „Es ist im wesentlichen eine Heilung durch Liebe" (Carle, 2002, S. 109). In einer gelungenen Therapie wird die Geschichte „neu geschrieben, gespielt, so dass ein „Neubeginn" im liebevollen Miteinander möglich wird, das „Wagnis des Liebens" neu eingegangen wird und in „progredierender Analyse" […] die wesentlichen Entwicklungsstadien der persönlichkeitsbildenden Beziehung durchlaufen werden" (Petzold, 1988, S. 236 f.; Thomä, 1984).

Die Integrative Körperpsychotherapie IBP nutzt verschiedene Werkzeuge und Interventionen zur Exploration der zu erwartenden Übertragung:

- Das Herkunftsszenario zeigt die Beziehungen zu den primären Bezugspersonen und systemimmanente Glaubenssätze auf.
- Grenzen geben Auskunft über die subjektive Ausdehnung des Eigenraums, über Verlassenheit und Überflutung.
- Arbeit mit Mutter oder Vater symbolisierenden Kissen macht die Verletzung durch die primären Bezugspersonen sichtbar.
- In Nähe-/Distanzübungen manifestieren sich Störungen im Kontakt, Angst vor Nähe oder vor Distanz.

Je gravierender die Störung, desto schmaler ist die Komfortzone zwischen Angst vor Nähe und Angst vor Distanz im Kontakt. Nähe wird unbewusst mit Bedrohung und oft gleichzeitig mit übermässiger Sehnsucht assoziiert. Dabei geht es nicht um die körperliche Distanz, sondern um den emotionalen Raum. Dieser gibt Auskunft darüber, wie viel affektiver Spielraum dem Therapeuten in der Bearbeitung der Übertragung zur Verfügung steht. Denn während des Therapieverlaufs steht auch er unter Beobachtung. Jedes Räuspern, jeder Blick, Notizenschreiben, Auf-die-Uhr-schauen, Kratzen, Lächeln, nicht Lächeln, jedes Verhalten kann bei der Klientin übertragungsbezogene Interpretationen hervorrufen und so zur befürchteten Bestätigung und Wiederholung ihrer Geschichte führen. Unbewusste kindliche Erfahrungen werden oft erst auf diesem Weg zugänglich für erwachsene Einsicht, Empathie und Akzeptanz.

In IBP Therapien wird die Übertragung früh angesprochen, insbesondere die negative Übertragung. Wenn immer möglich geschieht dies als Frage und nicht als Aussage. Die Übertragung wird von Zeit zu Zeit überprüft, indem Fragen zum Erleben des Therapieverlaufs, der therapeutischen Beziehung und der Person des Therapeuten gestellt werden. Die Klient:innen sollen eingeladen werden, auch kritische oder schwierige Gefühle zu äussern. Oft gilt es dabei auszuharren, die Blockade zu konstatieren und zu untersuchen; in manchen Fällen, das Nichtspüren gemeinsam zu ertragen. IBP Therapeut:innen vermeiden Deutung der Übertragung; im Erforschen ihrer Reaktion auf die Frage werden die Klient:innen selbst die richtige Antwort finden. Das ist leichter gesagt als getan. Ein mit seinem Kompensationsstil identifizierter Klient spürt bei Fragen nach Körpererleben und Gefühlen meist vorerst gar nichts. Das ist die Ausgangslage, in welcher die Therapeutin ihren Klienten häufig antrifft. Zu Beginn der therapeutischen Karriere ist jeder Therapeut froh und dankbar für den richtigen Fragebogen, das richtige Wahrnehmungstool, um der blockierten Situation zu begegnen. Dieses Vorgehen birgt jedoch die Gefahr der willkürlichen Anwendung verschiedener Werkzeuge und Konzepte. Wahrnehmung geschieht in der Langsamkeit. Öffnung und Berührung brauchen die therapeutische Beziehung und führen den Klienten an den Brennpunkt seiner Thematik. Erst auf diesem Boden kann sich die volle Wirkung einer Intervention entfalten. Der folgende Leitfaden zum gestalttherapeutischen Arbeiten mit Übertragung soll daher primär als Anregung verstanden werden.

Leitfaden für Therapeut:innen

Bearbeitung der Übertragung

Der Klient schildert seine Körperempfindungen, Emotionen und Kognitionen im Kontakt zum Therapeuten. Falls er diesbezüglich Hemmungen hat, kann der Therapeut ihm ein leeres Kissen gegenübersetzen, welches den Therapeuten darstellt. Der Therapeut selbst kann dann neben den Klienten sitzen und ihn darin unterstützen, sein Erleben dem imaginierten Therapeuten auf dem Kissen mitzuteilen und zuzumuten.

Der Therapeut anerkennt seinen eigenen Anteil und übernimmt Verantwortung dafür. Danach setzt er ein anderes Kissen an seinen Platz und fragt, wer sonst noch auf diesem Platz sitzen könnte oder wem gegenüber der Klient sich ähnlich gefühlt habe. Er erfragt das gefühlte Alter im Kontakt mit dieser Person, allenfalls erinnerte Situationen und die Erlebensdimensionen.

Der Therapeut unterstützt den Klienten, die wahrgenommenen Gefühle, Gedanken und Impulse dieser Person gegenüber auszudrücken.

Dies geschieht entweder in der Imagination oder szenisch mit dem Kissen.

Wenn die alte Geschichte aufgearbeitet ist, exploriert der Therapeut, wie sich der Klient jetzt im Kontakt mit ihm fühlt.

Der positiven Übertragung können und sollen Therapeut:innen eine längere Leine lassen, müssen dabei aber die Falle der Idealisierung im Auge behalten. Jede Überhöhung birgt die Gefahr der Erniedrigung. Die idealisierende Übertragung wird früher oder später mit Sicherheit in eine negative Übertragung umschlagen.

Unter dem ökonomischen Druck im Gesundheitswesen haben viele Therapierichtungen ressourcen- und lösungsorientierte Verfahren entwickelt. Bei vielen Klient:innen sind diese Verfahren wirksam und die Therapien verkürzen sich. Schwerer kranke Menschen brauchen aber oft über längere Zeit regelmässige Therapiesitzungen und eine konstante therapeutische Beziehung. In solchen Langzeittherapien gibt das Übertragungsgeschehen Orientierung und spielt eine wegweisende Rolle.

3.5 Wirksamkeit, Risiken und Grenzen der Methode Integrative Körperpsychotherapie IBP

Suzanne Hüttenmoser Roth

Rosenberg hat ausschliesslich therapeutische Konzepte und Techniken in die Integrative Körperpsychotherapie IBP aufgenommen, die er in seiner Selbsterfahrung und in seiner Tätigkeit als Psychotherapeut als wirksam und effizient erlebte. Die Grundelemente des Therapieverständnisses und des therapeutischen Vorgehens in der Integrativen Körperpsychotherapie IBP wurden inzwischen durch die empirische Wirksamkeitsforschung als Wirkfaktoren bestätigt. Nachfolgend wird die Wirksamkeit der Integrativen Körperpsychotherapie IBP anhand empirischer Wirkfaktoren und aus praktischer Sicht erörtert.

3.5.1 Wirksamkeit aus wissenschaftlicher Sicht

Die psychotherapeutische Wirksamkeitsforschung ist zu einer wichtigen Quelle für die Weiterentwicklung von Theorie und Praxis der Integrativen Körperpsychotherapie IBP geworden. Wir verfolgen ihre Ergebnisse und integrieren neue Erkenntnisse in unser Verfahren.

Vergleichende Untersuchungen belegen keine Unterschiede zwischen den verschiedenen Psychotherapieschulen (Koemeda-Lutz et al., 2006; Lambert, 2013; Tschuschke et al., 2015; Wampold et al., 2018). Sie zeigen nur, dass die Technik als Faktor zum positiven Behandlungsergebnis beiträgt. Metaanalysen von Psychotherapiesitzungen schreiben der eigentlichen Technik der Therapeut:innen ca. 15 % der Wirkung zu. Patientenvariablen und extratherapeutische Faktoren machen ca. 40 % der Wirkung aus, Beziehungsvariablen ca. 30 %, Placebo- und Erwartungsfaktoren die restlichen 15 % (Hubble et al., 2001) (Abbildung 3-5).

Patientenvariablen und extratherapeutische Faktoren umfassen das, was Klient:innen in den Therapieraum mitbringen und was ihr Leben ausserhalb der Sitzungen beeinflusst. Dazu gehören der Schweregrad der Störung, Selbststruktur, soziale Unterstützung im Alltag, berufliche Situation, Partnerschaft, Motivation, gegenwärtige Stressfaktoren, aber auch die aktuelle Befindlichkeit.

Zu den Placeboeffekten gehören die positiven und hoffnungsvollen Erwartungen der Klient:innen auf Besserung, besonders in den frühen Phasen der Behandlung. In erfolgreichen Therapien glauben sowohl Therapeut wie auch Klientin an die heilende Kraft der Behandlungsform. Psychotherapeut:innen können zum therapeutischen Erfolg beitragen, indem sie positive Erwartungen der Klient:innen verstärken. Alle neueren Wirksamkeitsforschungen bestätigen den Effekt von Erwartungen. Menschen, die sich für eine Psychotherapie entscheiden, werden von ihren Wünschen und Erwartungen beeinflusst, sodass bereits die Entscheidung, eine Therapie zu beginnen, zu einer Symptomreduktion führen kann (Locher, 2023).

Der Wirkfaktor therapeutische Beziehung wird in der Forschung anhand des Erlebens aus Klienten- und Therapeutensicht erhoben, beispielsweise mit dem *Helping Alliance Questionnaire* (HAQ, Bassler et al., 1995). In einer positiv erlebten therapeutischen Beziehung fühlt sich die Klientin unterstützt, vertraut dem Therapeuten, glaubt, dass dieser sich für sie interessiert, sie versteht und sich engagiert (Lambert, 2013; Koechlin & Locher, 2023). Die therapeutischen Beziehungsvariablen sind wichtig bei der Bildung des Arbeitsbündnisses. Effektive Therapeut:innen zeigen mehr positives und weniger negatives Verhalten. Wärme, empathisches Verständnis und Bestätigung gehören zu den positiven Verhaltensweisen. Zu den negativen Verhaltensweisen zählen Geringschätzung, Beschuldigung, negative Konfrontationen, Ignorieren, Verneinen, autoritäre oder defensive Verhaltensweisen, mechanisches Antworten und Abweisen (Hubble et al., 2001). Erfolgrei-

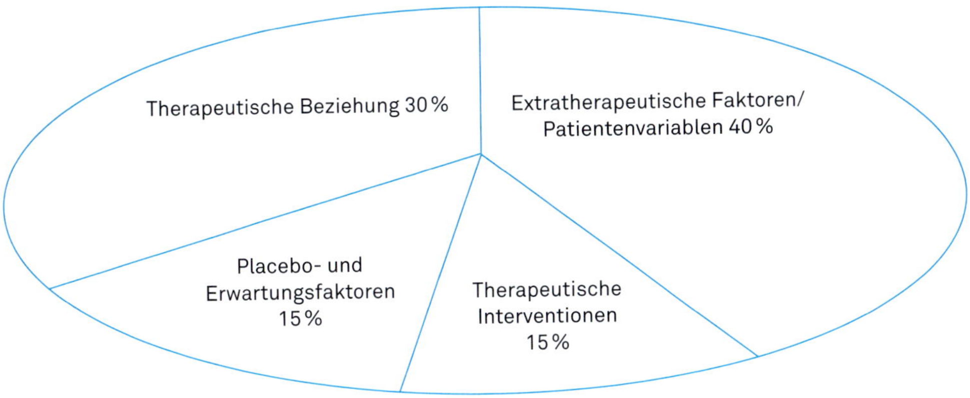

Abbildung 3-5: Wirkfaktoren in der Psychotherapie (Hubble et al., 2001).

che Psychotherapeut:innen haben die Fähigkeit, mit Klient:innen eine Allianz zu bilden und diese zu erhalten, auch in der Behandlung von schwierigen oder anspruchsvollen Klient:innen (Tschuschke et al., 2015; Puschner et al., 2008; Wampold et al., 2018; Abilgaard et al., 2023). Therapeutische Allianz meint die Übereinstimmung von Klientin und Therapeutin bezüglich der Ziele und Aufgaben der Therapie.

Eine andere Einteilung der Wirkfaktoren postuliert Klaus Grawe aufgrund einer Metaanalyse von 987 Wirksamkeitsstudien (Grawe, 2005). Er unterscheidet über alle Psychotherapieschulen hinweg folgende fünf Wirkfaktoren (Tabelle 3-4):

- Therapeutische Beziehung
- Ressourcenaktivierung
- Problemaktualisierung
- Motivationale Klärung
- Aktive Hilfe zur Problembewältigung

Geuter postuliert zusätzlich zu den Faktoren von Grawe die *Förderung und Prozessierung des Selbsterlebens* als verfahrensübergreifenden Wirkfaktor in der Psychotherapie (Geuter, 2019). Die Körperpsychotherapie fördert mit ihren methodischen Mitteln das Selbsterleben der Menschen, indem sie den Zugang zum Körpererleben öffnet und Aufmerksamkeit auf das körperliche Gewahrsein schärft. Dies unterstützt die Selbstregulation, ein übergeordnetes Ziel jeder Psychotherapie. Durch eine neue verkörperte Erfahrung kann das Problem anders empfunden werden, es entwickelt sich eine neue Bedeutung. Daher schlägt Geuter folgende These zum Wirkmodus von Psychotherapie vor (Geuter, 2019, S. 426): „Neue körperlich tief empfundene Erfahrungen und eine gewachsene Verbindung zum eigenen verkörperten Erleben verbessern das Selbsterleben und die Fähigkeit zu Reflexion und Selbstregulation." Patient:innen schätzen gemäss Studien an erlebniszentrierten Therapien, dass sie Raum haben, um Gefühle auszudrücken und eigene Erfahrungen zu machen (Elliott et al., 2013). Die Wirksamkeit von Körperpsychotherapie ist bei verschiedenen somatischen und psychischen Krankheiten durch Studien belegt:

- Signifikante Reduktion von Reizdarmsymptomen durch Körperaufmerksamkeitstherapie (Eriksson et al., 2007),
- Verbessserung von Rückenschmerzen (Mehling et al., 2009),
- Reduktion dissoziativer Symptome und besserer Zugang zur Selbstwahrnehmung mithilfe von Aufmerksamkeitsübungen bei Patient:innen, die in ihrer Kindheit sexuell ausgebeutet wurden (Price, 2007),
- Mehr Wertschätzung für das Körpergewahrsein bei Krebspatient:innen nach einer körperorientierten Gruppenpsychotherapie (Grossert et al., 2023).

Tabelle 3-4: Wirkfaktoren von Psychotherapie nach Grawe (2005)

Wirkfaktor	Beschreibung
Therapeutische Beziehung	Die Qualität der Beziehung zwischen Psychotherapeut und Klient trägt signifikant zu einem besseren oder schlechteren Therapieergebnis bei.
Ressourcenaktivierung	Die Eigenarten, die die Klient:innen in die Therapie mitbringen, werden als positive Ressourcen für das therapeutische Vorgehen genutzt. Das betrifft vorhandene motivationale Bereitschaften, Fähigkeiten und Interessen der Klient:innen.
Problemaktualisierung	Die Probleme, die in der Therapie verändert werden sollen, werden unmittelbar erfahrbar. Das kann geschehen, indem Therapeutin und Klient reale Situationen aufsuchen, in denen die Probleme auftreten (Exposition) oder indem sie mittels therapeutischer Techniken wie intensivem Erzählen, Imaginationsübungen, Rollenspiele oder Ähnliches die Probleme erlebnismässig aktualisieren.
Motivationale Klärung	Die Therapie fördert mit geeigneten Massnahmen, dass der Klient ein klareres Bewusstsein der Determinanten (Ursprünge, Hintergründe, aufrechterhaltende Faktoren) seines problematischen Erlebens und Verhaltens gewinnt.
Problembewältigung	Die Behandlung unterstützt die Klientin mit bewährten problemspezifischen Massnahmen (direkt oder indirekt) darin, positive Bewältigungserfahrungen im Umgang mit ihren Problemen zu machen.

Für Grawe gehört Flexibilität im Beziehungsverhalten sowie im technischen Vorgehen zu den wichtigsten Qualitäten eines erfolgreichen Psychotherapeuten. Er verwendet dafür den Begriff Passung. Passung meint, dass sich die Therapiemethode an die Fähigkeiten zur Wahrnehmung der verschiedenen Erlebensdimensionen der Klientin anpassen muss, um wirksam zu sein. Die primäre Verankerung in Körpererleben, inneren Bildern, Denken oder Emotionen macht die Vielfalt der Menschen mit aus und soll auch als Wesensmerkmal eines Individuums wertgeschätzt werden. Es gilt hier, die vorhandenen Ressourcen der Klient:innen für den therapeutischen Veränderungsprozess zu nutzen. Verschiedene Studien zeigen, dass die Passung zwischen Fähigkeiten der Klient:innen und Therapiemethode Auswirkungen auf die Wirksamkeit einer Psychotherapie hat. So profitieren Menschen mit geringen kognitiven Verzerrungen mehr von einer kognitiven Therapie nach Beck, interpersonale Therapie ist wirksamer bei Klient:innen, welche schon vor der Therapie eine höhere soziale Kompetenz haben und psychoanalytische Therapie wirkt besser bei Klient:innen mit hoher Bewusstheit für sich selbst (Grawe, 2005).

Die Integrative Körperpsychotherapie IBP nutzt das Spektrum therapeutischer Möglichkeiten durch eine den Bedürfnissen der Klient:innen angepasste Beziehungsgestaltung und ein vielfältiges Repertoire an Techniken. Wir versuchen in der Arbeit mit dem Integrationsmodell, Klient:innen in ihren Stärken abzuholen und gleichzeitig den Zugang zu weniger entwickelten Erlebensdimensionen zu fördern. So können das subjektive Erleben erweitert und die Verhaltensmöglichkeiten vielfältiger werden. Die Person entwickelt mehr Copingstrategien, was die Selbstregulation unterstützt. IBP Psychotherapeut:innen lernen eine flexible, klientenorientierte Gestaltung der Beziehung und des technischen Vorgehens. Basierend auf Diagnostik, individuellen Möglichkeiten und Voraussetzungen der Klient:innen kann mehr klärungs- oder bewältigungsorientiert, gesprächs- und einsichtsorientiert, körper- und erfahrungsorientiert, gegenwarts- oder vergangenheitsorientiert, ressourcen- oder problemorientiert vorgegangen werden. Dem Wirkfaktor therapeutische Beziehung trägt die Integrative Körperpsychotherapie IBP seit ihren Anfängen Rechnung (Rosenberg et al., 1996). Die intersubjektive Ausrichtung ist zentral für die Gestaltung der therapeutischen Beziehung. Grawes Forderung, das ganze Spektrum der vorhandenen therapeutischen Möglichkeiten wahrzunehmen, wird mit dem integrativen Ansatz unserer Methode und dessen laufender Erweiterung umgesetzt.

3.5.2 Das kontextuelle Metamodell

Die Wirksamkeitsforschung in der Psychotherapie hat sich in den letzten Jahren vervielfacht. Wampold, Imel und Flückiger fragen sich in ihrer Grundlagenwerk „Die Psychotherapie-Debatte“, wie es gelingen kann, aus dem akkumulierten Wissen ein schlüssiges Bild zu formieren mit Schlussfolgerungen für Theorie, Politik und Praxis (Wampold et al., 2018). Sie differenzieren zwischen einem medizinischen Metamodell und einem kontextuelle Metamodell zur Wirkungsweise von Psychotherapie.

Gemäss dem medizinischen Metamodell ist eine spezifische evidenzbasierte, manualgetreue Behandlung, durchgeführt von interventionskompetenten Therapeut:innen, entscheidend für die Verbesserung der Symptome einer psychischen Störung. Das Modell beruft sich auf randomisiert-kontrollierte Wirksamkeitsstudien bei homogenen Patientengruppen, z.B. Patient:innen mit einer depressiven Episode, die mit einer bestimmten Methode behandelt werden, und einer Vergleichsgruppe, die keine Behandlung bekommt oder einer anderen Intervention zugewiesen wird. Kritische Stimmen (Koechlin & Locher, 2023) weisen unter anderem darauf hin, dass komorbide Menschen nicht in solche Studien aufgenommen werden, Eigenschaften der Therapeut:innen und der therapeutischen Beziehung kaum bekannt sind und Persönlichkeitseigenschaften der Klient:innen fehlen. Es wird auch kritisiert, dass Personen mit derselben psychischen Diagnose keine homogene Krankheitsgruppe bilden, sondern sich bezüglich zugrunde liegender Krankheitsmechanismen und ätiologischer Faktoren stark unterscheiden können (Brakemeier & Herpertz, 2019). Ob und wie der Therapieerfolg mit einer guten Passung zwischen Therapeutin und Klient zusammenhängt, bleibt im medizinischen Metamodell unklar.

Für die Psychotherapie liegen aktuell verschiedene kontextuelle Rahmenmodelle vor, die die Qualität der menschlichen Beziehungsgestaltung miteinbeziehen. Sie heben die Mehrfachbestimmtheit und psychosoziale Komplexität psychischer Krankheit hervor, während im medizinischen Modell der Fokus auf die störungsspezifischen Aspekte gelegt wird (Wampold et al., 2018). Kontextuelle Rahmenmodelle verneinen die Relevanz symptomspezifischer Interventionen nicht, betonen jedoch zusätzlich die Eigenaktivität und Mitverantwortung aller Beteiligten. Therapeut:innen und Klient:innen bestimmen zu einem gewissen Teil gemeinsam den Behandlungsplan, sodass ihre Zusammenarbeit für den Behandlungserfolg von zentraler empirischer Bedeutung ist (Flückiger, 2023). Da unterschiedliche Therapiemethoden sich bezüglich Wirksamkeit nicht signifikant unterscheiden, postulieren Wampold et al., dass die Forschung sich weniger auf die Suche nach evidenzbasierten methoden-spezifischen Wirkmechanismen als auf schulenübergreifende, allgemeine Wirkfaktoren (*common factors*) fokussieren sollte (Wampold et al., 2018).

Das kontextuelle Metamodell von Wampold et al. postuliert drei allgemeine Wirkmechanismen von Psychotherapie (Wampold et al., 2018, S. 87) (Abbildung 3-6):

- Echte Beziehung: Empathische Therapeut:innen können auch in emotional fordernden und schwierigen Situationen zugewandt bleiben und eine Beziehung aufbauen, in der Menschen sich gesehen, gehört und angenommen fühlen. Klient:innen können dadurch im therapeutischen Setting eine echte Beziehung erleben und positive soziale Erfahrungen machen.

- Erwartungen: Es können positive Veränderungserwartungen hinsichtlich der aktuellen Situation und konkreten Lösungswegen geschaffen werden. Die Behandlungsdurchführung basiert auf den Therapiezielen, wird mit dem Klienten ausgehandelt und sowohl vom Klienten als auch vom Therapeuten akzeptiert.
- Behandlungsdurchführung: Die Klientin bejaht den Behandlungsprozess und nimmt aktiv teil an der Behandlung und an der Durchführung gesundheitsfördernder Massnahmen, die sich auf die gemeinsam entwickelten therapeutischen Ziele und Aufgaben beziehen (Flückiger, 2023).

Zusammengefasst kann gesagt werden: Gute Psychotherapie bietet den Menschen, eingebettet in eine echte Beziehung, ein nachvollziehbares und akzeptables Erklärungsmodell für ihre Beschwerden, führt zur Erwartung, dass sie mit der vorgeschlagenen Methode ihre Probleme angehen können, und motiviert sie, sich an der Behandlung aktiv zu beteiligen.

Was macht eine gute Psychotherapeutin aus? Die Person der Therapeutin ist absolut zentral und deutlich entscheidender als die von ihr angewandten Methoden, ihr Alter und ihre Berufserfahrung. Therapeuteneigenschaften, wie Empathie, Akzeptanz, Wärme, Flexibilität im Beziehungsverhalten sowie im technischen Vorgehen, sind wichtiger als lange angenommen. Die Ergebnisse des kontextuellen Metamodells zeigen, dass in der Psychotherapie der Aufbau, die Gestaltung und das Erleben von Beziehung relevant sind (Koechlin & Locher, 2023; Wampold et al., 2018).

Kontextfaktoren werden auch *soft* oder *common Factors* genannt. Sie sind in der Forschung schwieriger mess- und vergleichbar als standardisierte Interventionen. Kontextfaktoren umfassen nebst der Persönlichkeit der Therapeutin und Patientin deren Erwartungen, das Beziehungsgeschehen und die Interaktionsmuster. Wie können wir Psychotherapeut:innen ausbilden, damit sie diese Kontextfaktoren wirksam einsetzen können? Wampold et al. empfehlen ein Trainingsprogramm, welches die Förderung von Beziehungsfähigkeit in die Psychotherapieausbildung integriert (Wampold et al., 2018).

Die Therapieergebnisse der Auszubildenden sollen messbar gemacht werden. Zur expliziten Förderung der Motivation der Klient:innen, sich aktiv an der Behandlungsdurchführung zu beteiligen, eignet sich die Anwendung des Motivationalen Interviews nach Miller & Rollnik (Kap. 3.2.2). Koechlin & Locher empfehlen Berufseinsteiger:innen Selbstreflexion über *soft factors*, ebenso den authentischen Austausch in der Supervision und Intervision (Koechlin & Locher, 2023). Weil die Person des Therapeuten so zentral ist für die therapeutische Beziehung, sind genügend Zeit für Selbstfürsorge und das aktive Pflegen der eigenen Ressourcen wichtig. Die Wirkmechanismen im kontextuellen Metamodell entsprechen dem IBP Menschenbild und bestärken uns darin, in der IBP Psychotherapieausbildung die Persönlichkeitsentwicklung der Studierenden besonders zu gewichten.

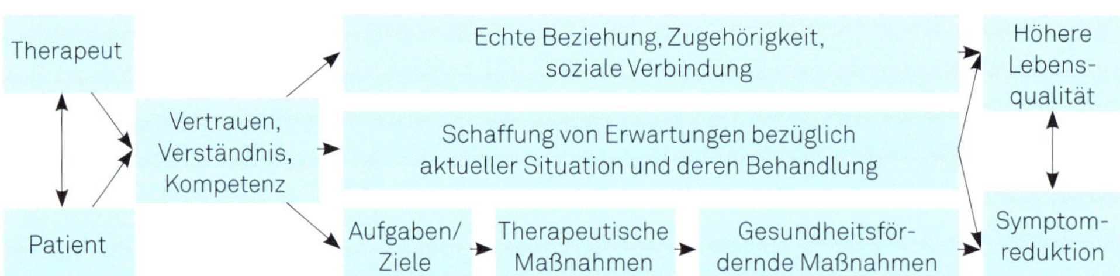

Abbildung 3-6: Das kontextuelle Metamodell nach Wampold (Wampold et al., 2018).

Ein robuster Faktor, der ebenfalls Behandlungsunterschiede erklärt, ist die *allegiance* (Wampold et al., 2018). Behandlungen sind effektiver, wenn die durchführenden Therapeut:innen an ihre Wirksamkeit glauben. Wenn wir als Therapierende uns mit der eigenen Methode, einer Technik oder Übung wohlfühlen und glauben, dass sie in dieser Therapiesequenz indiziert ist, wenden wir sie wirksamer an. Es genügt jedoch nicht, situativ passende Interventionen durchzuführen, wenn sie nicht in den grösseren Zusammenhang einer seriösen Fallkonzeption eingebettet sind. Für eine wirksame Therapie braucht es individualisierte Handlungspläne. Therapieplanung, Methode und Techniken müssen möglichst genau auf die individuellen Probleme der Klient:innen und auf die zugrunde liegenden Prozesse abgestimmt werden (Brakemeier & Herpertz, 2019). Es ist Aufgabe der Psychotherapeut:innen, durch regelmässige Prozessevaluation sicherzustellen, dass die Klient:innen die Behandlung annehmen und Therapiefortschritte regelmässig evaluiert und miteinander besprochen werden.

Neuere Forschungsbefunde bestätigen, dass die Passung zwischen Therapeutin und Klient relevant ist (Wampold et al., 2018). Mangelnde Passung kommt vor und es braucht Mut, als Therapeutin diese anzusprechen und einen Therapeutenwechsel vorzuschlagen. Koechlin & Locher weisen darauf hin, dass es zukünftig für die Praxis nützlich wäre, Methoden zu entwickeln, welche die Passung zwischen Therapeut:innen und Patient:innen gewährleisten und so Therapieabbrüche und Therapeut:innenwechsel vermindern (Koechlin & Locher, 2023).

Für die künftige Wirksamkeitsforschung in der Psychotherapie wären praxisbezogene Studien wünschenswert, welche die Kluft zwischen Forschung und Praxis mindern und sich von singulären Diagnosen als Einschlusskriterien lösen. Es braucht mehr Evidenz zur Passung einerseits von Erwartungen und Bedürfnissen der Klient:innen an die Psychotherapie und dem Methodenangebot und andererseits von Persönlichkeitsvariablen von Therapeutin und Klientin (Abilgaard et al., 2023; Brakemeier & Herpertz, 2019).

3.5.3 Wirksamkeit aus praktischer therapeutischer Sicht

Als wirksam und erfolgreich wird eine Therapie von Psychotherapeut:innen dann eingeschätzt, wenn die vereinbarten Ziele erreicht worden sind, und eine anhaltende positive Veränderung des von Klient:innen als belastend empfundenen Zustandes eingetreten ist. Dieses Wirksamkeitskriterium greift für die Integrative Körperpsychotherapie IBP etwas kurz, weil IBP Therapeut:innen auch übergeordnete Therapieziele in die Beurteilung von Wirksamkeit einfliessen lassen, wie Persönlichkeitsentwicklung, Verbesserung der Beziehung zum Selbst und zu Anderen, verbesserte Stressbewältigungskapazität und Konfliktfähigkeit. Unter Umständen kann sich die Wirksamkeit einer Behandlung in einem anderen Umgang mit den Symptomen und der Unveränderbarkeit einer Krankheit zeigen. Indirekte Hinweise auf die Wirksamkeit eines Verfahrens, die keine wissenschaftliche Beweiskraft in Anspruch nehmen können, sind bei der praktischen Tätigkeit Klientenzufriedenheit und Therapeutenzufriedenheit bei Standortgesprächen und Bilanzierung am Therapieende.

Das IBP Institut beteiligte sich an verschiedenen Forschungsprojekten. Als Beispiel sei hier die PAP-S-Studie erwähnt. Die *Schweizer Charta für Psychotherapie* führte 2007–2012 die Praxisstudie ambulante Psychotherapie Schweiz (PAP-S-Studie) durch. Beforscht wurden die therapeutische Wirksamkeit ambulanter psychotherapeutischer Behandlungen verschiedener Therapierichtungen, die Qualitäten des therapeutischen Arbeitsbündnisses, die psychische Belastung der Klient:innen und Einschätzung der Therapeut:innen ihrer in der jeweiligen Sitzung erfolgten Interventionsmassnahmen. Es handelt sich um eine Prozess-Ergebnis-Studie mit Outcome-Messverfahren durch objektive Einschätzungen von unabhängigen Ratern zu drei Zeitpunkten: Behandlungsbeginn, nach der letzten Therapiesitzung und ein Jahr nach Behandlungsende (Katamnese). Das IBP Institut hat 84 Fälle mit durchschnittlich 43 Sitzungen zu dieser Studie beigetragen (24 % der Stichprobe von 350 Fällen). Die Ergebnisse für die Integrative Körperpsychotherapie IBP können sich sehen lassen: Im Durchschnitt haben sich die untersuchten psychotherapeutischen Behandlungen als sehr erfolgreich erwiesen. Das therapeutische Beziehungserleben auf Seiten der Klient:innen ist durchschnittlich auf hohem Niveau und die Behandlungszufriedenheit ist relativ gross. Die durchschnittliche Effektstärke (ES) liegt bei 1,12. Diese Effektivität ist hoch und liegt über der durchschnittlichen Effektstärke von 0,80 und 1,00 aus der Forschungsliteratur. Die durchschnittliche Effektstärke der IBP Therapien ein Jahr nach Behandlungsabschluss liegt bei 1,28, übersteigt also die Behandlungseffekte bei Therapieabschluss deutlich. Die Wirkung der Therapien verstärkte sich noch nach Behandlungsende.

Merke

Ergebnisse PAP-Studie für die Integrative Körperpsychotherapie IBP:

- Das Ausmass der psychischen Belastung vor Therapiebeginn ist die wichtigste Variable: je höher diese ist, desto besser der Therapieerfolg.
- Beste Behandlungserfolge für Patienten mit affektiven Störungen (ES 1,47), gute Erfolge für Angst- und Anpassungsstörungen (ES 1,12).
- Geringere Behandlungseffekte finden sich bei Depressions-Angst-Mischformen (ES 0,90) und noch geringere bei Patient:innen mit Persönlichkeitsstörungen (ES 0,87).
- Kein Einfluss von Geschlecht der Therapeutin oder therapeutischer Berufserfahrung.

Die Ergebnisse der PAP-Studie zeigen, dass unter Praxisbedingungen die Wirksamkeit der humanistischen (dazu zählt die Integrative Körperpsychotherapie IBP) und tiefenpsychologischen Ansätze im gleichen Bereich liegt wie die der kognitiv-behavioralen Ansätze (Crameri et al., 2014; Tschuschke et al., 2015).

3.5.4 Risiken und Grenzen der Methode

Grundsätzlich gibt es keine Kontraindikation für die Methode der Integrativen Körperpsychotherapie IBP. Einzelne Interventionen und Techniken müssen jedoch abhängig von der Diagnose, der Selbststruktur der Klient:innen und dem kulturellen Hintergrund angewandt oder angepasst werden. Stark aktivierende Techniken wie sympathikotones Atmen oder öffnende Entspannungstechniken sind bei Klient:innen mit einer geringen Selbststruktur und bei Klient:innen mit schweren Traumatisierungen kontraindiziert, ebenso in der Anfangsphase der Therapie und in instabilen Phasen.

Kompetent körperpsychotherapeutisch zu arbeiten, bedeutet Sensibilität und Bewusstsein für mögliche Risiken und Grenzen der Methode zu besitzen. Dieses Wissen muss bereits in der Ausbildung vermittelt und reflektiert werden. Wir Autor:innen erörtern hier den Umgang mit Berührungsarbeit, Risiken und Kontraindikationen von IBP Entspannungstechniken und regressivem Arbeiten sowie die Grenzen des Machbaren.

Da Körperpsychotherapeut:innen manchmal auch mit körperlicher Berührung arbeiten, sind sie schneller unter Verdacht, körperliche Berührungen missbräuchlich anzuwenden. Empirische Studien zur Problematik therapeutischer Grenzverletzungen und sexueller Übergriffe innerhalb verschiedener Therapieschulen zeigen jedoch, dass diese bei Körperpsychotherapeut:innen weniger vorkommen als bei Therapeut:innen anderer Schulen (Thielen, 1998). Körperpsychotherapeut:innen wissen, dass die Arbeit mit dem Körper eher asexuell als sexuell anregend ist, während nur verbal arbeitende Psychotherapeuten öfter die Erfahrung machen, dass sich erotische und sexuelle Phantasien in einem „körperlosen" therapeutischen Raum aufbauen können (Busch, 2006). Dennoch müssen sich gerade auch Körperpsychotherapeut:innen mit der Thematik der eigenen Bedürftigkeit, des Machtmissbrauchs, grenzüberschreitender Berührung und narzisstischer Befriedigung im Geben auseinandersetzen. Zur professionellen Berührung gehört das Wissen, weshalb, wann und wie berührt werden kann oder eben gerade nicht. Der beste Schutz vor missbräuchlichen Berührungen ist eine gute Ausbildung und das Thematisieren in der Supervision, damit Psychotherapeut:innen ein Gespür für ihr eigenes Selbst und ihre Grenzen haben und eine fein eingestimmte Aufmerksamkeit für die subtilen Signale der Klient:innen entwickeln.

Die Anwendung von Berührung in der Therapie ist Kunst und Technik zugleich (Busch, 2006). Als solche kann sie sich nur auf der Basis eigener körperbezogener Erfahrung in der Ausbildung und in der Selbsterfahrung im Rahmen der Lehrtherapie angeeignet werden. So gewinnen angehende Psychotherapeut:innen Vertrauen in die Arbeit mit Berühren und eine Grundhaltung der wohlwollenden Neutralität und Offenheit gegenüber den Reaktionen der Klient:innen. Haben Psychotherapeut:innen während ihrer Ausbildung und Ausbildungssupervision in einer Institution gearbeitet, können sie oft kaum Erfahrung mit Berührungsarbeit machen, weil bei stationär behandelten Klient:innen Berührung und aktivierende Körperarbeit oft nicht indiziert sind. Sie werden sich die entsprechende Praxis später in Weiterbildungen und Intervisionsgruppen aneignen müssen. Wir müssen auch berücksichtigen, dass die Integrative Körperpsychotherapie IBP auf einem westlichen Krankheits- und Gesundheitsverständnis aufbaut, und wir sorgfältige Anpassungen brauchen für Menschen mit Migrationshintergrund. Gerade in der Körperkommunikation zeigt sich eine grosse interkulturelle Variabilität, z. B. in der Deutung von Kommunikationszeichen oder eben im Umgang mit Berührung.

Öffnende Entspannungstechniken wirken energetisch und emotional öffnend. Wenn der Therapeut zulässt, dass sich der Prozess zu rasch entwickelt, kann die Klientin ihre Präsenz nicht halten und ihr Erleben nicht bewältigen und integrieren. Dies geschah oft in den Anfängen der Körperpsychotherapie in den 1970er Jahren. Begeistert von den neu entdeckten Möglichkeiten, „den Körper zu öffnen", forcierten Therapeut:innen damals das Aktualisieren von Traumata und kathartische Gefühlsentladung durch Auflösung der Blockaden (Young, 2006). Dieses rasch öffnende Vorgehen überforderte viele Klienten. Heute arbeiten Therapeut:innen erst nach einer individuell unterschiedlich langen Phase von Stabilisierung, Ressourcen- und Beziehungsaufbau und angepasst an die Containmentmöglichkeiten der Klient:innen mit Körperblockaden und den darunterliegenden psychologischen Themen. In Kap. 8 wird das differenzierte Arbeiten mit sympathikotonem Atmen und Entspannungstechniken erläutert.

Sensibilität für die Thematik der malignen Regression gehört zum professionellen Arbeiten. Bei jeder Form von Psychotherapie kommt es gelegentlich zu regressiven Zuständen. Spontane Regressionen können sehr hilfreich sein, indem sie unbewusstes Material aufdecken helfen, das dann in der weiteren Therapie durchgearbeitet und integriert werden kann. Es ist wichtig zu wissen, welche therapeutischen Techniken Regression fördern:

- stark empathische Haltung des Therapeuten,
- Aktualisieren von Vergangenheit,
- Fokussierung auf Emotionen oder Körpererleben bei schwierigen Themen,
- Berührung,
- Einsatz von Entspannungstechniken oder Arbeit im Liegen,
- verwöhnende, einseitig wunscherfüllende Haltung,

- Entmündigen der Klientin durch übermässige Verantwortungsübernahme des Therapeuten oder
- fehlende Konfrontation.

Regression kann einen malignen Charakter annehmen. Klient:innen entwickeln dann statt mehr Selbstverantwortung und Selbstwirksamkeit eine ungesunde Abhängigkeit vom Therapeuten. Wenn die Klientin sich über längere Zeit mit ihren regressiven Zuständen und mit kindlichen Selbstanteilen identifiziert, kann sie sich nicht mehr adäquat auf die gegenwärtige Realität einlassen und ihre Verantwortlichkeit übernehmen. Bei regressivem Arbeiten besteht das Risiko, dass Therapeut:innen zu lange in der Rolle des wohlwollenden Elternteils verharren und die Klient:innen abhängig werden. Ziel ist jedoch, dass Klient:innen in der Therapie die Fähigkeit entwickeln, sich aus der Regression zu lösen und Selbstverantwortung wahrzunehmen. Wenn dies nicht gelingt, können sich Therapeutin und Klient in einer regressiven symbiotischen Beziehung verfangen (Young, 2006).

Auch wenn die Integrative Körperpsychotherapie IBP das ganze Spektrum vorhandener therapeutischer Möglichkeiten durch eine an die Bedürfnisse der Klient:innen angepasste Beziehungsgestaltung und ein vielfältiges Repertoire an Techniken einsetzt, sind die Grenzen des Machbaren zu akzeptieren. Veränderung auf einer tieferen Persönlichkeitsebene ist für einige Klient:innen leider nicht realisierbar. Bei chronischen Krankheiten und somatischen Belastungsstörungen ist ein realistischeres Ziel, diese Menschen in der Entwicklung einer akzeptierenden Haltung und im Umgang mit den Symptomen zu unterstützen. Um mit dem Unveränderbaren umgehen zu können, braucht es immer wieder Geduld, empathisches Akzeptieren des Bestehenden sowie Demut und Bescheidenheit hinsichtlich unserer therapeutischen Macht respektive Ohnmacht.

4 Humanistische Grundkonzepte der Integrativen Körperpsychotherapie IBP

Corinna Möck-Klimek, Georg Tamutzer

Rosenberg entwickelte die Integrative Körperpsychotherapie IBP auf den Grundlagen seiner ersten, gestalttherapeutischen Ausbildung. Er hat verschiedene Konzepte und Interventionen aus der Gestalttherapie übernommen:

- Gegenwärtigkeit, Hier und Jetzt, Präsenz
- Gewahrsein
- Grenze, Kontakt
- organismische Selbstregulation
- offene/geschlossene Gestalt
- Gestaltdialog

Die fundamentale Bedeutung des gestalttherapeutischen Ansatzes zeigt sich auch in Rosenbergs erster Bezeichnung für sein eigenes Verfahren. Er nannte es ursprünglich *Body Gestalt Practice*. Rosenbergs Verdienst ist die konsequente Integration der körperlichen Dimension des Erlebens in alle übernommenen Konzepte und Therapietechniken.

Aus seiner Arbeit mit Lowen nahm Rosenberg das *Grounding*-Konzept mit. Im Gegensatz zu bioenergetischen Analytikern arbeitete Rosenberg zwar weiterhin vorwiegend am liegenden Menschen. Doch am Ende jeder Therapiesitzung vergewisserte er sich, dass seine Klient:innen den Therapieraum gut geerdet verliessen. Dazu nutzte er Balancekissen und andere Erdungsübungen.

Die ressourcenorientierte Ausrichtung hat ihre Wurzeln im humanistischen Menschenbild, welches davon ausgeht, dass jeder Mensch die Möglichkeit zu Wachstum und Entwicklung in sich trägt. Die Verbindung mit dem eigenen kreativen Impuls zu Lebendigkeit und Ausdruck des eigenen Selbst hat Rosenberg vor allem über Körper- und Atemarbeit gefördert. Das systematische Erheben von Ressourcen und deren Aktualisierung in der Therapiesituation, z.B. durch Imagination, ist eine jüngere Entwicklung der Integrativen Körperpsychotherapie IBP Schweiz.

4.1 Präsenz

Corinna Möck-Klimek

4.1.1 Begriffsklärung

Präsenz bedeutet Gegenwärtigkeit, Da-Sein in der gegenwärtigen Erfahrung. Präsent zu sein heisst, im Hier und Jetzt zu sein, im momentanen Erleben unserer selbst und unserer Lebenswelt. Das Hier und Jetzt ist nach Perls die einzig real existierende Zeit, nur dort ist Erfahrung möglich (Perls et al., 2013). „Präsenz im Erleben erlaubt, bei Erfahrungen zu verweilen und die Gegenwart von der Vergangenheit zu unterscheiden." (Geuter, 2019, S. 110). Präsenz bezieht sich auf alle Erlebensdimensionen (Körpererleben, Emotionen, Kognitionen) und ist Voraussetzung für Gewahrsein. Der Satz „Ich bin mir meiner selbst und der mich umgebenden Welt gewahr" ist Ausdruck von Präsenz in sich und der Welt. Präsenz in allen Erlebensdimensionen ist mit einem Gefühl von Lebendigkeit assoziiert und Voraussetzung für Selbstkontakt (Kap. 6.1). Sie ist von aussen wahrnehmbar –

ebenso wie fehlende Präsenz. Kognitiv präsente Menschen erleben wir als geistig wach und aufmerksam. Körperliche Präsenz ist spürbar, jemand ist offensichtlich in seinem Körper anwesend – deutlich etwa bei kleinen Kindern, die eine starke körperliche Präsenz haben. Emotionale Präsenz lässt sich in der Resonanzfähigkeit einer Person wahrnehmen.

Präsenz ist eine Bewusstseinsqualität bzw. ein Bewusstseinszustand, den zu entwickeln im Mittelpunkt von Bewusstseinsschulung und geistigem Üben steht. Regelmässige Präsenzübungen vertiefen und verbreitern unsere Wahrnehmungsfähigkeit. Das Ausmass an Präsenz, zu der ein Mensch fähig ist, bestimmt in wesentlichem Masse, inwieweit dieser Mensch ein befriedigendes und selbstbestimmtes Leben führen kann.

4.1.2 Präsenzverlust

Ist die Fähigkeit, sich seiner selbst und/oder der Lebenswelt im gegenwärtigen Moment gewahr zu sein, eingeschränkt, ist das Erleben des Menschen blockiert (Geuter, 2019) und wir sprechen von Präsenzverlust.

Präsenzverlust in der kognitiven Dimension tritt auf, wenn das Bewusstsein die Gegenwärtigkeit verlässt und unsere Gedanken in Vergangenheit, Zukunft oder Phantasien wandern. Verlust der Körperpräsenz bedeutet, sich seines Körpers nicht gewahr zu sein. Beim emotionalen Präsenzverlust geht der Zugang zu den eigenen Gefühlen verloren, wir fühlen uns dumpf, taub, leer oder gleichgültig.

Präsenzverlust kann ein momentanes oder chronisches Phänomen sein. Kurzfristiger Präsenzverlust ist eine völlig normale Erscheinung. Wir alle fallen immer wieder in einer oder mehreren Erlebensdimensionen aus der Präsenz. Im Alltag sind wir selten voll und ganz präsent. Bei chronischem Präsenzverlust scheint der Mensch gar nie wirklich anwesend zu sein, er lebt im Modus „Autopilot", einem von unreflektierten, unbewussten Verhaltensmustern bestimmten Zustand, in Tagträumen, Phantasien, in der Vergangenheit oder der Zukunft.

Ein Beispiel für momentanen Präsenzverlust ist der Moment, in dem wir während eines Vortrags plötzlich nicht mehr zuhören und etwas nicht mitbekommen. Das können wir wahrnehmen und uns wieder dem Inhalt des Vortrags zuwenden, zurückkehren zum Zustand des „präsenten Zuhörens". Wer sich aber häufig so in Vorträgen sitzend wiederfindet, sich taub und gelangweilt fühlt und gar nicht weiss, wieso er hier sitzt und was er hier soll, ist womöglich chronisch nicht präsent.

Wie kommt es zu Präsenzverlust? Schon kleine Kinder verlieren in Überforderungssituationen ihre Präsenz. Dissoziation – Präsenzverlust bei sehr hoher Aktivierung des autonomen Nervensystems – gehört zu unserer biologischen Grundausrüstung und ist für den Organismus ausgesprochen sinnvoll. Das Ausklinken aus der Gegenwart ist gerade bei Kindern, die wenig andere Bewältigungsstrategien haben, ein sinnvoller Schutzmechanismus bei Schmerz, Angst, Panik, Wut, Verlassenheit oder Überflutung. Präsenzverlust schützt vor überwältigenden, die Selbstregulation überfordernden Gefühlen, indem der Kontakt zur Innen- und Aussenwelt unterbrochen wird. In der Gestalttherapie spricht man daher von Kontaktunterbrechung. Diese im Kindesalter adaptive Strategie kann sich zu einem Muster verfestigen und zunehmend auch bei geringer Aktivierung ausgelöst werden. Ein chronisches Muster von Präsenzverlust zur Vermeidung von Emotionen ordnen wir in unserem Persönlichkeitsmodell dem defensiven Komensationsstil zu.

Auch Gefühle, welche nicht in unser Selbstbild passen, von uns oder unserem Umfeld abgelehnt werden, sind überfordernd und können durch Präsenzverlust vom Erleben ferngehalten werden (Kap. 5.5.5, Lebendigkeitslimiten).

Präsenzverlust ist also eine unbewusste automatische Reaktion auf innere oder äussere Reize, welche wir nicht integrieren können. Unangenehme, aber auch angenehme Gefühle, Körperempfindungen, Erinnerungen, innere Bilder oder Gedanken, die als überfordernd erlebt werden, können so vermieden werden. Der

Mensch geht innerlich weg vom eigenen Erleben – er schneidet sich von Empfindungen und Emotionen ab. Präsenzverlust ist der Versuch, inneren Zuständen zu entfliehen, die nicht reguliert werden können. Dies geschieht jedoch um den Preis einer eingeschränkten Lebendigkeit.

In der praktischen Arbeit mit Präsenzverlust unterscheiden wir zwei Formen: Abspalten (*splitting-off*) und Abschneiden (*cutting-off*) (Rosenberg et al., 1996).

Merke

Abspalten (*splitting-off, spacing*)
Abspalten bedeutet Präsenzverlust in allen Erlebensdimensionen. Eine abgespaltene Person erscheint abwesend, als sei niemand im Körper zu Hause. Sie scheint in ihre eigene Welt versunken, unerreichbar für andere. Der Blick wirkt oft verschleiert und diffus. Den Kontakt mit einem abgespaltenen Menschen erlebt man als unklar, die Person ist nicht wirklich greifbar und fühlbar. Sie erscheint abgelenkt oder absorbiert von etwas anderem und nicht wirklich verbunden mit dem Geschehen im Hier und Jetzt.

Abschneiden (*cutting-off*)
Abschneiden bedeutet Präsenzverlust in der emotionalen und körperlichen Erlebensdimension. Die Person ist von Gefühlen und Körperempfindungen abgeschnitten. Es handelt sich um eine Überregulation (Geuter, 2019) oder Übersteuerung (Arbeitskreis OPD, 2023) der emotionalen Erregung bzw. Aktvierung, bei welcher die Gefühle und Körperempfindungen vermieden oder gehemmt werden. Der Zugang zum Selbstempfinden ist abgeschnitten durch körperliche Blockaden. Der abgeschnittene Mensch ist geistig präsent und im kognitiven Kontakt greifbar. Er hat einen direkten, klaren Blick. Auf den ersten Blick mag er voll präsent wirken, aber er ist nicht in Kontakt mit seinen Gefühlen und dadurch nicht in der Lage, emotional mitzufühlen oder sich auf sein Gegenüber einzuschwingen.

Beide Formen von Präsenzverlust werden subjektiv oft nicht wahrgenommen, weil der Zustand für die betreffende Person normal ist. Ist eine Klientin nicht präsent, wird die Therapeutin das ansprechen und mit ihr an der Präsenz arbeiten. Wesentlich in der Arbeit mit und an der Präsenz ist der innere Beobachter. Durch das aufmerksame Wahrnehmen des inneren wie äusseren Geschehens im momentanen Erleben wird der Mensch Zeuge seiner selbst.

Solange ein Mensch nicht wirklich anwesend, der Körper unbewohnt ist, kann kein Kontakt im Hier und Jetzt und kein therapeutischer Prozess stattfinden. Es ist wichtig, dass Klient:innen mit der Zeit lernen, Präsenzverlust bei sich selbst zu erkennen und selbstverantwortlich wieder ins Hier und Jetzt zurückkommen. Die Integrative Körperpsychotherapie IBP kennt verschiedene Präsenzübungen. Wir stellen hier je eine Übung für die oben beschriebenen Formen von Präsenzverlust vor. Weitere Übungen finden sich in den Online-Unterlagen zu diesem Kapitel. Alle Präsenzübungen nutzen die Aktivierung eines oder mehrerer Sinneskanäle, denn über Sinneswahrnehmungen können wir sofort in eine Hier- und Jetzt-Erfahrung gelangen.

Übung

Präsenzübung bei Abspalten (*splitting-off*)
Schweifen Sie mit Ihrem Blick langsam durch den Raum, in dem Sie gerade sind. Benennen Sie dabei zügig und laut Farben und Namen der Gegenstände, die Sie sehen. Das klingt dann etwa so: „Blaues Hemd, grüne Hose, gelbes Kissen, braune Haare“ etc.
Je schneller Sie die Übung machen, umso besser ist es. Achten Sie darauf, dass Sie nicht in eine mechanische Routine geraten, wie z.B. durch „rotes Kissen, schwarzes Kissen, gelbes Kissen“ etc. Schauen Sie genau hin, richten Sie Ihre Aufmerksamkeit auf Details. Das holt Sie in die Gegenwart zurück.
Kommentar: Diese Übung bringt uns in Kontakt mit der konkreten gegenwärtigen

Erfahrung. Das ist genau das, was der abgespaltene Mensch vermeidet, wenn er sich in seine Welt zurückzieht.

Präsenzübung bei somato-emotionalem Abgeschnittensein (*cutting-off*)
Klopfen Sie mit der rechten Hand Ihren linken Arm aus, von der Schulter ausgehend den inneren Oberarm entlang .... Klopfen Sie nicht zu fest, es soll wohltuend, genussvoll sein, keinesfalls weh tun. Je nach eigener Empfindsamkeit klopfen Sie mehr oder weniger stark. Klopfen Sie die ganze Innenseite des Arms hinab bis zu den Fingerspitzen und dann über die Aussenseite wieder hoch bis zur Schulter. Spüren Sie nach, ob Sie zwischen linkem und rechtem Arm einen Unterschied wahrnehmen. Klopfen Sie dann Ihren rechten Arm aus. Vergleichen Sie erneut.
Klopfen Sie nun die rechte Flanke, das rechte Bein auf der Vorderseite bis zum Fussrücken und den Zehen und von der Ferse bis zum Gesäss wieder hoch. Spüren Sie wieder nach: Gibt es einen Unterschied zwischen links und rechts? Klopfen Sie die linke Flanke und das linke Bein.
Jetzt legen Sie beide Hände ans Gesäss und klopfen beidseits der Wirbelsäule hoch so weit es geht. Legen Sie beide Hände von oben zwischen die Schulterblätter und klopfen Sie beidseits der Halswirbelsäule hoch. Klopfen Sie den Nacken, den Hinterkopf, Scheitel, und sanft auch Stirn und Gesicht, dann hinunter über Hals, Brust und Bauch. Spüren Sie nach: Wie sind Sie jetzt da? Wie spüren Sie Ihren Körper? Welche Gefühle oder welche Stimmung können Sie wahrnehmen?

Kommentar: Der abgeschnittene Mensch kann sich selbst aufgrund körperlicher Blockaden nicht spüren. Diese Übung hilft, sich der Hier- und Jetzt-Realität des eigenen Körpers bewusst zu werden. Über das Körpererleben kann sich auch der Zugang zu den Emotionen wieder öffnen.
Manchmal wird durch diese Übung einem abgeschnittenen Menschen auch bewusst, dass er zunächst „nichts" spürt oder fühlt.

4.1.3 Bedeutung für die therapeutische Arbeit

Wir arbeiten in Präsenz: Präsenz ist zentrale Voraussetzung für wirksame therapeutische Interaktion. Alle Interventionen der Integrativen Körperpsychotherapie bauen auf Präsenz auf. Wir gehen von einer präsenten Therapeutin aus, die zu Beginn einer Sitzung darauf achtet, ob der Klient ebenfalls präsent ist. Ist dies nicht der Fall, besteht die erste Intervention darin, ihn darin zu unterstützen, präsent zu werden. Das kann bei einem momentanen oder kurzfristigen Präsenzverlust durch Präsenzübungen oder das Legen einer Grenze geschehen, bei Fragmentierungen durch die Schritte aus der Fragmentierung. Bei chronischem Präsenzverlust ist Arbeit an der Präsenz die zentrale und meist viel Zeit beanspruchende Aufgabe in der Therapie.

Heilung geschieht in Präsenz: Zum Wesen der Therapie gehört die Beschäftigung mit defizitären Erfahrungen. In einer körperorientierten Psychotherapie werden diese Erfahrungen durch Imagination aktualisiert, ins gegenwärtige Erleben gebracht. In der Gegenwart und auf dem Boden der therapeutischen Beziehung kann auf verschiedene Arten Veränderung geschehen: Im gegenwärtigen Erleben wird die Erfahrung anders eingeordnet (*reframing*). Offene Gestalten können durch verbales und nonverbales Ausdrücken des inneren Erlebens geschlossen werden, im präsenten Kontakt mit sich selbst und einem mitfühlenden, adäquat spiegelnden Therapeuten kann die Erfahrung nacherlebt, akzeptiert und integriert werden. Ausdrucksorientiertes Arbeiten sollte immer in der Präsenz geschehen. Ausdrücken schmerzhafter Gefühle ohne Präsenz (Untersteuerung, Arbeitskreis OPD, 2023) ist meist eine therapeutisch nicht hilfreiche Wiederholung und führt nach unserer Erfahrung nicht zu einer nachhaltigen Veränderung.

Die Forderung nach Präsenz richtet sich an Therapeut:innen und Klient:innen. Nur ein präsentes Gegenüber kann den Raum und den Kontakt halten, sodass sich Leiden zeigen und Veränderung geschehen kann. Einem nicht präsenten

Therapeuten fehlt die körperliche und emotionale Resonanzfähigkeit, welche für eine wirksame Begleitung unumgänglich ist. Präsenzverlust bei der Therapeutin kann unterschiedliche Ursachen haben. Möglicherweise ist sie durch eigenes Erleben abgelenkt oder einfach müde. Beides ist als Hinweis zu verstehen, für sich Sorge zu tragen und Verantwortung für die eigene Präsenz zu übernehmen. Die zweite Möglichkeit ist ein Übertragungsphänomen: Die Therapeutin nimmt über die eigene körperliche Resonanz den Präsenzverlust der Klientin auf. Präsenzverlust ist sehr ansteckend. Wenn Therapeuten in einer Sitzung plötzlich schwere Augenlider bekommen oder eine bleierne Müdigkeit auftritt, kann das ein Zeichen für fehlende Präsenz beim Gegenüber sein, besonders wenn es immer bei derselben Person auftritt. In diesem Fall sollte die Eigenwahrnehmung in einer angemessenen Art und Weise in den Prozess eingebracht werden. Mögliche Fragen dazu sind: „Wie geht es Ihnen gerade?", „Wie spüren Sie sich jetzt gerade?", „Ich nehme bei mir ein Gefühl von Leere und Nebel wahr, wenn Sie über dieses Thema sprechen. Spüren Sie auch so etwas?". Solche Fragen können helfen, der Person den Präsenzverlust bewusst zu machen. In der Folge kann gemeinsam nach dessen Auslöser geforscht werden.

Praxisbeispiel

Die 35-jährige Erin erlebt sich immer wieder von Emotionen überflutet, welche sie durch regelmässigen Sport kontrolliert. Sie möchte gerne mit dem Körper arbeiten, hat aber Angst vor Entspannungsübungen. Sie befürchtet, aufkommenden Gefühlen hilflos ausgeliefert zu sein. In einer ersten Wahrnehmungsübung im Liegen ist Erin sehr angespannt, ängstlich und fühlt sich ausgeliefert. Während sie ihr Erleben beschreibt und von der Therapeutin präsent und ruhig begleitet wird, beginnt sie, sich mehr und mehr zu entspannen. Der Atem wird tiefer und ruhiger. Nach einer Weile leitet die Therapeutin ihr einige volle Atemzüge an. Die sportliche Klientin verträgt die sympathikotone Atmung gut und kann die aufkommenden Empfindungen von stärkerer Lebendigkeit im ganzen Körper spüren. Am Ende der Sitzung ist sie erleichtert, dass sie sich im Liegen entspannen konnte.

Beim nächsten Termin berichtet sie, wie sie beim Rausgehen nach der Sitzung zum ersten Mal das Wasserspiel beim Eingang gesehen habe. Überhaupt habe sie Farben und Geräusche viel deutlicher und schöner wahrgenommen. Dieser Zustand habe noch einige Tage angehalten. Sie könne jetzt verstehen, dass eine Bekannte beim Laufen manchmal innehalte und darüber spreche, wie schön die Natur sei. Das sei ihr bislang immer etwas fremd gewesen.

Im späteren Verlauf der Therapie kann Erin die auftauchenden Gefühle immer mehr zulassen, halten und fühlt sich ihnen zunehmend weniger ausgeliefert.

4.2 Gewahrsein und Achtsamkeit

Corinna Möck-Klimek

4.2.1 Historische Einbettung des Begriffs Gewahrsein

Der Begriff *awareness*, deutsch am treffendsten übersetzt mit Gewahrsein, taucht ab Mitte des letzten Jahrhunderts in der englischsprachigen psychologischen Literatur auf. Insbesondere die Gestaltpsychologie setzte sich theoretisch und experimentell mit dem Phänomen Wahrnehmung auseinander.

Die Gestaltpsycholog:innen untersuchten die Dynamik des Wahrnehmungsvorganges und stellten die Theorie auf, dass der Wahrnehmende nicht nur passives Ziel des sensorischen Bombardements durch seine Umwelt ist, sondern dass er vielmehr seine eigene Wahrnehmung strukturiert und ordnet. Im Wesentlichen organisiert er die Wahrnehmung der einströmenden sensorischen Eindrücke zur primären Erfahrung einer Figur, wie sie vor einem Hintergrund oder Grund gesehen und wahrgenommen wird (Polster & Polster, 2003, S. 41).

Für Fritz Perls, Begründer der Gestalttherapie, war die bewusste Wahrnehmung des Hier-und-Jetzt-Erlebens zentral: „Nichts existiert ausser dem *Hier-und-Jetzt*“ (Perls et al., 2013, S. 49). Perls und seine Frau Laura studierten beide bei Charlotte Selver. Diese war vor ihrer Emigration in die USA Schülerin von Elsa Gindler, der „Grossmutter der somatischen Psychotherapie“ (Weaver, 2006). Selver erforschte in Elsa Gindlers Kursen das Zusammenspiel von Körper, Geist und Seele und prägte später den Begriff der *sensory awareness* als unmittelbares Gewahrsein des eigenen Erlebens, im Gegensatz zu kognitiv vermitteltem Wissen. Fritz und Laura Perls wurden von Gindlers und Selvers Arbeit stark beeinflusst. Beide betonten, dass Erfahrung und Veränderung nur in der Gegenwart möglich sind. Gemäss Perls soll daher Psychotherapie ganz auf die Gegenwart ausgerichtet sein. Konsequenterweise nannte er seinen Ansatz auch die „Hier-und-Jetzt-Therapie“ (Perls, 1980a, 1980b). Die Gegenwart umfasst auch Vergangenheit und Zukunft, denn Erinnern von Vergangenem und Vorwegnehmen von Zukünftigem geschehen im Jetzt.

Im Gegensatz zur mehr auf die Aufarbeitung der Vergangenheit ausgerichteten Psychoanalyse geht die Gestalttherapie davon aus, dass das Gewahrsein des Hier und Jetzt Mittelpunkt und Ausgangspunkt für Lernen, Entwicklung von Selbst-Bewusstheit und Selbstverantwortung sein muss (Stevens, 2002). Durch Gewahrsein der eigenen Bedürfnisse, Wünsche, Emotionen und Verhaltensmuster im Hier und Jetzt wird der Mensch sich zunehmend selbst bewusst, beginnt Wahlmöglichkeiten zu erkennen und übernimmt Verantwortung für sein Handeln. Für den spürenden Einbezug des Körpers in die Therapie ist Gewahrsein eine zwingende Voraussetzung (Geuter, 2019). Eine der wichtigsten Aufgaben von Körperpsychotherapeut:innen ist daher, die Menschen im Gewahrsein des Hier und Jetzt zu unterstützen. Basierend auf ihrer Konzeptualisierung von Präsenz als körperlich-emotional-kognitives Phänomen versteht die Integrative Körperpsychotherapie IBP unter Gewahrsein die Wahrnehmung aller Erlebensdimensionen. Rosenberg verband Wahrnehmungsschulung mit Atem- und Bewegungsübungen. Seine Übungssequenz zur Selbstintegration (Kap. 8) ist Ausdruck der für Rosenberg fundamentalen Trias von Präsenz, Atmung und Bewegung.

4.2.2 Gewahrsein und Achtsamkeit

Gewahrsein wird in der Literatur häufig gleichbedeutend wie Achtsamkeit gebraucht oder als eine Komponente von Achtsamkeit verstanden. Der Begriff Achtsamkeit (*mindfulness*) wurde ursprünglich vor allem in spirituellen Traditionen verwendet, die einen Weg der inneren Erfahrung ins Zentrum stellen (Rose & Walach, 2009). Er ist ein Kernelement der buddhistischen Philosophie und Lehrmeinung, findet sich aber auch in der christlich-mystischen Tradition. Das buddhistische Anapanisata-Sutra lehrt, den Ein- und Ausatem achtsam zu beobachten. Das Satipattana-Sutra, die vier Verankerungen der Achtsamkeit, bezieht sich auf die achtsame Wahrnehmung von Körper, Gefühlen, Geist und Geistesobjekten. Das Pali-Wort *sati* wird mit Achtsamkeit bzw. *mindfulness* übersetzt. Sowohl in der buddhistischen Tradition als auch in der westlichen Wissenschaft werden Sati und Achtsamkeit nicht einheitlich definiert (Grossmann & van Dam, 2011). *Sati* ist ein vielschichtiger Begriff und umfasst Gewahrsein, Aufmerksamkeit und Erinnerung (Germer, 2005; Bodhi, 2011). Brown & Ryan definieren Gewahrsein (*awareness*) und Aufmerksamkeit (*attention*) als zwei Facetten von Bewusstsein (Brown & Ryan, 2003): Gewahrsein ist eine ganzheitliche Wahrnehmung von inneren und äusseren Reizen, die im Hintergrund kontinuierlich abläuft, ohne dass wir irgendetwas speziell im Fokus haben. Aufmerksamkeit ist bewusste, gerichtete Wahrnehmung eines Reizes. Eine Mutter kann z. B. Mittagessen kochen und sich dabei der köchelnden Gerichte, ihrer Bewegungen und der Geräusche der spielenden Kinder gewahr sein, ohne ihr Bewusstsein auf etwas zu fokussieren. Sobald jedoch das Kochwasser überläuft oder ein Kind zu weinen beginnt, wird sie ihre Aufmerksamkeit auf diesen Reiz richten und darauf reagieren. Das Wort Sati beinhaltet auch Erinnerung, jedoch nicht als Erinnerung von Vergangenen, sondern als Prozess des sich immer wieder daran Erinnerns, unser Gewahrsein und unsere Aufmerksamkeit auf das Hier und Jetzt zu richten (Germer, 2005).

Im Gegensatz zu Gewahrsein und Aufmerksamkeit umfasst Achtsamkeit nicht nur den Wahrnehmungsprozess, sondern auch die Art, wie wir zum Wahrnehmungsinhalt in Beziehung treten. Kabat-Zinn definiert Achtsamkeit als eine bestimmte Form der Aufmerksamkeit (Kabat-Zinn, 1998, S. 19): „bewusst, im gegenwärtigen Augenblick und ohne zu urteilen. Diese Art der Aufmerksamkeit steigert das Gewahrsein und fördert die Klarheit sowie die Fähigkeit, die Realität des gegenwärtigen Augenblicks zu akzeptieren" bzw. als „bewusste Fokussierung der Aufmerksamkeit auf die augenblickliche Erfahrung (...), ohne dass wir uns dabei zu Urteilen oder vorgefertigten Ideen und Erwartungen verleiten lassen" (Siegel, 2010, S. 13).

Bishop et al. unterscheiden zwei Komponenten der Achtsamkeit (zitiert in Michalak et al., 2012, S. 8). Die erste ist das Lenken und Halten der Aufmerksamkeit auf die momentane Erfahrung. Der „Autopilot" wird unterbrochen, die Präsenz erhöht und es stellt sich ein Gefühl von mehr Lebendigkeit und Gegenwärtigkeit ein. Die zweite Komponente beinhaltet eine von Akzeptanz geprägte Haltung gegenüber der eigenen Erfahrung, was zu einem „aktiven Prozess des Zulassens von Gedanken, Gefühlen und Empfindungen" führt.

Germer definiert Achtsamkeit als akzeptierendes Gewahrsein der gegenwärtigen Erfahrung (Germer, 2005). Akzeptanz erweitert das „nicht urteilen" bzw. „nicht bewerten" um die Dimension der Freundlichkeit. Begegnen wir unseren Erfahrungen mit Akzeptanz, so sind wir bereit, sie so sein zu lassen, wie sie sich im jetzigen Moment gerade in unserem Gewahrsein manifestieren – seien sie angenehm oder schmerzhaft. Gerade in der Auseinandersetzung mit starken, als negativ erlebten Emotionen wie Wut, Scham, Schuld, Trauer oder Angst, ist Akzeptanz eine notwendige Voraussetzung. Akzeptanz ermöglicht, sich einem schwierigen Gefühl zuzuwenden und es in seiner Tiefe zu erleben und zu erforschen, statt sofort nach einer Strategie zu suchen, um es loszuwerden (Germer, 2005).

Merke

Achtsamkeit beinhaltet eine Haltung nicht wertender Offenheit und Akzeptanz, in der wir auftauchende Körperempfindungen, Impulse, Gefühle, Stimmungen, Gedanken und Bilder wahrnehmen, ohne sie zu bekämpfen und ohne uns an sie zu klammern. Wir lassen sie kommen und wieder ziehen wie die Wolken am Himmel.

In spirituellen Traditionen sind Achtsamkeitspraktiken eingebettet in komplexe Übungswege zur Geistesschulung, welche Teil eines übergreifenden ethischen und/oder religiösen Konzeptes sind. Bei der Adaption spiritueller Praktiken für den säkularen psychotherapeutischen Kontext werden diese Übungen aus ihrer kulturhistorischen Einbettung herausgelöst und für therapeutische Ziele genutzt. Dabei geht es primär um die Beziehung zum eigenen Erleben:

> [...] die Vorstellung, dass man beobachtet, um sich von den Automatismen abzukoppeln; dass das Beobachten einen befähigt, sich weit genug zu entfernen, um jedem mentalen Prozess an der Tür seines Geistes „lachend" begegnen zu können [...] steht für die Ausgeglichenheit von Empfindung, Beobachtung und Konzeptualisierung, die zu einem achtsamen Empfinden des nichtbegrifflichen Wissens führt" (Siegel, 2010, S. 99).

Angeregt durch die neuen bildgebenden Verfahren der Neurowissenschaften kam es innerhalb der letzten 15 Jahre zu einer wahren Explosion von Forschungen über die Wirkungen von Achtsamkeitsübungen (Heidenreich & Michalak, 2009; Siegel, 2010). Es gibt mittlerweile eine Vielzahl achtsamkeitsbasierter Therapieverfahren und Übungen, die auch empirisch gut abgesichert sind (Michalak et al., 2012). In traumatherapeutischen Verfahren wird die exzentrische Position des neutralen inneren Beobachters schon lange genutzt (Reddemann, 2001). Neuere Strömungen der kognitiven Verhaltenstherapie verstehen sich als primär achtsamkeitsausgerichtete Verfahren (Akzeptanz- und Commitment-Therapie, *Compassion Focused Therapy*). Die signifikante Wirkung des von Kabat-Zinn entwickelten Trainings für Achtsamkeitsbasierte Stressreduktion (*Mindfulness Based Stress Reduction*, MBSR) auf das Stresserleben ist durch zahlreiche klinische Untersuchungen wissenschaftlich belegt (Khoury et al., 2015).

4.2.3 Gewahrseins- und Achtsamkeitsschulung in der Psychotherapie

Durch Gewahrseins- und Achtsamkeitsschulung lernen Menschen, die eigene Aufmerksamkeit zu festigen und sie gezielt zu lenken, z. B. auf Körperempfindungen, Gefühle, Gedanken oder innere Bilder. Diese Fähigkeit zur gerichteten Selbstwahrnehmung ist grundsätzlich jedem Menschen möglich und kann durch regelmässiges Üben quantitativ und qualitativ in beeindruckendem Ausmass erweitert werden.

Merke

Ziele von Gewahrseins- und Achtsamkeitsschulung in der Psychotherapie:

- Kontakt mit dem gegenwärtigen Erleben vertiefen.
- Bewusstsein für individuelle Fühl-, Denk- und Verhaltensmuster entwickeln.
- Etablieren der Position des inneren Beobachters.
- Entwicklung von (Selbst-)Akzeptanz und Selbstmitgefühl

Über das Praktizieren von Gewahrsein treten wir in Kontakt zu unserem Erleben und gewinnen Gestaltungsraum im Umgang mit uns selbst. Wir können in unterschiedlicher Form zu den erfahrenen Dimensionen Körpererleben, Emotionen und Kognitionen in Beziehung treten. In der Achtsamkeitspraxis üben wir, unserem Erleben mit Akzeptanz und Mitgefühl zu begegnen.

Wir beschreiben die Schulung von Gewahrsein und Achtsamkeit hier am Beispiel von Schmerzen. Ist jemand vom Schmerz überwältigt, gibt es kaum Abstand zwischen dem Menschen, der den Schmerz empfindet, und dem erfahrenen Schmerz. Dieser vereinnahmt die ganze Aufmerksamkeit der Person, es gibt nichts anderes mehr als Schmerz und alle anderen Wahrnehmungen treten in den Hintergrund. Der Mensch hat jedoch die Möglichkeit zu wählen, wohin er seine Aufmerksamkeit lenkt. Er kann bewusst den Raum des Gewahrseins erweitern, indem er nicht mehr auf den Schmerz fokussiert, sondern auch Geräusche, Farben und Formen der Umgebung, den Kontakt seines Körpers zum Untergrund, seine Atmung und Körperempfindungen an anderen Stellen als dem Schmerzort wahrnimmt. Dadurch verändert sich oft auch die Erlebensqualität des Schmerzes. Wird ein Mensch so stark vom Schmerz absorbiert, dass er sein Gewahrsein nicht erweitern kann, so kann er versuchen, die Beziehung zum Schmerz zu verändern, indem er statt einer abwehrenden, verurteilenden Haltung eine zugewandte, interessierte, akzeptierende und mitfühlende Haltung einnimmt. Auch dadurch verändert sich oftmals das subjektive Erleben des Schmerzes.

Durch Achtsamkeit werden wir zwar nicht frei vom (körperlichen oder seelischen) Schmerz, aber freier inmitten des Schmerzes. Das sind zwei völlig verschiedene Dinge. Freiheit inmitten von Leiden akzeptiert das Hier-und-Jetzt-Erleben und die ganze Fülle menschlicher Erfahrungen, während Freiheit von Leiden nach einem Idealzustand strebt, der nicht unserem alltäglichen Menschsein entspricht (Bartok & Roemer, 2018). Dank Achtsamkeitspraxis können wir lernen, dass wir Schmerz nicht loswerden oder abspalten müssen, um uns besser zu fühlen (Germer, 2005). Manchmal gelingt es sogar, dem Schmerz einen Sinn zuzuschreiben. Sinn macht eine nicht veränderbare Erfahrung leichter erträglich. Gerade bei stark belastenden Erfahrungen trägt Sinnhaftigkeit über das Erleben von Kongruenz und Konsistenz zu einer besseren Bewältigung bei.

Um die Aufmerksamkeit bewusst zu lenken, braucht es einen inneren Ort, von dem aus wir unser Erleben wahrnehmen. Diesen Ort nennen wir den inneren Beobachter. Durch die Entwicklung des inneren Beobachters wird ein zweifaches Bewusstsein geschaffen. „Wir schaffen dadurch ein duales Bewusstsein, indem man sich gleichzeitig bewusst ist, dass man etwas erlebt und dass man dieses Erleben beobachtet" (Geuter, 2019, S. 121). Der beobachtende Anteil hat eine gewisse Distanz zum Inhalt des Erlebens, was emotional deutlich entlastend wirken kann. Für den leidenden Menschen, der in der Trauer zu versinken droht, ist es ein Unterschied, ganz in der Trauer zu sein, oder diese von einem Ort jenseits der Trauer zu beobachten.

Achtsamkeit kann auf ganz unterschiedlichen Wegen eingeübt werden. Die traditionelle Achtsamkeitspraxis der stillen Sitzmeditation ist für viele Menschen mit psychischen Erkrankungen eine Überforderung. Der freie Raum, der entsteht, indem der Körper zur Ruhe kommt, lässt Gefühle und Gedanken in den Vordergrund treten, was oft schwierig auszuhalten ist. Es kann hilfreich sein, die Aufmerksamkeit auf etwas bestimmtes zu richten, wie das beim Bodyscan oder der Imagination des inneren Beobachters geschieht. Für Menschen, denen eine formale Achtsamkeitspraxis nicht liegt, kann Bewegung eine gute Alternative sein, z. B. in Form eines täglichen Spaziergangs. Interessanterweise kann regelmässiges Spazieren die Achtsamkeit genauso vertiefen wie eine formale Achtsamkeitspraxis. So zeigte sich in einer Studie zum religiös-spirituellen Befinden bei 44 stationären psychiatrischen Patient:innen nach sechswöchiger Behandlung mit entweder Achtsamkeitsmeditation oder Morgenspaziergang bei beiden Gruppen ein signifikanter Anstieg von religiös-spirituellem Wohlbefinden und Achtsamkeit, verbunden mit adäquateren Strategien zur Krankheitsverarbeitung und Abklingen der psychiatrischen Symptombelastung (Unterrainer et al., 2014).

4.2.4 Übungen zur Schulung des Gewahrseins

Der Bodyscan ist eine körperfokussierte Wahrnehmungsübung, welche sich gut für Anfänger eignet. Durch achtsames Gewahrwerden der Körperempfindungen festigen sich Aufmerksamkeit und Verbindung zum Körpererleben. Mit etwas Erfahrung lässt sich die Körperwahrnehmung auch differenzierter verbalisieren. In den Online-Unterlagen zu diesem Kapitel finden sich weitere Achtsamkeitsübungen und eine Liste mit Vokabular für Körperempfindungen, die Klient:innen zur Unterstützung gegeben werden kann.

Übung

Bodyscan

Wandern Sie mit der Wahrnehmung durch Ihren Körper, beginnend bei den Füssen, über Unterschenkel, Oberschenkel, Becken, unteren Rücken, oberen Rücken, Schultern, Arme, Hände, Bauch, Brust, Hals/Nacken bis zum Kopf. Stellen Sie sich dabei jeweils folgende Fragen: Fühlt sich dieser Körperteil warm oder kalt an? Fühlt er sich angenehm oder unangenehm an? Bei Bauch, Brust und Hals fragen Sie zudem, ob er sich klein oder gross anfühlt, eher offen oder zu, eher weich oder angespannt.

Fliesst Ihr Atem oberflächlich, mittel oder tief? Wie fühlt sich die linke Körperhälfte im Vergleich zur rechten an? Wie fühlt sich die vordere Körperhälfte im Vergleich zur hinteren an? Wie fühlt es sich oberhalb des Bauchnabels im Vergleich zu unterhalb an? Wie fühlt es sich innerhalb des Körpers im Vergleich zur Körperoberfläche an?

Die Übung des inneren Beobachters gibt es in vielen Varianten. Sie integriert alle Erlebensdimensionen. Wir stellen hier eine Variante vor, die dem Beobachter einen imaginierten Platz zuschreibt, welcher später immer wieder eingenommen werden kann.

Übung

Der innere Beobachter

Für diese Übung können Sie eine Situation aus Ihrem Alltag auswählen, die für Sie unangenehm war, oder Sie arbeiten mit dem, was Sie jetzt gerade wahrnehmen. Vergegenwärtigen Sie sich die Situation, als wäre sie gerade jetzt .... Nehmen Sie wahr, wie Ihr Körper dabei reagiert. Benennen Sie, was Sie wahrnehmen, z.B. „Mein Magen brennt." Und jetzt schauen Sie, welchen Unterschied es macht, wenn Sie stattdessen sagen: „Ich nehme wahr oder ich stelle fest, dass mein Magen brennt." Vielleicht merken Sie, dass Sie damit eine Distanz schaffen: Sie sind nicht mehr so nahe am Körpersymptom. Sie können das Körpererleben beobachten, sind also mehr als Ihr Körper .... Nehmen Sie wahr, wie es sich auf Sie auswirkt, diese beobachtende Position einzunehmen.

Jetzt nehmen Sie sich Zeit, Ihre Gefühle zu beobachten. Welche Gefühle sind jetzt da? Benennen Sie Ihre Gefühle. Zum Beispiel: „Ich fühle mich unsicher." Und dann formulieren Sie den Satz um: „Ich nehme wahr, dass ich mich unsicher fühle." Was verändert sich damit ...? Vielleicht schaffen Sie wieder Distanz und sind nicht mehr in Ihre Gefühle verstrickt.

Beobachten Sie nun, was Sie denken. Benennen Sie Ihre Gedanken, z.B. „Ich kann das einfach nicht." Und jetzt schauen Sie, welchen Unterschied es macht, wenn Sie innerlich sagen: „Ich nehme wahr, dass ich denke, ich könne das nicht." So schaffen Sie Abstand zu Ihren Gedanken. Indem Sie Ihre Gedanken beobachten, sind Sie nicht mehr so identifiziert mit ihnen, Sie sind mehr als Ihre Gedanken.

Wie fühlt es sich an, auf diesem Beobachterplatz zu sein? Kommt Ihnen dazu ein Bild in den Sinn, welches Symbol für den Beobachterplatz sein könnte? Ein Ort, von dem aus Sie einen guten Überblick und Abstand vom Geschehen haben? Lassen Sie sich dieses Bild spüren und nehmen Sie wahr, wie es ist, von diesem Ort aus auf das aktuelle Ereignis und Ihr Erleben zu schauen.

Eine weitere Übung zur Schulung des inneren Beobachters ist das Tagebuchschreiben. Das Aufschreiben inneren Erlebens wirkt entlastend, ordnend, klärend, kann kreisende Gedanken unterbrechen und Inhalte kanalisieren. Beim späteren Lesen und Vergleichen verschiedener Passagen kann man sich der eigenen inneren Dynamiken gewahr werden. Eine Anleitung zum Tagebuchschreiben findet sich in den Online-Unterlagen zu diesem Kapitel.

Praxisbeispiel

Der 47-jährigen Esther, einer Klientin mit Unruhezuständen, empfiehlt die Therapeutin, jeweils morgens für 15 Minuten den Atem wahrzunehmen. Da Esther bei alleiniger Beobachtung von Ein- und Ausatmung ihre Konzentration nicht halten kann, legt sie sich zusätzlich eine Hand auf den Bauch. Indem sie spürt, wie sich die Bauchdecke hebt und senkt, verstärkt sie die Wahrnehmung der Atembewegung. Sie erlebt ein tiefes Gefühl von Ruhe, welches sie beglückt und mit in den Tag nehmen kann. Während der folgenden Therapiesitzungen stabilisiert sich die Beobachterposition zunehmend. Esther berichtet, wie sie sich bei von ihr eher abgewerteten Tätigkeiten „zusieht" (Alkohol trinken, TV-Konsum). Sie erlebt dieses „Zusehen" zunächst als befremdlich. Im weiteren Prozess wird deutlich, dass diese abgelehnten Tätigkeiten ihr helfen, sich von schwierigem Erleben abzulenken. In der Folge lernt sie, sich aus dem durch regelmässiges Üben gestärkten Zustand der inneren Ruhe ihren abgelehnten Anteilen zuzuwenden. Mit der Zeit empfindet sie mehr Verständnis für ihr Bedürfnis nach ablenkenden Handlungen. Sie lernt zunehmend, sich selbst zu halten und zu beruhigen. Dadurch erfährt sie sich tiefer mit sich verbunden. Das Gefühl von Ruhe wird ein stabiler Teil ihrer selbst. Dieser kann in der Folge als Ressource zur Aufarbeitung der traumatischen Erfahrungen, welche zu den ablenkenden Handlungen führten, genutzt werden.

4.3 Eigenraum, Grenze und Kontakt

Corinna Möck-Klimek

4.3.1 Begriffsklärung

Die Verwendung des Begriffs Grenze in der Psychotherapie geht auf die Gestalttherapie zurück. Perls sprach von der Ich-Grenze, welche zwischen Selbst und Anderssein unterscheidet (Perls, 2002). Weil an der Ich-Grenze Individuum und Lebenswelt sich berühren, miteinander in Beziehung und Austausch treten, spricht die Gestalttherapie auch von Kontaktgrenze. Die Grenze hat also eine zweifache Funktion: „Grenze bedeutet Kontakt *und* Trennung; es bedeutet Individualität" (Perls, 1980b, S. 43). Die Kontaktgrenze gehört sowohl zum Organismus als auch zur Umwelt. Ein Organismus lebt in ständigem Austausch mit seiner Umwelt und kann ohne diese weder existieren noch definiert werden. „Wir müssen also stets den Ausschnitt der Welt, in dem wir leben, als Teil von uns selbst betrachten. Wo immer wir hingehen, nehmen wir irgendwie Welt mit" (Perls et al., 2013, S. 15). Aus dieser ganzheitlichen Perspektive können Organismus und Umwelt, Subjekt und Objekt nicht getrennt betrachtet werden.

Organismus, Kontaktgrenze und Umwelt bilden zusammen das Feld, in dem Beziehung entsteht (Organismus/Umweltfeld). Diese Beziehung ist auf Wachstum ausgerichtet (Perls et al., 2013), denn Kontakt geschieht „an der Grenze zwischen zwei eigenständigen Entitäten (Ganzheiten, Gestalten), die aufeinander zustreben, jedoch ihre Identität bewahren und sich gleichzeitig ausweiten wollen" (Burow & Scherpp, 1981, S. 70). Kontakt ist die „erste und unmittelbarste Wirklichkeit" (Perls et al., 2013, S. 21) und ermöglicht den Austausch zwischen Organismus und Umwelt im gemeinsamen Feld. Was der Organismus verarbeiten kann, assimiliert er, was er nicht brauchen kann, weist er zurück. Im Kontakt unterscheidet er und wählt aus: „Annahme und Zurückweisung der Umwelt sind die wichtigsten Funktionen der ganzen Persönlichkeit" (Perls, 1980a, S. 40). Kontakt ist immer wechselseitig, eine lebendige Beziehung an der Grenze im Organismus/Umweltfeld, und führt zu einer kreativen Anpassung zwischen Organismus und Umwelt. Wir können in Kontakt zu uns selbst sein (Innenwelt, inneres Erleben) und zur belebten oder unbelebten Lebenswelt. Kontakt geschieht in den drei Dimensionen menschlichen Erlebens: Körpererleben, Emotionen, Kognitionen.

Im Verständnis der Gestalttherapie ist die Kontaktgrenze nichts Fixiertes, sondern dynamisch. Sie kann sich ausdehnen und zusammenziehen. Dies trifft sowohl auf die physische (Haut) wie auch auf die psychische Kontaktgrenze (Eigenraum) zu. Die physische Kontaktgrenze ist der Ort der körperlichen Begegnung, die psychische jene der emotionalen. Emotionales Erleben und Verhalten eines Menschen werden geprägt von seinen Erfahrungen und seinem Umgang mit „Grenzvorfällen" an der physischen und psychischen Kontaktgrenze (Perls, 1980a).

In der Sozialpsychologie wird der Begriff des *persönlichen Raums* verwendet – verstanden als Abstand, der in sozialen Interaktionen gewahrt wird. Sommer beschreibt den persönlichen Raum als eine Zone mit einer unsichtbaren Grenze, die den Körper einer Person umgibt und in die keine Eindringlinge zugelassen werden (Sommer, 1959). Hayduk erweitert die Definition durch das bei Eindringen in den persönlichen Raum erregte Unwohlsein:

> „We can define personal space as the area individual humans actively maintain around

themselves into which others cannot intrude without arousing discomfort“ (zitiert in Froesch, 2003, S. 38).

Scaer definiert den Eigenraum als einen über unbewusste Propriozeption in seiner Ausdehnung festgelegten räumlichen Bereich, der uns ein Gefühl von Sicherheit und Ganzheit vermittelt (Scaer, 2001). Alle unsere Sinne tragen zur Bildung von dessen Grenzen bei. Sie zeigen uns, wo wir als perzipierendes Ganzes aufhören und der Rest der Welt beginnt, und ermöglichen uns die essenzielle Differenzierung zwischen Selbst und Nichtselbst. Je positiver die Lebenserfahrungen und je intensiver die assoziierten positiven sensomotorischen Erfahrungen sind, desto stabiler wird das persönliche Grenzempfinden. Ein starkes Selbstgefühl und klare Grenzen führen zu Resilienz im Umgang mit Belastungen. Nach Scaer besteht ein Haupteffekt von traumatischem Stress in der Verzerrung oder dem Zerreissen dieser Grenzen, was das Gefühl von Sicherheit und Vertrauen gegenüber anderen Menschen und der Welt beeinträchtigt.

Die Integrative Körperpsychotherapie IBP versteht unter Eigenraum denjenigen Raum, welchen eine Person energetisch einnimmt. Die Grenze ist die Linie, welche den Eigenraum begrenzt. Rosenberg nennt diese Selbstgrenze und definiert sie als „das Empfinden (oder die Erfahrung oder das Bewusstsein) des Selbst, dass es von der Welt getrennt ist, aber dennoch in einer harmonischen Beziehung mit ihr lebt. Die Grenze selbst ist flexibel, sodass andere willentlich näher herangelassen oder mehr auf Abstand gehalten werden können“ (Rosenberg et al., 1996, S. 213).

Merke

Der subjektiv empfundene Eigenraum des Selbst drückt sich energetisch, räumlich, verbal und emotional aus. Die Grenze markiert die Unterscheidung zwischen Ich (innen) und Nicht-Ich (aussen). Der Eigenraum und die ihn definierende Grenzlinie sind personen- und situationsabhängig flexibel und anpassungsfähig sowie durch Kultur und persönliche Lebenserfahrungen geprägt. An der Grenze tritt der Mensch in Kontakt und Austausch mit der Lebenswelt. Das kann Öffnung und Aufnahme bedeuten oder Schliessen und Ablehnen/Schützen. Offensive und defensive Abwehrmuster verändern die Flexibilität der Grenze hin zu vagen oder rigiden Grenzen. Grenzarbeit kann daher auch diagnostisch genutzt werden.

Der persönliche Raum der Sozialpsychologie und der energetisch eingenommene Eigenraum sind zwei verschiedene Raumkonzepte. Der persönliche Raum kann als eine Art Schutzraum oder Vorstellung von Sicherheitsabstand verstanden werden, welchen eine Person braucht, um sich im Kontakt sicher und wohl zu fühlen. Wenn eine andere Person in diesen eindringt, empfinden wir das als unangenehm. Wird der Eigenraum über die energetische Ausdehnung und Präsenz eines Menschen definiert, könnte man auch vom bewohnten oder gefüllten Eigenraum sprechen. Henderson untersuchte in ihrer Arbeit die Bewegungen eines psychoenergetischen Feldes, welches diesem Verständnis von Eigenraum sehr nahe ist (Henderson, 1990). Sie beschreibt innerhalb dieses Feldes verschiedene Bewegungen (Ausdehnen, Zusammenziehen, Verschmelzen, Umschliessen und Eindringen), welche die Dichte des Feldes verändern. Menschen können eine Sensibilität für Ausdehnung und Dichte ihres Feldes entwickeln und lernen, dieses bewusst zu verändern. Viele Menschen kennen ein Gefühl von Ausdehnung, wenn sie entspannt in der Natur sind, während sie sich in einem vollen Aufzug verdichtet oder zusammengezogen erleben.

Eigenraum als persönlicher Schutzraum und energetisch eingenommener Raum sind bezüglich Grösse nicht deckungsgleich. Die Überlappung von „Schutzräumen“ wird als unangenehm erlebt, diejenige des gefüllten

Raums nicht unbedingt. Am Beispiel eines Gruppensettings lassen sich diese Unterschiede verdeutlichen. Wenn eine neu gebildete Gruppe im Kreis sitzt, wählen die Mitglieder in der Regel einen grösseren Abstand zueinander, als eine Gruppe, die schon länger besteht und deren Mitglieder miteinander vertraut sind. Das Bedürfnis nach einem eigenen Schutzraum ist in der neuen Gruppe gross, während der energetisch eingenommene Raum aufgrund der ungewohnten, vielleicht gar unsicheren Situation eher klein ist. Der energetisch eingenommene Raum der Teilnehmer ist wahrscheinlich bei der älteren Gruppe grösser, weil sie sich entspannter und sicherer miteinander fühlen, sich also energetisch eher ausdehnen. Ihre energetischen Räume werden sich überlappen, ihr Bedürfnis nach persönlichem Raum ist kleiner.

Auch in der erfüllten Sexualität differieren persönlicher Raum und gefüllter Raum: Beim Aufbau sexueller Erregung dehnen wir uns energetisch aus. Der Raum, den wir für uns alleine brauchen, um uns wohl und sicher zu fühlen, deckt sich hingegen mit der Hautoberfläche.

Werden politische, soziologische und kulturhistorische Aspekte in die Diskussion von Eigenraum und Grenze einbezogen, so stellen sich noch ganz andere Fragen: Wieviel Raum steht heute, in einer Zeit der Globalisierung und Migration, wem zu? Steht der Raumanspruch der Menschen unserer westlichen Kultur nicht in Widerspruch zu dem, was dem Gesamtkollektiv der Menschheit zur Verfügung steht? Wie gehen wir mit der Entgrenzung des Menschen durch die virtuellen Räume der neuen Medien und Technologien um? Was für einen Sinn hat die (allenfalls freiwillige) Begrenzung der persönlichen Bedürfnisse und Ansprüche in unserer auf Individualisierung und Selbstverwirklichung ausgerichteten Kultur? Hier sind wir im Kollektiv gefordert, den Diskurs zu wagen und neue Wege zu finden.

4.3.2 Wirkung von Grenzarbeit

Das szenische Grenzenziehen, auch als Sichtbarmachen des eigenen Raums formuliert, vermittelt ein kinästhetisches Empfinden (*felt sense*) des eigenen Raums und seiner normalerweise unsichtbaren Grenzen. Innerhalb der Grenze verbessert sich der Selbstkontakt, an der Grenze entstehen Kontakt und Beziehung zum Gegenüber. Eine sichtbar gemachte Grenze gibt Menschen oft ein Gefühl von Gehaltensein und Sicherheit und wirkt damit stressreduzierend. Schwager-Dudli hat die Wirkungen des Grenzenlegens in einer qualitativen Studie dargestellt und folgende positive Effekte gefunden (Schwager-Dudli, 1994): Entspannung, tiefere Atmung, Zunahme der Gefühle von Ruhe, Freiheit, Leichtigkeit, Helligkeit, Grösse, Ausdehnung, Lebendigkeit, Aktivität, Wachheit, Klarheit, Präsenz, Offenheit, Sicherheit, Schutz, mehr Körperbewusstsein, verbesserter Kontakt zur eigenen Person und zum Gegenüber. Unangenehme Effekte nach dem Legen einer Grenze können Gefühle von Ausgrenzung, Eingeschlossensein, Verlassenheit oder Bedrohung sein.

Froesch untersuchte die Wirkung einer Grenzübung als Vorbereitung auf ein standardisiertes Bewerbungsgespräch im Vergleich zu sozialer Unterstützung durch Partner:innen und keiner vorbereitenden Intervention (Froesch, 2003). Die Proband:innen, welche eine Grenze gelegt hatten, fühlten sich signifikant ruhiger, besser gestimmt und weniger ängstlich. Während des Bewerbungsgesprächs zeigten sie im Vergleich zu den beiden anderen Gruppen eine signifikante Reduktion des Kortisolspiegels bei gleichzeitig erhöhter Herzrate. Psychobiologisch können diese Ergebnisse als salutogenetische Wirkung des Grenzenziehens auf akuten sozialen Stress interpretiert werden: In der Vorbereitungsphase führt Grenzenziehen zu subjektiver Ruhe und Angstreduktion. In der Stressphase ist die zur Bewältigung der Aufgabe notwendige psychophysiologische Bereitschaft erhöht. Möglicherweise wird die Grenze subjektiv als Schutzfaktor wahrgenommen und dämpft die endokrine Stressantwort, was den potenziell schädigenden Auswirkungen von chronischem Stress entgegenwirkt.

Merke

Daraus ergeben sich folgende Indikationen zur Arbeit mit Grenzen:

- Entwicklung oder Vertiefung von Selbstkontakt
- Stressreduktion
- Erhöhung des Containments für schwierige Gefühle
- Steigerung der Präsenz
- Kompetenzerwerb zur eigenen Positionierung/Abgrenzung, Ja/Nein sagen können
- Ich-Du-Differenzierung als Voraussetzung für Selbstkontakt und Kontakt zum Gegenüber
- Diagnose des defensiven Kompensationsstils und des Nähe-Distanz-Verhaltens

4.3.3 Grenzübungen

Die Arbeit mit Grenzen bzw. dem Sichtbarmachen des Eigenraums, wird in der Regel bereits in der Anfangsphase einer Therapie eingeführt. Sie dient einerseits der Diagnostik von Nähe-Distanz-Verhalten und defensivem Kompensationsstil und vermittelt andererseits der Person das Konzept des Eigenraums. Für viele Menschen ist es nicht selbstverständlich, dass sie ein Recht auf einen eigenen Raum haben und dieser vom Gegenüber respektiert wird. Daher ist das szenische Arbeiten mit Grenzen auch ein wertvolles Instrument zur Festigung der therapeutischen Beziehung. Ein bewusster, sorgfältiger und nicht invasiver Umgang mit Grenzen schafft das Vertrauen und den sicheren Rahmen für den späteren Einsatz von stärker konfrontierenden Interventionen.

Grundlegende Intervention in der Arbeit mit Grenzen ist das Legen oder Zeichnen einer Grenze mit einem Seil oder einer Kreide. Die Therapeutin erfragt und spiegelt respektvoll und sorgfältig die Bedürfnisse des Klienten nach Nähe und Distanz und nach eigenem Raum (Grenzübung 1). Die dabei auftretenden Körperempfindungen, Gefühle, Bilder, Impulse und Gedanken können wertvolle Hinweise auf Verletzungen in der eigenen Geschichte und konsekutiv entstandene Schutzmechanismen liefern.

In einer zweiten Sequenz, die nicht in der gleichen Sitzung stattfinden muss, stellt sich die Therapeutin als handelndes Gegenüber zur Verfügung und legt ihren eigenen Raum (Grenzübung 2). Die daraus entstehende Dynamik wird exploriert. Auch diese Übung kann diagnostisch und therapeutisch genutzt werden. Sie gibt auch Auskunft zum Übertragungsgeschehen.

Leitfaden für Therapeut:innen

Grenzübung 1

Der Klient sucht sich einen passenden Platz im Raum und wird von der Therapeutin aufgefordert, seine Grenze/seinen Eigenraum mit Kreide oder einer Schnur sichtbar zu machen. Will die Therapeutin vor allem auf den persönlichen Raum fokussieren, was in der Anfangsphase einer Therapie für viele Klient:innen sinnvoll sein kann, so gibt sie die Anweisung: „Legen Sie bitte den Raum, den Sie ganz für sich selbst haben möchten."

In der Selbstwahrnehmung erfahrene Menschen können auch angehalten werden, den Raum zu spüren, den sie als zu sich gehörig erleben und diesen erfühlten Raum mit einem Seil oder Kreide sichtbar zu machen.

In beiden Fällen wird die Stimmigkeit des gelegten Raums anhand des somatosensorischen Erlebens überprüft: „Wo in ihrem Körper spüren Sie, dass es so stimmig ist?" Körperempfindungen, Gefühle, Gedanken, Impulse oder innere Bilder werden erfragt.

Durch das Legen einer Grenze wird der eigene Raum sichtbar gemacht und nonverbal mitgeteilt: „Das bin ich, schau: Ich zeige mich." Im folgenden Schritt wird der Klient angeleitet, diese Botschaft zu verbalisieren: „Das ist mein Raum. Ich möchte nicht, dass Sie in diesen hineinkommen, es sei denn, ich lade Sie dazu ein oder ich erlaube es Ihnen." Das Aufzeigen der Grenze ist eine Kontaktaussage im Hier und Jetzt der therapeutischen Beziehung. Ist die Grenze adäquat und aus dem Selbstkontakt gelegt, kommt es zu signifikanten Veränderungen im Selbsterleben, welche von der Therapeutin wahrgenommen und gespiegelt werden.

Praxisbeispiel

Die 50-jährige, therapieerfahrene Leonie macht mit ihrer Therapeutin die Grenzübung. Das Erspüren des eigenen Raums fällt ihr nicht schwer. Nachdem sie ihre Grenze mit einer Kordel gelegt hat, nimmt sie lächelnd einen tiefen Atemzug. Sie blickt ihre Therapeutin unsicher und fragend an. Diese nickt bestätigend: „Ja, das ist Ihr Raum, das ist Ihre Grenze. Ich werde diese nicht überschreiten, es sei denn, Sie bitten mich darum." Pause. Leonie schaut mit grossen Augen, die sich mit Tränen füllen. Dann kommt ein tiefes „Ja, das stimmt". Sie ist tief berührt davon, dass sie ihren Raum haben darf, und empfindet das als ganz neues Lebensgefühl. Ihr wird bewusst, dass sie in ihrer eigenen Geschichte kein Recht auf einen eigenen Raum hatte. In der Folge bearbeitet sie die entsprechenden Kindheitserfahrungen. Mit dem Gewahrwerden der eigenen Grenze wird ihr auch deutlich, wie häufig sie selbst über ihre Grenzen gegangen ist und anderen erlaubte, ihre Grenzen ungefragt zu überschreiten. Ohne ein Gefühl für die eigene Grenze hat sie sich kein „Nein" erlaubt und sich an andere angepasst. Mit den neuen Erkenntnissen und Erfahrungen verändert sich ihr Umgang mit Menschen hin zu mehr Selbstbestimmung und Selbstverantwortung.

Leitfaden für Therapeut:innen

Grenzübung 2

Die Therapeutin kündigt an, dass auch sie jetzt ihren eigenen Raum sichtbar machen wird. Sie bittet den Klienten, währenddessen auf die eigenen Körperempfindungen, Emotionen, Gedanken, Bilder und Impulse zu achten.

Die Therapeutin legt ihre eigene Grenze. Sie fragt nach dem aktuellen Erleben des Klienten und wie er den Kontakt zu ihr jetzt wahrnimmt. Folgende Themen können sich nun zeigen:

- Vergleichen: Mein/Ihr Raum ist ja kleiner, schöner, glatter, hässlicher, krummer ... – darf das sein? Wenn die erste Reaktion Vergleichen ist, wird das ein gewohntes Beziehungsmuster dieses Menschen sein.
- Entspannung: Das Gegenüber sorgt für sich, ist sichtbar, wir sind gleichwertig, es besteht Klarheit über den je eigenen Raum und die Grenze etc.
- Gefühl von Verlassenheit: Die Klientin fühlt sich ausgegrenzt oder abgelehnt und nicht mehr im Kontakt mit dem Therapeuten.
- Gefühl von Überflutung: Die Therapeutin wird als sichtbarer und bedrohlich erlebt.
- Der Wunsch nach Überschneidung der beiden Kreise zeugt von einer grossen Verlassenheitsthematik und Sehnsucht nach Nähe.
- Selten einmal schliesst der Klient die Therapeutin in seinen Kreis mit ein, ein Zeichen für hohe Verschmelzungstendenz und unabgegrenztes Beziehungsverhalten.

Innere konflikthafte Dynamiken werden durch Grenzübungen in der Beziehung zur Therapeutin aktualisiert. Das Übertragungsgeschehen inszeniert sich und kann thematisiert werden. Die Inhalte können bearbeitet werden, indem die Verbindungen zu aktuellen Lebensthemen oder prägenden Erfahrungen der Herkunftsgeschichte erforscht werden. Neue Verhaltens- und Erlebensweisen können im Hier und Jetzt der therapeutischen Beziehung erfahren oder eingeübt werden.

4.3.4 Grenzarbeit als Diagnoseinstrument

Menschen entwickeln ihr Verhalten im Umgang mit Grenzen aufgrund prägender Beziehungserfahrungen und ihrer Wesensart. Als kreative

Kompensationsstrategie für verletzende Erfahrungen bilden sich Muster, welche helfen, mit Überforderung, Verletzung oder Bedrohung im Aussen umzugehen. Bei verschiedenen Störungsbildern (z.B. ADHS) ist die Reizverarbeitung stark betroffen, sodass eine permanente Reizüberflutung erlebt wird. Starre Grenzen bieten dann oft Schutz.

Beim praktischen Arbeiten mit Grenzen erleben wir unterschiedlichste Reaktionen bei unseren Klient:innen. Diese können diagnostisch genutzt werden. Die gewohnte Art der Grenze gegenüber dem Aussen entspricht oft der Grenze gegenüber dem inneren Erleben. Wenn jemand rigide, starre Grenzen nach aussen hat, besteht wenig Durchlässigkeit für Kontakt. Genauso verhält es sich dann meist auch mit dem Innenleben. Bei rigiden Grenzen dringen Gefühle und Empfindungen nicht so leicht in den Raum der bewussten Wahrnehmung (Übersteuerung gemäss OPD). Eine vage Grenze nach aussen führt dazu, dass die Person schlecht wahrnehmbar ist. Man weiss nicht so genau, mit wem man es zu tun hat, was als nächstes zu erwarten ist. Der Mensch selbst erlebt sich als ungeschützt gegenüber äusseren Einflüssen und kann sich schlecht von ihnen abgrenzen. Auch gegenüber seinem Innenleben kann er sich schlecht abgrenzen, fühlt sich rasch vom eigenen Erleben überflutet und seinen Emotionen ausgeliefert (Untersteuerung gemäss OPD).

Menschen, welche von ihrem Körpererleben abgeschnitten sind (*cutting off*), haben oft kein Gefühl für den eigenen Raum. Dann kann es hilfreich sein, mit der Übung „Körper abklopfen" erst ein Gespür für die eigene Körperoberfläche zu bekommen und Körperpräsenz aufzubauen. Menschen, die aufstehen, ihren Raum von aussen legen und sich wieder hineinsetzen, gehen meist von einer fixen Vorstellung ihres Raums aus und nicht von der gespürten Erfahrung. Die Grenze bewusst einmal ganz eng oder ganz weit zu legen, kann ein Gefühl für zu wenig und zu viel Raum geben.

In der Übung Raumaufbau (Abbildung 4-1) wird der Raum über eine strukturierte Abfolge

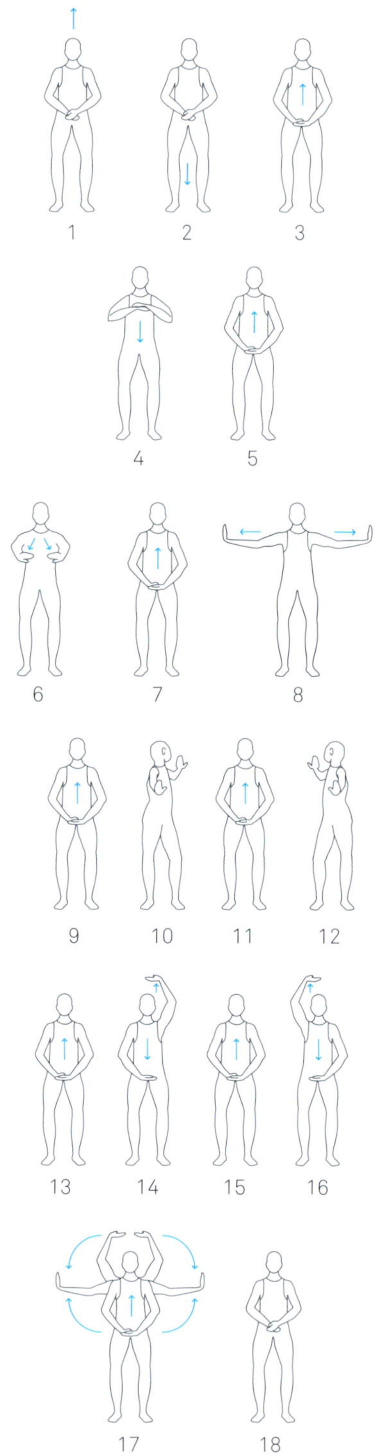

Abbildung 4-1: Raumaufbau (Quelle: Gauch Mühle et al., 2006).

mit dem Atem synchronisierter Bewegungen eingenommen. Diese Übung eignet sich gut, um auch zu Hause regelmässig das Bewusstsein für den Eigenraum zu schulen.

Grenzübungen geben auch Hinweise auf die Art des zu erwartenden defensiven Kompensationsstils. Menschen mit einem Verlassenheitsstil haben eher vage oder offene Grenzen. Das Sichtbarmachen einer Grenze kann sie mit ihrer Verlassenheitsangst konfrontieren.

Praxisbeispiel

Die 35-jährige Alina, eine Patientin mit Panikstörung, bricht nach dem Legen ihrer Grenze in Tränen aus. Sie fühlt sich von der Therapeutin getrennt, ganz alleine und klein. Sie erlebt die Therapeutin nun als weit weg und für sie unerreichbar.

Menschen mit einem Überflutungsstil haben rigide und unflexible Grenzen, die eher eine Schutzmauer als ein dynamisch-lebendiges Kontaktorgan sind.

Praxisbeispiel

Der 60-jährige Urs, jahrzehntelang im Wiederaufbau der Katastrophenhilfe tätig, legt seine Grenze mit einem dreifachen dicken Seil. Er schaut sich zufrieden in seinem Raum um und vergleicht diesen mit einer runden Telefonkabine mit Schiebetür aus Panzerglas. Die Wand sei dicht und sicher, bei Bedarf könne er die Tür einen kleinen Schlitz aufmachen, mehr brauche er nicht.

Menschen aus dysfunktionalen Familien, vor allem wenn unberechenbare Gewalt im Spiel war, können es als beängstigend erleben, eine Grenze zu legen. Die Grenze macht sie sichtbar und damit angreifbar. Sie haben gelernt, dass es am sichersten ist, unsichtbar zu bleiben.

Praxisbeispiel

Die 28-jährige Juliet legt ihre Grenze. Beim Spüren des Eigenraums verliert sie schlagartig ihre Präsenz, ihr Blick wird verschwommen, sie kann nicht mehr klar denken, spürt das Sitzkissen und den Boden nicht mehr. Ihr Herz rast und sie spürt eine aufsteigende Hitzewelle. Sie wurde als Kind von ihrem älteren Bruder systematisch gequält und hat gelernt, sich möglichst unauffällig zu verhalten, ganz so, als gäbe es sie nicht. Sichtbar zu werden assoziiert sie mit Bedrohung.

Übung

Raumaufbau

1. Grundposition: Füsse hüftbreit, Knie weich, Hände auf dem Unterbauch. Einatmend zum Scheitel und zur Verbindung mit dem Himmel hinspüren.
2. Ausatmend zu den Füssen und zur Verbindung zur Erde hinspüren.
3. Einatmend beide Hände in einer schöpfenden Bewegung vom Becken zum Herzen führen.
4. Die Handflächen nach unten drehen, ausatmend beide Hände Richtung Becken stossen.
5. Einatmend beide Hände in einer schöpfenden Bewegung vom Becken zum Herzen führen.
6. Ausatmend beide Hände in den vorderen Raum schieben.
7. Einatmend beide Hände in einer schöpfenden Bewegung vom Becken zum Herzen führen.
8. Ausatmend beide Hände in den seitlichen Raum schieben.

9. u. 11. Einatmend beide Hände in einer schöpfenden Bewegung vom Becken zum Herzen führen.

10. u. 12. Ausatmend sich in der Diagonale ausdehnen: Blick und eine Hand in den hinteren Raum, die andere Hand in den vorderen Raum.

13. u. 15. Einatmend beide Hände in einer schöpfenden Bewegung vom Becken zum Herzen führen.

14. u. 16. Ausatmend eine Handfläche in den oberen, die andere in den unteren Raum schieben.

17. Einatmend beide Hände in einer schöpfenden Bewegung vom Becken zum Herzen führen, ausatmend die Hände Richtung Becken schieben, einatmend beide Arme in einem grossen Bogen über den Kopf nehmen und ausatmend wieder zurück.
18. Hände auf dem Unterbauch. Einatmend zum Scheitel und zur Verbindung mit dem Himmel hinspüren. Ausatmend zu den Füssen und zur Verbindung zur Erde hinspüren.

4.4 Gestaltarbeit

Georg Tarnutzer

4.4.1 Figur-Grund-Konzept

Die Gestalttherapie basiert unter anderem auf den Erkenntnissen der Gestaltpsychologie, insbesondere auf deren Konzept der Figur-Hintergrund-Bildung im Organismus-Umwelt-Feld. Figur und Grund werden in einem dynamischen Wechselspiel immer wieder neu konstituiert. Was unsere Aufmerksamkeit beansprucht, in den Vordergrund drängt, wird zur Figur. Alles andere wird relativ zur Figur unwichtig, tritt in den Hintergrund und gibt der Figur ein Umfeld und Bedeutung. Figur und Grund bilden zusammen die Gestalt. Solange die Figur im Vordergrund steht, bleibt die Gestalt offen, tritt sie wieder in den Hintergrund, wird die Gestalt geschlossen. Offene respektive geschlossene Gestalten werden auch als unerledigte respektive erledigte Geschäfte bezeichnet (*unfinished* und *finished business*).

Gestalt besagt, dass Menschen ihr Denken, Fühlen und Handeln als Ganzheiten erfahren. Aus gestalttherapeutischer Perspektive nehmen Menschen also nicht nur Gegenstände als Gestalten wahr, sondern alles, was sie erfahren und erleben können, wie etwa eine Beziehung, eine Prüfung, eine Trennung. Gestalten sind Erfahrungsphänomene. Jeder Mensch bildet im Kontakt mit seiner Umwelt laufend Gestalten, die sich als typische Erlebens- und Verhaltensweisen zeigen.

Offene Gestalten können als Körpererleben, Emotion oder Kognition wahrgenommen werden. So kann beispielsweise Hunger als Figur in den Vordergrund treten, es bildet sich eine offene Gestalt. Indem wir uns satt essen, schliessen wir die Gestalt. Die Fragmentierung einer Klientin kann als Figur aufgefasst werden, die sich vor dem Hintergrund ihres Herkunftsszenarios abhebt. Ein Konflikt mit der Ehefrau ist eine Figur vor dem Hintergrund der Paarbeziehung. Alles, was uns leiden lässt, ist eine offene Gestalt, deren Figur als Körpersymptom, Impuls, Gefühl, Gedanke oder inneres Bild in den Vordergrund tritt. Neurobiologisch sind offene Gestalten verbunden mit einer Aktivierung des Sympathikus. Der Organismus verlässt den Bereich der Homöostase und mobilisiert Energie, um die Figur wieder in den Hintergrund zu integrieren.

Der Organismus hat den Drang, offene Gestalten zu schliessen und bringt sie deshalb ins Gewahrsein. Als Gewahrseinskontinuum wird die Folge von Gestaltbildung und Gestaltauflösung bezeichnet, in der die jeweils wichtigste unerledigte Situation in den Vordergrund tritt und erledigt wird. Dieser Prozess, auch als gesundes Gestaltprinzip bezeichnet, wird von innen heraus durch die organismische Selbstregulation gesteuert: Der gesunde Organismus richtet sich spontan auf das dominante Bedürfnis aus und organisiert den Kontakt im Organismus-Umwelt-Feld so, dass die prägnante Figur wieder in den Hintergrund treten und die Gestalt geschlossen werden kann (Perls et al., 2013). Dabei kommt es zu einem kreativen Anpassungsprozess zwischen Organismus und Umwelt. Die Gestalttherapie bezeichnet das System der schöpferischen Anpassung als Selbst. „In Kontaktsituationen ist das Selbst die Kraft, die die Gestalt im Feld bildet; noch besser: Das Selbst *ist* der Figur/Hintergrundprozess in Kontaktsituationen“ (Perls et al., 2013, S. 213). Es ist das System gegenwärtiger Kontakte und Agens des Wandels im Organismus-Umwelt-Feld. Es ist

> sehr flexibel, es variiert mit den vorherrschenden organischen Bedürfnissen und sich aufdrängenden Reizen der Umwelt [...]. Es ist der Lebenskünstler. Es ist nur ein kleiner Faktor im gesamten Organismus/Umweltfeld, aber es spielt die entscheidende Rolle dabei, die Bedeutungen zu finden und zu erzeugen, durch die wir wachsen können" (Perls et al., 2013, S. 31 f.).

> „Das Selbst darf nicht als feste Institution gedacht werden, es existiert immer dann, wenn es tatsächlich irgendwo eine Interaktion an der Grenze gibt" (Perls et al., 2013, S. 212).

Das Selbst entsteht und besteht also im Kontakt, in der kreativen Auseinandersetzung mit der inneren und äusseren Umwelt. Offene Gestalten unterbrechen den Lebensfluss und regen dadurch den Menschen zu Wachstum und Entwicklung an. Durch das Schliessen der offenen Gestalt kann die Figur wieder in den Hintergrund treten, sie wird integriert und der Organismus kehrt zurück in den Bereich Homöostase.

Ist die organismische Selbstregulationsfähigkeit überfordert, kann die Gestalt nicht geschlossen werden und der Organismus greift zu Kompensationsstrategien. Defensiver und offensiver Kompensationsstil sind Strategien, die helfen, mit offenen Gestalten zu leben, sich mit ihnen zu arrangieren oder sie zu verdrängen. Wenn offene Gestalten weder durch das Selbst reguliert noch durch die Kompensationsstrategien kontrolliert werden können, steigt der Leidensdruck. Oft ist das der Moment, in dem Menschen eine Therapie aufsuchen. Psychotherapie beschäftigt sich im weitesten Sinne immer mit dem Schliessen offener Gestalten. Wie verschieden die Interventionen einzelner Psychotherapierichtungen auch sind, letztlich verwenden sie dafür alle dieselben Grundprinzipien: Wahrnehmen, benennen, anerkennen, akzeptieren, mitfühlen, spiegeln oder ausdrücken. Anfänglich findet dieser Prozess primär zwischen Therapeut und Klientin statt, indem der Therapeut die Rolle des wahrnehmenden, mitfühlend spiegelnden und zum Ausdruck ermunternden Gegenübers übernimmt. Im Laufe der Therapie füllt die Klientin die Rolle zunehmend selbst, sodass adäquate innerpsychische Spiegelung und Begleitung möglich werden. Der Gestaltdialog ist ein wunderbares Instrument, um in diese Rolle hineinzuwachsen.

4.4.2 Theorie des Gestaltdialogs

Mittels Gestaltdialog kann ein Thema im Hier und Jetzt der Therapiesitzung aktualisiert werden. Dabei spricht die Klientin direkt zu jemandem oder etwas statt über jemanden oder etwas. Sie verringert so ihre emotionale Distanz zum Thema und erlebt stärker. Der Prozess geschieht über das emotional-prozedurale Gedächtnis und weniger über assoziativ-kognitive Bearbeitung episodischer Erinnerungen, die Sprachfähigkeit voraussetzen (Geuter, 2019, 2015).

Als Requisit für den Gestaltdialog dient ein leerer Stuhl oder ein Kissen, worauf das Gegenüber in der Vorstellung platziert wird. Der Dialog findet also zwischen dem Klienten und den Repräsentanzen anderer Personen oder eigener Selbstanteile statt. Deren Wahrnehmung durch den Klienten ist abhängig von seinen Projektionen und Übertragungen, welche wiederum von den Erfahrungen im Herkunftsszenario beeinflusst sind (Staemmler, 1995). Gestaltpsychologisch betrachtet sitzt auf dem leeren Stuhl die Figur, welche sich beim Klienten innerpsychisch vor dem Hintergrund abhebt. Im Gestaltdialog setzt sich der Klient mit seiner innerpsychischen Landschaft auseinander und lernt Selbstanteile neu oder besser kennen. Durch den Wechsel zwischen Identifikation (auf dem leeren Stuhl sitzend) und Desidentifikation (auf dem eigenen Stuhl sitzend) wird einerseits die Integration abgelehnter oder unbekannter Selbstanteile unterstützt. Andererseits kann der Klient mehr Distanz gegenüber Anteilen gewinnen, mit denen er übermässig identifiziert ist. So kann beispielsweise eine Person im Dialog mehr Verständnis und

Mitgefühl gegenüber ihrer ängstlichen Seite entwickeln oder sich besser von einer antreibend kritischen Seite distanzieren. Verbalisieren, Ausdrücken und szenisches Handeln fördern den Selbstregulation und Selbstkontakt, was sich in funktionalerem Verhalten zeigt (Roediger, 2015).

Der Gestaltdialog ist nicht bei allen Personen indiziert. Das szenische Arbeiten ist im Vergleich zur rein verbalen Herangehensweise konfrontativer, fordert und fördert Eigenverantwortung. Voraussetzung sind genügend gute Selbststruktur mit stabilem Identitätsgefühl, intakter Subjekt-Objekt-Differenzierung und die Fähigkeit zum Imaginieren und Phantasieren. Als Körperpsychotherapeut;innen achten wir auch bei der Arbeit mit dem Gestaltdialog auf die Integration der Erlebensdimensionen Körper, Emotionen und Kognitionen. Wir versuchen, mit der Klientin den *felt sense* der Beziehung zur untersuchten Selbst- oder Objektrepräsentanz herauszuarbeiten. Dies setzt die Fähigkeit zum Gewahrsein der eigenen Empfindungen voraus.

Weniger geeignet ist die Technik, wenn Themen der therapeutischen Beziehung im Vordergrund stehen. Diese werden bevorzugt in der direkten Interaktion angegangen. Eine Ausnahme ist die Klärung der Übertragung bei ausreichend guter Selbststruktur. Nicht geeignet ist der Gestaltdialog bei Suizidalität und psychotischen Zuständen.

4.4.3 Praxis des Gestaltdialogs

Staemmler beschreibt zwei Grundformen des Gestaltdialogs: die Selbstgespräch-Technik für die Bearbeitung von Selbstrepräsentanzen (Persönlichkeitsanteilen, Egostates) und die Phantasiegespräch-Technik zur Bearbeitung von Objektrepräsentanzen (Staemmler, 1995). Im ersten Fall wechselt die Person zwischen den Stühlen, lernt ihre problematischen, widersprüchlichen oder abgelehnten Anteile kennen und findet im Dialog einen veränderten Umgang mit ihnen. Im anderen Fall wechselt sie den Stuhl nicht oder nur unter bestimmten Bedingungen.

Geuter zählt folgende Formen des szenischen Dialogs in der Einzeltherapie auf (Geuter, 2019, S. 291):

- mit sich selbst
- mit eigenen Anteilen
- mit einem Symptom
- mit einem imaginierten anderen
- mit der Therapeutin
- mit mehreren imaginierten anderen
- mit einem Körperteil
- mit seelischen Inhalten

Leitfaden für Therapeut:innen

Zur Erforschung eines Persönlichkeitsanteils eignen sich z. B. folgende Fragen:

- „Wie häufig ist dieser Anteil präsent?“
- „Wie stark ist er, wenn er da ist?“
- „Ist er regulierbar?“
- „Wie verhalten Sie sich, wenn dieser Anteil im Vordergrund ist?“
- „Woran erkennen andere Menschen, dass Sie in diesem Anteil sind?“
- „Wie erleben Sie selbst diesen Anteil (Körpererleben, Emotionen, Gedanken, Glaubenssätze)?“
- „Seit wann gibt es diesen Anteil in Ihrem Leben?“
- „In welchen Situationen war es wichtig, dass Sie diesen Anteil entwickelten?“
- „Was war die ursprüngliche Absicht oder Schutzfunktion dieses Anteils?“
- „Was sind seine Bedürfnisse?“
- „Wie geht es Ihnen damit, dass es diesen Anteil gibt?“
- „Was sind seine Vor- und Nachteile?“
- „Welche Beziehung haben Sie zu ihm? Er zu Ihnen?“
- „Welche Beziehung hat dieser Anteil zu anderen Anteilen?“
- „Was ist die Einstellung dieses Anteils zu dieser Therapie?“

Je nach Persönlichkeitsstruktur der Person, ihrem Containment und problematischem Erleben eines Anteils muss die Exposition gegenüber dem Anteil von der Therapeutin sorgfältig gesteuert werden. Dazu eignet sich folgendes stufenweises Vorgehen (adaptiert nach dem 3-2-1-Schattenprozess, Wilber, 2007):

- Darüber reden (3. Person singular): Klientin und Therapeut sitzen einander gegenüber und erforschen im Gespräch das Erleben und Verhalten eines Persönlichkeitsanteils. Eventuell erhält der Anteil einen Namen, z. B.: der Richter, die Unersättliche, die Rebellin, das verängstigte Häschen, und/oder wird einer Schicht des Persönlichkeitsmodells zugeordnet.
- Anteil symbolisieren: Wenn der Anteil genügend gut erfasst ist, kann er symbolisch im Raum platziert werden. Als Platzhalter können Kissen, Stühle, beschriftete Karten, Stofftiere, Emotionsbälle oder andere symbolische Gegenstände benutzt werden. Noch immer sitzen Therapeut und Klientin einander zugewandt, doch im Gespräch wird der Blick ab und zu zum Symbol schweifen. Sie sprechen weiter in der dritten Person über den Anteil, z.B: „Der Richter ist gnadenlos, wenn ich einen Fehler mache“. Die symbolische Präsenz das Anteils ausserhalb der Person kann Distanz schaffen, aber auch bedrohlich wirken. Eventuell muss um den Anteil eine Grenze gelegt werden.
- Zum Anteil sprechen (2. Person singular): Die Klientin wendet sich dem Anteil zu und spricht in der zweiten Person zu ihm, z. B.: „Du bist gnadenlos, wenn ich einen Fehler mache. Ich leide darunter und wage kaum mehr, etwas Neues auszuprobieren“. Diese Stufe der Exposition ist erlebnisorientiert und löst daher in der Regel stärkere Gefühle aus.
- Als Anteil sprechen (1. Person singular): Die Klientin sitzt auf den Platz des Anteils und spricht als dieser zur Gesamtperson (deren Stuhl oder Sitzkissen ist der Platzhalter), z. B.: „Wenn ich nicht aufpassen würde, wärst du viel zu sorglos. Ich will, dass du perfekt bist, damit niemand dich kritisieren kann.“ Für diese Stufe der Exposition muss die Person fähig sein zum Perspektivenwechsel. Sie muss sich mit dem Anteil identifizieren und sich auch wieder desidentifizieren können. Die Identifikation mit dem Anteil aktiviert diesen stärker, was mehr Fähigkeit zur Regulation erfordert.

Ein möglicher Einsatz der Selbstgespräch-Technik ist auch die Arbeit mit Ambivalenzen. Im Selbstgespräch können die beiden antagonistischen Tendenzen erforscht werden und miteinander in Austausch treten. Die Unvereinbarkeit der zu einem Dilemma führenden Positionen wird der Person deutlicher, der innere Abstand grösser und eine Neubewertung erleichtert (Roediger, 2015).

Praxisbeispiel

Nora erlebt emotionale Nähe als Selbstaufgabe und vermeidet deshalb engere Bindungen. Ihr Unabhängigkeitsstreben entlastet sie zwar von der Angst vor Nähe, bringt sie aber in Gefühle von Einsamkeit und Verlassenheit. Im Gestaltdialog identifiziert sie sich auf dem einen Stuhl mit ihrem Bedürfnis nach Kontakt und Bindung, auf dem anderen mit dem Bedürfnis nach Autonomie. Durch die Exploration beider Positionen mithilfe des interviewenden Therapeuten konnen die widerstreitenden Bedürfnisse klarer herausgearbeitet werden: „Wenn ich mich der Nähe ergebe, fühle ich mich gefangen“, sagt die autonomiebedürftige Seite. „Bleibe ich in Freiheit, komme ich nie zur Ruhe“, sagt die kontaktbedürftige Seite. Im vom Therapeuten begleiteten Dialog begegnen sich die beiden Aspekte. Anfangs ist wenig Verständnis füreinander da: „Du hörst mir nicht zu; du verstehst mich nicht; was willst du denn?“ Ziel der folgenden Auseinandersetzung ist gegenseitige Akzeptanz, das Erforschen verschiedener Alternativen und schliesslich eine neue Form des Umgangs mit den widerstrebenden Wünschen. Der Einbezug der Körperwahrnehmung verdeutlicht Nora, dass es keine rundum stimmige Lösung gibt, sondern dass sie denjenigen Kompromiss finden muss, bei dem sie sich am lebendigsten fühlt.

Mit der Selbstgespräch-Technik können nicht nur Anteile der Gesamtpersönlichkeit bearbeitet werden, sondern auch Körpersymptome oder Träume. Sowohl körperliche Symptome wie auch Traumelemente können als unbewusste Selbstrepräsentanzen und Träger einer zu entschlüsselnden Botschaft verstanden werden. Da der Gestaltdialog die für die Person stimmige Botschaft klarer in Erscheinung treten lässt, eignet er sich gut für klärungs- und prozessorientierte Psychotherapie zur Erhellung der aktuellen Motive oder dysfunktionalen Erlebens- und Verhaltensmuster verschiedener Selbstanteile (Sachse et al., 2009). Mithilfe des Gestaltdialogs kann die Person kognitive, affektive und motorische Alternativen entwickeln.

Leitfaden für Therapeut:innen

Gestalttherapeutisches Arbeiten mit Körpersymptomen

Der Klient beschreibt das Symptom möglichst detailliert aus der Perspektive eines Beobachters: Wo beginnt und wo endet es? Welche Form, Farbe, Konsistenz, Oberfläche hat es? Liegt es an der Oberfläche oder in der Tiefe des Körpers? Wo ist es am intensivsten? Gibt es ein Pulsieren, Vibrieren oder Fliessen? Ist es leicht oder schwer? In Bewegung oder ruhig? Warm oder kalt?

Es wird ein Stuhl oder Kissen für das Symptom eingeführt. Der Klient setzt sich darauf und identifiziert sich mit dem Symptom. Dazu beschreibt er sich selbst, z.B. „Ich bin ein Klotz, viereckig, mit scharfen Kanten, schwer, aus Stein. Ich hocke in Peters Hals ....“ Er lässt sich spüren, wie es sich körperlich und emotional anfühlt, dieses Symptom zu sein. Die Therapeutin unterstützt durch Nachfragen den Klienten dabei, zu einer *Felt-sense*-Erfahrung zu kommen.

Der Klient wird aufgefordert, spontan aus der Perspektive des Symptoms zu sprechen, z.B. „Ich hocke in Peters Hals und passe auf, dass nichts aus dem Bauch hochkommt und nichts runtergeht. Ich kontrolliere alles. Ohne meine Zustimmung läuft nichts ....“ Allenfalls ist es hilfreich, als Therapeutin das Symptom zu interviewen, um dessen Aufgabe und Botschaft klarer herauszuarbeiten: „Wie lange bist du schon in Peter drin?“, „Was ist deine Aufgabe?“, „Wie stehst du zu Peter?“, „Was glaubst du, wie er zu dir steht?“, „Kannst du dich auf einen Dialog mit ihm einlassen?“, „Was erwartest du von ihm?“ Klient und Symptom treten in einen Dialog. Dazu wechselt der Klient jeweils den Stuhl und spricht in der Ich-Form als ganze Person respektive als Symptom. Die Therapeutin begleitet den Dialog und achtet darauf, dass insbesondere die Kernaussagen nicht nur ausgesprochen, sondern auch als *Felt-sense*-Erfahrung gespürt werden.

Es wird erarbeitet, wie die Botschaft des Symptoms ins gegenwärtige Leben des Klienten integriert werden kann. Dieser Schritt zielt auf eine *Felt-shift*-Erfahrung, eine bewusst wahrgenommene Veränderung im Spüren, Fühlen oder Denken.

Praxisbeispiel

Der 50-jährige Anton, ein erfolgreicher Manager, der wenig Zugang zu seinen Emotionen hat, beklagt sich über einen hartnäckigen Druck im Bauch, der sich anfühle wie ein schwerer grauer Bleiblock. Im Gestaltdialog teilt der Druck ihm mit, er solle sich mehr Ruhe und Erholung gönnen. Anton ist der Meinung, dass er das bereits tue. Er habe sein Arbeitspensum signifikant reduziert und nehme zehn Wochen Urlaub pro Jahr. Das Gespräch bleibt vorerst auf dieser oberflächlichen Ebene des Machens und Managens, seine bevorzugte Strategie zur Problemlösung. Der Bleiblock bleibt hartnäckig und fordert den Klienten schliesslich auf, mehr sich selbst zu sein und mehr Mitgefühl mit sich selbst zu entwickeln. Darauf spürt Anton, wie sein Körper sich öffnet und ist sichtlich berührt (*felt shift*). Das Gefühl des Bleiblocks verschwindet gleichzeitig.

Auch Träume können mit der Selbstgespräch-Technik bearbeitet werden. Im Sinne der Gestaltherapie verstehen wir Traumelemente als Projektionen eigener Selbstanteile. Dies bedeutet, dass es keine allgemeingültige Deutung von Traumphänomenen gibt, sondern diese immer Ausdruck der Persönlichkeit des Träumenden sind. In Träumen erscheinende Freunde, Elternteile, Vorgesetzte oder Arbeitskolleg:innen sind innere Repräsentanzen des Träumenden selbst und meist nicht der real existierenden Personen. Im Dialog mit der Repräsentanz können die darin externalisierten Selbstanteile zu sich genommen und integriert werden.

Praxisbeispiel

Timon, dessen Tochter gerade ihre ersten Schritte macht, träumt, sie habe sich in eine Libelle verwandelt und fliege unsicher vor die Füsse seiner eigenen Mutter. Er ruft dieser zu, sie dürfe sich nicht bewegen, denn die Libelle sei sehr zart und zerbrechlich. Doch seine Mutter hebt ihre Füsse und bewegt sich in einer Art Tanz, sodass Timon Angst bekommt, sie werde die Libelle zerstampfen. Nach einer Weile fliegt die Libelle heil auf seine ausgestreckte Hand. Weil sie so verletzlich wirkt, traut er sich nicht, sie zu berühren, obwohl er das gern möchte.

Im Gestaltdialog teilt die Libelle Timon mit, sie brauche Schutz. Timon antwortet, er schütze sie bereits. Doch die Libelle ist mit seiner Art von Schutz nicht einverstanden, denn er nehme dazu einen Käfig. „Ich weiss nicht, wie ich dich anders schützen kann!" ruft Timon auf den Einwand der Libelle. „Ich brauche Wasser, Blumen und Licht", entgegnet diese. „Und noch etwas?" – „Und Vertrauen!" – „Vertrauen?" – „Vertrauen. Du brauchst nicht die ganze Zeit um mich herum zu sein, bleib auf Distanz!" Und mit einem Blick auf das Schalenmodell der Persönlichkeit, welches in der Praxis hängt, erkennt der Mann für sich: „Da geht es um meinen defensiven Kompensationsstil, der vermeintlich mein Kernselbst schützt und es dadurch in einen Käfig sperrt."

Im Gegensatz zum Selbstgespräch geht es beim Phantasiegespräch um Objektrepräsentanzen. Hier untersucht die Klientin ihr Beziehungsverhalten im Monolog oder Dialog mit einem vorgestellten Gegenüber (Staemmler, 1995).

In der monologischen Form erwartet der Klient vom imaginierten Gegenüber keine Antwort. Er stellt sich das Gegenüber einfach vor und drückt seine eigenen Gedanken, Empfindungen und Gefühle aus. Mit der Monologtechnik kann der Klient offene Gestalten aus dem Szenario, Abschiede, Trennungen, unvollständige Trauerprozesse oder gegenwärtige Konfliktsituationen bearbeiten, indem er in der Vorstellung die entsprechende Person als Gegenüber auf den Stuhl setzt. Ein Klient spricht beispielsweise zu seinem Vater, der Suizid begangen hat. Er erzählt ihm, wie allein und im Stich gelassen er sich fühlt, äussert seine Vorwürfe, Ängste, Verzweiflung und Wut und kommt dadurch in einen lösenden Trauerprozess.

In der dialogischen Form des Phantasiegesprächs wechselt die Klientin den Stuhl und gibt aus der anderen Position Antwort. Folgende Ziele können mit der dialogischen Form angestrebt werden:

- Hypothesenbildung über die inneren Vorgänge des Gegenübers: Ein Klient fürchtet sich sehr vor seinem Chef und beschreibt diesen als bösartig. Im Stuhldialog erlebt er als Chef Angst. Er vermutet daraufhin, dass dieser sich ihm gegenüber entwertend verhält, weil er seine eigene Angst verbergen möchte.
- Einführung eines Perspektivenwechsels: Eine Klientin beklagt sich, dass ihre Mutter ihr ständig Vorschriften mache und sie überbehüte; sie sei doch erwachsen. Aus der Perspektive ihrer Mutter erlebt sie die Tochter als unselbständig und hilflos und spürt einen Beschützerimpuls.
- Rollenübernahme (Darstellung der äusseren Handlungen des Gegenübers): Ein Klient hat ein Vorstellungsgespräch und weiss nicht, was auf ihn zukommt. Mit der Rollenübernahme fallen ihm Ideen und Fragen

ein, die er als Vorbereitung für sich bearbeiten kann.

Manchmal arbeiten wir zusätzlich mit der sogenannten Metaposition – einer dritten Position jenseits der beiden Stühle, die dem inneren Beobachter entspricht. Aus dieser Position kann die Klientin von aussen wahrnehmen, welche Beziehungsdynamik zwischen den auf den Stühlen sitzenden Repräsentanzen spielt. Mit diesem Abstand kann sie eine weitere Perspektive einnehmen und findet vielleicht Veränderungs- oder Lösungsmöglichkeiten, welche ihr als aktive Dialogpartnerin entgehen würden. Diese Aussenperspektive einzunehmen lohnt sich insbesondere dann, wenn der Dialog stecken bleibt oder sich im Kreis dreht. Roediger setzt einen zusätzlichen Stuhl ein, der die Erwachsenenperspektive repräsentiert (Roediger, 2015): Bei zwei sich widersprechenden unbewussten und die Entwicklung zu mehr Autonomie behindernden Anteilen der Klientin hilft die Erwachsenenposition, diese Inkonsistenz aufzulösen. Oder der Klient setzt sich auf den dritten Stuhl als sein eigener Therapeut, während der Therapeut selbst zum Supervisor des Klient-Therapeuten wird oder das Ganze moderiert (Sachse et al., 2009).

4.5 Erdung

Corinna Möck-Klimek

4.5.1 Begriffsklärung

Erdung bedeutet, mit beiden Beinen fest auf dem Boden zu stehen, und zwar nicht nur mechanisch, sondern auch emotional und energetisch. Erdung heisst damit auch, in der Realität zu sein, und führt zu Verankerung im Selbstgefühl (im Gegensatz zu Verhaften im Selbstbild). Eine gute Erdung ist verbunden mit Empfindungen von Stabilität, Lebenskraft, Sicherheit, Geborgenheit, Zuversicht, innerer Klarheit sowie Urvertrauen. Gute Erdung ist Voraussetzung für Präsenz und Containment.

Der Begriff *grounding* wird oft synonym mit Erdung verwendet. *Grounding* ist ein bioenergetisches Konzept für körperpsychotherapeutisches Arbeiten, das auf Lowen und Pierrakos zurückgeht. Beide waren Schüler von Reich und kannten dessen Arbeit mit Berührung, Druck und Massage an Körperblockaden beim liegenden Patienten. Sie entfernten sich von der psychoanalytischen Couch und dem freien Assoziieren und begannen, im Stehen zu arbeiten. Stehend machen wir die Erfahrung, auf eigenen Füssen zu stehen, sind in der Realität der Schwerkraft verankert und mit dem Boden verbunden. „Man spricht davon, dass ein Mensch geerdet sei, wenn er energetisch mit der Grundlage seines Seins, nämlich seinem Körper und der Erde, verbunden ist. Das Gegenteil von Geerdetsein ist Abgehobensein, was dann der Fall ist, wenn man den Kontakt zur eigenen Seinsrealität verloren hat.“ (Lowen, 1996).

Am stehenden Menschen zeigen sich segmentale Haltemuster und die Qualität der Verbindung zum Boden. Lowen und Pierrakos betonen basierend auf Reich die Entsprechung von muskulärer Struktur und innerer Haltung. Die Art und Weise, wie eine Person sich mit dem Boden verbindet, ist für ihre Charakterstruktur typisch. Wer sich wenig mit dem Boden verbunden fühlt, kämpft gegen die Realität der Gravitation, was sich auch in körperlichen Spannungsmustern abbildet.

Die Angst, sich der Welt anzuvertrauen, spiegelt sich in unterschiedlichen Lebensdimensionen wider. Denn Stand auf dem Boden ist auch ein Stand in sich und in der Welt, die Verwurzelung in der Erde ist auch Verwurzelung im eigenen Körper und in der Lebenswelt. Der Mensch bezieht sich aus sich heraus auf ein Aussen. Erdung ereignet sich in allen drei Erlebensdimensionen:

- körperliche Dimension: Kontakt zum Boden, Stand, Körperspannung, Kontakt zu den eigenen Körperempfindungen

- emotionale Dimension: Kontakt zu den eigenen Emotionen, Fähigkeit, sich emotional zu nähren, Kontakt zum sozialen Umfeld, Beziehungskompetenz
- kognitive Dimension: Kontakt zur eigenen Geschichte, zu Glaubenssätzen und inneren Bildern

Der Beziehungsaspekt des *groundings* wurde von der zweiten Generation der Bioenergetiker erarbeitet (Ehrensperger, 1996). Während die körperliche Betrachtung den Fokus auf Stand, Energiefluss, körperliche Spannungsmuster und „Kampf gegen die Gravitation“ legt, erweiterten sie das auf die Vertikale bezogene Grounding-Konzept mit der Beziehungsdimension um die horizontale Ausrichtung.

Grounding ist somit einerseits Teil der bioenergetischen Theoriebildung und bietet ein umfassendes Verständnis für die Art und Weise, wie ein Mensch sich in die Welt bringen kann. Gleichzeitig wurden das Modell und verschiedene Übungen von unterschiedlichen therapeutischen Schulen für die psychotherapeutische Arbeit mit dem Körper adaptiert.

4.5.2 Anwendung in der Therapie

Arbeit an der Erdung ist immer dann angebracht, wenn die Energieverteilung eines Menschen unausgewogen ist. Bei vegetativer Aktivierung ist die Energie vor allem in der oberen Körperhälfte akkumuliert, was sich an verschiedenen Symptomen zeigt: Gedankendrehen/-rasen, Verschmelzen mit Gedanken und Emotionen, Druck im Kopf, Schwindel, Herzklopfen, Druck auf der Brust, Enge in der Kehle, schweissige Hände, kalte Füsse, wenig Gespür für Becken, Beine und Füsse.

Erdungsübungen helfen, diese energetische Dysbalance auszugleichen und sich über den Stand wieder mit dem Hier und Jetzt und dem ganzen Körper zu verbinden. Die folgend aufgeführten Erdungsübungen sind eine Möglichkeit unter vielen. Weitere Übungen finden sich in den Online-Unterlagen zu diesem Kapitel.

Übung

Grundübung zum geerdeten Stehen

Grundhaltung im Stehen: Füsse ungefähr hüftbreit, Fussaussenkanten parallel, Knie leicht gebeugt, Beine, Becken und Kiefer locker.

Spüren Sie den Kontakt der Füsse zum Boden. Stellen Sie sich vor, ein Faden verbinde Ihren Scheitelpunkt mit dem Himmel und richte Sie so in Ihrer Achse aus. Ertasten Sie Ihr Steissbein und lassen Sie es in Ihrer Vorstellung zum Boden hinwachsen, bis Sie es als drittes Bein benutzen können. Auf drei Beinen können Sie sitzen – auf zweien nur stehen. Setzen Sie sich nun auf dieses dritte Bein .... Das ist wie ein Absitzen, ein Ankommen in sich selbst, in Ihrem Becken, in Ihrer Mitte. Sie können sich auch vorstellen, sie hätten einen Drachen- oder Känguruschwanz, der Ihr zweibeiniges Stehen stabilisiert, Ihnen einen dritten Kontaktpunkt zum Boden gibt. Lassen Sie sich nun in diesen dreibeinigen Stand atmen.

Wie fühlt sich dieser Stand an? Finden Sie ein Wort oder ein Bild für das, was Sie jetzt spüren?

Erdungsübung mit Gummikugel (Springball)

Material: Gummiball von ca. drei Zentimeter Durchmesser.

Stehen in geerdeter Grundposition, Selbstwahrnehmung, speziell Kontakt zum Boden spüren.

Legen Sie den Gummiball unter den rechten Fuss und massieren Sie Ihr Fussgewölbe durch zügiges Vor- und Zurückbewegen des Fusses über die Kugel. Stehen Sie auf der rechten Ferse, nehmen Sie die Kugel unter den Vorfuss und massieren diesen mit einer „Scheibenwischerbewegung“, verfahren Sie ebenso mit den Zehen. Nehmen Sie nun die Kugel unter den rechten Innenrist und massieren diesen, verfahren Sie ebenso mit dem Aussenrist. Stellen Sie sich auf den rechten Vorfuss, nehmen Sie die Kugel unter die Ferse und massieren diese. Massieren Sie nochmals Ihr Fussgewölbe.

Stehen Sie ruhig da und spüren den Kontakt der Füsse mit dem Boden, nehmen Sie Unterschiede zwischen rechtem und linkem Fuss wahr. Lassen Sie die Aufmerksamkeit den Körper hochsteigen und nehmen Sie Unterschiede zwischen rechter und linker Seite wahr. Wiederholen Sie den ganzen Übungsablauf mit dem linken Fuss.

Praxisbeispiel

Der 32-jährige Detlef kommt wegen Beziehungsproblemen und einer von ihm vermuteten Depression in die Praxis. Sein Körper ist angespannt, er wirkt sehr kontrolliert. Detlef beobachtet sich permanent, möchte von ihm erkanntes „Fehlverhalten" gerne ändern, hat jedoch wenig Erfolg damit. Er ist stark in seinen Gedanken gebunden, auftauchende Gefühle werden sofort analysiert und klassifiziert. Die Therapeutin leitet ihm die Erdungsübung mit dem Gummiball an, welche er danach täglich zu Hause praktiziert. In der nächsten Sitzung nimmt Detlef bei der Erdungsübung eine deutliche Spannung in der Brust wahr, der er später auch ein Gefühl der Traurigkeit zuordnen kann, ohne dieses sofort analysieren zu müssen. Im weiteren Verlauf der Arbeit bringt Detlef mehr und mehr emotionales Erleben in die Therapie und berichtet gleichzeitig von positiven Veränderungen in seiner Beziehung.

4.5.3 Zentrierung

Zentrierung bedeutet Ausrichtung auf ein Zentrum, einen Mittelpunkt. Dieser kann physischer oder mentaler Art sein. Auf der Körperebene ist Zentrierung praktizierte Erdung in der eigenen Seinsrealität, auf der Ebene des Spürens. Sich zu zentrieren bedeutet Fokussierung der Aufmerksamkeit – und damit der Energie – meist auf einen Ort im Körper, der als körperlich erfahrbares Zentrum wahrgenommen wird. Am häufigsten ist dieser Ort der Bauch in Höhe des Bauchnabels, entsprechend dem Hara oder Tan Tien östlicher Wahrnehmungspraktiken.

Übung

Zentrierungsübung

Setzen Sie sich bequem hin, sodass Sie gut in den Bauch atmen können. Nehmen Sie sich einen Moment Zeit, um zu spüren, wie Sie sich jetzt gerade wahrnehmen .... Tönen Sie nun auf die Silbe „Wu". Beginnen Sie mit dem stimmhaften „W" zu tönen und schliessen Sie dann auf „u". Wiederholen Sie das mehrmals. Vielleicht spüren Sie während des Tönens ein Vibrieren oder Kribbeln in Zunge, Kehle, Brustraum oder Bauch .... Nehmen Sie nun in der Stille wahr, wie Sie sich fühlen.

Zentrierungsübungen sind hilfreich, wenn die Balance zwischen der körperlichen und der mentalen oder emotionalen Erlebensdimension unausgeglichen ist. Durch Fokussierung der Aufmerksamkeit auf ein körperliches Zentrum sinkt das Aktivierungsniveau von kreisenden Gedanken oder starken Emotionen wie Unruhe und Angstgefühlen.

4.6 Ressourcen

Georg Tarnutzer

4.6.1 Begriffsbestimmung und Einteilung

Die ressourcenorientierte Perspektive ist eine therapeutische Grundausrichtung der Integrativen Körperpsychotherapie IBP. Historisch wurzelt die psychotherapeutische Arbeit mit Ressourcen in der Systemtheorie, dem systemisch-lösungsorientierten Ansatz von Beratung und Therapie sowie im humanistischen Menschenbild. Letzteres geht davon aus, dass jedem Menschen ein Impuls zu Wachstum und Entwicklung innewohnt und dass jeder Mensch Ressourcen hat, welche er nutzen kann, um Probleme zu bewältigen. Ressourcen zur Bewältigung alltäglicher und ausserordentlicher Anforderungen sind von zentraler Bedeutung für psychische Gesundheit und Wohlbefinden (Willutzki, 2013). Eine einheitliche Definition von Ressourcen im psychotherapeutischen Kontext findet sich in der Literatur nicht. Wir verstehen Ressourcen als Kraftquellen zur Problembewältigung. Im Vordergrund steht dabei ein subjektiver Faktor, der von Motiven und Zielen des Individuums in einer gegebenen Situation mitbestimmt wird. Ressourcen sind also personen- und situationsabhängig (Willutzki, 2013). Sie sind nicht zu verwechseln mit Bedürfnissen. Sicherheit, Orientierung, Bindung oder Selbstwerterhöhung sind Grundbedürfnisse. Ressourcen helfen, die Erfüllung von Bedürfnissen aufrechtzuerhalten oder zu erlangen. So ist beispielsweise eine liebevolle Mutter für ein Kind eine Ressource, welche sein Bedürfnis nach sicherer Bindung befriedigt.

Wir unterscheiden nach Grawe zwischen prozessualen und inhaltlichen Ressourcen (Grawe, 1998): Von prozessualen Ressourcen wird gesprochen, wenn der Therapeut Fähigkeiten, Neigungen und Vorlieben seines Gegenübers für den Therapieprozess nutzt. Einem Menschen mit Hang zum „automatischen Nein" wird der Therapeut Wahlmöglichkeiten anbieten. Menschen mit einem Verlassenheitsstil lieben geschlossene Gestalten und geklärte Situationen. Weil sie häufig einen guten Zugang zu Körperempfindungen haben, können Körperwahrnehmungsübungen schon früh im Therapieverlauf als Ressource eingesetzt werden. Personen mit ausgeprägtem offensivem Kompensationsstil möchten ihren Therapeuten gefallen. Diese Neigung kann für Hausaufgaben oder regelmässiges Schreiben eines Tagebuchs fruchtbar gemacht werden.

Prozessual genutzte Ressourcen sind implizit und häufig unbewusst. Sie können thematisiert und damit bewusst werden, was zu grösserer Verfügbarkeit führt (Willutzki & Teismann, 2013). Die inhaltliche Ressourcenaktivierung erfragt, erkundet und nutzt funktionale Erlebens- und Verhaltensweisen der Menschen. Inhaltlich gibt es neben den subjektiven Ressourcen nach Jerusalem auch objektive (Jerusalem, 1990). Das sind Merkmale einer Person oder Situation, welche andere Menschen – nicht aber die betroffene Person selbst – positiv beurteilen. Solange eine Ressource subjektiv nicht als solche wahrgenommen wird, kann sie therapeutisch keine Wirkung entfalten. So wird etwa ein gefragter, kreativer und erfolgreicher Graphiker seine Fähigkeiten nicht als Ressource erleben, wenn er der festen Meinung ist, dass er zu wenig kann und seine hohe Auslastung auf Zufall beruht.

Auf der inhaltlichen Ebene können personale, interpersonale und non-personale Ressourcen unterschieden werden. Personale Ressourcen sind beispielsweise positive Glaubenssätze und Überzeugungssysteme, Fähigkeiten und Fertigkeiten einer Person. Zu den interpersonalen Ressourcen zählen funktionale Beziehungsmuster und Charakteristika des Zusammenlebens, zwischenmenschlicher Kontakt, emotionaler und körperlicher Austausch. Non-personale Ressourcen sind Objekte und Phänomene der Aussenwelt wie Tiere, Natur, Kraftplätze, Gegenstände etc. Spirituelle Ressourcen können personal, interpersonal oder non-personal sein. Sie entspringen der Verbundenheit mit einem grösseren Ganzen, das als Gott, Göttliches, Religion oder Glaube erlebt werden kann, aber nicht muss. Spirituelle Ressourcen sind sehr kraftvoll, denn sie vermitteln ein Gefühl von Sinn und Geborgenheit, von Eingebundensein und Kontinuität über das eigene verkörperte Leben hinaus und damit letztlich von Unversehrbarkeit.

Nicht alles, was vordergründig wie eine Ressource aussieht, ist auch eine: Wir unterscheiden zwischen echten und unechten Ressourcen. Es gibt Eigenschaften und Verhaltensweisen, die im Umgang mit einem Problem scheinbar hilfreich sind, in Wirklichkeit jedoch die Problematik aufrechterhalten oder gar verstärken. Das sind unechte oder Pseudoressourcen. Sie haben Vermeidungscharakter und helfen, unbefriedigte Grundbedürfnisse besser auszuhalten, zu verdrängen oder zu kompensieren. Mit der Abspaltung von Alltag, Realität und eigenem körperlichem und emotionalem Erleben kann Schwieriges ausgeblendet werden. Der

Flucht- oder gar Suchtaspekt von Pseudoressourcen macht diese zu zwiespältigen Bewältigungsstrategien. So mag eine Klientin mit hohem Autonomiestreben sich zwar als sehr unabhängig erleben und stolz darauf sein, dass sie nie Hilfe braucht. Sie ist aber in ihrer Beziehungsgestaltung eingeschränkt, weil es ihr schwerfällt, sich auf ihr Gegenüber einzulassen und von ihm etwas anzunehmen. Damit vermeidet sie Gefühle von Nähe, die für eine Beziehung grundlegend sind.

Potenzial zu Pseudoressourcen haben Genussmittel wie Kaffee, Süssigkeiten, Alkohol, Zigaretten, Drogen, aber auch Sexualität, exzessiver Sport, PC-Spiele, Fernsehen, Konsum als Ersatzbefriedigung, destruktive Beziehungen in der Dyade und in grösseren sozialen Systemen, Tagträumerei, Spiritualität, Lesen, übermässiges Arbeiten etc. Jemand kann beispielsweise ein starkes Geltungsstreben sehr gut mit Leistung und Arbeit befriedigen und so sein mangelndes Selbstwertempfinden kompensieren – bis er ein Burnout erleidet und arbeitsunfähig wird. In unserem Persönlichkeitsmodell verorten wir unechte Ressourcen in den Kompensationsstilen. Letztlich entscheiden Absicht sowie Art und Weise des Umgangs, ob es sich um eine echte oder unechte Ressource handelt. Möglicherweise kann jede Ressource zu einer Pseudoressource werden, wenn damit dem Hier und Jetzt entflohen oder der Alltag entwertet wird. Fragen, um dies herauszufinden, wären: Wie erfahre ich mich nach Einsatz der Ressource? Bin ich genährt und gestärkt? Spüre ich mich, meinen Körper und meine Gefühle, während ich eine Ressource erfahre oder bin ich von meinem Erleben abgespalten?

Manche Ressourcen sind ambivalent. Sie haben einen unterstützenden und einen problematischen Anteil. Dies trifft besonders häufig auf menschliche Ressourcen zu, denn die meisten Menschen haben Seiten, die uns guttun und andere, die uns nicht guttun. Bei der therapeutischen Aktivierung einer ambivalenten Ressource besteht die Gefahr, dass diese kippt und plötzlich die problematischen Anteile im Vordergrund stehen. Manchmal gelingt es, die beiden Teile im System des Klienten voneinander zu trennen und nur den guten Teil als Ressource zu installieren. Wenn das nicht möglich ist, wird besser eine andere, eindeutige Ressource aktiviert.

4.6.2 Indikation und Wirkung von Ressourcenarbeit

Verschiedene wissenschaftliche Untersuchungen sprechen für den Einbezug von Ressourcenarbeit in den Therapieprozess. Ressourcenaktivierung ist nach Grawe (Grawe, 2005; Grawe & Grawe-Gerber, 1999) einer der Wirkfaktoren von Psychotherapie. Therapeut:innen arbeiten erfolgreicher, wenn sie die vorhandenen Kompetenzen ihrer Klient:innen nutzen und gezielt ausbauen (Wöller & Kruse, 2014). Vergegenwärtigt sich die Therapeutin vor jeder Sitzung kurz die Ressourcen ihres Klienten (Ressourcenpriming), kann sie diese in der Sitzung besser aktivieren. Beim Ressourcenpriming stehen die Ressourcen der Klientin ab Therapiebeginn im Fokus der Aufmerksamkeit. Das erhöht nicht nur die globale Ressourcenaktivierung in den Einzelsitzungen, sondern verbessert auch erfolgsrelevante Therapieprozesse wie den Aufbau der Therapiebeziehung (Flückiger & Grosse Holtforth, 2008) und die Problemaktualisierung: Novizen (unerfahrene Therapeut:innen) konnten dadurch die Problemaktualisierung und die Wirksamkeit ihrer Therapien steigern (Flückiger et al., 2008).

Menschen kommen in der Regel in die Therapie, weil sie nicht genügend Ressourcen haben, um ihre Probleme zu bewältigen, nicht wegen der Symptome (Frank, 2011). Der Aufbau von Ressourcen ermächtigt sie, sich ihren Problemen zu stellen, Lösungen oder einen anderen Umgang mit Unveränderbarem zu finden. Ressourcenorientiertes Arbeiten richtet die Aufmerksamkeit auf das, was funktioniert oder hilft, früher geholfen hat oder künftig helfen kann. Es ist getragen von einer Haltung der Wertschätzung, vermittelt Anerkennung für vorhandene Fähigkeiten und fördert die Kreativität in der Entwicklung oder Entdeckung neuer Kraftquellen. Dadurch erhöht

Ressourcenarbeit die Therapiemotivation, stabilisiert die therapeutische Beziehung und unterstützt die Problembewältigung.

Ressourcenarbeit ist in der Anfangsphase einer Therapie besonders wichtig (Steinebach et al., 2012). Dort stehen die Stärkung vorhandener, die Wiederaufnahme brachliegender und der Aufbau neuer Ressourcen im Vordergrund. In der Mittelphase werden auf dem Boden tragender Ressourcen verstärkt Probleme aktualisiert, in der Abschlussphase die neu aufgebauten Verhaltensweisen konsolidiert und gefestigt.

4.6.3 Arbeiten mit Ressourcen

Das therapeutische Arbeiten mit Ressourcen umfasst Ressourcenexploration und Ressourcenaktualisierung. Ressourcen können im Interview oder mit einem Fragebogen erfragt werden. In den Online-Unterlagen zu diesem Kapitel finden Sie eine Checkliste zur Erhebung des persönlichen Ressourcenpools. Ressourcen zu erheben, hilft den Menschen, ihre Aufmerksamkeit auf das Positive im eigenen Leben zu richten und sich ihrer Fähigkeiten bewusst zu werden. Gleichzeitig lassen sich damit folgende Fragen klären:

- Welche bestehenden Ressourcen können zur Gestaltung der therapeutischen Beziehung, zur Motivationsklärung, Problemaktualisierung und -bewältigung genutzt werden?
- Welche Ressourcen sind verschüttet, waren früher aber hilfreich und können in der Therapie allenfalls aktualisiert werden? In diesem Zusammenhang sprechen wir auch vom Heben verborgener Schätze.
- Welche gesundheitsförderlichen Aspekte fehlen der Person ganz und müssen noch aufgebaut werden? (Deubner-Böhme et al., 2013)

Die Beantwortung dieser Fragen ist sinnvoll, weil sich nicht jede Ressource für jedes Problem eignet. Ressource und Problem müssen zueinander passen. Bei Angst vor Ablehnung sollte z. B. eine Ressource aktualisiert oder aufgebaut werden, welche der Klientin das Gefühl vermittelt, voll und ganz angenommen zu sein. Die Aktivierung von Ressourcen aus dem Herkunftsszenario ist besonders machtvoll, weil unsere Unsicherheiten und Verletzungen meist bis in die Kindheit zurückreichen. Bei jeder Ressourcenaktivierung ist darauf zu achten, dass die Ressource als *Felt-sense*-Erfahrung körperlich und emotional erlebbar wird. Schlüsselgesten, -emotionen und -sätze können helfen, die Erfahrung zu vertiefen. Regelmässiges Wiederholen der Ressourcenaktivierung in der Therapiesitzung und zu Hause hilft, die Ressource gut zu verankern, sodass sie auch in Stresssituationen zuverlässig abrufbar wird. Seit den Forschungen von Ebbinghaus ist belegt, dass wir neu Gelerntes besser behalten, wenn wir es in bestimmten Abständen wiederholen (Ebbinghaus, 1971).

Übung

Aktivierung einer Szenarioressource

Stellen Sie sich eine nährende Situation aus Ihrer Kindheit vor. Vielleicht gab es einen Ort, an den Sie sich gerne zurückgezogen haben, wo Sie sich sicher und wohl fühlten. Vielleicht hatten Sie ein Haustier, das Ihnen wichtig war oder ein Kuscheltier. Vielleicht gab es einen Menschen, von dem Sie sich voll und ganz angenommen gefühlt haben.

Spüren Sie diesen Ort/dieses Tier oder diese Begegnung mit all Ihren Sinnen .... Wie sieht es dort aus? Wie sehen Sie sich an diesem Ort oder in dieser Begegnung? Was hören Sie? Wie riecht es? Wie fühlt es sich an, wenn Sie es berühren? Lassen Sie es sich wirklich spüren .... Wenn dieser Ort, dieses Tier oder dieser Mensch eine Botschaft für Sie hätte: Wie lautet diese Botschaft? Lassen Sie sich diese Worte spüren. Wie fühlt es sich an, das zu hören? Können Sie die Botschaft annehmen? Möchten Sie etwas antworten? Möchten Sie sich allenfalls bedanken?

Verabschieden Sie sich nun von diesem Bild im Wissen, dass Sie es jederzeit wieder kontaktieren können, wenn Sie das Bedürfnis dazu haben .... Kommen Sie mit Ihrer

Aufmerksamkeit wieder in den Raum und ins Hier und Jetzt zurück.

Praxisbeispiel

Die 51-jährige Kerstin muss ein Referat halten. Obwohl sie häufig vor Gruppen referiert, ist es für sie jedes Mal eine grosse Belastung. Während der Vorbereitung und während des Vortragens melde sich immer wieder ihr „kleiner Teufel". Dieser sitze ihr im Nacken und flüstere: „Die finden das doch alle doof!", „Das interessiert niemanden!", „Das hättest du besser anders formuliert!". In der Therapiestunde erinnert Kerstin sich, in einem Rhetorikclub den ersten Preis für eine Stegreif-Rede gewonnen zu haben. Sie aktiviert diese Ressource, indem sie sich die Mitglieder des Rhetorikclubs und deren lobende Feedbacks imaginiert. Dann stellt sie sich die anstehende Rede vor und imaginiert ihren Rhetorikclub direkt vor ihrem Rednerpult. Die anspornenden und lobenden Zwischenrufe dieser „Cheerleaders" geben ihr ein leichtes und weites Gefühl in der Brust. Sie gibt dem Club noch den Auftrag, sie immer mal wieder ans Atmen und Erden zu erinnern. Den kleinen Teufel platziert sie neben ein Clubmitglied, einen Lehrer. Dieser hat die Aufgabe, den Teufel zu massregeln, indem er ein Tuch über ihn legt, wenn er sich zu laut und penetrant meldet. So kann Kerstin gegenüber dem kleinen Teufel etwas Distanz gewinnen und ihm nicht mehr ganz so viel Einfluss zugestehen.

Merke

Die Integrative Körperpsychotherapie IBP hat verschiedene Übungen und Werkzeuge, welche sich besonders für den Ressourcenaufbau eignen:

- Ressourcenaktivierung (non-personale und personale Ressourcen)
- Präsenzübungen
- Gewahrseinsübungen, Übungen zur Stärkung des inneren Beobachters
- Grenzarbeit
- Erdungsübungen
- Arbeit mit dem Ressourcenszenario
- Gute-Eltern-Botschaften
- Agency-Mantras
- Schritte aus der Fragmentierung
- Selbstentspannungstechniken
- Übungssequenz zur Selbstintegration, ondulierende Atemwelle
- Pendeln nach Peter Levine

In der Arbeit mit Ressourcen können verschiedene Schwierigkeiten auftreten. Wenn wir sie aktualisieren oder installieren, können Menschen in einen Zustand von Entspannung und Offenheit geraten, in dem offene Gestalten oder gar traumatische Erinnerungen auftauchen. Die Therapeutin muss sich dieser Gefahr bewusst sein und gegebenenfalls die Person rasch und bestimmt zur Ressource zurückholen oder, wenn das nicht ausreicht, in die Gegenwart zurückführen.

Therapeut:innen sollten den Menschen keine Ressource aufzwingen, die nur die Therapeut:innen sehen, sie selbst aber nicht (objektive Ressource). Der Zusammenhang zwischen subjektiv und objektiv wahrgenommenen Ressourcen ist oft gering (Willutzki, 2013). Auf einer objektiven Ressource zu beharren, kann die therapeutische Beziehung gefährden.

Werden Ressourcen thematisiert, um ein Problem kleinzureden, fühlen sich Menschen in ihrem Leid nicht wahrgenommen und nicht adäquat gespiegelt. Ressourcen sollten nicht genutzt werden, um Leiden zu verdrängen. In diesem Zusammenhang ist erwähnenswert, dass die OPD-2 (Arbeitskreis OPD, 2023) Leidensfähigkeit unter Ressourcen auflistet. Fortschritte in der Therapie erfordern die Fähigkeit zum Leiden in einem Mass, das die Person aushalten und mit dem sie umgehen kann. Damit kann sie ihr Containment für unangenehme Gefühle und Empfindungen erhöhen. Ressourcenarbeit ist nicht einfach Wohlfühltherapie, sondern legt den Boden für die Auseinandersetzung mit Problemen. Man kann von einer gekoppelten Aktivierung (Steinebach et al., 2012) von Ressourcen und Problemen sprechen.

5 Psychodynamische Grundlagen der Integrativen Körperpsychotherapie IBP

Markus Fischer, Mark Froesch-Baumann

5.1 Entwicklungspsychologische Grundlagen

Mark Froesch-Baumann

Die Entwicklungstheorie der Integrativen Körperpsychotherapie IBP beruht auf einer Perspektive der Lebensspanne, welche Entwicklung als lebenslangen Prozess von der Zeugung bis zum Tod versteht. Besonders wichtig für unsere Theoriebildung ist die frühkindliche psychische Entwicklung als ein hochkomplexes Geschehen, zu dem Anlagefaktoren, Umweltbedingungen und interaktionelle Erfahrungen mit den primären Bezugspersonen beitragen. Rosenberg formulierte anfänglich eine Entwicklungstheorie der ersten Lebensjahre (Rosenberg et al., 1996), die auf den psychoanalytischen Theorien und Phasenmodellen von Winnicott und Mahler basierte (Winnicott, 1974; Mahler, 1969). Diese rekonstruierten die Entwicklung des Kleinkindes aus Beobachtungen an (zumeist pathologischen) Erwachsenen. Aufgrund der Erkenntnisse der beobachtenden empirischen Entwicklungsforschung, insbesondere der Bindungsforschung (Ainsworth et al., 1978; Bowlby, 1976) und der Säuglings-/Mutter-Kind-Forschung (Lichtenberg, 1991; Stern, 1992) haben wir Rosenbergs Theorie revidiert. Wir gehen mit Dornes davon aus (Dornes, 2001), dass

- das Kind ab Beginn seines Lebens in Interaktion mit seiner Umgebung steht, insbesondere mit seinen primären Bezugspersonen;
- das Kind seine Umgebung aktiv beeinflusst;
- das Kind für eine gesunde Entwicklung kontinuierlicher guter intersubjektiver Erfahrungen bedarf;
- ein Zusammenhang zwischen frühkindlichen intersubjektiven Erfahrungen und dem späteren Beziehungsverhalten und der Entwicklung psychopathologischer Symptome besteht.

Der formierende Untergrund für die Entwicklung ist das intersubjektive interaktionale Geschehen zwischen Kind, primären Bezugspersonen und restlicher Lebenswelt. Er ist durch die Bindungs- und Kleinkindforschung empirisch gut erforscht und wird theoretisch durch die Objektbeziehungstheorie (Fairbairn, 2000; Winnicott, 1974, 2012) beschrieben.

Die IBP Entwicklungstheorie basiert auf den Entwicklungsaufgaben in der gesamten Lebensspanne, prä- und perinatalen Einflüssen und der frühen interaktionellen Entwicklung. Es ist zu beachten, dass Forschungen und Konzepte aller hier vorgestellten Ansätze aus der europäischen und nordamerikanischen Kultur stammen. Für Menschen mit einem anderen soziokulturellen Hintergrund müssen unter Umständen Anpassungen vorgenommen werden (Tesch-Römer & Albert, 2018).

5.1.1 Prä- und perinatale Einflüsse

Der Einfluss von Schwangerschaft und Geburt wurde in Medizin, Psychologie und Psychotherapie lange vernachlässigt. Neuere Forschungen zeigen, dass schon das Ungeborene am Leben seiner Umwelt aktiv teilnimmt. So bewegt sich der Fötus Sekunden nachdem die Schwangere lacht; Föten in der 33. bis 37. Woche reagieren mit verlangsamtem Herzschlag, wenn sie Gedichte hören, die man ihnen zuvor schon vorgelesen hat; allein der Gedanke einer Mutter an das Rauchen der nächsten Zigarette führt beim Ungeborenen zu erhöhtem Herzschlag; manche Föten reagieren auf eine Fruchtwasserentnahme mit Herzrasen oder Abfall des Herzschlags und Erstarrung (Geuter, 2003, 2015; Janus & Haibach, 1997).

Auch früheste lebensgeschichtliche Erfahrungen haben eine prägende Bedeutung für die kindliche Entwicklung und das weitere Leben. Das Ungeborene ist auf vielfältige Weise mit der Mutter und seiner Umwelt verbunden. Diese Verbindung ist im günstigen Fall für sein Gedeihen förderlich, im ungünstigen Fall kann sie zu Entwicklungsstörungen führen. Die Qualität der Mutter-Kind-Bindung entsteht bereits in der Schwangerschaft. Die Entwicklung der Grosshirnrinde beginnt im dritten Schwangerschaftsmonat und wird durch eine sichere Bindung gefördert. Gemäss einigen Autoren (Janus & Haibach, 1997; Schindler, 2013; Hüther & Krens, 2007; Geuter, 2015) entscheidet sich bereits im Mutterleib die Grundmelodie des Lebens: Ist das Kind im Uterus gewollt und versorgt, kommt es natürlich zur Welt und ist es nach der Geburt bei der Mutter geborgen, so lernt es Vertrauen, Liebe und Geborgenheit.

Prä- und perinatale Störfaktoren können physikalischer Art (chirurgische Geburtseingriffe, Unfälle der Mutter), chemischer Art (Nikotin-, Alkohol-, Medikamenten-, anderer Drogenkonsum der Mutter) und psychologischer Art (Depression, hoher Stress der Mutter) sein. Natürliche Geburt und *Rooming-in* versuchen, die natürlichen und emotionalen Bedürfnisse von Mutter und Kind während und nach der Geburt so gut wie möglich zu berücksichtigen.

Psychologische Themen rund um die Geburt können prägend auf Entwicklung und Persönlichkeit des Kindes einwirken. Sie werden in Kap. 5.5 ausführlicher beschrieben.

5.1.2 Frühe interaktionelle Entwicklung

Rosenbergs Entwicklungstheorie unterteilte die Entwicklung des Selbst in vier Phasen, die idealerweise zu einem integrierten Selbst führen. Auf die erste Bindungsphase folgen drei Trennungsphasen: Spiegelung, Wiederannäherung und gesunde Introversion (Rosenberg et al., 1996). Unter dem Einfluss von Stern sind wir von einem Phasenmodell der frühkindlichen Entwicklung abgekommen (Stern, 1992). Stern beschreibt ein Stufenkonzept mit vier Stufen des Selbstempfindens und Bereichen der Bezogenheit (Abbildung 5-1, Tabelle 5-1). Jede Stufe beginnt mit einer formativen Phase, einer kritischen Entwicklungsphase, während der das Kind besonders empfänglich und gleichzeitig vulnerabel ist. Die vier Stufen überlagern sich schichtartig. Entsprechend haben Störungen in der formativen Phase einer Stufe negative Auswirkungen für alle nachfolgenden. Je früher, heftiger und andauernder eine Störung lebensgeschichtlich eintritt, desto gravierender werden die Auswirkungen insgesamt sein.

Zur Entwicklung eines gesunden Kernselbstempfindens ist das Kind auf verlässliche Befriedigung seiner körperlichen und emotionalen Grundbedürfnisse durch die primären Bezugspersonen angewiesen. Die zum Aufbau von Selbst und Persönlichkeit notwendigen Internalisierungen und Repräsentanzenbildungen werden durch drei wesentliche Beziehungserfahrungen gefördert (Fischer, 2002a): Bindung, emotionales und somatisches Einstimmen und Eigenraum/Autonomie.

Bindung

Schon die Untersuchungen von Spitz zeigten, dass der frühen Mutter-Kind-Beziehung bzw. frühkindlichen Bindungserfahrungen eine besondere Bedeutung für die Entwicklung der Persönlichkeit des Menschen zukommt (Spitz,

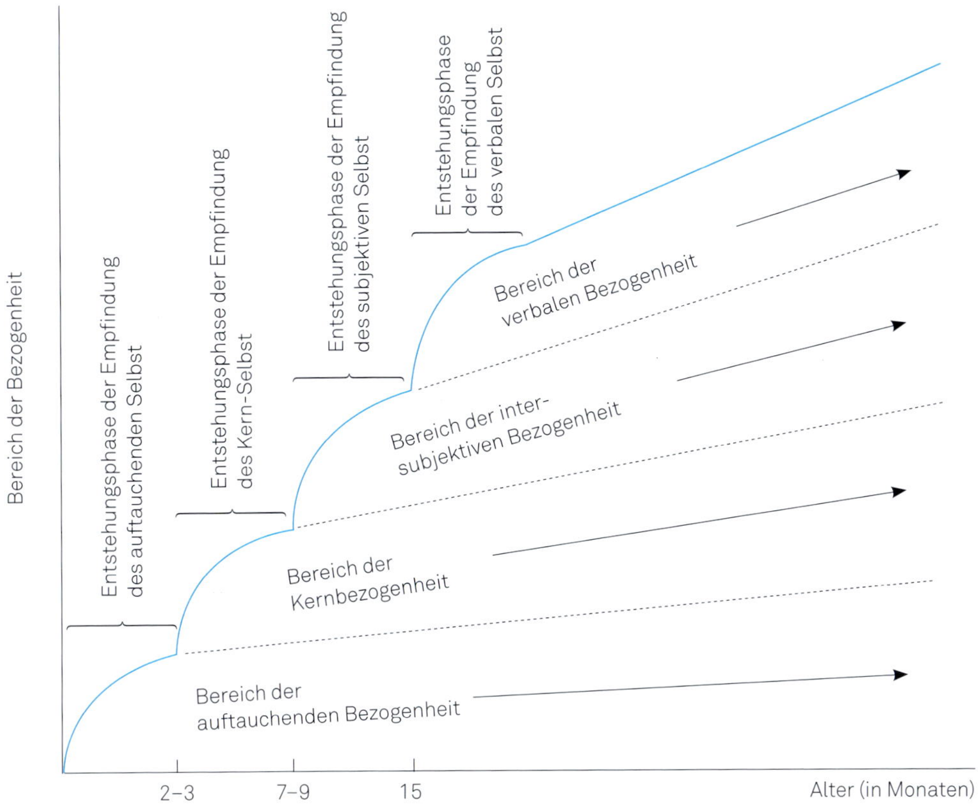

Abbildung 5-1: Stufen des Selbstempfindens und Bereiche der Bezogenheit (Quelle: Stern, 1992, S. 56).

1967). Dank der Forschungsarbeiten von Bowlby und seiner Mitarbeiterin Ainsworth erhielt die Bindungstheorie zunehmend Aufmerksamkeit und Zustimmung (Bowlby, 1976). Ainsworth untersuchte mit der experimentellen „Fremden Situation" die Reaktionen von 12 bis 18 Monate alten Kindern bei Trennung und Wiedervereinigung mit der Mutter, woraus sich vier kindliche Bindungsstile ergaben (Ainsworth et al., 1978; Grossmann & Grossmann, 2012; Brisch, 2013):

- sicher gebunden (ca. 60 % der untersuchten Kinder)
- unsicher-vermeidend (ca. 20 %)
- unsicher-ambivalent (ca. 12 %)
- desorganisiert-desorientiert (ca. 8 %)

Diese vier Bindungsstile „sind Muster der affektmotorischen Regulation von Nähe und Trennung und der damit verbundenen kernaffektiven Lust-Unlustgefühle und Erregungsniveaus" (Geuter, 2015, S. 234). Nur der desorganisiert-desorientierte Stil gilt als Bindungsstörung.

Gemäss der Bindungstheorie ist die Bindungsperson – meist, aber nicht notwendigerweise die eigene Mutter – für das Kind eine Art Sicherheitsbasis. Von dieser kann es in die Welt hinausgehen, neugierig neue Reize erkunden und bei Unsicherheit immer wieder zu ihr zurückkehren. Die im ersten Lebensjahr erfahrene und erworbene Sicherheit ist Voraussetzung für die Entwicklung von Selbstsicherheit im Kleinkindalter. Bindung beginnt bereits im Mutterleib und setzt sich nach der Geburt durch Augenkontakt beim Stillen, liebevollen Halten, Berühren und Streicheln fort. „Die Bindungsforschung stützt die Auffassung,

Tabelle 5-1: Stufen der Selbstentwicklung und Bezogenheit, zusammengefasst nach Stern (1992)

Stufen des Selbstempfindens	Fähigkeiten	Bereich der Bezogenheit
Auftauchendes Selbstempfinden ab Geburt	Amodale Wahrnehmung: Form, Intensität, Zeitmuster wahrnehmen und in andere Modalitäten übersetzen (z. B. Verbindung von Saugen an Brust und Brust sehen). Erkennen physiognomischer Muster. Bei sich und anderen Handlungen nach Vitalitätsaffekten (aufwallend, flüchtig, explosionsartig etc.) oder kategorialen Affekten (Freude, Ärger etc.) einordnen und verknüpfen.	**Bereich der auftauchenden Bezogenheit** Das Empfinden für die Welt und das Selbst ist am Auftauchen. Es fehlt noch die einheitliche, organisierende subjektive Perspektive.
Kernselbstempfinden ab 2.–3. Monat	Empfinden, Urheber der eigenen Handlungen zu sein (Urheberschaft). Empfinden von sich selbst als vollständiges körperliches Ganzes mit Grenzen und körperlichem Handlungszentrum (**Selbst-Kohärenz**). Empfinden von Affekten als Teil einer charakteristischen Konstellation von innerem Erleben (Selbst-Affektivität). Empfinden von zeitlicher Kontinuität, über den Zeitverlauf dieselbe Person zu sein (Selbst-Geschichtlichkeit).	**Bereich der Kernbezogenheit** Der Säugling nimmt wahr, dass er und die Mutter körperlich getrennt sind, jeder für sich handeln kann, jeder sein eigenes affektives Erleben und seine Geschichte hat. Körperliches Geschehen im Vordergrund.
Subjektives Selbstempfinden ab 7.–9. Monat	**Anderen Personen Absichten/Motive zuschreiben** und diese richtig erkennen, **Gefühlszustände zuschreiben** und spüren, ob sie mit den eigenen Gefühlen übereinstimmen oder nicht. Sich und andere als getrennte Subjekte mit der Möglichkeit zu gemeinsamen Erfahrungen erleben.	**Bereich der intersubjektiven Bezogenheit** Das Selbst und der Andere umfassen auch subjektive Zustände: Gefühle, Motive, Absichten, die geteilt werden können. Diese inneren Zustände, die beobachtbares Verhalten steuern, werden zum Gegenstand der Bezogenheit. Eine angemessene Affektabstimmung zwischen Mutter und Kind wird zum zentralen Thema.
Verbales Selbstempfinden ab 15.–18. Monat	Selbstreflexivität, Bedeutungen wahrnehmen und vermitteln, Symbolbildung, Sprache verstehen und benutzen, eigene Geschichte erzählen können.	**Bereich der verbalen Bezogenheit** Der Fokus der Bezogenheit verlagert sich von der persönlichen auf die abstrakte Ebene und auf die Bedeutungen, die das Geschehen jeweils besitzt.

dass interaktionelle Schemata tief in affektmotorisch kodierten Mustern des Erlebens und Verhaltens verankert sind." (Geuter, 2015, S. 233).

Der frühkindliche Bindungsstil korreliert eng mit dem erwachsenen Bindungsverhalten. Aus Befragungen von Erwachsenen mit dem Erwachsenen-Bindungs-Interview (*Adult Attach-*

ment Inventory, AAI) ergeben sich drei, manchmal auch vier Erwachsenen-Bindungsstile (Gloger-Tippelt, 2011; Brisch, 2013):

- sicher autonom,
- bindungsdistanziert,
- bindungsverstrickt und
- unverarbeitetes Trauma.

Der Bindungsstil beeinflusst auch das Bindungsverhalten gegenüber eigenen Kindern. So gibt eine Person mit grosser Wahrscheinlichkeit an die eigenen Kinder weiter, was sie selbst frühkindlich erfahren hat. Das Erheben von Herkunftsgeschichte und aktuellen Beziehungserfahrungen, die Art der therapeutischen Beziehung und die in Kap. 6.3.3 beschriebene Mutter-/Vaterkissenübung geben uns Hinweise zum Bindungsstil unserer Klient:innen.

Emotionales Einstimmen

Das Kind kann eine sichere Bindung entwickeln, wenn sich die Bezugsperson angemessen auf seine emotionalen und körperlichen Bedürfnisse einstimmen kann. Ainsworth nennt diese Fähigkeit Feinfühligkeit, Stern spricht von Affektabstimmung (Ainsworth, 1974/2003; Ainsworth et al., 1978; Stern, 1992). Das emotionale Einstimmen ist eine wesentliche Voraussetzung für die Entwicklung eines intakten und kohärenten Selbstempfindens sowie einer guten Selbststruktur (Rudolf, 2012). Sterns auf empirischer Erforschung der kleinkindlichen Entwicklung basierendes Selbstkonzept stimmt gut überein mit unserer Erfahrung, dass das subjektive Empfinden des Kernselbst ein präverbales, auf der körperlichen (sensomotorischen) und emotionalen Organisationsebene stattfindendes Phänomen ist. Stern beschreibt vier Selbstempfindungen, die sich stufenweise entwickeln und als Formen des Selbsterlebens erhalten bleiben (Stern, 1992) (Abbildung 5-1):

- auftauchendes Selbstempfinden (ab 0–2 Monate)
- Kernselbstempfinden (ab 2–3 Monate)
- subjektives Selbstempfinden und gemeinsames Erleben (ab 7–9 Monate)
- verbales Selbstempfinden (ab 15–18 Monate)

Geuter hebt hervor, dass in den Überlegungen von Stern das körperliche Erleben den kognitiven Operationen vorgeordnet wird und dass dies nicht nur für die Entwicklung, sondern für das Selbsterleben allgemein gilt (Geuter, 2015).

Das emotionale Einstimmen ist bereits perinatal bedeutsam. Zentral wird es ab dem siebten Monat auf der Stufe des subjektiven Selbstempfindens und der intersubjektiven Bezogenheit. Dank feinfühligem emotional-körperlichem Einschwingen kann die Mutter oder Bindungsperson die wechselnden kindlichen Bedürfnisse nach Bindung oder Eigenraum wahrnehmen und stimmig beantworten. Einschwingen oder Einstimmen bedeutet, sich in das subjektive Erleben anderer hineinzuversetzen (Empathie, Mitgefühl) und ihnen zu verstehen geben, dass man es mit ihnen teilt (Spiegeln). Einstimmen erfolgt vorwiegend unbewusst und amodal in unterschiedlichen Erlebnisqualitäten (Intensitätsniveau, Zeitmuster und Gestalt). Ein Über- oder Unterschätzen in der Abstimmung unterbricht die Reaktion des Babys. Dieses hat also bereits ein Gespür für Entsprechung und kann bei gelingendem Einschwingen ein Gefühl von Miteinander-Sein entwickeln. Die Fähigkeit der Bindungsperson, präsent zu sein und sich einzustimmen, ist geprägt vom eigenen Bindungsstil.

Die Bezugsperson soll ein adäquater Spiegel für das Kind sein. Damit vermittelt sie ihm ein Bild und die Erfahrung, wer es ist und dass es gut ist, so wie es ist, auch wenn es sich langsam aus der Nähe zur Mutter löst. Die Botschaft „Du bist du und das ist gut so" erlaubt dem Selbst, weiter zu wachsen. Das Kind kann es selbst und anders als seine Mutter sein. Adäquate Spiegelung vermittelt Wärme, Liebe, Anerkennung, Humor, Achtung und Vertrauen. Spiegelungsverletzungen beeinträchtigen Selbstkontakt und Identitätsbildung. Wiederholt führen sie beim Kind zu einem inkohärenten Selbst mit ausgeprägten und wenig regulierbaren defensiven und kompensatorischen Strategien (defensiver und offensiver Kompensationsstil). Für eine gelungene Entwicklung braucht es jedoch keineswegs ideale oder perfekte Eltern. Es reicht, wenn sie „gut genug" sind (Winnicott, 1973). Bei aller Sorgfalt, Differenziertheit und Bewusstheit können Eltern ihrem Kind nicht immer das Gefühl geben, dass es genauso, wie es ist, völlig in Ordnung ist. Empirische Untersuchungen an Eltern-Kind-Interaktionen haben nachgewiesen, dass kurze Unterbrechungen der Einstimmung und Synchronizität (*misattunements*) mit nachfolgender gemeinsamer Anstrengung von Kind und Bezugsperson zur Wiederherstellung der Einstimmung förderlich sind für den Aufbau einer sicheren Bindung (Tronick & Gianino, 1986; Bentzen, 2015). Im Zyklus von *attunement-misattunement-reattunement* macht das Kind die Erfahrung, dass Störungen in der Beziehung behoben werden können, was sein Vertrauen sowohl in die Bindung als auch in seine Eigenständigkeit stärkt (Bentzen, 2015).

Eigenraum und Autonomie

Einstimmung auf die kindlichen Bedürfnisse ermöglicht nebst sicherer Bindung auch die Erfahrung von Freiheit und Autonomie. Indem Kinder experimentieren und Dinge eigenständig zustande bringen, erfahren sie das eigene Selbst körperlich. Kinder brauchen Raum, um eigene Gedanken zu denken, eigene Entscheidungen zu treffen und Fehler zu machen. So kann sich das Kind individuieren, sich in einem gesunden Sinn getrennt von anderen erleben, einen eigenen Willen, Vertrauen, Neugier, gesunden Ehrgeiz und Sicherheit entwickeln. Selbstvertrauen braucht die Erfahrung, schwierige Situationen selbst meistern zu können (Stern, 1992).

Mahlers Theorie der Individuation beschreibt das Grundthema der ersten drei Lebensjahre als Polarität zwischen Nähe/Verschmolzenheit und Selbständigkeit/Getrenntheit (Mahler, 1969). In dieser Zeit wird die Fähigkeit zur Intimität ohne Grenzverlust und zur Autonomie ohne Einsamkeit erworben – oder eben nicht. Mahler beschrieb aufgrund ihrer Beobachtungen an Mutter-Kind-Paaren die Entwicklung von einem normalen Autismus (1. Monat) zu einer normalen Symbiose (2.–5. Monat) und zur Individuation (3. Lebensjahr). An Mahlers Theorie ist problematisch, dass sie den Säugling während der ersten sechs Lebensmonate als vorwiegend autistisch und symbiotisch mit der Mutter verschmolzen beschrieb. Wir wissen heute (Dornes, 2001; Geuter, 2003, 2015), dass bereits im Mutterleib erste Autonomiebestrebungen nachweisbar sind und der Säugling schon in den ersten Tagen signalisieren kann, ob er mehr oder weniger Aufmerksamkeit, Zuwendung oder Nahrung möchte. Die Autonomiebestrebungen werden mit dem Krabbelalter noch offensichtlicher und bekommen in der Wiederannäherungsphase (18.–36. Monat) eine besondere Bedeutung. Das Kind erforscht und überprüft die Realität, seine innere Überzeugung, Kompetenz und Macht der Aussenwelt gegenüber. Es lernt, das eigene Selbstgefühl und die eigene Vorstellung von sich selbst mit der äusseren Wirklichkeit in Einklang zu bringen, wenn die Bezugsperson dem Kind eingeschwungen Atemraum lässt und sowohl Trennung wie Rückverbindung unterstützt. So behält das Kind seine Neugier und entwickelt Selbstdifferenzierung und Selbstwirksamkeit. Erziehung soll dem Kind vermitteln, dass es als Person gut ist, auch wenn nicht immer jedes Verhalten erlaubt ist.

Sind Eltern ängstlich, kontrollierend oder unbeständig, kann das Kind die Überzeugung „Ich kann getrennt von anderen sein und geliebt werden" nicht vollständig entwickeln. Es verinnerlicht eine Angst, nicht geliebt zu werden, wenn es sich selbst ist, seinen eigenen Interessen folgt oder sich von den Eltern abwendet. Fehlen gegenteilige Erfahrungen, wird dies die spätere Ablösung von den Eltern und die Fähigkeit zu intimen Beziehungen mit Gleichaltrigen erschweren.

Der Vorgang, sich zu trennen und sich wiederzufinden, kann als entscheidend für die Theorie der Grundängste vor Verlassenheit und

Überflutung in der Integrativen Körperpsychotherapie IBP angesehen werden. Er drückt die Ambivalenz zwischen Autonomie- und Bindungsbedürfnissen aus. Das Bedürfnis nach Unabhängigkeit, Eigenraum, Distanz und Autonomie ist verbunden mit der Angst vor Trennung, Verlust der Bezugsperson oder ihrer Zuneigung. Das Bedürfnis nach Nähe, Geborgenheit und Schutz geht andererseits mit der Angst einher, in Besitz genommen und „verschlungen" zu werden und dadurch die eben erst erreichte Unabhängigkeit wieder zu verlieren.

5.1.3 Entwicklungsaufgaben in der Lebensspanne

Die Entwicklungspsychologie der Lebensspanne findet seit den 1970er Jahren breitere Anerkennung (Brandtstädter & Lindenberger, 2007; Faltermaier et al., 2014). Sie „befasst sich mit der Beschreibung, Erklärung und Modifikation (Optimierung) von Entwicklungsprozessen im menschlichen Lebenslauf von der Zeugung bis zum Tod" (Baltes et al., 1980, S. 66). Diese Perspektive hilft, ein tieferes Verständnis für unsere Klienten und einzelne Abschnitte in deren Leben zu gewinnen, speziell auch für das Jugend- und Erwachsenenalter (Geuter, 2003). Die Entwicklung in der Lebensspanne lässt sich in vier Grundannahmen zusammenfassen (Baltes, 1980, zit. nach Faltermaier et al., 2014):

- Entwicklung ist ein lebenslanger Prozess (und nicht auf bestimmte Phasen beschränkt),
- multidirektional (also nicht universell und kann verschiedene Richtungen nehmen),
- geschieht auf mehreren Dimensionen (körperlich, kognitiv, emotional, sozial), in unterschiedlichen Kontexten (Beruf, Familie, sozial, politisch u.a.) und
- unterliegt neben dem Alter auch gesellschaftlichen, ökologischen und historischen Einflüssen.

Baltes et al. beschreiben diese Entwicklungsbedingungen als drei miteinander interagierende Systeme (Baltes et al., 1980): Normativ-altersbezogene Einflüsse weisen einen starken Bezug zum chronologischen Alter auf (Biologie, Umweltbedingungen, z.B. Pubertät, Klimakterium, Ruhestand). Normativ-historische Einflüsse betreffen eine Generation oder Kohorte (z.B. erster Weltkrieg, wirtschaftliche Depressions- und Aufschwungsphasen, Pandemien). Nonnormative Einflüsse sind unvorhersehbare individuell bedeutsame kritische Lebensereignisse (z.B. Krankheiten, Todesfälle, Arbeitsplatzverlust, Scheidung oder Trennung). Auf Erikson geht das Konzept von Entwicklungsstufen zurück (Erikson, 1959). Gelingende Entwicklung ist nach Erikson das Ergebnis der Bewältigung „psychosozialer Krisen", die aufgrund des Zusammenwirkens biologischer und kultureller Faktoren in bestimmten Lebensabschnitten dominant werden (Brandtstädter & Lindenberger, 2007). Jeder Lebensabschnitt fordert altersspezifische Fertigkeiten oder Leistungen, welche für die fortschreitende Entwicklung entscheidend sind. Das Konzept der Entwicklungsaufgaben von Havighurst (Havighurst, 1953, 1972) veranschaulicht die Bedeutung von Altersnormen für die Entwicklung (Freund & Nikitin, 2018). Havighurst versteht darunter „eine Aufgabe, die in einer bestimmten Lebensperiode des Individuums hervortritt und deren Bewältigung zu seinem Wohlbefinden und zum Gelingen späterer Aufgaben führt, während ein Misslingen zu Unzufriedenheit im Individuum, zu Missbilligung durch die Gesellschaft und zu Schwierigkeiten bei späteren Aufgaben beiträgt." (Havighurst, 1972, S. 2). Wann im Leben eine Entwicklungsaufgabe ansteht, wird bestimmt durch biologische Reifungs- und Abbauprozesse (z.B. Laufen lernen in der Kindheit; Ausbildung einer Geschlechtsidentität in der Pubertät; Elternschaft vor Einsetzen biologischer Unfruchtbarkeit), kulturelle und gesellschaftliche Anforderungen (z.B. Lesen lernen; sozial angemessenes Verhalten) und persönliche Zielsetzungen und Wertvorstellungen der jeweiligen Person (z.B. Kontakt zu Peers in der Pubertät; Übernahme sozialer Verantwortung im Erwachsenenalter).

Entwicklungsaufgaben sind also Bindeglieder zwischen biologischer Reife, individuellen Bedürfnissen und soziokulturellen Anforderungen. Eltern und Erzieher:innen können zur Bewältigung von Entwicklungsaufgaben in Kindheit und Jugend beitragen.

Die zentralen Lebensaufgaben zu definieren ist eine empirische Aufgabe. Havighurst kam in den 1950er Jahren zu einer Einteilung des Lebenslaufs in sechs Phasen (Havighurst, 1972), die durch eine Reihe typischer Entwicklungsaufgaben definiert werden (Faltermaier et al., 2014). Problematisch daran ist, dass durchschnittliche gesellschaftliche Erwartungen – wie z. B. im frühen Erwachsenenalter zu heiraten und eine Familie zu gründen – zur Norm für alle Menschen erhoben werden. Schon Havighurst erkannte, dass Entwicklungsaufgaben kulturell und historisch relativiert werden müssen. Die Entwicklungsmodelle von Erikson und Havighurst widersprechen dem heutigen Erkenntnisstand einer Entwicklungspsychologie der Lebensspanne, welche Entwicklungsverläufe multidirektional, interindividuell variabel und in Interaktion zwischen Individuum und Umwelt versteht. Heute bestehen speziell in Bezug auf das Erwachsenenalter verschiedene Vorstellungen über die Merkmale einer reifen Persönlichkeit und unterschiedliche Wege ins Erwachsenenleben. Altersnormen sind kulturellen und historischen Schwankungen unterworfen und als provisorisch anzusehen. „Dem lebensspannenpsychologischen Ansatz zufolge sind Entwicklungsaufgaben nicht als normative, universelle und unidirektionale Folge von Entwicklungsstufen aufzufassen, sondern variieren zwischen Personen aufgrund von differenziellen Einflüssen im Hinblick auf die sozialen, historischen und kulturellen Rahmenbedingungen sowie Persönlichkeitsmerkmale oder auch die nonnormativen Einflüsse (z. B. Unfall)." (Freund & Nikitin, 2018, S. 268). Dennoch bleiben diese Modelle bedeutend als ausgearbeitete Konzeption ganzer Lebensläufe und in der Formulierung wichtiger Entwicklungsthemen (Faltermaier et al., 2014).

Versteht man Entwicklungsaufgaben primär als normative sozio-kulturelle Erwartungen an ein bestimmtes Lebensalter, bieten sie einen zeitlichen und kontextuellen Orientierungsrahmen dafür, wann welche Ziele verfolgt und erreicht werden sollen (Freund, 2003; Freund & Baltes, 2005). Neugarten verwendete hierfür den Begriff der „social clock", also einer sozialen Uhr, die den Lebenslauf mitstrukturiert (Neugarten, 1972). Die Altersnormen sind über die historische Zeit weniger strikt geworden und lassen mehr Abweichungen zu. „Der Grad der normativen Verpflichtung variiert allerdings von Angeboten mit Empfehlungscharakter bis zur strikten, durch Sanktionsdrohungen gestützten Forderung: Der Beginn der Schulpflicht ist in unserer Kultur gesetzlich geregelt, der Berufseintritt jedoch weit weniger verpflichtend festgelegt. Hier gewinnen dann individuelle Faktoren an Einfluss, z. B. die persönlichen Wertorientierungen, Selbstkonzepte und Lebensprojekte, aber auch die persönlichen und sozialen Ressourcen der sich entwickelnden Menschen und ihrer Bezugspersonen." (Montada et al., 2018, S. 54). Die empirische Forschung zu sozialen Erwartungen zeigt, dass Personen eine hohe Übereinstimmung in den Erwartungen bezüglich altersgebundener Aufgaben teilen (Freund et al., 2009, zit. nach Freund & Nikitin, 2018). Diese Erwartungen zeigen sich in der psychotherapeutischen Praxis nicht selten in einem konflikthaften inneren Geschehen zwischen neuen Gestaltungsmöglichkeiten und oft unbewussten, Altersnormen entsprechenden Ansprüchen oder Glaubenssätzen.

Merke

Zentrale Entwicklungsaufgaben in der Lebensspanne aus heutiger Sicht (zusammengestellt aus Havighurst, 1972; Levinson, 1979, 1996; Arnett, 2000; Seiffge-Krenke & Gelhaar, 2006; Faltermaier et al., 2014; Elsner & Pauen, 2018; Schneider & Hasselhorn, 2018; Kray & Schaefer, 2018; Weichold & Silbereisen, 2018;

Tesch-Römer & Albert, 2018; Freund & Nikitin, 2018; Lindenberger & Staudinger, 2018; Wahl & Schilling, 2018):

- Säuglingsalter (1. Lebensjahr): Anpassung an die Umgebung ausserhalb des Mutterleibes, Körperfunktionen regulieren, in Beziehung zu den Personen treten, die das Überleben sichern, emotionale Bindung.
- Frühe Kindheit (2.–6. Lebensjahr): Sauberwerden, Selbständigkeit (Entdeckung des Ich), Entwicklung der Sprache, spezifische Bindung an Bezugspersonen, selbständiges, autonomes und kooperatives, prosoziales Beziehungsverhalten zu Gleichaltrigen, familiäre Sozialisation, Übernahme soziokultureller Normen und Werte, Übernahme der Geschlechtsrolle (Erkennen von Geschlechtsunterschieden, Zuordnung zu einem Geschlecht, Verhalten dem Geschlecht anpassen, Aufbau Geschlechtskonstanz), Sozialisation in Kindertageseinrichtungen.
- Mittlere und späte Kindheit (6–11 Jahre): Gegenseitigkeit und Vertrauen in Freundschaften, Schulfähigkeit (Arbeitshaltung, Motivation, kognitive Leistungen, Sozialverhalten).
- Jugend (ca. 10–20 Jahre): Identitätsbildung im Übergang vom Kind zum Erwachsenen, Akzeptieren der neuen körperlichen Gestalt, Ausgestaltung der Geschlechtsrolle), emotionale Ablösung und Unabhängigkeit von Eltern und anderen Erwachsenen, Individuation, Aushandeln von Autonomie und Verbundenheit, Aufbau neuer freundschaftlicher und romantischer Beziehungen (gleichaltrige Peers, enge Freunde, romantische Beziehungen), Selbstregulation des Handelns, Vorbereitung des beruflichen Werdegangs und auf Ehe und Familie oder alternative Lebensmodelle, sozialverantwortliches Verhalten, eigenes Wertesystem als Handlungsgrundlage.
- Aufkommendes Erwachsenenalter (18 bis späte Zwanziger). „Rollenlose Rolle" durch das weitgehende Fehlen von gesellschaftlichen Erwartungen, hohe demographische Diversität und Instabilität, Schwerpunkte: Veränderung und Exploration in Liebe, Arbeit, Weltanschauung. Abschluss der Phase, wenn wieder klarere normative Regelungen eintreten. Bei der Mehrheit ist das der Fall mit Abschluss der Ausbildung, stabiler Partnerschaft, evtl. bereits Elternschaft.
- Frühes/junges Erwachsenenalter (ca. 20–40 Jahre): Lebensziele entwickeln und gestalten, Wahl aus einer Vielfalt an Lebensformen und Freizeitstilen, Finden einer Balance zwischen Anpassung (Akzeptanz) und Selbstverwirklichung (Individualität) sowie die Integration einer komplexen, segmentierten oft widersprüchlichen Lebenswelt in das Selbstkonzept, Auszug aus dem Elternhaus, stimmige Beziehungsform finden, Zusammenleben in naher Beziehung lernen, Lebenspartner finden, Berufsfindung, Erwachsenenidentität aufbauen, ein Zuhause schaffen, evtl. Familie gründen und Kinder aufziehen, Beziehungsgestaltung zur Herkunftsfamilie, passende soziale Bezugsgruppe und Platz in der Gesellschaft finden, Aufbau eines Freundeskreises, ökonomische Absicherung, Sorge für das Gemeinwohl, evtl. auch soziales oder politisches Engagement.
- Mittleres Erwachsenenalter (ca. 40–65 Jahre): Akzeptieren von und Anpassung an körperliche Veränderungen (Leistungsabnahme), finden einer Balance zwischen Beruf und Familie bzw. Privatleben, befriedigende Leistung im Beruf erreichen und aufrechterhalten, lebenslanges Lernen, Gestaltung der letzten Berufsjahre, für manche Eltern beruflicher Wiedereinstieg nach der Kinderphase, Beziehung zum Ehe- oder Lebenspartner bzw. -partnerin als eigenständigem Menschen vertiefen und aufrechterhalten, Arbeitsteilung und gemeinsamer Haushalt, eine erwachsene Verantwortlichkeit im sozialen und gesellschaftlichen Bereich aufbauen, Erwerb gesellschaftlicher und beruflicher Positionen, Anerkennung im öffentlichen Leben (Politik, Kirche, Verein u.a.), altersgemässe

Freizeitinteressen aufbauen, Gestaltung der Beziehung zu den Kindern, den Kindern zum reifen Erwachsenwerden verhelfen, eine dem hohen Alter der Eltern angemessene Beziehung zu diesen aufbauen (zunehmende Verantwortung und deren Pflege), Bewältigung von kritischen Lebensereignissen wie Schulabschluss und Auszug der Kinder, Wechseljahre, Grosselternschaft, Pensionierung des Partners, evtl. Scheidung/Trennung, neue Partnerschaft.

- Höheres Erwachsenenalter (ca. 65–80 Jahre, Beginn mit grosser Varianz): Akzeptanz und Anpassung an häufiger werdende nicht kontrollierbare Verlustereignisse, z. B. Tod oder Krankheit nahestehender Personen, Abnahme der eigenen Gesundheit und Leistungsfähigkeit, Alter, Krankheit, beruflichen Ruhestand, vermindertes Einkommen, veränderte Sexualität, evtl. Partnerverlust, Pflegebedürftigkeit, Demenz, Unfälle, Übersiedlung ins Altenheim/„betreutes Wohnen", Aufgabe eines Hobbys, Konflikte in der Familie, zunehmende Abhängigkeit erfordert kompensatorisch flexible Veränderungen des Rollenrepertoires, Entwicklung neuer Freizeitbeschäftigungen, Kompetenzen, Erlebnismöglichkeiten, Interessen, der Ausweitung von Kontakten zu Mitmenschen, neue Freundschaften und Partnerschaft, Suche nach einem neuen sozialen Status und Veränderung des Selbstkonzepts, Auseinandersetzung mit der Endlichkeit des eigenen Lebens.
- Hohes Alter (ab ca. 80 Jahren): Bewältigung kritischer Lebensereignisse (Nachlassen der Körperkräfte, Multimorbidität, soziale Verluste, Tod des Lebenspartners), Erhalt grösstmöglicher Autonomie und Erhalt der Lebensqualität, Finden einer neuen sozialen Identität, Vertiefung von alten und Aufbau von neuen Beziehungen, Auseinandersetzung mit dem eigenen Leben, Sterben und bevorstehenden Tod.

Modelle zu Entwicklungsaufgaben sind vom Menschenbild und soziokulturellen Hintergrund ihrer Autor:innen geprägt. Sie haben über ihren deskriptiv-theoretischen Gehalt hinaus einen wertenden Charakter, indem sie gelingende Entwicklung definieren. Die Aufgabe in der therapeutischen Praxis ist auch, solche Wertungen anzusprechen und mit den Klient:innen zu reflektieren, was positive Entwicklung, Erfüllung und Glück für sie persönlich bedeuten (Brandtstädter & Lindenberger, 2007).

Von den an das Lebensalter gebundenen normativen Entwicklungsaufgaben unterscheiden wir kritische Lebensereignisse und Alltagsstressoren, die sich nicht jedem Menschen stellen und nicht altersbezogen sind. Eschenbeck & Knau beschreiben diese für das Jugendalter (Eschenbeck & Knauf, 2018, S. 34): „Kritische Lebensereignisse sind einschneidende (jedoch nicht notwendigerweise negative) Ereignisse im Leben eines Menschen, die in der Folge von der betroffenen Person ein hohes Mass an sozialer Wiederanpassungsleistung erfordern. Beispiele für Jugendliche sind ein Umzug, eine schwere Erkrankung, Gewalterfahrung, Trennung der Eltern oder Tod eines Elternteils. Alltagsstressoren (*daily hassles*) sind alltägliche Spannungen und Probleme, die für Jugendliche typischerweise in schulischen leistungsbezogenen Anforderungssituationen (z. B. Probleme mit den Hausaufgaben, schwierige Klassenarbeit, schlechte Note), in sozialen Situationen (z. B. Streitigkeiten, Konflikte mit Freunden oder Peers, schlechte Nachrede) oder in familiären Konfliktsituationen (z. B. Streit mit Eltern oder Geschwistern) auftreten (z. B. Donaldson et al., 2000)." In der psychotherapeutischen Anamnese ist es sinnvoll, den Blick neben den oftmals dramatischeren kritischen Lebensereignissen und Alltagsstressoren auch auf altersbezogene Lebensaufgaben zu richten. So spricht Petzold von einer entwicklungspsychologisch fundierten Therapie in der Lebensspanne im Modell der „Integrativen Therapie", welche an die Kernqualität menschlicher Existenz führt:

„die Erstreckung des Lebens zwischen Anfang und Ende, mitten in den Prozess, der das gelebte Leben selber ist. Die Banalität des Faktums, dass Menschen das Leben von Geburt bis zum Tode durchlaufen, dass es im Menschenleben Neugeborene und Sterbende gibt, grundsätzliche Freude über neues Leben und grundsätzliches Leid über den Verlust geliebter Menschen, all das wird in der professionellen Reflexion deutlich als ‚Ketten' von aufbauenden und kräftigenden und ‚Ketten' von niederdrückenden und belastenden Lebensereignissen oder in ‚Ketten' von Defiziterfahrungen, die in ihren Interaktionen unsere Gesundheit und unser Kranksein bestimmen." (Petzold, 2016, S. 3–4)

5.2 Persönlichkeitsmodell der Integrativen Körperpsychotherapie IBP

Markus Fischer

Ein gut fundiertes Psychotherapieverfahren weist in der Regel eine Vorstellung über den Aufbau der Persönlichkeit auf. Das zweifellos berühmteste Persönlichkeitsmodell der Psychotherapiegeschichte stammt von Sigmund Freud. Sein Drei-Instanzen-Modell unterteilt die Persönlichkeit in Ich, Es und Über-Ich. Ebenfalls gut bekannt ist das Strukturmodell der Transaktionsanalyse nach Eric Berne, welches die drei Persönlichkeitsanteile Kind-Ich, Erwachsenen-Ich und Eltern-Ich unterscheidet.

Rosenberg hat das IBP Persönlichkeitsmodell auf der Grundlage verschiedener Quellen als vierschichtiges Modell konzipiert. Rosenberg kannte das Schichtenmodell von Wilhelm Reich. Dieser unterscheidet eine oberflächliche, fassadenartige Schicht, die man der Umwelt präsentiert, eine mittlere Schicht „gefährlicher, grotesker und irrationaler Impulse und Phantasien, die alptraumhafte Welt des Freud'schen Unbewussten" und eine primäre Schicht mit natürlichen, aufrichtigen Impulsen (Boadella, 2013, S. 56). Auch Kohuts Konzept eines Kernselbst und sekundärer defensiver und kompensatorischer Strukturbildungen (Kohut, 1991) beeinflusste Rosenbergs Terminologie und Definition der einzelnen Schichten.

In diesem Unterkapitel werden Aufbau und Quellen des IBP Persönlichkeitsmodells eingeführt, in den folgenden die einzelnen Persönlichkeitsanteile ausführlicher besprochen. Das IBP Persönlichkeitsmodell kann graphisch mit vier konzentrischen Kreisen dargestellt werden, entsprechend den Persönlichkeitsanteilen Kernselbst, Herkunftsszenario, defensiver und offensiver Kompensationsstil (Abbildung 5-2). Es wird daher auch als Schalenmodell bezeichnet.

Im Zentrum der Persönlichkeit steht der Kern eines Menschen, sein Kernselbst. Rosenberg bezieht sich dabei auf Winnicott und dessen Begriff des wahren Selbst (Winnicott, 1974) und auf die Selbstpsychologie (Kohut, 1991).

Merke

Das Kernselbst im IBP Persönlichkeitsmodell entspricht dem Wesenskern eines Menschen, dem, was er ins Leben mitbringt und in der

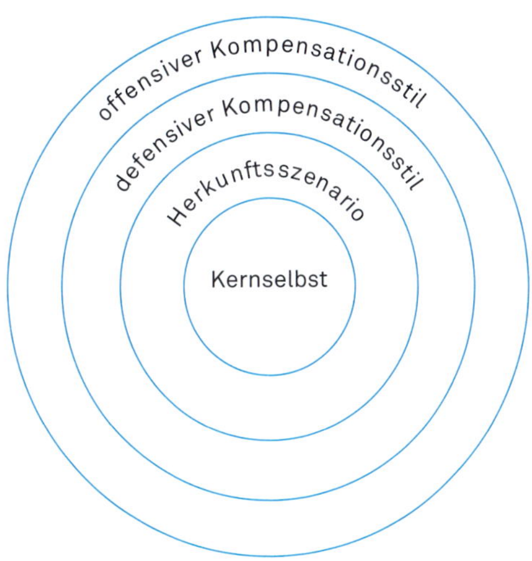

Abbildung 5-2: IBP Persönlichkeitsmodell mit den vier Persönlichkeitsanteilen Kernselbst, Herkunftsszenario, defensiver und offensiver Kompensationsstil.

Welt zum Ausdruck bringt, wenn er ganz im Hier und Jetzt und nicht mit den äusseren Schalen der Persönlichkeit identifiziert ist. Je stärker jemand im Kernselbst verankert ist, desto mehr sind Spüren, Fühlen, Denken und Handeln situationsadäquat, weder gehemmt noch übertrieben durch situationsinadäquate Einflüsse von Herkunftsszenario, defensivem und offensivem Kompensationsstil.

Das Konzept des Herkunftsszenarios, der ersten das Kernselbst umgebenden Schale, entwickelte Rosenberg aufgrund von Anregungen aus Virginia Satirs Familientherapie und verschiedenen Objektbeziehungstheorien (Winnicott, 1974; Balint, 1970; Mahler, 1969; Stern, 1992).

Merke

Das Herkunftsszenario umfasst die internalisierte Geschichte der Kindheit und Jugend eines Menschen und die daraus abgeleiteten, meist unbewussten Schlüsse und Glaubenssätze, körperlich-emotionale Erlebensmuster sowie interaktionelle Verhaltensmuster (affektmotorische Schemata, Geuter, 2015).

Die zweite das Kernselbst umgebende Schale ist der defensive Kompensationsstil, auch als Charakterstil bezeichnet.

Merke

Der defensive Kompensationsstil beinhaltet in der Kindheit entwickelte Schutz-, Abwehr- und Bewältigungsstrategien, mit denen sich das Kind vor überfordernden emotionalen Reaktionen bei grenzverletzenden oder defizitären Erfahrungen zu bewahren versucht. Die Strategien schützen gegen aussen vor weiteren Verletzungen und gegen innen vor dem Spüren bereits erlittener Verletzungen und verfestigen sich im Laufe der Entwicklung zu körperlich-emotionalen Erlebens- und Verhaltensmustern.

Das Konzept des defensiven Kompensationsstils als psychisches Abwehrverhalten mit einem somatischen Korrelat in Form körperlicher Spannungsmuster geht auf Wilhelm Reich, den Begründer von körperorientiertem psychotherapeutischem Vorgehen zurück.

Die äusserste Schale der Persönlichkeit ist der offensive Kompensationsstil, von Rosenberg und Kitaen-Morse ursprünglich als Agency bezeichnet (Rosenberg & Kitaen-Morse, 1996).

Merke

Der offensive Kompensationsstil umfasst in der Kindheit entwickelte Einstellungen, Schutz- und Bewältigungsstrategien mit reflexhafter Orientierung an den Bedürfnissen des Gegenübers unter Aufgabe des Selbstbezugs. Diese Strategien verfestigen sich im Laufe der Entwicklung zu körperlich-emotionalen Erlebens- und Verhaltensmustern, mit denen ein Mensch versucht, sich von den Mitmenschen die Anerkennung, Zuwendung, Akzeptanz oder Liebe zu holen, die ihm in seinem Herkunftsszenario fehlte und so den Mangel an internalisierten Gute-Eltern-Botschaften über das Aussen zu kompensieren.

Die vier Schichten des Schalenmodells sind nicht nur als Persönlichkeitsanteile zu verstehen, sondern auch als topographische Metapher. Der Kern der Persönlichkeit wird von den drei äusseren Schichten mehr oder weniger verdeckt und ist damit für die Person selbst und für andere nur erschwert zugänglich.

Beim Kennenlernen einer Person begegnen wir oft deren äusserster Schale (offensiver Kompensationsstil): der netten, zugewandten, dienstwilligen Seite dieser Person, mit der ein guter, freundlicher Eindruck vermittelt werden soll. Viele Alltagsbeziehungen zeichnen sich durch Begegnung vorwiegend über diese fassadenartige Schicht aus und bleiben im beidseitigen Nettsein stecken.

Treffen wir auf den defensiven Kompensationsstil einer Person, lernen wir deren unangenehmere, sperrige und irrationale Seiten kennen. Je nach Art dieses Kompensationsstils tendieren die Verhaltensweisen mehr zu Abgrenzung, Autonomiebestreben und Distanz (Überflutungs-Typ) oder zu Anklammerung, Abhängigkeit und Nähe (Verlassenheits-Typ). Besonders verwirrend wirkt es, wenn die Bestrebungen nach Nähe respektive Distanz sich mischen und die Person in allenfalls rascher Folge abwechselnd Autonomie und Kontakt sucht (kombinierter Verlassenheits-Überflutungs-Typ).

Die Prägungen des Herkunftsszenarios umfassen einerseits emotional überfordernde Erfahrungen, die verbunden sind mit oft abgewehrten, unbewältigten Gefühlen von Missachtung, Verletzung, Schmerz, Trauer, Wut, Angst, Hilflosigkeit, Schuld, Scham, Überwältigung, Entwürdigung etc. Innerhalb der verletzenden Szenarioerfahrungen nimmt die von Balint beschriebene Grundstörung (*basic fault*) eine besondere Stellung ein (Balint, 1970). Der Komplex der Grundstörung umfasst die für einen Menschen grundlegendsten, seine gesunde Entwicklung störenden frühkindlichen Erfahrungen und die damit verbundenen Körperempfindungen, Emotionen und daraus abgeleiteten Glaubenssätze über sich selbst und die Beziehung zu Anderen.

Allerdings beinhaltet das Herkunftsszenario einer Person auch Erfahrungen, bei denen das Kind oder der Jugendliche zwar frustriert und herausgefordert, aber nicht überfordert war. Die erfolgreiche Bewältigung solcher Erfahrungen durch Regulation unangenehmer Emotionen und Entwicklung von Bewältigungsstrategien wirkt anregend und stärkend auf die Selbstentwicklung und den Aufbau von Resilienz. Im Gegensatz zu überwältigenden Erfahrungen, die zu negativen Glaubenssätzen über das Selbst führen, fördern bewältigte Herausforderungen positive Lernerfahrungen im Sinne von: „Ich schaffe es, selbst unter schwierigen Bedingungen!“

Schliesslich gehören zum Herkunftsszenario einer Person auch eindeutig positive Erfahrungen der Kindheit und des Jugendalters, bei denen die Grundbedürfnisse des Selbst nach Liebe, Zuwendung, emotionalem Einstimmen, Anerkennung, Zugehörigkeit und Eigenraum erfüllt werden. Wir fassen solche nährenden Erfahrungen unter dem Begriff Ressourcenerfahrungen zusammen. Ressourcenerfahrungen regen die Entwicklung und Konsolidierung des Kernselbst an.

Aus entwicklungspsychologischer Perspektive können die beiden äusseren Schalen als Reaktionen auf verletzende Erfahrungen verstanden werden. Sie entsprechen kindlichen Bewältigungsstrategien, um mit grenzverletzenden (Missachtung des Bedürfnisses nach Eigenraum und Autonomie) oder defizitären Erfahrungen (Missachtung des Bedürfnisses nach Kontakt und Bindung) umgehen zu können. Ausprägung und Art der entwickelten Kompensationsstile sind beeinflusst durch komplexe, sich immer wieder verändernde Interaktionen und Abhängigkeiten zwischen der Persönlichkeit des Kindes und seiner Lebenswelt. Es ist verlockend, die jeweiligen Merkmale der Kompensationsstile im Sinne einer simplen Kausalität direkt aus den frühen Objektbeziehungen abzuleiten. Diese Perspektive greift jedoch zu kurz. Es gibt aus klinischer Perspektive keine Anhaltspunkte für generalisierbare Ursache-Wirkungs-Zusammenhänge im Sinne von „Überflutungserfahrungen führen zu Überflutungs-Typ des defensiven Kompensationsstils“ respektive „Verlassenheitserfahrungen führen zu Verlassenheits-Typ des defensiven Kompensationsstils“. Neben prägenden Eltern-Kind-Interaktionen spielen auch angeborene Persönlichkeitsmerkmale, Passung zwischen Kind und Eltern und soziokulturelle Einflüsse eine Rolle für Entwicklung und individuelle Ausprägung der Kompensationsstile. Ebenso entscheidend ist, ob vom Kind versuchte Bewältigungsstrategien erfolgreich sind, zu innerem Spannungsabbau und emotionaler Beruhigung führen, und so das zentrale Belohnungssystem aktivieren. Wenn ja, so dürfte die entsprechende Strategie als erfolgreich taxiert und ins kindliche Verhaltensrepertoire aufgenommen werden. Im umgekehrten Fall probiert das Kind mit grosser Wahrscheinlichkeit alternative Strategien, bis es eine funktionierende entdeckt. Damit wird auch deutlich, welch grosse kreative Leistung den kompensatorischen Strategien zugrunde liegt. Diese Leistung soll durchaus auch als Ressource aufgefasst und wertgeschätzt werden.

Ein Persönlichkeitsmodell hilft, im überwiegend unbewusst und stark assoziativ ablaufenden subjektiven Erleben Orientierung, Verständnis und Ordnung zu gewinnen und eine innere Beobachterinstanz zu installieren. Diese Instanz ist unabdingbar für zentrale Funktionen des gesunden Selbst, wie adäquate Wahrnehmung, Selbstregulation und Kommunikation. Je besser entwickelt die innere Beobachtungsinstanz ist, desto besser gelingt es einer Person, ihr subjektives Erleben mit einer gesunden und wohltuenden Distanz wahrzunehmen und zu regulieren. Wenn wir über eine innere Beobachtungsinstanz verfügen, dann „haben" wir beispielsweise Angst, können diese in ihrer Wirkung beobachten und in ihrer Bedeutung stimmig einschätzen. Ohne innere Beobachterinstanz „sind" wir unsere Angst, verlieren uns in ihr und geben ihr eine existenzielle Bedeutung.

Mithilfe des Persönlichkeitsmodells Orientierung, Ordnung und Verständnis für das innere Erleben zu schaffen, ist ein vorrangiges Ziel einer auf Persönlichkeitsentwicklung ausgerichteten Psychotherapie. Zu Beginn ist es vor allem die Aufgabe der Therapeutin, Orientierung zu vermitteln. Mit zunehmender Dauer der Therapie lernt der Klient, seine oftmals ambivalenten Empfindungen, Gefühle, Stimmungen, Gedanken und Impulse verschiedenen Persönlichkeitsanteilen zuzuordnen, ihre individualhistorische Bedingtheit und Bedeutungszuschreibung zu verstehen. Das IBP Schalenmodell ist eine nützliche Landkarte für diese psychotherapeutische Kernaufgabe. Es wird von Therapeut:innen und Klient:innen gleichermassen als leicht verständlich, plausibel und hilfreich erlebt, um subjektives Erleben einzuordnen, innere Klärung und Beruhigung zu finden.

5.3 Selbst

Markus Fischer

In der Geschichte der Psychotherapie wurden verschiedene Konzepte von Selbst, Ich und Persönlichkeit entwickelt, wobei die drei Begriffe teils fast synonym, teils unterschiedlich verwendet werden. Rosenberg hat die innerste Schicht des Schalenmodells ursprünglich als Kernselbst oder Selbst bezeichnet und in dessen Definition prozesshafte Vorstellungen des Selbst aus der humanistischen Psychologie mit dem mehr strukturellen Selbstkonzept der Selbstpsychologie verbunden.

Während seiner Ausbildung zum Gestalttherapeuten am *Esalen-Institut* in Kalifornien lernte Rosenberg direkt von Fritz Perls und traf auch mit Carl Rogers, dem Begründer der klientenzentrierten Psychotherapie, zusammen. Perls und Rogers vertraten beide eine prozesshafte Natur des Selbst. Perls et al. verstehen das Selbst relational als System gegenwärtiger Kontakte und schöpferischer Anpassung an die Lebenswelt (Perls et al., 2007, 2013) (Kap. 4.4.1). In der kontinuierlichen Beziehung zur Lebenswelt entsteht das Selbst ständig neu, die Selbstfunktionen dienen primär dem Kontakt. Dementsprechend fokussiert Gestalttherapie auf die Entwicklung eingeschränkter Selbstfunktionen. Es wird nicht zwischen Selbst, Ich und Persönlichkeit unterschieden, das Selbst umfasst den Gesamtorganismus als Figur/Hintergrundprozess in Kontaktsituationen. Rogers sieht das Selbst als fliessende, sich ständig wandelnde Gestalt und als Prozess, der zu jedem beliebigen Zeitpunkt eine spezifische Wesenheit annimmt (Rogers, 1959). Ziel einer Therapie ist gemäss Rogers, „das Selbst zu sein, das man in Wahrheit ist", was wieder eine eher strukturelle Selbstvorstellung vermuten lässt (Rogers, 1983, S. 164f.). Beide Pioniere der humanistischen Psychotherapie haben Rosenberg in seiner Theoriebildung wesentlich beeinflusst.

Im Rahmen seiner Auseinandersetzung mit Winnicott und Kohut kam Rosenberg in Kontakt mit psychoanalytischen Selbstvorstellungen. Winnicott unterscheidet zwischen wahrem Selbst und falschem Selbst:

> „Die spontane Geste ist das wahre Selbst in Aktion […]. Das wahre Selbst kommt von der Lebendigkeit der Körpergewebe und dem Wirken von Körperfunktionen, einschliesslich der Herzarbeit und der Atmung […]. Das wahre Selbst […] bedeutet wenig mehr als die Gesamtheit der sensomotorischen Lebendigkeit." (Winnicott, 1974, S. 193 f.).

> „Das organisierte falsche Selbst ist mit einer Starrheit der Abwehr verbunden, die eine Entwicklung während der Lehrzeit verhindert […]. Das falsche Selbst stellt sich als real dar, und Beobachter neigen dazu, zu glauben, dies sei die wirkliche Person. In Liebesbeziehungen, Arbeitsbeziehungen und Freundschaften beginnt das falsche Selbst jedoch zu versagen. In Situationen, in denen eine ganze Person erwartet wird, fehlt dem falschen Selbst etwas Wesentliches. Das falsche Selbst ist auf Identifikationen aufgebaut." (Winnicott, 1974, S. 185 ff.).

Unter dem Begriff des falschen Selbst subsumiert Winnicott defensive und adaptive Verhaltensweisen, die nicht den wahren Interessen des Individuums dienen. Diese seien bevorzugt mit dem Intellekt der Person verbunden und würden zu einer Dissoziation zwischen intellektueller Aktivität und psychosomatischer Existenz der Person führen. Diese Beschreibung des falschen Selbst weist Parallelen zu den Kompensationsstilen des IBP Persönlichkeitsmodells auf. Wir vermeiden jedoch den moralisierenden Begriff des falschen Selbst, weil es in unserem Verständnis keine wahren und falschen Persönlichkeitsanteile gibt. Der Aufbau einer integrierten Persönlichkeitsstruktur, die nach innen und aussen funktions- und lebensfähig ist, braucht auch defensive und offensive Kompensationsstrukturen. Diese sind genauso echt, berechtigt, notwendig und authentisch wie das Kernselbst. Wir verstehen gelungene Entwicklung als Kompetenz zur situationsadäquaten Regulation der verschiedenen Persönlichkeitsanteile.

Kohut und weitere Exponenten der Selbstpsychologie differenzieren zwischen dem mit seinen Wünschen, Gefühlen, Bedürfnissen und Impulsen nach aussen gerichteten Ich und einem nach innen gerichteten Selbst, das Selbstbild, Identität, Selbstwert und Sinnhaftigkeit aufbaut und aufrechterhält (Rudolf et al., 2010). Rosenberg unterscheidet nicht zwischen Ich und Selbst.

IBP Schweiz versteht heute anders als Rosenberg unter dem Selbst eine wahrnehmende, reflexive und regulierende Struktur, welche die Persönlichkeitsganzheit mit all ihren verschiedenen Persönlichkeitsanteilen umfasst. Damit lehnen wir uns einerseits an das organismische Selbstverständnis der Gestalttherapie an und andererseits an die operationalisierte psychodynamische Diagnostik, welche das Selbst definiert als „verlässlichen Rahmen für alle psychischen und körperlichen Vorgänge, die zu mir gehören und über deren Vorhandensein und Meinhaftigkeit ich mir bewusst werden kann" (Rudolf et al., 2010, S. 20). Kernselbst, Herkunftsszenario und Kompensationsstile sind psychische Subsysteme, deren körperliches, emotionales und kognitives Erleben durch die übergreifende Instanz des Selbst wahrgenommen und reguliert werden kann. Das Selbst existiert immer in Beziehung und im Wechselspiel mit der Lebenswelt und kann nicht unabhängig von dieser gedacht werden.

Ist eine Person in allen drei Erlebensdimensionen präsent, und kann sie ihr Erleben aus der Position des inneren Beobachters wahrnehmen und alle vier Persönlichkeitsanteile des Schalenmodells kontaktieren und regulieren, so ist sie im Selbstkontakt. Der Selbstkontakt geht verloren, wenn die Regulationsfähigkeiten des Selbst überfordert sind und die Person sich mit einer der drei äusseren Schichten identifiziert.

Zwischen humanistischen und psychoanalytischen Quellen unseres Selbstkonzepts besteht eine gewisse Polarität. Strukturelles und prozesshaftes Verständnis des Selbst müssen sich aber nicht ausschliessen, sondern können als von der Position des Beobachters abhängige Annäherungen an die Natur des Selbst begriffen werden. So wie ein Elektron abhängig von Fragestellung und Versuchsanordnung des Beobachters als Welle oder Teilchen erscheint, kann auch das Selbst je nach Perspektive unterschiedlich imponieren: Aus der einen Perspektive verdichten und verfestigen sich wiederholte Funktionen und Prozesse zu einer mehr oder weniger stabilen Selbststruktur, aus der anderen ist das Selbst als Prozess der kontinuierlichen Beziehung und Adaptation im Kontakt mit der Lebenswelt in dauerndem Wandel. Interessanterweise findet sich bei Kohut, Perls und Rogers trotz unterschiedlicher Selbstkonzepte eine ähnliche therapeutische Haltung, die Wert auf Intersubjektivität, Authentizität, Empathie und Wertschätzung legt sowie Abwehr und Kompensation als ursprünglich sinnvolles und notwendiges Schutzverhalten versteht.

5.4 Kernselbst und Kernselbstempfinden

Markus Fischer

Wir gehen davon aus, dass das Kernselbst ab der Zeugung als fragile Anlage vorhanden ist. Diese Anlage hat genetische, epigenetische und spirituelle Komponenten und kann mit einem Pflanzensamen verglichen werden, der förderliche Umweltbedingungen benötigt, um sich zu einer gesunden und kräftigen Pflanze zu entwickeln. Denn das Kernselbst ist für seine Festigung und Ausreifung über Jahre auf eine entwicklungsfördernde Lebenswelt angewiesen. Dazu gehören adäquate Wahrnehmung, Spiegelung und Befriedigung der kindlichen Grundbedürfnisse nach Nahrung, Sicherheit, Zuwendung, Zugehörigkeit, emotionalem Einstimmen, Liebe usw. durch die primären Bezugspersonen (s. auch Bowlby, 1976; Ainsworth et al., 1978). Neben der intersubjektiven Beziehung zu Mitmenschen spielen aber auch soziokulturelle, ökonomische und natürliche Einflüsse eine Rolle. Armut, Nahrungsmangel, Krieg, Unterdrückung aus politischen oder religiösen Gründen und Naturkatastrophen sind nur einige Beispiele dafür, wie äussere Lebensumstände Wachstum und Gedeihen eines Menschen beeinträchtigen können.

In der Interaktion und gegenseitigen Wechselwirkung (Interdependenz) mit der Lebenswelt differenziert sich das Kernselbst weiter aus. Es ist die Quelle der schöpferischen Impulse von Kreativität, Spontaneität sowie Entwicklung und kann subjektiv körperlich, emotional und kognitiv erfahren werden. Wann immer wir ganz im Hier und Jetzt sind, im freien Fluss unserer Lebendigkeit und unbeeinflusst von den äusseren Schichten des Schalenmodells, sind wir im Kernselbst.

Die spirituellen Aspekte des Kernselbst können den Menschen in eine existenzielle Sinngebung und übergeordnete Kontinuität einbinden. Sie unterstützen den Umgang mit unvermeidbarem Leiden, lebensbedrohlichen Krankheiten oder Verlusten und mit der Tatsache unserer Endlichkeit. Verankerung in der Spiritualität fördert die Entwicklung von Vertrauen, die Fähigkeit, Mitgefühl und Dankbarkeit zu empfinden, die Verbindung zu einer universellen Liebe und stärkt den inneren mitfühlenden Beobachter.

Als Körperpsychotherapeut:innen betonen wir die körperliche Dimension des Kernselbst, das somatische Kernselbstempfinden. Rosenberg spricht von einer nonverbalen sensomotorischen und emotionalen Erfahrung, die untrennbar mit dem Körpererleben verbunden sei und erst sekundär mit kognitiven Erkenntnissen gekoppelt werde. Diese ganzheitliche Erfahrung entspricht Gendlins *Felt sense* (Gendlin, 1978b). Die Erfahrung des Kernselbstempfindens ist für die Integrative Körperpsychotherapie IBP zentral und stellt meist ein vorrangiges Therapieziel dar.

In seiner Definition des Kernselbstempfindens bezieht sich Rosenberg auf Kohut. Dieser charakterisiert das Kernselbstempfinden durch Wohlbefinden, Identität, Kontinuität und Kohärenz. Mit Wohlbefinden (*sense of wellbeing*) ist ein grundsätzliches Wohlgefühl im Körper gemeint, die Erfahrung, sich in seinem Körper zu Hause und geborgen zu fühlen. Wohlbefinden umfasst Lebendigkeit, Vitalität und Lebensbejahung, darf aber nicht missverstanden werden als Abwesenheit von unangenehmen Körperempfindungen oder Gefühlen. Die Fähigkeit, Schmerz, Trauer, Scham, Angst, Wut etc. erleben und integrieren zu können, gehört zu einem entwickelten Selbst.

Unter Identität verstehen wir das Wissen darüber, wer wir sind. Das Gefühl der eigenen Identität setzt sich aus körperlichen, psychischen, sexuellen, spirituellen und soziokulturellen Aspekten zusammen, welche auch dem jeweiligen Zeitgeist unterliegen.

Kontinuität bezeichnet die erlebte Gewissheit, dass wir über die gesamte Lebensspanne hinweg trotz sich verändernder Identität ein und derselbe Mensch sind. Dass wir uns trotz der Veränderungen, die unsere Körper-Geist-Seele-Einheit im Verlauf des Lebens durchläuft, als ein und dieselbe Person erleben, ist eine erstaunliche Leistung des Organismus.

Als Kohärenz bezeichnet Kohut das Empfinden seiner selbst als zusammenhängende Einheit, „dass unser Körper und Geist eine Einheit im Raum und ein Kontinuum in der Zeit darstellen" (Kohut, 1991, S. 155). Dieses Einheitsgefühl bezieht sich auf körperliches, emotionales und kognitives Selbstempfinden. Die Selbstpsychologie spricht von Fragmentierung bei Minderung oder Verlust des Empfindens von Selbst-Kohärenz, wenn das Gefühl des inneren Zusammenhalts schwindet. Der kurzzeitige Verlust des Empfindens von Ganzheit ist ein alltägliches Phänomen und wurde als Fragmentierungskonzept in die Integrative Körperpsychotherapie IBP aufgenommen. Rosenberg hat es um die Schritte zur Defragmentierung erweitert.

Die Entwicklung des Selbstempfindens wird von Stern in einem Stufenmodell beschrieben (Stern, 1992) (Abbildung 5-1). Er unterscheidet vier Komponenten des Kernselbstempfindens (Urheberschaft, Selbst-Kohärenz, Selbst-Affektivität, Selbst-Geschichtlichkeit). Stern sieht das Selbst als zentrales organisierendes Prinzip der Entwicklung. Es ist in seinem Verständnis untrennbar mit einem immanenten Impuls zu persönlichem Wachstum, Reifung, Differenzierung und Integration verbunden. Dieser Impuls zu Selbstverwirklichung ist auch Teil des humanistischen Menschenbildes. Es bleibt eine offene Frage, ob er als dem Menschen grundsätzlich inhärent angenommen werden darf. Die Gewichtung des individuellen Selbst ist ein Merkmal unserer Kultur und Epoche, umsetzbar auf dem Boden günstiger sozioökonomischer Umstände. In anderen Kulturen spielen das individuelle Selbst und die individuelle Selbstverwirklichung eine geringere Rolle. Solche Kulturen leben eine Art Familien- oder Gruppenselbst, dem sich das individuelle Selbst unterzuordnen hat. Diese Unterschiede gilt es im Auge zu behalten, denn durch die zunehmende globale Migration suchen auch Menschen mit ganz anderem kulturellem Hintergrund unsere therapeutische Hilfe.

5.5 Herkunftsszenario

Markus Fischer

Die Metapher „Szenario" bezieht sich auf die Welt des Films und Theaters. Zum Szenario gehören die Bühne, welche wir mit unserer Zeugung betreten (Ort, Epoche, Zeitgeist, soziokultureller, religiös-spiritueller, politischer und ökonomischer Hintergrund), die Darsteller (primäre Bezugspersonen, Lehrer, Kindermädchen, Haustiere etc.) und das Drehbuch (wichtige Handlungen, Ereignisse) unserer Kindheit. Das Drehbuch beginnt nicht erst mit der Zeugung, denn wir werden in eine laufende Geschichte hineingeboren. Präkonzeptionelle Einflüsse wie Beziehungsmuster der Eltern und Grosseltern, transgenerationale und andere sogenannte geheime Themen prägen die Szene, welche wir vorfinden. Bühne, Darsteller und Drehbuch beeinflussen sich gegenseitig. Die Lebenswelt wirkt nicht nur auf das Kind, sondern auch auf dessen Bezugspersonen ein und beeinflusst deren Haltung und Handlungen. In unserer Zeit der globalen Migration arbeiten wir zunehmend mit Personen, deren Lebenswelt sich teils stark von der unseren unterscheidet; entsprechend werden historisches und transkulturelles Wissen für Psychotherapeut:innen immer wichtiger.

Merke

Das Herkunftsszenario gibt uns Auskunft über folgende intrapsychische Themen:

- emotionale Grundverletzungen (Verlassenheit, Überflutung)
- Grundstörung und daraus entwickelte Glaubenssätze
- geheime Themen
- traumatisierende Erfahrungen
- Art und Ausprägung des entwickelten defensiven und offensiven Kompensationsstils
- in der Therapie zu erwartende Übertragungsdynamik
- Ressourcenerfahrungen
- Grundvertrauen

5.5.1 Grundverletzungen

Sind die existenziellen Grundbedürfnisse nach Nahrung, körperlicher und materieller Sicherheit von den äusseren Umständen her zu befriedigen, handelt es sich bei den Grundverletzungen meist um die Folgen verletzender Objektbeziehungserfahrungen. Auch bei einschneidenden Ereignissen wie Geburtstraumen, Unfällen oder schweren Krankheiten spielt besonders in der frühkindlichen Entwicklung der Beziehungsaspekt eine zentrale Rolle. Ein Unfall wird sich anders auswirken, wenn liebevoll anteilnehmende Bezugspersonen das Kind trösten und begleiten, als wenn das Kind nach einem Unfall allein gelassen oder gar beschuldigt wird.

Wir unterscheiden zwei Arten von Grundverletzungen: Verlassenheits- und Überflutungsverletzungen.

Verlassenheitsverletzungen zeichnen sich aus durch Missachtung des kindlichen Grundbedürfnisses nach Kontakt, Nähe, Bindung, Zuwendung und Liebe. Zu Beginn unseres Lebens betreffen die Bedürfnisse nach Nähe primär die körperliche (Montagu, 1974) und emotionale Dimension (Bowlby, 1973), später zunehmend auch die kognitive. Verlassenheitsverletzungen erschüttern das Vertrauen des Kindes in die Verlässlichkeit und Kontinuität von Beziehungen. Der Mensch als physiologische Frühgeburt ist während der ersten Lebensjahre zwingend auf Versorgung durch seine Bezugspersonen angewiesen. In der Frühzeit der menschlichen Evolution war es auch für Erwachsene lebensbedrohlich, aus der Gemeinschaft ausgestossen oder von ihr nicht mehr versorgt zu werden (Novak, 2006). Verlassenheitserfahrungen als existenzielle Bedrohung zu erleben, ist also evolutionär sinnvoll. Beim Kind lösen sie existenzielle Ängste davor aus, allein gelassen zu werden, verloren zu sein und sterben zu müssen. Aus Verlassenheitserfahrungen leitet das Kind Glaubenssätze ab wie „Ich bin nicht wichtig“, „Mein Bedürfnis nach Nähe ist nicht wichtig“, „Ich muss alleine zurechtkommen“, „Ich kann mich auf niemanden verlassen“, „Ich bin nicht liebenswert“.

Ob ein Kind eine Erfahrung als Verlassenheitsverletzung erlebt, hängt nicht nur vom Ereignis, sondern auch vom Wesen des Kindes ab. Der eine Säugling erwacht alleine, schaut dem Mobile an seinem Stubenwagen zu und beschäftigt sich mit seinen Händchen. Beginnt er sich unwohl zu fühlen, beruhigt er sich mit Daumenlutschen. Erst nach einer Weile versucht er durch Vokalisieren seine Mutter auf sich aufmerksam zu machen. Kommt sie nicht sofort, beginnt er mit einem Stofftier zu spielen. Ein anderer Säugling erwacht und ist durch die Abwesenheit der Mutter unmittelbar hoch aktiviert. Er beginnt sofort zu schreien und steigert sich innerhalb kürzester Zeit in einen Zustand völliger Auflösung hinein. Das zweite Kind ist vielleicht kürzer alleine als das erste, erlebt jedoch viel schwierigere Gefühle und Empfindungen.

Überflutungsverletzungen entstehen durch Missachtung des kindlichen Grundbedürfnisses nach eigenem Raum, stimmiger Distanz und Autonomie. Sie sind übergriffig und beinhalten subtile bis heftige verbale, emotionale, körperliche oder sexuelle Gewalt. Das Kind wird verletzt, vereinnahmt oder fremdbestimmt und sein basales Sicherheitsgefühl erschüttert. Es verliert das Vertrauen, dass es selbst, seine Bedürfnisse und Gefühle respektiert werden und dass die Menschen es prinzipiell gut mit ihm meinen. Überflutungserfahrungen lösen existenzielle Ängste vor Einengung, Einschränkung bis zu Vernichtung aus. Die Glaubenssätze, welche das Kind aus dem Geschehen ableitet, lauten: „Ich bin nicht wichtig", „Ich habe kein Recht auf eigenen Raum und Grenzen", „Ich zähle nicht", „Für mich ist hier kein Platz", „Meine Gefühle sind nicht wichtig". Überflutung läuft oft subtil ab, beispielsweise wenn ein Elternteil ständig besser weiss, was für das Kind gut ist („Das ist doch nichts für dich"), ihm bedeutet, dass seine Gefühle nicht in Ordnung oder nicht wichtig sind („Wegen so was wird man doch nicht wütend").

Viele kindliche Verletzungen haben sowohl eine Überflutungs- als auch eine Verlassenheitskomponente. Fast jede Überflutung geht mit Gefühlen von Verlassenheit und Einsamkeit einher, weil das Kind in seinem Wesen, seinen Bedürfnissen oder seinem Eigenraum nicht gesehen und respektiert wird. So ist vielleicht für ein Mädchen, das von seinem Vater sexuell missbraucht wurde, der fehlende Schutz durch die Mutter subjektiv genauso schlimm wie die körperliche Gewalterfahrung. Wie ein Kind auf Missachtung seiner Bedürfnisse reagiert, ob es mehr durch Überflutungs- oder Verlassenheitserfahrungen getroffen wird, und wie stark es durch die Erfahrung verletzt wird, ist auch vom Wesen des Kindes und nicht nur vom Ereignis selbst abhängig. Genetisch bedingte Resilienz respektive Vulnerabilität, Temperament und Reagibilität/Stabilität des vegetativen Nervensystems sind kindliche Faktoren, welche von Bedeutung sind. Die einen Kinder haben ein grösseres Bedürfnis nach Kontakt und Sicherheit, die anderen nach Autonomie und Unabhängigkeit. Das „Priming" primärer neurobiologischer Bewältigungsmuster auf drohende oder reale Verlassenheit und Überflutung bildet die Basis der synaptischen Verschaltungen (die „soziale Synapse", Cozolino, 2007) und die Grundlage späterer Beziehungsstrategien.

Die Erhebung und Bearbeitung des Herkunftsszenarios in einer IBP Therapie ist kein Selbstzweck, sondern geschieht mit Blick auf die Beeinträchtigung der Klient:innen im Hier und Jetzt. So werden die Geschichte der Klient:innen, die frühen Objektbeziehungen und emotionalen Verletzungen nur insofern ein Thema, als sie für das gegenwärtige Leiden relevant sind. Wir nehmen die Gegenwart über inneres Abgleichen mit vergangenen Erfahrungen wahr, sehen und deuten sie sozusagen durch die Brille der Vergangenheit. Wenn sich diese Brille als hinderlich für Erleben und Handeln in der Gegenwart erweist, ist die psychotherapeutische Erforschung und Aufarbeitung des Herkunftsszenarios sinnvoll.

Das Herkunftsszenario gibt nicht die realen Geschehnisse der Vergangenheit wieder. Es entspricht der internalisierten und vom Erwachsenen im Moment des Erzählens erinnerten Version seiner Geschichte, einer sehr subjektiven und selektiv erinnerten Version. Die Sicht auf das eigene Szenario wird geprägt von kindlichen Wahrnehmungen, Interpretationen und Bewertungen der Eltern übereinander, des Kindes und der Geschehnisse. Auch die Art und Weise, wie Therapeut:innen das Herkunftsszenario erfragen, hat einen Einfluss auf das Bild, das entsteht: Welche Fragen werden gestellt? Welche Aspekte werden vertieft? Worauf reagiert die Therapeutin mit verbaler Spiegelung oder mimisch?

Das Szenario ist also nicht die wahre Geschichte, sondern ein subjektives flüchtiges und immer wieder sich änderndes Bild. Im Verlauf einer Therapie verändern sich Geschichte, Blick auf die primären Bezugspersonen und Glaubenssätze. Die Bearbeitung von Szenarioinhalten führt zu neuen Deutungen und zum Erkennen von dem Kind damals nicht verständlichen Zusammenhängen („Mutter spielte nicht deshalb so wenig mit mir, weil sie mich nicht liebte, sondern weil sie überfordert und depressiv war", „Vater konnte seine Liebe nicht so zeigen, wie ich es gerne gehabt hätte, aber er tat es auf andere Weise".) Die differenziertere Sicht auf die eigene Herkunftsgeschichte ist ein erster Schritt zu deren Verständnis, Akzeptanz, Verarbeitung und zur Versöhnung mit ihr.

5.5.2 Grundstörung

Von Michael Balint stammt der in unsere Theorie und Praxis eingegangene Begriff der Grundstörung (*basic fault*). Balint verstand darunter die psychischen Folgen einer Diskrepanz zwischen kindlichen und mütterlichen Bedürfnissen und Handlungen (Balint, 1970). Er sprach auch von fehlender Mutter-Kind-Passung, denn nicht nur das Verhalten der Mutter beeinflusst die Mutter-Kind-Beziehung, sondern auch jenes des Kindes. Manche Kinder sind nicht in der Lage, das mütterliche Angebot an Liebe und Versorgung anzunehmen. Balint formuliert zwei aus der Grundstörung hervorgehende Persönlichkeitstypen, die auch in Rosenbergs Modell der drei Typen des defensiven Kompensationsstils vorkommen. Balint spricht einerseits vom oknophilen Beziehungsmuster, entsprechend Rosenbergs Verlassenheits-Typ, gekennzeichnet durch enge Bindungen, Verlustängste, Anklammerungstendenz, Sicherheits- und Stabilitätsbedürfnisse und risikoarmes Verhalten, andererseits vom philobaten Beziehungsmuster, entsprechend Rosenbergs Überflutungs-Typ, das sich auszeichnet durch distanziertere Beziehungen, Bedürfnisse nach Autonomie und Autarkie, Abhängigkeitsängste und risikoreicheres Verhalten (Portwich, 2014). Ein Mischtyp, wie ihn Rosenberg in Form des Überflutungs-Verlassenheits-Typs beschreibt, kommt bei Balint nicht vor.

Wir verstehen die Grundstörung nicht nur als Folge intersubjektiver Erfahrungen. Auch soziokulturelle, politische und ökonomische Gegebenheiten spielen eine wichtige Rolle. Wächst ein Kind in einem Kriegsgebiet auf, so ist wahrscheinlich die ganze Atmosphäre durchtränkt von Angst, Unsicherheit, Trauer und Verzweiflung. Auch Nahrungsmangel führt zu einer grundlegenden Verunsicherung, Gefühlen von Mangel bis hin zu Vernichtungsangst. Ebenso beeinflussen transgenerationale Themen die kindliche Entwicklung. Kriegserfahrungen von Vorfahren können sich auch bei nachfolgenden, nicht direkt betroffenen Generationen als diffuse, undefinierbare Ängste und körperliche Spannungsmuster zeigen. Dies wurde vor allem durch Untersuchungen an Nachkommen von Holocaustüberlebenden und amerikanischen Vietnamveteranen belegt (Dekel & Goldblatt, 2008).

Wir verstehen die Grundstörung als Summe der aus den frühen Verletzungen des Selbst verbleibenden Spuren. Diese zeigen sich in allen Dimensionen des Erlebens. Körperlich manifestiert sich die Grundstörung über chronische Spannungs- und Haltungsmuster in Muskulatur und anderen Körpergeweben. Oft zeigen sich Zeichen der Überaktivierung des autonomen Nervensystems. Emotional äussert sich die Grundstörung über einen individuell typischen, regelmässig auftauchenden und meist bedrängenden Gefühlskomplex, der sich durch Gefühle wie Angst, Scham, Schuld, Minderwertigkeit, Ohnmacht etc. auszeichnet. Die Transaktionsanalyse spricht in diesem Zusammenhang von Lieblingsgefühlen, weil der Betroffene mit einer für Aussenstehende befremdlichen Regelmässigkeit in diesen Gefühlskomplex fällt, ihn fast aktiv aufzusuchen scheint. Das hat damit zu tun, dass wir mit unseren Grundstörungsemotionen meist hochgradig identifiziert sind. Sie scheinen zu unserer Kernidentität zu gehören und sind untrennbar mit dem Selbstbild verbunden. Deshalb ist dieser Gefühlskomplex ein für das Individuum auf paradoxe Weise attraktiver Ort. Er ist nicht nur mit Leiden, sondern ebenso mit Vertrautheit und Zuhausesein assoziiert. Eine ausgeprägte Grundstörung kann sich in einem anhaltend eingeschränkten Lebensgrundgefühl zeigen, verbunden mit einem charakteristischen, beängstigenden Leeregefühl. Kognitiv äussert sich die Grundstörung in Form negativer Glaubenssätze. Diese können die eigene Person betreffen („Ich bin schlecht, böse, nicht liebenswert, zu laut, zu dumm ..."), die Beziehung zu anderen („Ich kann niemandem vertrauen.", „Mich will sowieso niemand.", „Menschen sind nicht verlässlich.") oder Gebote und Verbote beinhalten („Ich muss/soll ...", „Ich darf nicht ..."). Auf der Verhaltensebene zeigt sich die Grundstörung in maladaptiven, dysfunktionalen Verhaltensweisen, die weder die Interessen des Selbst erfolgreich vertreten noch beziehungsfördernd wirken. Diese dysfunktionalen Verhaltensweisen befremden andere Menschen und belasten Beziehungen.

Die Grundverletzungen und die aus ihnen hervorgegangene Grundstörung sind von zentraler Bedeutung, weil sie einen grossen Einfluss auf Stabilität respektive Instabilität des Selbst und dessen Anfälligkeit für Fragmentierung haben. Frühkindliche emotionale Verletzungen werden im Umgang mit sich selbst und in aktuellen Beziehungen immer wieder reinszeniert, was von Freud als unbewusster Wiederholungszwang bezeichnet wurde (Freud, 1920). In der Therapie wird dieses Wiederholungsphänomen in der Übertragungsbeziehung erlebbar und damit der therapeutischen Bearbeitung zugänglich.

5.5.3 Ressourcenszenario und Grundvertrauen

Bei der Aufnahme des Herkunftsszenarios fragen wir auch nach Erfahrungen, bei denen die Grundbedürfnisse des Kindes erfüllt wurden, wo es Sicherheit, Liebe, Zuwendung, Bezogenheit und stimmiges Spiegeln erlebt hat und damit Vertrauen in sich und in die Objekte aufbauen konnte (Ressourcenszenario).

Mit den „Gute-Eltern-Botschaften" stellte Rosenberg eine Liste der Erfahrungen zusammen, welche ein Kind idealerweise in der Beziehung zu seinen primären Bezugspersonen macht. Dabei ist es entscheidend, dass die Botschaften für das Kind emotional und körperlich spürbar und erlebbar sind. Es geht nicht um die Worte, sondern um den gelebten Ausdruck derselben in der Beziehung. Geschieht das mit genügender Zuverlässigkeit, wird das Kind die Botschaften internalisieren und ein basales Lebensgefühl von Sicherheit, Zufriedenheit, Ruhe, Zuversicht und Vertrauen aufbauen. Dies gibt dem Kind einen guten Nährboden für Entwicklung und Festigung seines Kernselbst. Auf die „Gute-Eltern-Botschaften" und ihre therapeutische Anwendung wird in Kap. 6.3.4 ausführlicher eingegangen.

Es ist eine naheliegende Idee, im Sinne von Ausgewogenheit zwischen pathogenetischer, störungsorientierter und salutogenetischer, ressourcenorientierter Perspektive ein positives Pendant zu Balints Grundstörung zu formulieren. Dieses entspricht dem Niederschlag der prägendsten nährenden und entwicklungsfördernden frühkindlichen Objekterfahrungen. Wir nennen diesen Komplex Grundvertrauen. Er entspricht Eriksons Urvertrauen (Erikson, 1950).

Auch das Grundvertrauen äussert sich in allen Erlebensdimensionen. Es zeigt sich körperlich als Empfinden von Wohlbefinden und Kohärenz, emotional mit Gefühlen von Geborgenheit (in sich, in zwischenmenschlichen Beziehungen, in der Welt/Schöpfung, im Kosmos), Ausgeglichenheit, Lebendigkeit, Gelassenheit und Zuversicht und kognitiv mit positiven Glaubenssätzen und inneren Bildern über sich, die Beziehung zu anderen Menschen, zu Natur, Gott oder einem Glauben. Von Grundvertrauen gespeiste Verhaltensweisen bringen einerseits die Bedürfnisse des Selbst zum Ausdruck und erlauben andererseits Kompromisse mit den Bedürfnissen anderer. Grundvertrauen beinhaltet auch eine gewisse Grundstärke, welche Stressbewältigungskapazität (Stressresilienz) respektive geringe Vulnerabilität umfasst.

Grundvertrauen und Kernselbst stehen in wechselseitiger Interaktion. Liebevolle, eingeschwungene, unterstützende Objektbeziehungserfahrungen stärken das Grundvertrauen und unterstützen gleichzeitig Entwicklung und Reifung des Kernselbst. Umgekehrt wirkt ein zunehmend stärkeres und reiferes Kernselbst stärkend auf das Grundvertrauen. Zwischen Grundvertrauen und Grundstörung besteht eine lebenslängliche Pendelbewegung. Wichtige Übergänge in der Lebensspanne reaktivieren meist die Grundstörung oder diese überdeckende Abwehrstrategien. Entwicklungsreife zeichnet sich auch durch gute Verankerung im Grundvertrauen bei gleichzeitiger Wahrnehmung der Verunsicherung durch die Grundstörung aus.

5.5.4 Sexuelles Szenario und Körpergeschichte

Neben dem Ressourcenszenario kennt die Integrative Körperpsychotherapie IBP zwei weitere themenbezogene Szenarioformen, die gesondert erhoben werden: sexuelles Szenario und Körpergeschichte.

Mit dem sexuellen Szenario erfragen wir prägende erotisch-sexuelle Erfahrungen der Klient:innen. Das Erheben des sexuellen Szenarios und die Arbeit damit werden in Kap. 10.6 besprochen.

Die Körpergeschichte umfasst die prägenden körperlichen Erfahrungen einer Person und die daraus abgeleiteten Glaubenssätze und Verhaltensweisen.

Merke

Mögliche Themen der Körpergeschichte:
- medizinisch unterstützte Zeugung
- diagnostische Eingriffe während der Schwangerschaft
- chirurgische Geburtseingriffe wie Kaiserschnitt, Saugglocke, Zangengeburt
- Operationen
- Unfälle
- Hospitalisationen
- Krankheiten
- körperliche Übergriffe
- regelmässige körperliche Beschwerden der verschiedenen Organsysteme

Ein Fragebogen zur Erfassung der Körpergeschichte findet sich in den Online-Unterlagen zu diesem Kapitel. Ob und wie weitgehend allenfalls historisch weit zurückliegende Ereignisse für die Gegenwart der Klient:innen noch relevant sind, zeigt sich an der Aktivierung des autonomen Nervensystems bei der Aktualisierung des Ereignisses.

5.5.5 Geheime Themen

Als „geheime Themen" bezeichnete Rosenberg in Herkunftsszenarien häufig auftretende frühkindliche Themen, welche die Entwicklung des Selbst wesentlich beeinträchtigen können. Es sind Themen, die oft unausgesprochen die Atmosphäre der Familie oder der Eltern-Kind-Beziehung prägen und bewirken, dass das werdende Selbst in seinen ureigenen Bedürfnissen nicht gesehen, unterstützt oder respektiert wird. Geheime Themen können bis in die Gegenwart hineinwirken, wo sie sich insbesondere in Liebesbeziehungen mit störenden bis zerstörenden Folgen einnisten. Geheim nannte Rosenberg diese Themen, weil sie den Betroffenen und oft auch den anderen Familienmitgliedern meist nicht bewusst sind und ihren destruktiven Einfluss im Verborgenen ausüben. Gewisse solche Themen sind sogenannte transgenerationale Themen. Sie werden von einer Generation an die nächste weitergereicht (z. B. Geschlechtervorurteile). Einige geheime Themen sind schon vor der Geburt, allenfalls schon vor der Zeugung bei den zukünftigen Eltern vorhanden. Wir sprechen dann von pränatalen respektive präkonzeptionellen Themen. Gewisse geheime Themen sind weit gefasst und betreffen alle Menschen (Geschlechtervorurteile, Lebendigkeitslimiten), andere beziehen sich auf ein eng umschriebenes Thema und betreffen nur einzelne Menschen (Adoption, medizinisch unterstützte Zeugung, ungewollt sein).

Geheime Themen sind Kerngeschäft jeder tiefenpsychologisch ausgerichteten Psychotherapie. Sie haben oft archaischen Charakter. Wir halten die Darstellung der einzelnen geheimen Themen knapp, weil sie an anderer Stelle bereits detailliert und in weiterhin gültiger Form beschrieben sind (Rosenberg & Kitaen-Morse, 2011). Das Vorhandensein eines geheimen Themas sagt nichts aus über die Wirkung desselben auf das sich entwickelnde Kind. Abhängig von weiteren Lebensumständen, Resilienz- und Vulnerabilitätsfaktoren wird der destruktive Einfluss auf das Kind gravierender oder geringer ausfallen (Tabelle 5-2).

Tabelle 5-2: Geheime Themen

Geheimes Thema	Typisches Erleben	Typischer Bewältigungsversuch
Ungewollt sein	keine Daseinsberechtigung, sich fehl am Platz fühlen, kein Anrecht auf Eigenraum, wenig Grundvertrauen, geringer Selbstwert	früher (existenzieller) offensiver Kompensationsstil
Verkehrtes Geschlecht haben	sich verkehrt fühlen, ohne Chance, das zu beeinflussen, unsichere sexuelle Identität	Aussehen und Verhalten des anderen Geschlechts imitieren
Speziellen Auftrag haben, z. B.: verstorbenes Geschwister ersetzen, einem Elternteil Lebenssinn geben, Ehe der Eltern kitten, unerfüllte Träume der Eltern leben	sich nicht gemeint fühlen, „es geht nicht um mich und meine Bedürfnisse."	offensiver Kompensationsstil oder Rebellion
Psychischen oder physischen Defekt haben	geringer Selbstwert, geringes Selbstvertrauen „Mit mir stimmt etwas nicht", „Ich bin nicht ok."	sich zurücknehmen, möglichst nicht auffallen
Übernommene Gefühle	Erleben von Trauer, Wut, Hilflosigkeit etc., ohne diese Gefühle zuordnen zu können	Identifikation mit den Gefühlen, Versuch der Lösung im Aussen
Traumliebhaber, -job, -wohnort	Der aktuelle Partner, Job, Wohnort fühlt sich nicht richtig und erfüllend an. Die Realität ist unbefriedigend, Sehnsucht nach dem Idealen	häufiger Partner-, Job-, Wohnortwechsel
Ich liebe nur Papi/Mami	Papi/Mami sind nicht zu übertreffen	erfolglose Suche nach idealer Partnerschaft
Opferhaltung	sich ausgeliefert, hilflos, abhängig fühlen	Hilfe im Aussen suchen, diese jedoch nicht annehmen oder umsetzen können

Geschlechtervorurteile

Fast alle Menschen tragen Vorurteile gegen das eine oder das andere Geschlecht, meist gegen beide Geschlechter in sich. Sie werden von den vorangehenden Generationen, am meisten über die Eltern vermittelt, und sind auch ein Spiegel der soziokulturellen Lebenswelt und historischen Epoche. Geschlechtervorurteile sind Glaubenssätze: „Männer sind/sind nicht/tun/tun nicht ..." respektive „Frauen sind/sind nicht/tun/tun nicht ...". Die auf die gesamte Frauen- respektive Männerwelt verallgemeinerten Überzeugungen, die sich in diesen Vorurteilen ausdrücken, werden als Wahrheiten erlebt. Man bestätigt sich diese Vorurteile, indem man selektiv diejenigen Verhaltensweisen von Männern oder Frauen wahrnimmt und gewichtet, welche die Vorurteile rechtfertigen. Wir sprechen diesbezüglich von einer selektiven Buchhaltung: Was zu den Vorurteilen passt, wird registriert, was nicht passt, fällt als vernachlässigbare Ausnahme aus der Rechnung heraus. Wir sammeln, zwar unbewusst, aber konsequent, Evidenz für unsere Geschlechtervorurteile. Diese wirken damit als selektive, unfaire Brille, die nur das ins Bewusstsein bringt, was zu den Vorurteilen passt. Auf diese Weise passiert es immer wieder, dass wir zu Beginn einer Beziehung meinen, endlich jemanden gefunden zu haben, der nicht so ist, wie Frauen/Männer allgemein sind. Je länger wir mit dieser Person zusammen sind, desto stärker wirken die Geschlechtervorurteile, bis wir schliesslich enttäuscht feststellen, dass auch diese Frau/dieser Mann ist wie alle anderen Frauen/Männer.

Starke Geschlechtervorurteile belasten Partnerschaften oder zerstören sie sogar. Wenn Frauen grundsätzlich als kontroll- und herrschsüchtig, nicht ernst zu nehmend, unlogisch und nichts wert beurteilt werden, wird es schwierig, einer Frau richtig zuzuhören und Informationen von ihr aufzunehmen. Weitere häufige Beispiele von Geschlechtervorurteilen sind: Frauen sind dumm, Männer sind schwanzgesteuert, Frauen sind dominierend, Männer sind nicht vertrauenswürdig, Frauen sind emotional und irrational, Männer sind kopflastig, Frauen sind kompliziert, Männer sind untreu, Frauen sind berechnend, Männer sind gewalttätig. Partner:innen haben oft ähnlich lautende geschlechtsbezogene Vorurteile, stecken also diesbezüglich in einer unguten Allianz. Geschlechtervorurteile führen zu Abwertung und Geringschätzung des eigenen oder des anderen Geschlechts. Wer Vorurteile gegen das eigene Geschlecht hat, wertet sich selbst in seinem Frau- oder Mannsein ab. Das erschwert den Aufbau eines positiven sexuellen Selbstbildes, also sich gut zu fühlen in und mit seinem weiblichen oder männlichen Körper und seinen sexuellen Bedürfnissen.

Das Phänomen, dass Information vom einen oder vom anderen Geschlecht nicht richtig oder gar nicht aufgenommen wird, hat auch weitreichende Folgen für eine Psychotherapie. Wie soll eine Psychotherapeutin einen Mann behandeln können, wenn dieser sie aufgrund seiner Vorurteile gegen Frauen grundsätzlich entwertet? Bevor in einer solchen Konstellation andere Themen bearbeitet werden können, muss das Vorurteil des Klienten gegen Frauen aufgedeckt, anerkannt und entschärft werden (Fischer, 2002b).

In unserer Kultur sind weiterhin die Frauen die primären Erziehungspersonen. Das verleiht ihnen einen besonderen Einfluss hinsichtlich geschlechterspezifischer Vorurteile. Wenn die Mutter Vorurteile gegen Männer hat, so werden diese für die Kinder viel klarer spürbar werden, als wenn der meist öfter abwesende Vater Vorurteile gegen Frauen hat. Die Folge davon kann sein, dass der Vater an Einfluss verliert und seine Meinung auch von den Kindern zunehmend als irrelevant taxiert wird – weil er ein Mann ist. Diese Situation polarisiert sich noch weiter, falls der Vater selbst auch ein Vorurteil gegen Männer hat und tief in sich seiner Frau Recht gibt, dass Männer beispielsweise nichts wert seien. Er wird sich dann nicht gegen die Vorurteile seiner Frau wehren, so dass die Kinder diese unüberprüft übernehmen. Das ist für eine Tochter ungut, weil es ihre spätere Beziehung zu Männern erschwert. Für einen Sohn wird es schwierig, ein positives sexuelles Selbstbild aufzubauen. Er darf sich als männliches Wesen nicht gut fühlen. Allenfalls wird er sich von seinem männlichen Körper abspalten, um dieses Dilemma zu lösen.

Lebendigkeitslimiten

Während der Entwicklungszeit werden dem Kind in verschiedener Hinsicht Limiten gesetzt. Viele dieser Limiten sind zum Schutz des Kindes und zur Sozialisation sinnvoll, andere dienen eher den Bedürfnissen der Eltern als denen des Kindes oder sind Ausdruck elterlicher Limiten, welche diesen wiederum von ihren Eltern vermittelt wurden. Gemeinsam ist all diesen Verboten oder limitierten Erlaubnissen, dass sie das Kind in der freien Entfaltung seiner Erlebens- und Verhaltensweisen einschränken. Sie sind sozusagen verordnete Geschwindigkeitsbeschränkungen auf der Fahrt durchs Leben. Rosenberg sprach deshalb von *speed limits* (Tempolimiten oder Geschwindigkeitsbegrenzungen). IBP Schweiz bezeichnet diese Einschränkungen als Lebendigkeitslimiten. Sie entsprechen alle einer fehlenden Erlaubnis, eigenen Raum einzunehmen. Am offensichtlichsten ist das für den Bereich der Gefühlsregulation: Wenn Eltern selbst mit unangenehmen Gefühlen wie Ärger, Wut, Trauer oder Scham nicht umgehen können, werden sie diese Gefühle bei ihrem Kind nicht adäquat spiegeln. Sie vermitteln ihm, dass diese Gefühle nicht in Ordnung und deshalb zu unterdrücken sind. Damit geben sie ihre eigenen, unbewussten Lebendigkeitslimiten ohne Überprüfung und Modifikation an ihr Kind weiter.

Lebendigkeitslimiten können durchaus auch angenehme Gefühle betreffen. Dann werden Freude, Lust, Erfolgsgefühle oder berechtigter Stolz mit Limiten belegt. So vermitteln Eltern ein ganzes Spektrum von Erlaubnissen und Verboten hinsichtlich Spüren und Ausdrücken verschiedener Gefühle und Impulse. Potenziell können sämtliche menschlichen Gefühle, Impulse und Verhaltensweisen von einer Limite betroffen sein. Besonders häufige Beispiele für Gefühle sind Angst, Ärger, Wut, Trauer, Scham, Freude, Liebe, Lust (speziell sexuelle), Zufriedenheit, Stolz. Beispiele für Verhaltensweisen, die durch Lebendigkeitslimiten typischerweise eingeschränkt werden sind: Raum einnehmen, vernehmbar sein, Grenzen setzen, sich männlich/weiblich benehmen, körperlich sein, zärtlich sein, sich erotisch-sexuell verhalten, verspielt sein, eigene Bedürfnisse ausdrücken, offen und direkt sein, Fehler machen, schwach sein, krank sein etc..

Wie ein Kind auf Lebendigkeitslimiten reagiert, hängt auch mit seiner Wesensnatur zusammen. Die einen passen sich völlig an und bleiben innerhalb des erlaubten Bereichs. Für sie sind diese Limiten absolut und nicht hinterfragbar, auch weil sie Zugehörigkeit und Akzeptanz garantieren. Das Einhalten des vermittelten Verhaltenskodex ist bedeutsam für die Integration in Familie und soziale Gemeinschaft. Andere Kinder rebellieren und überschreiten bewusst die Grenze des Erlaubten. So wird der Umgang mit Lebendigkeitslimiten als automatisches Ja (offensiver Kompensationsstil) respektive automatisches Nein (defensiver Kompensationsstil) in die adaptiven Strategien eingebaut. Keine dieser Verhaltensweisen ist wirklich frei, denn beide sind reaktiv und nicht mit dem eigenen Fühlen und Spüren verbunden. Diese Beschränkungen dämpfen die Lebendigkeit.

Die auf die individuelle Lebenserfahrung und Lebensgestaltung hemmende Wirkung vieler frühkindlicher Lebendigkeitslimiten zu erkennen und zu bearbeiten, ist ein wichtiger Schritt im Rahmen von Persönlichkeitsentwicklung. Dieser Schritt ist notwendigerweise mit dem Erleben von Angst, Scham und schlechtem Gewissen verbunden. Denn durch Vermittlung von Beschämung und schlechtem Gewissen sind Lebendigkeitslimiten ursprünglich installiert worden. Ihr Zweck war damals, das Kind innerhalb der Grenzen des in einer sozialen Gruppe Erlaubten zu halten. Wer sich später über die Komfortzone seiner Herkunftsgruppe hinaus entwickeln will, muss Ängste vor Ablehnung, Schuldgefühle und schlechtes Gewissen zumindest temporär in Kauf nehmen. Bei Missachtung einer Limite zeigen diese Gefühle nur an, dass man gerade über eine Grenze in bisher unbekanntes Land vorstösst und nicht, dass man etwas Falsches macht.

Traumpartnerthema

Beim Traumpartnerthema hat die betroffene Person in Partnerschaften regelmässig das Gefühl, „das ist nicht ganz der Richtige/die Richtige. Es wartet sicher irgendwo noch jemand, der/die besser zu mir passt, perfekt ist für mich.“ Das führt dazu, dass man immer wieder Partnerschaften beendet, selbst wenn diese eigentlich ganz gut wären. Typischerweise kann dieser Schritt weder dem Partner noch sich selbst gegenüber überzeugend begründet werden: „Ich habe einfach ein zunehmend stärkeres Gefühl bekommen, dass du doch nicht der Richtige bist.“

Hintergrund des Traumpartnerthemas kann ein von einer früheren Generation übernommenes Gefühl der ungestillten Sehnsucht oder eine eigene Verlusterfahrung sein: Ein Eltern- oder Grosselternteil oder die Person selbst war heftig verliebt, durfte oder konnte diese Liebe aber nicht leben, etwa weil diese Partnerin starb, soziale (Klassenunterschiede) oder kulturelle Gründe (religiöse Unterschiede) eine Verbindung nicht zuliessen. Da es keine Gelegenheit gab, zusammen den Alltag zu erleben, blieb die Person in ihren anfänglichen idealisierenden Verliebtheitsgefühlen stecken. Diese stark von Projektionen und romantischen Erwartungen geprägten Gefühle konnten nie auf ein realistisches Niveau relativiert werden. Der unerreichbare Partner blieb in der Vorstellung der Traum, mit dem zusammen alles ideal gewesen wäre. Oft ist es die erste grosse Liebe, die zur Traumliebe wird.

Als aktueller Partner hat man das Gefühl, bei der Partnerin nicht wirklich die Nummer 1 zu sein und keine Chance zu haben, es je werden zu können. Man spürt die Zurückhaltung der Partnerin, sich voll einzulassen und einen als Partner mit Qualitäten und Begrenztheiten zu akzeptieren.

Praxisbeispiel

Der 33-jährige Cosmin sucht therapeutische Hilfe, weil er seine Beziehungsfähigkeit verbessern möchte. Er verliebt sich schnell und heftig, gibt seiner Partnerin zu Beginn der Beziehung viel Liebe und überrascht sie mit kreativen Ideen und Geschenken. Sobald die Beziehung verbindlicher wird, wird er unruhig und hat das unterschwellige Gefühl, diese Partnerschaft sei nicht die richtige für ihn. Was genau ihn stört, kann er jeweils nicht benennen.

Cosmin ist bis zu seinem zwölften Lebensjahr im kommunistischen Rumänien aufgewachsen. Bei der Erhebung des Herkunftsszenarios berichtet er über die erste Liebe seiner Mutter. Dieser Mann sei ein Jude gewesen, der nach Israel ausgewandert sei. Er habe der Mutter versprochen, ihr regelmässig zu schreiben und sie später nachzuholen. Die Mutter habe jedoch nie einen Brief von ihm erhalten. Viel später, erst nach ihrer Hochzeit mit Cosmins Vater, erfuhr sie, dass die Grosseltern die Briefe ihres Liebhabers abfingen und verbrannten. In ihrer Ehe war sie unglücklich, Cosmins Vater genügte ihren Ansprüchen nicht und sie machte ihm häufig Vorwürfe.

Adoption und medizinisch unterstützte Fortpflanzung

In unseren Praxen begegnen wir zunehmend Klient:innen, bei denen biologische und soziale Elternschaft nicht übereinstimmen (Adoption, Samen-, Eizellspende) oder die von ihren biologischen Eltern nicht natürlich gezeugt werden konnten (In-vitro-Fertilisation [IVF], intrazytoplasmatische Spermieninjektion [ICSI], Leihmutterschaft). Verschiedene Studien (Barnes et al., 2004; Ponjaert-Kristoffersen et al., 2005; Golombok et al., 2002a, 2002b, 2009) haben mittels psychologischer Tests, Interviews, Elternfragebögen und pädiatrischen Entwicklungstests adoptierte, durch ART (*assisted reproduction technologies*) oder heterologe Spende und natürlich gezeugte Kinder untersucht. Psychische, motorische und soziale Entwicklung der Kinder sowie die Qualität der Eltern-Kind-Beziehung waren nicht signifikant verschieden. Bei den Eltern wurden wenige Unterschiede gefunden (Depression, Anspannung/Ängstlichkeit, Zufriedenheit mit der Partnerschaft, elterliches Verhalten gegenüber dem Kind), welche zu Ungunsten der Gruppe mit natürlich gezeugten Kindern ausfielen. Der elterliche Erziehungsstil wird offenbar vor allem durch soziokulturelle Faktoren bestimmt, der Einfluss des Zeugungsmodus ist vernachlässigbar (Nekkebroeck et al., 2010).

Mütter, die eine Fertilitätsbehandlung hinter sich haben, scheinen weniger ambivalente Gefühle ihrem Kind gegenüber zulassen zu können. Das lange ersehnte Kind wird nicht als selbstverständlich erlebt, und die Eltern können sich zu Dankbarkeit und selbstloser Zufriedenheit verpflichtet fühlen. Das schränkt die spontane Emotionalität und die Offenheit für negative Gefühle dem Kind gegenüber ein. Das Kind erlebt dann bei der Mutter nicht das ganze Gefühlsrepertoire. Bei IVF-Mehrlingskindern kann es für die Mütter schwierig sein, zu allen Kindern eine Beziehung aufzubauen, und es finden sich vermehrt Entwicklungsverzögerungen und kognitive Einschränkungen (Bindt, 2007).

Mit Spendersamen gezeugte Kinder sind gemäss einer europäischen Verlaufsstudie (Golombok et al., 2002a) im Alter von 11–12 Jahren zu 91,4 % nicht über ihre Abstammung informiert, bei IVF trifft das auf 50 %, bei Adoption auf 5 % der Kinder zu. Auch wenn in Studien keine nachteiligen Effekte dieser Geheimhaltung für das Kind nachgewiesen werden konnten, empfehlen die meisten Autor:innen doch, betroffene Kinder früh, sensibel und altersentsprechend über ihre Abstammung zu informieren. Eine Aufklärung vor dem Alter von sechs Jahren scheint einfacher verarbeitet zu werden als eine spätere (Blyth, 2002). Eine zufällige, ungeplante Enthüllung durch Dritte kann zu Enttäuschung und Verunsicherung führen.

Die aktuelle Datenlage lässt keine generelle Zuordnung bestimmter psychologischer Themen zu Art der Zeugung oder Adoption zu. Wir empfehlen, bei der Erhebung des Herkunftsszenarios nach Schwangerschaft und Geburt zu fragen, allenfalls auftauchende belastende Erlebnisse zu bearbeiten und die Klient:innen darin zu unterstützen, ein für sie stimmiges Narrativ zu entwickeln.

5.6 Defensiver Kompensationsstil

Markus Fischer

Als Reaktion auf frühe Verletzungen entwickelt das Kind abhängig von seiner Wesensart individuelle Schutz- und Kompensationsstrategien. Diese Strategien schützen vor Überwältigungs- und Überforderungsgefühlen: gegen aussen bei weiteren Verletzungen und gegen innen vor dem Spüren bereits erlittener Verletzungen. Strategien, die sich im Leben des Kindes bewähren, werden wiederholt und verfestigen sich mit der Zeit zu reflexartigen Mustern. Neurobiologisches Korrelat dafür sind neuronale Netzwerke, die sich nach der Hebb'schen Regel „What fires together, wires together" durch häufige Aktivierung strukturell verankern. Früher wurden in der Integrativen Körperpsychotherapie IBP die kindlichen defensiven Strategien als Schutzstil bezeichnet, um ihren funktionalen Aspekt zu betonen. Die strukturelle Verfestigung im Erwachsenenalter wurde mit dem Begriff Charakterstil erfasst. Er bringt auch zum Ausdruck, dass die zugehörigen Eigenschaften und Verhaltensweisen wesentlich zum Charakter der entsprechenden Personen beitragen und entsprechend von dieser ich-synton und identitätsstiftend erlebt werden.

Der Begriff Charakterstil geht auf Wilhelm Reich zurück, welcher chronische Muskelverspannungen und Haltemuster als körperliche Manifestation psychischer Charakterstruktur begriff (Reich, 1970). Reich sprach von Muskelpanzerung und Charakterpanzerung. Rosenbergs ursprüngliche Definition, *defensive Character Style of Relating* (Rosenberg et al., 1996), betonte den Beziehungsaspekt des Charakterstils. Heute verwenden wir in der Integrativen Körperpsychotherapie IBP den Begriff defensiver Kompensationsstil, um sowohl die schützenden als auch die kompensatorischen Aspekte zu würdigen. Zudem war der Begriff Charakterstil insofern irreführend, als er suggerierte, dass der offensive Kompensationsstil nicht zur Charakterbildung beiträgt. Wir verstehen heute unter defensivem Kompensationsstil den gesamten Komplex an stereotypen Fühl-, Denk- und Verhaltensmustern mit ihren körperlichen Manifestationen, welche ein Mensch in seiner Kindheit zum Schutz bei Verletzungen entwickelt hat. Als Körperpsychotherapeut:innen gewichten wir den in Haltung, Mimik, Tonus und Bewegung verkörperten Ausdruck des Kompensationsstils besonders und stellen sowohl unsere Diagnostik als auch therapeutische Interventionen darauf ab. In Kap. 8 wird ausführlicher beschrieben, wie sich der Organismus durch Blockaden vor dem Spüren und Fühlen unverarbeiteter Verletzungen schützt. Nicht integrierte Emotionen können auch als offene Gestalten (*unfinished business*) aufgefasst werden. Aus Angst vor Überforderung werden sie unbewusst vom Erleben abgespalten – zum Preis eingeschränkter Lebendigkeit.

Defensiver Kompensationsstil kann sowohl beim Kind als auch beim Erwachsenen funktional oder dysfunktional sein. Ein Kind setzt Schutzstrategien stereotyp und nicht im Interesse seiner wirklichen Bedürfnisse ein, wenn es beispielsweise mit trotzigem Verharren verunmöglicht, dass es bei einem spannenden Spiel mitmachen darf. Dieses Buch wäre hingegen nie termingerecht zustande gekommen, wenn nicht einige Autor:innen sich bewusst entschieden hätten, Eigenschaften ihres defensiven Kompensationsstils (sich wie ein Objekt behandeln, eine fixe Idee haben und daran festhalten) zu nutzen, ihre eigenen Bedürfnisse und Impulse zurückzustellen, bei schönstem Wetter den Verlockungen von Garten und Baden widerstanden und sich selbst immer wieder entgegen ihren Impulsen an den Schreibtisch beordert hätten.

Die Entwicklung des defensiven Kompensationsstils ist Teil einer gelungenen Strukturbildung und ermöglicht das Leben und Funktionieren im Innen und Aussen. Er wird zum Problem, wenn er ausgeprägt, rigide und unreflektiert ist. Je weniger Bewusstsein wir für unseren Kompensationsstil haben, desto eher erleben wir ihn als überlebenswichtig. Dann steuert er unser Spüren, Fühlen, Denken und Verhalten, ohne dass wir ihn regulieren können.

Die Integrative Körperpsychotherapie IBP unterscheidet drei Typen des defensiven Kompensationsstils:

- Verlassenheits-Typ (*abandonment style, never enough style*)
- Überflutungs-Typ (*inundation style, super trouper style*)
- Überflutungs-Verlassenheits-Typ (Mischtyp, Als-ob-defensiver Kompensationsstil, *as if style*)

Die drei Typen unterscheiden sich im Umgang mit Nähe und Distanz. Bindungstheoretisch ausgedrückt handelt es sich um drei verschiedene Bindungstypen, welche zum Teil auch den Bindungstypen nach Ainsworth entsprechen (Ainsworth et al., 1978). Die meisten Menschen sind dem Mischtyp zuzuordnen, wobei bei den einen der Überflutungsanteil etwas grösser ist, bei den anderen der Verlassenheitsanteil. Das Ausmass des defensiven Kompensationsstils ist zustands- und situationsabhängig und kann beträchtlich schwanken. Fühlen wir uns ruhig und gelassen, ist der defensive Kompensationsstil viel weniger ausgeprägt, als wenn wir aktiviert sind. Bei Bedrohungserleben, Angst, Fragmentierung oder Regression schnellt der defensive Kompensationsstil in der Regel in die Höhe.

Die folgenden Beschreibungen der drei Typen sind mit Absicht pointiert formuliert, entsprechen also einem ausgeprägten defensiven Kompensationsstil. Mit der pointierten Darstellung wollen wir Autor:innen den jeweiligen Typ klar erkennbar machen. Die wenigsten Menschen haben jedoch einen derart ausgeprägten defensiven Kompensationsstil.

5.6.1 Verlassenheits-Typ

Der Verlassenheits-Typ ist dominiert von der Grundangst, verlassen zu werden. Die Person kann und will nicht alleine sein und geht leicht Kompromisse ein, um die oft nur scheinbare Gefahr abzuwenden, verlassen zu werden: „Ich tue alles, nur verlass mich nicht!“ Menschen mit Verlassenheits-Typ sind grundsätzlich offen für andere und beziehungsausgerichtet. Ihre Augen signalisieren Offenheit und Interesse an Kontakt. Sie spüren ihre Körperempfindungen gut und sind gefühlsbetont. Oft wirken sie anziehend auf ihre Mitmenschen. Sie haben wenig Bedürfnis nach Grenzen und Eigenraum und auch wenig Gespür dafür beim Gegenüber. Sie haben Schwierigkeiten, Grenzen zu setzen, Grenzen und Gefühle zu halten (Mangel an Containment).

Der Verlassenheits-Typ sucht möglichst grosse Absicherung in vielen Lebensbereichen. Er liebt es, wenn das Leben vorhersehbar, planbar und regelmässig abläuft, und ist entsprechend wenig risikofreudig. Wenn er in die Ferien fährt, will er im Voraus wissen, in welchem Hotel er schlafen wird, am liebsten in einem, das er schon kennt. Er kann sich intensiv mit etwas beschäftigen, um etwas oder jemanden konstellieren. Die englische Bezeichnung *never enough style* nimmt Bezug auf die vielen, nie gestillten Sehnsüchte von Menschen mit hoher Verlassenheitsangst. Sie wünschen sich immer noch mehr, haben nie genug. Das kann sich auf Beziehungen, Sex, Essen, Genuss- und Suchtmittel, Therapie oder Arbeit beziehen.

In der Partnerschaft mag der Verlassenheits-Typ viel Nähe, Intimität und Kuscheln. Im gemeinsamen Bett, am liebsten unter einer gemeinsamen Decke, kann er selig einschlafen. Er wünscht sich eine symbiotische Partnerschaft möglichst ohne Grenzen. Zu nahe gibt es für ihn nicht. Er kommt dadurch leicht in eine Abhängigkeit und versucht umgekehrt unbewusst, andere von sich abhängig zu halten und sich so vor dem Verlassenwerden zu bewahren. Die symbiotische Beziehung fühlt sich zu Beginn möglicherweise herrlich an, hat aber ihre Tücken, selbst wenn zwei Menschen mit Verlassenheits-Typ zusammenfinden. Mit der Zeit werden beide Partner harmoniebedürftig, konfliktscheu und sich dem anderen anpassend, ihre eigenen Bedürfnisse und Impulse zurückstellen und an Individualität verlieren. Erstes Zeichen dieser Dynamik ist oft die verminderte sexuelle Anziehung zwischen den Partnern. Man liebt sich weiter, will zusammen sein, ist nett zueinander und findet nichts Störendes am Partner, aber die Sexualität schläft ein oder ist langweilig.

Klient:innen mit einer hohen Verlassenheitsthematik wünschen sich möglichst viele und regelmässige Therapiestunden und beenden die Sitzung nur ungern. Oft bringen sie ihre Therapeutin dazu, die Zeit zu überziehen, indem sie kurz vor Sitzungsende noch ein wichtiges Thema präsentieren oder ihre Überforderung und Hilflosigkeit signalisieren, den aktuellen Prozess bis zur nächsten Stunde zu halten. Oder sie suchen körperliche Nähe zur Therapeutin, werden gerne berührt und sprechen gerne über die therapeutische Beziehung.

Praxisbeispiel

Die 35-jährige Noemi erzählt, sie könne nicht ohne Partnerschaft leben. Sie verliebt sich schnell und heftig, kann ihre Liebesgefühle gut zeigen und idealisiert ihre Partner. Meist zieht sie schnell mit ihnen zusammen und beginnt, deren Leben „zu managen“. Sie macht ihre Wäsche, leiht ihnen Geld, organisiert ihre Freizeit und versucht, sie rasch in ihre eigene Herkunftsfamilie einzubinden. Mehrmals täglich meldet sie sich per SMS bei ihrem Partner und will wissen, wo er gerade ist, was er macht und wie es ihm geht. Wenn er einen Abend ohne sie weg ist, wird sie unruhig, weiss nichts mit sich anzufangen und kann nicht einschlafen, bevor er zurück ist. Sie verspürt während seiner Abwesenheit ein nagendes Gefühl innerer Leere, das sie mit Essen zu stillen versucht. Sie ist äusserst eifersüchtig und vermutet rasch, dass ihr Partner sie hintergeht. Im Laufe der Beziehung fühlt Noemi sich oft ausgenutzt, wagt es aber aus Angst, verlassen zu werden, nicht anzusprechen. Stattdessen entwickelt sie verschiedene körperliche Symptome (Bauchschmerzen, Schwindel, Herzklopfen), die allesamt ohne somatischen Befund abgeklärt werden.

5.6.2 Überflutungs-Typ

Der Überflutungs-Typ ist dominiert von der Grundangst, vereinnahmt zu werden. Der Überflutungs-Typ hat klare, oft rigide Grenzen, nahezu Mauern, hinter denen er sich abschottet. „Alleinsein ein Problem? Sicher nicht! Im Gegenteil, solange ich alleine bin, läuft alles problemlos." Unabhängigkeit und Freiheit sind dem Überflutungs-Typ wichtig. Er schaut für sich, ist wenig an anderen interessiert, achtet deren Freiheit und Grenzen, ist aber kaum empathisch. Sein Auftreten wirkt sachlich, kühl, rational und logisch – Qualitäten, die ihm ausgesprochen wichtig sind. Die Betonung des Rationalen ist eine Folge davon, dass Menschen mit Überflutungsstil oft von Körperempfinden und Gefühlen abgeschnitten sind (*cutting off*) und sich daher primär kognitiv orientieren müssen. Das funktioniert im Geschäftsleben meist bestens. Überflutungs-Typen sind beruflich oft erfolgreich, können an einer Aufgabe dranbleiben und sind zuverlässig. Sie haben und brauchen keine intimen Freund:innen und sprechen nicht gern über Gefühle. Mit ihren Kolleg:innen verbinden sie vor allem gemeinsame, meist sportlich-leistungsorientierte Unternehmungen. Oft sind sie ausgesprochen sportlich, denn erst mit intensiverer körperlicher Betätigung beginnen sie, ihren Körper zu spüren, und ihr Muskelpanzer gibt ihnen ein Gefühl von Stärke. Die englische Bezeichnung *super trouper* ist von einer speziellen Art Bühnenscheinwerfer hergeleitet, welche kegelförmig eine Person beleuchtet, und bezieht sich auf die Charaktereigenschaft, sich selbst ins Zentrum zu stellen und die anderen Menschen auszublenden. Der akustisch gleichklingende Begriff *super trooper* betont die Soldatenqualitäten des Überflutungs-Typs: stark, unabhängig, unbeeinflusst von Emotionen, verlässlich, muskulär gepanzert und abgeschottet von anderen.

Tiefere zwischenmenschliche Beziehungen, starke Gefühle und emotionsgeladene Gespräche versuchen diese Menschen zu vermeiden. In einer Partnerschaft gehen sie kaum Kompromisse ein. „Entweder es läuft so, wie ich will, oder es läuft gar nicht!", lautet die Devise. Partnerschaftliche Klagen wie „Du bist nicht spürbar für mich. Du bist wie ein Roboter", können sie nicht nachvollziehen. Im Gegenteil: Sie begreifen nicht, warum andere so viel Theater um Liebe, Partnerschaft und Familie machen. Denn weder körperliche Bedürfnisse nach Nähe und Zärtlichkeit noch emotionale Bedürfnisse nach Liebe, Zuwendung und Austausch sind der Person mit Überflutungsstil besonders wichtig. Entsprechend behält sie auch in Partnerschaft gerne ihre eigene Wohnung oder braucht zumindest ein eigenes Zimmer mit eigenem Bett. Die eigene Wohnung hat den Vorteil, dass man sich jederzeit problemlos wieder trennen könnte – eine Option, die für den Überflutungs-Typ sofort aktuell wird, wenn es zu einem Konflikt kommt.

Überflutungs-Typen haben klare Vorstellungen über richtig und falsch, neigen zu fixen Meinungen, die sie zwar sachlich, aber unnachgiebig verteidigen. Ihr Selbstbild ist unflexibel: „Ich bin, wie ich bin!" oder „So bin ich eben.".

Überflutungsgefühle werden in der Regel über Rückzug ausagiert statt benannt und verhandelt. Der Rückzug kann innerlich stattfinden durch emotionales Verlassen des Gegenübers oder äusserlich durch physisches Verlassen.

Überflutungs-Typen kommen seltener in Therapie, denn sie haben subjektiv alles im Griff und brauchen nichts von aussen. Kommen sie doch, sind sie oft von ihren Partner:innen geschickt worden oder sind konfrontiert mit einer Krisensituation (Scheitern der Ehe, schwere körperliche Erkrankung, Burnout-Syndrom etc.).

Praxisbeispiel

Der 55-jährige Rob wird von seiner Partnerin zu einer Therapie überredet. Sie wirft ihm vor, dass er in der Partnerschaft zu wenig Kontakt und Nähe zulasse. Rob versteht nicht, wovon seine Partnerin spricht. Er liebe sie und sei ihr seit Jahren treu, er schlafe regelmässig mit ihr und höre ihr zu. Ihre Vorwürfe führen dazu, dass er sich immer mehr in sich selbst zurückzieht. Über sein eigenes Erleben kann Rob kaum Auskunft geben. Er spreche nicht gerne über Gefühle. In der Beziehung fehle ihm nichts, nur fühle er sich bedrängt. Ihm seien Stabilität und Verbindlichkeit wichtig, er sei ein zuverlässiger Partner und sorge gewissenhaft für seine Familie.

5.6.3 Verlassenheits-Überflutungs-Typ

Dieser Mischtyp ist der häufigste und komplizierteste defensive Kompensationsstil. Menschen mit eindeutigem Verlassenheits- oder Überflutungs-Typ haben *eine* Grundangst in Schach zu halten und können *einem* Impuls folgen. Menschen mit einem Mischtyp hingegen sind zwei entgegengesetzten Impulsen und Ängsten ausgesetzt. Der eine Impuls sucht Nähe, der andere Distanz. Dass das zu einem Dilemma führt, ist offensichtlich. Kaum ist die Angst vor Alleinsein und Beziehungsverlust unter Kontrolle, beginnt schon die Angst vor Vereinnahmung oder Manipulation zu wirken und mehr Distanz zu fordern. Kaum hat man den Eigenraum wieder installiert und genügend Distanz, taucht die Angst vor Alleinsein auf und fordert mehr Nähe. Das ist verwirrend für einen selbst und für die anderen und führt zu einem „ewigen Tanz zwischen Nähe und Distanz" (Fischer, 2005, 2006).

Je ausgeprägter dieser Kompensationsstil, desto ausgeprägter wird das Nähe-Distanz-Dilemma und desto kleiner der Spielraum, in dem man sich angstfrei bewegen kann. Wir bezeichnen die Zone, in der die Distanz verändert werden kann, ohne Angst vor Verlassenheit oder Überflutung auszulösen, als Komfortzone oder angstfreie Zone. Es gibt auch Menschen, die keine Komfortzone kennen, oft nach erlebten Gewalterfahrungen oder sexuellen Übergriffen. Sie beschreiben einen Bereich in Beziehungen, wo es ihnen gleichzeitig zu nah und zu weit weg ist.

Aus dem zugrunde liegenden Nähe-Distanz-Dilemma lassen sich die sechs Charakterzüge des Mischtyps ableiten:

- abspalten
- fixe Ideen
- sich und andere wie ein Objekt behandeln
- Authentizitätslücke
- immer zu nah oder zu fern
- automatisches Nein

Entwicklungspsychologisch kann man sich die Entstehung dieser Abwehrstrategien folgendermassen vorstellen: Die widerstrebenden Impulse zu mehr Nähe oder Distanz sind verwirrend und überfordern das sich entwickelnde Kind. Durch *Abspaltung* (*splitting off*) von Gefühlen und Körperempfindungen kann es seine Ängste besänftigen und muss die widersprüchlichen Gefühle und Empfindungen nicht aushalten. Doch nun fehlen ihm die Orientierung gebenden Sinneswahrnehmungen und Gefühle, so dass es ganz auf die kognitive Dimension angewiesen ist. Gedanken ersetzen Spüren und Fühlen und werden handlungsleitend. Das Kind entwickelt *Ideen und Konzepte*, wie es selbst, andere, die Welt und Beziehungen funktionieren, was in welcher Situation zu tun ist, welcher Ausdruck des Gegenübers was bedeutet. Um Sicherheit und Orientierung zu gewährleisten, müssen diese Ideen möglichst stabil sein. So entsteht mit der Zeit ein rigides Gedankengebäude, das vehement verteidigt wird. Denn das Eingeständnis, dass nur ein Teil davon nicht stimmen könnte, würde das ganze Gebäude als Kartenhaus entlarven und zum Einsturz bringen. Dann drohen Chaos und völlige Orientierungslosigkeit.

Wer aufgrund von Abspaltung seine Bedürfnisse und Grenzen schlecht spürt und seine fixen Ideen konsequent umsetzen muss, wird sich selbst (und andere) instrumentalisieren, *wie ein Objekt behandeln*. Zeichen von Müdigkeit, Hunger oder Schmerzen nicht wahrzunehmen oder zu ignorieren, ermöglicht es, Ziele ohne Rücksicht auf die eigene Befindlichkeit zu verfolgen. Man geht über die eigenen Grenzen hinaus – und erwartet das auch von anderen.

Wer sein Selbstbild nicht auf Selbstwahrnehmung aufbauen kann, muss sich kognitiv ein Bild von sich selbst machen. Ein denkend hergeleitetes Selbstbild ist oft in einer fixen Idee verwurzelt. Man präsentiert sich nach aussen besser, grösser, wichtiger oder umgekehrt kleiner, unwichtiger, schlechter als man wirklich ist. Dies führt zu einer *Authentizitätslücke*. Daher stammt auch der Name „Als-ob-Typ": so tun, *als ob* das präsentierte Bild echt sei. Sich nicht wirklich zu zeigen, ist auch ein Schutz vor Verletzung und Bewertung. Oft leidet man aber auch unter der Diskrepanz zwischen Schein und Sein und hat das unangenehme Gefühl, seine Umwelt zu belügen („Wenn die wüssten, wie ich wirklich bin!").

Besonders in partnerschaftlichen Beziehungen ist es schwierig, eine stimmige Distanz zu finden. Es ist immer *entweder zu nah oder zu fern*. So entsteht der oben beschriebene ewige Tanz zwischen Nähe und Distanz.

Die Angst vor Manipulation führt zu einem starken Kontrollbedürfnis. Man lässt von aussen nichts an sich heran, sondern reagiert mit einem *automatischen Nein*. Wenn jemand etwas von einem will oder erwartet, macht man es nicht, anders als gewünscht oder zu einem anderen Zeitpunkt: „Niemand kann mir sagen, was ich zu tun habe, was ich spüre, was ich fühle, was ich denke, wer ich bin." Diese Maxime bezieht sich nicht nur auf Personen, sondern auch auf öffentliche Gebote: Verkehrsampeln werden als Vorschlag verstanden und nicht als Gebot, man läuft magisch angezogen durch die Ausgangstüre in einen Laden und durch die Eingangstüre raus, Fristen zur Einreichung der Steuererklärung werden missachtet etc.

Eine Spielform des automatischen Neins ist die tangentiale Kommunikation. Sie drückt sich aus, indem einem eine Person im Gespräch dauernd wie eine glitschige Seife entgleitet. Nichts kann auf den Punkt gebracht oder geklärt werden: „Ich mag dein neues Parfüm nicht." – „Du magst mein neues Parfüm nicht?" – „Na ja, nicht wirklich nicht mögen, es hat einfach einen seltsamen Nebengeruch." – „Aha, es hat einen seltsamen Nebengeruch." – „Nein, so kann man es nicht wirklich sagen." Wir bezeichnen diese Art zu kommunizieren als tangential, weil sie das Thema zwar scheinbar aufnimmt, jedoch nicht wirklich vorwärtsbringt, keine Vertiefung oder Klärung ermöglicht. Tangentiale Kommunikation wirkt für das Gegenüber verwirrend, ermüdend und verärgernd.

Die erwähnten Charaktermerkmale können im Alltag durchaus hilfreich sein. Sie helfen uns, Ziele zu setzen und konsequent zu verfolgen. Menschen mit hohem Als-ob-Kompensationsstil sind oft clever, kreativ, innovativ und beruflich erfolgreich. Bei starker Ausprägung und fehlender Regulation der einzelnen Merkmale wirken sich dieselben Eigenschaften jedoch störend aus, besonders in zwischenmenschlichen Beziehungen. Sie behindern dann die Fähigkeit zu emotionalem Einstimmen, Empathie, Spiegeln und Kompromissbildung.

5.7 Offensiver Kompensationsstil

Markus Fischer

Auf der Grundlage des *Self-Agency*-Konzepts von Daniel Stern (Stern, 1992) entwickelten Rosenberg und Kitaen-Morse das Agency-Konzept (Rosenberg & Kitaen-Morse, 1996). Stern beschreibt unter dem Begriff *Self-Agency* eine von vier kindlichen Grundvoraussetzungen zum Aufbau von Selbstempfinden. *Self-Agency* ist die Fähigkeit, sich aktiv für seine eigenen Belange einzusetzen. Unter *Other-Agency* verstanden Rosenberg und Kitaen-Morse das Gegenteil, nämlich die Unfähigkeit, sich für die eigenen Bedürfnisse einzusetzen und sich stattdessen auf andere auszurichten. In der Folge bürgerte sich dafür sowohl im englischen wie auch im deutschen Sprachgebrauch der Begriff Agency ein. Da das Wort Agency mittlerweile auch in die deutsche Alltagssprache Eingang gefunden hat, und zwar als Ausdruck für Selbstwirksamkeit und Handlungsfähigkeit, ist unsere Verwendung des Begriffs in der gegenteiligen Bedeutung verwirrend. Wir sprechen daher heute in IBP Schweiz von offensivem Kompensationsstil.

Die Essenz des offensiven Kompensationsstils besteht darin, dass der Selbstbezug reflexartig aufgegeben wird. Stattdessen werden die Antennen nach aussen gerichtet, und man orientiert sich an den Bedürfnissen des Gegenübers. Man stellt sich in den Dienst des Anderen und passt sich ihm an, um dafür Lebensberechtigung, Liebe oder Anerkennung zu erhalten oder zumindest Kontaktabbruch, Kritik oder Bestrafung zu vermeiden. Das Adjektiv offensiv bezieht sich auf die Tatsache, dass die Person von aussen etwas zu bekommen versucht. Demgegenüber versucht man mit dem defensiven Kompensationsstil das Erleben schwieriger Gefühle zu verhindern. Indirekt wird auch beim offensiven Kompensationsstil etwas verhindert, nämlich die angstmachende Leere im eigenen Kern, das Gefühl, nicht in Ordnung zu sein. Wir unterscheiden zwischen frühem und spätem offensivem Kompensationsstil.

5.7.1 Früher offensiver Kompensationsstil

Beim frühen offensiven Kompensationsstil hat das Kind subjektiv keine Daseinsberechtigung. Das kann verschiedene Gründe haben: ungewollte Schwangerschaft, allenfalls sogar Abortversuche, eine körperlich oder psychisch kranke Mutter, für die das Kind „zu viel" ist. Manchmal ist aus familiären, ökonomischen oder politischen (z. B. Krieg, Flucht, Verfolgung) Gründen einfach kein Platz für ein (weiteres) Kind. Solche Umstände scheinen für das Ungeborene spürbar und einflussreich zu sein. Es fehlt die grundlegende Gute-Eltern-Botschaft „Ich will dich" und damit die Lebensberechtigung. Wir sprechen daher auch von existenziellem offensivem Kompensationsstil. Allein die Tatsache, auf der Welt zu sein, ist mit Schuld- und Schamgefühlen assoziiert. Die Überzeugung, nicht gewollt und schlecht zu sein oder etwas falsch gemacht zu haben, ist die Grundmelodie des Selbsterlebens und identitätsstiftend. Typische Glaubenssätze von Menschen mit frühem offensiven Kompensationsstil sind „am besten wäre ich gar nicht da" oder „entweder ich gebe mich auf und passe mich total an oder ich werde sterben".

Das Kind muss sich seine Existenzberechtigung „erarbeiten": Es macht sich klein, unsichtbar, nicht spürbar, sozusagen nicht existent, äussert keine eigenen Bedürfnisse und ist zwanghaft bemüht, sich in jeder erdenklichen Weise anderen Menschen anzupassen: „Ich mache alles, was ihr wollt, wenn ihr mich nur leben lasst." Für Menschen mit frühem offensiven Kompensationsstil ist es sehr schwierig, im Selbstkontakt zu sein, wenn die Person in der Nähe ist, für die sie sich verantwortlich fühlen. Sie tun fast alles, um geliebt oder wenigstens nicht verlassen zu werden. Werden sie nach ihren eigenen Bedürfnissen gefragt, sind sie oft ratlos. Sie sind glücklich, wenn das Gegenüber glücklich ist. Ihre Antennen sind ganz nach aussen gerichtet, der Kontakt nach innen ist rudimentär.

Praxisbeispiel

Die 50-jährige Martha, eine Patientin mit einer schweren depressiven Episode und Agoraphobie, erzählt, dass ihre Mutter während der Schwangerschaft mit ihr zwei Abtreibungsversuche unternommen habe. Kurz nach ihrer Geburt sei die Ehe der Eltern geschieden worden, und die Mutter habe ihrer Existenz die Schuld

dafür gegeben. Die Mutter war psychisch labil, immer wieder depressiv sowie alkohol- und tablettensüchtig. Martha hat als Kind in der dauernden Angst gelebt, dass ihre Mutter sie weggeben würde und darum alles versucht, um die Mutter zufriedenzustellen. Schon als Achtjährige habe sie oft mit dem Fahrrad mitten in der Nacht ins Restaurant der Nachbargemeinde fahren müssen, um der Mutter Alkohol zu kaufen. Sie habe sich im dunklen Wald immer enorm gefürchtet.
Aktuell fühlt sich Martha deprimiert und erschöpft. Sie sei immer verfügbar für die Bedürfnisse von Nachbarn, Freund:innen und Familie. Sie würde gerne lernen, Nein zu sagen, kann sich aber nicht vorstellen, dass das möglich ist. Erschöpfung und Depression seien für sie leichter auszuhalten als das schlechte Gewissen nach dem Abgrenzen. Fragen nach ihren Gefühlen und Körperempfindungen verwirren und überfordern sie. Einmal sagt sie: „Ich könnte Ihnen eher sagen, was Sie in Ihren Füssen spüren, als was ich spüre!"

5.7.2 Späterer offensiver Kompensationsstil

Beim späteren oder relationalen offensiven Kompensationsstil erfährt das Kind von seinen primären Bezugspersonen ein grundsätzliches Ja zu seinem Dasein und fühlt sich gewollt. Es erlebt jedoch, dass elterliche Liebe nicht bedingungslos ist. Der spätere offensive Kompensationsstil betrifft alle Menschen, denn das Vermitteln von Werten ist Teil der elterlichen Erziehungsaufgabe, und Werte implizieren immer auch ein richtiges und falsches Verhalten. Jedes Kind lernt, dass nicht all seine Gefühle, Gedanken und Verhaltensweisen willkommen sind: „Offenbar bin ich ein böses Kind, wenn ich Schnecken zertrete/meine Schwester beisse/Essen herumwerfe/Mami beim Telefonieren störe/Papis Schlüsselbund verstecke/einen Wutanfall habe etc." Andererseits wird es auch registrieren, wofür es besonders gelobt wird: „Mami und Papi freuen sich, wenn ich ruhig für mich spiele/gute Noten heimbringe/helfe/die eklige Tante küsse/danke sage/fröhlich bin etc." Kinder unterscheiden nicht zwischen Kritik an ihrem Verhalten und Ablehnung ihrer Person respektive Lob ihres Verhaltens und Liebe. Werden sie sehr häufig für ihr Verhalten kritisiert, so leiten sie daraus ab: „Ich bin nur liebenswert, wenn ich xy bin/mache/nicht bin/nicht mache." Das Kind lernt so die Lebendigkeitslimiten, Bedürfnisse und Wünsche seiner Eltern kennen. Die einen Kinder („die braven, lieben") passen sich völlig an die elterlichen Bedürfnisse an, die meisten nur teilweise, andere wieder („die schwierigen, mühsamen") scheinen in dauernder Rebellion zu sein. Die Reaktionen der Kinder auf die ausgesprochenen und unausgesprochenen Wünsche der Eltern sind vielfältig und stark von ihrem eigenen Wesen abhängig.

Je ausgeprägter die Bereitschaft zum offensiven Kompensationsstil, desto mehr richtet das Kind den Fokus vom eigenen Selbst weg hin zu den Bedürfnissen der Eltern. Es kann bis zu einer Rollenumkehr kommen, indem das Kind für die Eltern eine stützende, elterliche Funktion übernimmt (Parentifizierung). Wenn das Kind mit seinen Bemühungen erfolgreich ist, die Eltern stabilisiert und elterliche Zuwendung und Liebe gewinnt, wird sich die Strategie der Selbstveräusserung verfestigen und auch die zugehörigen Glaubenssätze zementieren sich: „Liebe muss man sich verdienen, sie ist nicht gratis.", „Um geliebt zu werden oder in einer intimen Beziehung sein zu können, muss ich mich zurückstellen und mich um den anderen kümmern.", „Andere sind auf mich angewiesen. Ich kann andere Menschen glücklich machen."

Praxisbeispiel
Die 65-jährige Erika hat als Zehnjährige ihre Mutter an Krebs verloren. Als ältestes von fünf Geschwistern übernahm sie die Mutterrolle für die jüngeren Kinder, besorgte den Haushalt und kümmerte sich um den Vater, der seinen Kummer mit Alkoholkonsum dämpfte. Sie wurde Kindergärtnerin und heiratete früh. Neben Beruf und Familie engagierte sie sich in zahlreichen Ämtern und Freiwilligenarbeit. Mit der Pensionierung

und schwindenden körperlichen Kräften fühlt sie sich zunehmend überflüssig, nutzlos und wertlos. Ihrem Ehemann gegenüber verhält sie sich wie eine Dienerin, während er sie oft verspottet und vor anderen blossstellt. Die Beziehung zu den Kindern ist schwierig geworden, seit diese gross und unabhängig von ihr sind. Sie macht ihnen häufig Überraschungsgeschenke und ist enttäuscht, wenn nicht die erwartete Dankbarkeit zurückkommt. Zunehmend empfindet sie ihr Leben als sinnlos.

5.7.3 Phänomenologie des offensiven Kompensationsstils

Der offensive Kompensationsstil ist in unserer Kultur allgegenwärtig, willkommen und wird sozial belohnt. Unsere Gesellschaft funktioniert auch dank offensiver Kompensation. Ein gewisses Mass an Aussenorientierung garantiert, dass die Regeln des Zusammenlebens eingehalten werden. Offensiver Kompensationsstil wird dann zum Problem, wenn er stark ausgeprägt, unbewusst und unreflektiert ist und unser Erleben und Verhalten dominiert.

Personen mit hohem offensiven Kompensationsstil tragen oft ein „automatisches Ja" zu den Wünschen und Bedürfnissen anderer in sich. „Ich will nicht" existiert in ihrem Repertoire nicht, allenfalls „Ich kann nicht", aber nur wenn die Agenda voll ist oder sie selbst krank sind. Sie sagen oft ohne zu überlegen und reflexartig „Ja" zu den Wünschen anderer, sind rasch bereit, eigene Bedürfnisse zurückzustellen und sich anzupassen.

Weitere typische Themen und Verhaltensweisen von Personen mit hohem offensiven Kompensationsstil sind: Bedürfnis, es allen recht zu machen, Anerkennungssuche, Perfektionismus, Harmoniebedürfnis, Kritikempfindlichkeit, fehlende Abgrenzungsfähigkeit gegen Bedürfnisse anderer, ein gewisses Grandiositätsgefühl (ich kann helfen) bis Sendungsbewusstsein (ich habe eine spezielle Aufgabe), übermässige Verantwortungsübernahme, rasche Bereitschaft, sich schuldig zu fühlen (auch ohne eigenes Vergehen), Schwierigkeiten, Wut auszudrücken, Schwierigkeiten, eigene körperliche oder psychische Grenzen wahrzunehmen und zu respektieren.

Menschen mit hohem offensivem Kompensationsstil werden sich in beruflichen und persönlichen Beziehungen gerne als Helferin anbieten und bevorzugt Partner:innen finden, die in der einen oder anderen Form Unterstützung brauchen. Sie lieben es, in anderen Menschen nach verborgenem Potenzial zu suchen und dieses zu fördern, oft ungefragt oder manchmal auch ungewünscht. Sie bieten psychischen Beistand, materielle Unterstützung, berufliche Förderung, familiäre Entlastung etc. an. Sie sind sich sicher, die Bedürfnisse ihres Gegenübers zu kennen, besser als diese Person selbst. Das kann zum Phänomen der „Vergewohltätigung" führen. Jemand glaubt genau zu wissen, was für andere Personen gut ist und lässt ihnen ungefragt als Wohltaten gedachte Dienste zukommen, die gar nicht gewünscht sind. Solche scheinbaren Wohltaten wirken auf das Zielobjekt einengend, manipulativ und besitzergreifend. Die Beziehung beinhaltet immanent eine Abhängigkeits-, Kontroll- und Machtthematik, die ein Ungleichgewicht schafft, indem ein Partner parentifiziert und der andere infantilisiert und invalidisiert wird. Diese Invalidisierung des Gegenübers ist ein Schattenaspekt des vordergründig so hilfsbereit und wohlwollend erscheinenden offensiven Kompensationsstils.

Ein weiterer Schattenaspekt ist der einseitige Vertrag. Mit der Selbstaufgabe des offensiven Kompensationsstils ist, in der Regel unbewusst und unausgesprochen, eine Beziehungserwartung verbunden: „Ich bin für dich da. Dafür wirst du mich lieben und bei mir bleiben." Oder allgemeiner formuliert: „Ich tue/bin x, dafür tust/bist du y." Wir sprechen von einem einseitigen Beziehungsvertrag, weil die andere Vertragsperson nichts davon weiss. Da der Vertrag nicht ausgesprochen wird, birgt er viel Potenzial, sich enttäuscht und betrogen zu fühlen.

Das Vorhandensein eines einseitigen Vertrags ist einer der Unterschiede zwischen offensivem Kompensationsstil und Mitgefühl. Denn es ist nicht die Handlung, sondern die Haltung, welche entscheidend ist. Wir verdeutlichen das am Beispiel einer helfenden Handlung. Helfen auf der Basis des offensiven Kompensationsstils erwartet etwas zurück und dient verdeckten eigenen narzisstischen Bedürfnissen. Verhält sich der Empfänger nicht in der erhofften Art und Weise, führt das leicht zu Enttäuschung oder Fragmentierung. Helfen aus Mitgefühl ist ein Geschenk, will und braucht nichts zurück.

Doch auch die Erfüllung des einseitigen Vertrags durch das Gegenüber kann Menschen mit hohem offensivem Kompensationsstil nur kurzfristig Erleichterung und Wohlgefühl verschaffen. Die tief verinnerlichten negativen Glaubenssätze über sich selbst verhindern, dass die Anerkennung von aussen wirklich internalisiert werden kann. Das zwingt die Person, ihr Verhalten auf fast süchtige Weise fortzusetzen und so die fehlende Verankerung im Kernselbst über das Aussen wenigstens temporär zu kompensieren. Deshalb halten Menschen mit hohem offensivem Kompensationsstil ihre Bezugspersonen gerne in einer gewissen Abhängigkeit. Sie wollen sich unverzichtbar machen und so ihre Wohlfühlquellen sichern.

Menschen, die mit ihrem offensiven Kompensationsstil identifiziert sind, haben langfristig ein hohes Risiko für Erschöpfung, Ausgebrannt-Sein, innere Leere oder depressive Symptomatik. Sie leben oft über Jahre in der Selbstveräusserung, spüren und respektieren ihre eigenen Grenzen nicht und überfordern sich chronisch. Besonders in klassischen Helferberufen finden sich viele Menschen mit hohem offensiven Kompensationsstil. Dementsprechend hoch ist dort die Inzidenz von Burnout-Syndrom und Depressionen.

5.7.4 Offensiver Kompensationsstil und therapeutische Tätigkeit

Offensiver Kompensationsstil ist ein extrem wichtiges Thema für alle therapeutisch tätigen Menschen, speziell für Psychotherapeut:innen. Weil der offensive Kompensationsstil oft ein Hauptmotivator für die Wahl eines helfenden Berufs ist, scheint es uns unabdingbar, sich als Therapeutin mit ihm auseinanderzusetzen.

Wer hauptsächlich auf der Basis des offensiven Kompensationsstils therapeutisch tätig ist, wird sich und seine Klient:innen in Schwierigkeiten bringen. Therapeut:innen mit hohem offensiven Kompensationsstil spüren oft nicht, wann die Belastung zu viel wird, können schlecht Nein sagen, bemühen sich, es den Klient:innen recht zu machen, übernehmen die volle Verantwortung für deren Wohlbefinden und den Prozess, haben Mühe zu konfrontieren, gehen schnell auf Wünsche der Klient:innen nach Erweiterung des Therapiesettings ein (mehr/längere Sitzungen, zusätzliche Telefon- oder E-Mail-Kontakte) und halten negative Übertragungen schlecht aus.

Die offensichtlichste Gefahr für die Therapeut:innen ist chronische Überlastung bis zu Burnout-Syndrom oder Depression. Aber auch für Klient:innen kann ein ausgeprägter offensiver Kompensationsstil ihres Therapeuten eine Belastung sein. Wenn der Therapeut über sein Honorar hinaus weitere unausgesprochene Erwartungen hat, z. B. Wertschätzung, Anerkennung, Bewunderung, Interesse an seiner Person, so missbraucht er seine Klient:innen für eigene unerfüllte Bedürfnisse. Die Psychoanalyse spricht hier von narzisstischem Missbrauch. Oftmals am offensichtlichsten wird diese missbräuchliche Beziehungsdynamik, wenn ein Therapeut gegen Therapieende hin die Autonomiebestrebungen seiner Klientin missachtet oder sogar abwertet. Wenn er sich nicht ehrlich mit ihr freuen kann, dass sie selbständig geworden ist und ihn bald nicht mehr braucht, droht die Therapie kurz vor ihrem Ziel noch zu entgleisen. Beugt sich die Klientin dem Therapeuten, kommt es zu einer endlosen Therapie ohne weitere Fortschritte. Begehrt die Patientin auf, was zu hoffen ist, wird sie die Therapie ohne stimmigen Abschluss abbrechen. Ihr fehlt dann die Botschaft: „Ich freue mich für Sie, dass Sie ab jetzt den weiteren Weg gut alleine machen können! Und ich bin für Sie da, falls Sie mich wieder einmal zu Rate ziehen möchten."

5.8 Fragmentierung

Markus Fischer

Den Begriff der Fragmentierung übernahm Rosenberg von Kohut, der dem gesunden kohärenten Selbst das fragmentierte Selbst gegenüberstellt. In der Selbstpsychologie wird mit Fragmentierung eine strukturelle Störung bezeichnet, die in der Regel einer längeren Psychotherapie bedarf.

Rosenberg bezeichnete mit Fragmentierung eine funktionale Störung des Selbst mit temporärem Verlust der Selbstregulationsfähigkeit und des Kontakts zum Kernselbst sowie Überidentifikation mit einer oder mehrerer der äusseren drei Schichten des Schalenmodells. Eine hilfreiche Metapher zur Fragmentierung ist, sich die vier Schichten des IBP-Persönlichkeitsmodells als Orchester vorzustellen, in welchem jedes Instrument seine eigene Melodie hat. Im Selbstkontakt ist das Selbst der Dirigent, welcher den verschiedenen Instrumenten signalisiert, wann sie zum Einsatz kommen, wann sie lauter oder wann sie leiser spielen sollen. In der Fragmentierung geht der Selbstkontakt völlig verloren, der Dirigent ist abwesend und ein Instrument spielt eigenmächtig ein Solo. In den folgenden Unterkapiteln werden verschiedene Formen von Fragmentierung beschrieben. Der therapeutische Umgang damit wird in Kap. 6.7 behandelt.

5.8.1 Szenario-Fragmentierung

Die klassische Szenario-Fragmentierung läuft nach folgendem Muster ab: Ein äusserer oder innerer Reiz reaktiviert über Resonanzmechanismen eine frühere, unverarbeitete schwierige Erfahrung. Äussere Reize können Ereignisse, zwischenmenschliche Interaktionen, Gerüche, Bilder oder Geräusche sein. Typische innere Auslöser sind Gedanken, besonders negative Glaubenssätze, und Erinnerungen. Mit der Reaktivierung der Szenarioerfahrung kommt es zur Regression in alte, situationsinadäquate Gefühle. Es ist, als würden plötzlich zwei Filme gleichzeitig laufen, der „Hier- und Jetzt-Film" und der „Dort- und Damals-Film", was aber meist weder den Betroffenen noch ihren Interaktionspartner:innen bewusst ist.

Prinzipiell können wir in unverarbeitete Geschichten jeden Lebensalters regredieren. Die stärksten Fragmentierungen haben mit der Grundstörung zu tun. Diese ist verantwortlich für unsere empfindlichsten Stellen, bei deren Aktivierung wir fast unweigerlich und tief fragmentieren. Weil die Grundstörung nicht durch ein einzelnes Ereignis ausgelöst wurde, sondern sozusagen das Destillat unserer schwierigen Beziehungserfahrungen ist, erleben wir in der Fragmentierung zwar die entsprechenden Gefühle, können diese aber nicht mit einer spezifischen Erinnerung verbinden. Typische Beschreibungen von Fragmentierungserleben sind: „Ich bin in ein Loch gefallen.", „Ich bin wie im Nebel.", „Ich habe den Boden unter den Füssen verloren.", „Ich bin nicht mehr hier.", „Es hat mir grad total abgelöscht". Eine Fragmentierung kann sich mit einer Vielzahl von Symptomen äussern, die von Mensch zu Mensch stark variieren. Für eine bestimmte Person findet sich allerdings meist ein spezifischer Symptomkomplex. Sind diese Fragmentierungssymptome der Person einmal bekannt, sind sie ein nützlicher Wegweiser zum Erkennen der Fragmentierung. Dies ist der erste und wichtigste Schritt zur Defragmentierung, d. h. zur Wiederherstellung des Selbstkontakts. Es lohnt sich deshalb sehr, die eigenen Fragmentierungssymptome zu kennen (Tabelle 5-3).

Fragmentierungen brauchen einen Auslöser, manchmal auch zwei oder drei aufeinander folgende Auslöser. Diese sind oft alles andere als offensichtlich. Zumeist glauben Klient:innen, dass die Fragmentierung ohne Anlass aufgetreten sei. Womöglich wird erst akribisches Nachforschen den oder die Auslöser ans Licht bringen. Sobald etwas in der Gegenwart jeman-

Tabelle 5-3: Fragmentierungssymptome

Bereich	Symptome
Körpererleben	Müdigkeit, Erschöpfung, Präsenzverlust, Lähmungsgefühl, fehlendes Körperempfinden, Atemnot, Herzklopfen, Schmerzen, Verspannung, Sehstörungen, Schwindel, Kälte
Gefühle	Nervosität, Bedrohung, Angst, Panik, Überforderung, Gereiztheit, Ärger, Wut, Hass, Ohnmacht, Hilflosigkeit, Hoffnungslosigkeit, Trauer, Einsamkeit, Leere
Glaubenssätze	Ich bin sowieso immer allein! Ich schaffe das nie! Ich kann mich auf niemanden verlassen! Ich bin unfähig! Typische Fragmentierungssätze enthalten Wörter wie: immer, nie, sowieso, niemand, alle ...
Verhalten	Nervöses Agieren, Überaktivität, Apathie, Handlungsblockade, Weinen, Schreien, Appellieren, Rückzug, Aggression

den – meist völlig unbewusst – an eine unverarbeitete Verletzung aus dem Herkunftsszenario erinnert, kann eine Fragmentierung eintreten. Meist wird das Ursprungsereignis nicht kognitiv erinnert, sondern somatosensorisch und emotional wiedererlebt. In der Regel merkt die fragmentierte Person nicht einmal, dass sie in alte kindliche Gefühle regrediert ist. Je stärker wir von den alten Gefühlen und Empfindungen vereinnahmt werden und je weniger wir die Position des inneren Beobachters halten können, desto heftiger wird die Fragmentierung erlebt.

Praxisbeispiel

Annelies erscheint zu spät in der Therapiestunde und erzählt folgende Geschichte: Sie war vor der Therapiestunde noch einkaufen für das gemeinsame Abendessen mit ihrem Freund. Als sie an der Kasse stand, habe sich eine ältere Frau vor sie gedrängt mit den Worten: „Ich habe nur dieses eine Brot und bin in Eile. Es ist für Sie doch okay, wenn ich vor Ihnen drankomme?" Annelies fühlt sich überrumpelt und nickt automatisch. Als sie das Geschäft verlässt, steht ihr Bus schon an der Haltestelle. Sie rennt, um ihn noch zu erreichen. Die Türen sind bereits verschlossen. Deshalb begibt sie sich schnell zum Führerstand, gibt dem Fahrer Handzeichen und klopft ans Fenster, damit dieser ihr die Türe nochmals öffnet. Der Fahrer tut, als ob er sie nicht bemerke und fährt los. Während Annelies wütend auf den nächsten Bus wartet, erhält sie eine SMS von ihrem Partner. Dieser informiert sie, dass er nach der Arbeit mit ein paar Kollegen noch in die Kneipe gehen werde und sie mit dem Nachtessen nicht auf ihn warten solle.

Als Annelies in die Therapiestunde kommt, ist sie aufgelöst und voller Wut auf ihren Partner. Sie schluchzt: „Er liebt mich einfach nicht. Immer bevorzugt er seine Kollegen. Nie hält er sich an unsere Vereinbarungen. Jedes Mal kommt etwas dazwischen."

„Nie", „immer", „jedes Mal" sind typische Fragmentierungswörter. Ihre Therapeutin erkennt, dass Annelies fragmentiert ist und macht mit ihr die Schritte aus der Fragmentierung (Kap. 6.7). Es zeigt sich, dass Annelies in ihre Grundstörung „Ich bin nicht wichtig. Ich bin nichts Besonderes." fragmentierte. Dieses Gefühl kennt sie gut als mittleres von drei Kindern mit einem schwer behinderten jüngeren Bruder, der die ganze Aufmerksamkeit und Zeit der Eltern beanspruchte.

Nicht alle Fragmentierungen gehen phänomenologisch mit Gefühlen, Körperempfindungen, Gedanken und/oder Verhaltensweisen einher, die zum Herkunftsszenario gehören. Manchmal wird, bevor die Person überhaupt in Kontakt kommt mit den Symptomen der Szenarioverletzung, der defensive Kompensationsstil aktiviert. Dies kann als unbewusste Schutzreaktion verstanden werden, mit der die unerträglichen Szenariogefühle vermieden werden. Ein Merkmal des defensiven Kompensationsstils manifestiert sich in maximaler, nicht mehr regulierbarer Ausprägung. Die Realität wird völlig verzerrt durch die Brille der alten Schutzstrategie wahrgenommen. Die Person steckt fest, kann selbst nicht mehr relativieren und wirkt auf andere Menschen als geschlossenes, unbeeinflussbares System. Sie ist hochgradig sympathikoton aktiviert, wehrt sich nach innen, gegen die alten Gefühle und nach aussen mit Rechtfertigungen, reflektorischer Verteidigung oder Verweigerung.

Fragmentierung ist ein alltägliches Phänomen und passiert uns allen regelmässig. Meist gelangen wir ohne spezielle Anstrengung wieder aus ihr heraus, nach Minuten, Stunden oder Tagen. Nicht wenige Menschen finden eigene Wege aus der Fragmentierung, wissen z.B., dass sie kalt duschen, spazieren gehen, sich ablenken oder mit jemandem Kontakt aufnehmen müssen. Eine Fragmentierung kann aber auch chronisch sein, z.B. bei einem Burnout-Syndrom oder einer Depression.

5.8.2 Fragmentierung im offensiven Kompensationsstil

Diese Fragmentierung tritt im Zusammenhang mit Verhaltensmustern des offensiven Kompensationsstils auf.

Merke

Auslöser einer Fragmentierung im offensiven Kompensationsstil:

- Ein einseitiger Vertrag wurde nicht erfüllt.
- Man konnte seinem „Zielobjekt" nicht helfen; er/sie beklagte sich sogar.
- Man hat versucht, sein Wohlbefinden von aussen zu erhalten, und es klappte nicht.
- Man hat nicht wie üblich aus dem offensiven Kompensationsstil heraus gehandelt und fühlt sich nun schuldig oder hat ein schlechtes Gewissen.
- Angst und innere Leere bei Wegfall der Aussenorientierung.

Diese Fragmentierungen zeichnen sich aus durch heftiges schlechtes Gewissen, Versagens- und Schuldgefühle, durch Ängste, nicht mehr gewollt zu sein und deshalb verlassen zu werden, keine Lebensberechtigung mehr zu haben. Vor allem wenn früher, existenzieller offensiver Kompensationsstil mit im Spiel ist, wird die Fragmentierung sehr dramatisch und bedrohlich erlebt.

5.8.3 Strukturelle Fragmentierung

Bei Menschen mit mässig bis geringer oder desintegrierter Selbststruktur ist die Reifung des Selbst nicht abgeschlossen. In der Orchester-Dirigent-Metapher gesprochen bedeutet das: Das Selbst hätte zwar die Begabung, zu einem guten Dirigenten zu werden, aber weil dieser in der Kindheit nicht genügend gefördert wurde, kann er seine Begabung nicht entfalten. Selbst- und Kernselbstkontakt sind daher nur selten und oft nur mit therapeutischer Unterstützung möglich. Stattdessen hat ein Instrument aus dem Orchester die Führung. Die Kompensationsstile übernehmen eine persönlichkeitsstabilisierende Funktion, um die fehlende Verankerung im Kernselbst wenigstens ein Stück weit auszugleichen. Der Alltag wird aus den Kompensationsstilen bewältigt. Schmerzhafte Gefühle und Erinnerungen aus dem Herkunftsszenario sind teilweise abgespalten. Das Selbst ist strukturell und nicht nur temporär fragmentiert.

In Belastungssituationen kann es zu einer Dekompensation der Kompensationsstile kommen und die Person fragmentiert in die Gefühle der Grundstörung. Innerhalb der strukturellen Fragmentierung kann es also zu einer akuten Szenario-Fragmentierung kommen, die oft sehr dramatisch und bedrohlich erlebt wird.

5.8.4 Existenzielle Fragmentierung

Bei einer existenziellen Fragmentierung geht es nicht wie bei den ersten drei Formen primär um ein intrapersonales Geschehen, bei dem das

Persönlichkeitsgefüge der Person temporär auseinanderfällt und seine orientierende und stabilisierende Funktion verliert. Die existenzielle Fragmentierung betrifft das inter- und transpersonale Gefüge, in dem sich die Person bisher bewegt und orientiert hat. Das eigene Menschen- und Weltbild werden durch ein einschneidendes Ereignis zutiefst erschüttert und verlieren damit ihren Sinn und die Orientierung stiftende Funktion. Das innere Referenzgebäude, mit dem ein Mensch sich hinsichtlich Selbst, Anderen und der Welt bis anhin verankert hat, fällt wie ein Kartenhaus in sich zusammen und verliert seine Gültigkeit. Der Mensch kommt in eine existenzielle Not, die sehr bedrängend und beängstigend wirken kann.

Auslöser für existenzielle Fragmentierungen sind meist Erlebnisse, die einen Menschen mit Grundbedingungen des Menschseins konfrontieren, mit Krankheit, Vergänglichkeit und Tod, mit eigener Bedeutungslosigkeit angesichts der zeitlichen und räumlichen Unendlichkeit des Kosmos. Das kann durch eigene schwere Krankheit, Eintreten von Behinderung, Konfrontation mit der Möglichkeit zu sterben oder Miterleben solcher Ereignisse bei nahestehenden Menschen geschehen.

Eine existenzielle Fragmentierung führt zu einer Erschütterung bis in tiefste seelische Schichten. Menschen, welche grundsätzlich existenziell einen guten tragenden Boden haben, können über eine bewusste Wiederverbindung mit ihrem tragenden Orientierungsrahmen wieder Halt finden. Für Menschen, denen ein solch tragender Grund fehlt, kann eine existenzielle Fragmentierung der Auftakt für die tiefere Auseinandersetzung mit existenziellen Themen sein. Oft benötigt es dann einen längeren Entwicklungsprozess, um zu einem neuen, wieder Halt und Orientierung gebenden Menschen- und Weltbild zu finden. In einem solchen Prozess wird vieles in Frage gestellt; Werte, Prioritäten und oft auch Beziehungen müssen neu geordnet werden.

Praxisbeispiel

Adrian kam völlig verwirrt von einer Nil-Reise zurück. Er war depressiv, orientierungslos, beruflich und persönlich zutiefst demotiviert. Adrian konnte sich keinerlei auslösende Ereignisse für diesen völlig überraschenden Einbruch in seinem Leben vorstellen. Sein Leben schien bis vor der Reise in besten Bahnen zulaufen. Der Therapeut vermutete eine existenzielle Fragmentierung und begann mit Adrian nach dem Auslöser zu suchen, indem sie seine Reise detailliert durchgingen. Dabei stiessen sie auf folgendes Ereignis: Adrian und die Reisegruppe standen vor dem gewaltigen Hatschepsut-Tempel und lauschten den Ausführungen der Reiseleiterin. Sie erzählte, dass der Tempel seit über 3500 Jahren hier stehe. In diesem Moment begann bei Adrian eine Gedankenkette: „3500 Jahre – was für eine gewaltige Zeitspanne – ich werde allenfalls 90 Jahre alt werden – von mir wird nichts übrigbleiben, schon gar kein Tempel – ich bin völlig unbedeutend, ein Nichts." Bei diesem letzten Gedanken angekommen, brachen alle seine bisherigen Vorstellungen über die eigene Bedeutung in sich zusammen. Sein bisheriges Bild der Beziehung zwischen sich und der Welt zerbrach angesichts der schieren Ewigkeit, die der Tempel schon hier stand.

6
Therapeutisches Arbeiten mit dem Persönlichkeitsmodell

Mark Froesch-Baumann, Eva Kaul, Silvia Pfeifer

Gemäss unserem Menschenbild verstehen wir den Menschen als Ganzheit, eingebunden in und in Beziehung mit der Lebenswelt. Das IBP Persönlichkeitsmodell mit seinen vier Persönlichkeitsanteilen ist eine Reduktion und Vereinfachung dieser wesensmässigen Ganzheit. Es bewährt sich in der praktischen Arbeit, hat jedoch keinen Anspruch auf Wahrheit oder Realität. Wie jedes Modell ist es eine Landkarte und dient der Orientierung, ist aber nicht identisch mit der Landschaft selbst. In diesem Kapitel werden Strategien und Interventionen der Integrativen Körperpsychotherapie IBP vorgestellt, die vor allem auf eine Schicht des Persönlichkeitsmodells fokussieren.

Basierend auf ihrer starken Gewichtung von Eigenverantwortlichkeit und Entscheidungsfreiheit des Menschen arbeitet die Integrative Körperpsychotherapie IBP mit einem edukativ geprägten Ansatz. Sie möchte die Autonomie der Klient:innen stärken und fördern. Es ist also die Aufgabe der Therapeutin, sich selbst überflüssig zu machen: „My job is to work myself out of my job" (Rosenberg, mündliches Zitat). Teil dieser Ermächtigung der Klient:innen ist das Erklären von Modellen und Konzepten. Gerade das IBP Persönlichkeitsmodell ist auch für Laien einleuchtend und unmittelbar aus dem eigenen Erleben heraus nachvollziehbar. Es vermittelt Orientierung, Verständnis, Sinn und Sicherheit und kann im therapeutischen Prozess als gemeinsame Landkarte dienen, wenn sich die verschiedenen Persönlichkeitsanteile der Klient:innen zeigen. Bei den meisten Klient:innen wird es in der Anfangsphase der Therapie, z. B. im Anschluss an die Erhebung der Herkunftsgeschichte eingeführt.

Das Persönlichkeitsmodell kann wie in Kap. 5 beschrieben als Schalenmodell mit den vier konzentrischen Kreisen Kernselbst, Herkunftsgeschichte, defensiver und offensiver Kompensationsstil erklärt werden. Eine stärker über die Sinne begreifbare Variante ist das Kissenmodell mit je einem Kissen für jeden Persönlichkeitsanteil. Bei der Vermittlung des Modells benutzen wir eine den Klient:innen angepasste Alltagssprache. Je nach Strukturniveau können bereits Bezüge zur Geschichte und zum subjektiven Erleben der Klient:innen gemacht werden. Eine ganz kurze und prägnante Zusammenfassung des Persönlichkeitsmodells ist: Das Kernselbst ist das Wesen, das Sie bereits bei Ihrer Zeugung/Geburt mitbringen. Das Herkunftsszenario umfasst, was Ihnen als Kind passiert ist. Mit dem defensiven Kompensationsstil versuchten Sie, einen Umgang zu finden mit dem, was Ihnen als Kind passiert ist. Mit dem offensiven Kompensationsstil versuchten Sie, zu bekommen, was Sie brauchten.

Das Persönlichkeitsmodell kann auch gut genutzt werden, um den Entwicklungsprozess zu skizzieren, den wir in einer Therapie anstreben. Ein schwach ausgebildetes Selbst mit wenig verfügbaren Ressourcen ist wenig im Kernselbst verankert und hat eine eingeschränkte Bewältigungskapazität für schmerzhafte Erfahrungen. Der defensive Kompensationsstil muss deshalb grösser sein und einen starken Schutz nach innen und aussen gewähren. Über einen ausgeprägten offensiven Kompensationsstil versucht man, sich doch noch etwas von dem, was fehlt, im Aussen zu holen. Persönlichkeitsentwicklung geschieht in unserem Verständnis von innen nach aussen. Durch Ressourcenarbeit, Wahrnehmungsschulung, Ausdruck und Regulation aller Erlebensdimensionen, Erweiterung des Containments und Verankerung einer Beobachterinstanz versuchen wir, das Selbst und die in Kap. 9 beschriebenen Selbstfunktionen zu stärken. Mit stärkerer Verankerung im Selbstkontakt nimmt der Einfluss des Herkunftsszenarios ab. Wir können unsere Geschichte zwar nicht verändern, aber deren Auswirkungen mindern. Dann wird auch weniger Schutz notwendig sein. Die Kompensationsstile werden weniger ausgeprägt, weniger autonom und identitätsstiftend und können besser reguliert werden. Mehr Verankerung im Selbstkontakt und eine bessere Regulation von Szenariogefühlen und Kompensationsstilen bedeuten auch mehr Selbstvertrauen, Selbstbewusstsein, Mitgefühl und Beziehungsfähigkeit.

Würden wir die defensiven und offensiven Strategien geringschätzen und in der Therapie direkt auf deren Abbau hinsteuern, wäre die Klientin unmittelbar mit den Szenarioverletzungen konfrontiert. Solange neue Ressourcen oder Strategien fehlen, könnte das die Regulationsfähigkeit des Organismus erneut überfordern und die Schutzschichten eher verstärken.

6.1 Arbeit am Selbstkontakt

Eva Kaul, Mark Froesch-Baumann

Aufbau und Vertiefung von Selbstkontakt sind grundlegende Ziele jeder IBP Therapie. Selbstkontakt stärkt das Gefühl von Identität, Kohärenz und Kontinuität und ist Voraussetzung für alle Interventionen, die primär auf die äusseren drei Schichten des IBP Persönlichkeitsmodells zielen. Ist jemand präsent, mit sich und dem Gegenüber in Kontakt und geerdet, kann er sich wirksamer mit den eigenen Themen auseinandersetzen. Interventionen zur Förderung des Selbstkontakts sind daher von Anfang an wichtiger Bestandteil jeder Therapiestunde. Arbeit am Selbstkontakt bedeutet Stärkung der Selbstfunktionen hinsichtlich Selbsterleben und Regulation der Beziehung zum Selbst in den Dimensionen Wahrnehmung, Steuerung, emotionale Kommunikation und Bindung (Kap. 9).

6.1.1 Arbeit an der Präsenz

Damit eine Person sich wahrnehmen kann, muss sie körperlich, emotional und kognitiv präsent sein. Arbeit am Selbstkontakt bedeutet also zuallererst Arbeit an der Fähigkeit zu Präsenz, und zwar über gezielte Schulung des Bewusstseins für die Erlebnisdimensionen Körper, Emotionen und Kognitionen.

Zu Beginn einer Therapie müssen viele Klient:innen überhaupt erst lernen zu merken, ob sie präsent sind oder nicht. Dies geschieht meist über Nachfragen oder Spiegelung durch die Therapeutin: „Wo sind Sie gerade?“, „Sind Sie noch da?“, „Nehmen Sie Ihren Körper wahr, z. B. den Kontakt der Füsse mit dem Boden?“, „Ich sehe, dass Ihr Blick plötzlich verschleiert wirkt. Spüren Sie selbst eine Veränderung in Ihren Augen?“, „Ihre Stimme hat sich verändert, sie ist leise und monoton geworden. Nehmen Sie das selbst auch wahr?“. Ist der Präsenzverlust benannt, kann eine Präsenzübung helfen, den Unterschied zwischen präsent und nicht präsent sein in den verschiedenen Erlebensdimensionen differenzierter wahrzunehmen. So entwickeln die Patient:innen mit der Zeit ein Gefühl dafür, wie sich Selbstkontakt bzw. Kontaktunterbrechung anfühlt.

Besteht mehr Bewusstheit für die eigenen Anzeichen von Präsenzverlust und Kontaktunterbrechung, kann nach dessen Auslösern geforscht werden, indem nach den Gefühlen, Körperempfindungen, Bildern oder Gedanken unmittelbar vor dem Präsenzverlust gefragt wird. Hat die Person keinen Auslöser wahrgenommen, so kann die Therapeutin ihre eigene Wahrnehmung zur Verfügung stellen, z.B.: „Kurz bevor Sie die Präsenz verloren haben, sprachen wir darüber, wie oft Ihr Vater Sie mit demütigenden Spitznamen beschämt hat. Sie haben dabei die Fäuste geballt. Könnte es sein, dass Sie Wut verspürt haben?“, „War das ein Gefühl, das Sie in Ihrer Herkunftsfamilie spüren und ausdrücken durften?“, „Nein?“, „Haben Sie allenfalls gelernt, sich selbst zu verlassen, sobald Wut auftaucht?“

Bei der Erforschung der Auslöser für Kontaktunterbrechung begegnet man in der Regel den äusseren drei Schichten des Schalenmodells. Kontaktunterbrechung schützt vor unangenehmen und schmerzhaften Gefühlen. Diese können auch bei vordergründig nicht konfliktfokussiertem, ressourcenorientiertem Arbeiten jederzeit auftreten: Ein Klient wird von seiner Therapeutin adäquat gespiegelt und fühlt sich gesehen. Dadurch wird ihm womöglich gleichzeitig schmerzhaft bewusst, wie sehr ihm genau diese Erfahrung immer gefehlt hat. Oder eine Klientin kommt durch Atemarbeit mehr in Kontakt mit ihrer eigenen Lebendigkeit, überschreitet dadurch ihre Lebendigkeitslimite und hat sofort ein schlechtes Gewissen. Diese Beispiele machen deutlich, dass die Arbeit am Selbstkontakt uns immer auch in Kontakt mit Szenarioverletzungen sowie defensivem und offensivem Kompensationsstil bringt. Wir können nicht isoliert am Selbstkontakt arbeiten, denn die Kontaktunterbrecher werden immer wieder dazwischenfunken. Sie bilden sich häufig auch in der Übertragung oder Projektion ab. Das Erkennen von Selbstkontakt unterbrechenden Gefühlen ist Treibstoff für den therapeutischen Prozess. Gehalten in der therapeutischen Beziehung kann die Klientin lernen, präsent im Kontakt mit sich und ihren Gefühlen zu bleiben und so ihr Containment zu erweitern. Verliert ein Mensch beispielsweise den Selbstkontakt, weil er seine Ängste vor Bewertung auf den Therapeuten überträgt, ist ihm wenig gedient, wenn der Therapeut einfach mitteilt, er bewerte den Klienten nicht. Die Entwicklung der Person wird besser unterstützt, wenn der Therapeut dessen Angst spiegelt, ihm ein präsentes, liebevolles und haltendes Gegenüber ist, so dass er trotz Angst präsent bleiben und sich spüren kann. So ermöglicht er dem Klienten, die Angst zu erforschen, mit damit verbundenen, allenfalls auch aggressiven Impulsen in Kontakt zu kommen und die Übertragung zu bearbeiten.

6.1.2 Wahrnehmungsschulung und innerer Beobachter

Als Menschen verfügen wir über die Fähigkeit, unsere Gefühle, Körperempfindungen und Gedanken nicht nur zu erleben, sondern auch bewusst wahrzunehmen, dass wir sie erleben. Dieser wahrnehmende Teil unseres Selbst wird als innerer Beobachter bezeichnet (Kap. 2.1.4). Im Gegensatz zu unserem alltäglichen Denkfluss verknüpft er das Wahrgenommene jedoch nicht zu einer Geschichte. Obwohl alle Menschen grundsätzlich fähig sind wahrzunehmen, was sie erleben, müssen Patient:innen sich häufig erst darin üben, ihre emotionalen und körperlichen Empfindungen bewusst wahrzunehmen und für diese Worte zu finden. Auch die Qualität der Gedanken (z.B. kritisch, abwertend, negativ versus unkritisch, wertschätzend, positiv) entzieht sich häufig der bewussten Wahrnehmung. Durch gezielte Wahrnehmungsschulung und Distanzierungstechniken auf allen drei Erlebensdimensionen wird der innere Beobachter gestärkt.

Praxisbeispiel

Rolf schimpft über seinen Chef: „Schon wieder hat mich dieses Arschloch übergangen! Das kann kein Zufall sein! Es ist genau dasselbe fiese Vorgehen wie beim Weihnachtsessen, als mein Kollege die Präsentation gestalten durfte, obwohl ich doch schon viel länger in der Firma bin. Der Chef mag mich einfach nicht! Dauernd versucht er, mir Steine in den Weg zu legen. Das lasse ich nicht mehr lange mit mir machen!" Die Therapeutin bittet ihn, seine körperlichen, emotionalen und kognitiven Wahrnehmungen aus der Position des inneren Beobachters zu benennen. Rolf formuliert: „Ich nehme einen heissen, zusammengezogenen Klumpen in meinem Oberbauch wahr. Ich nehme wahr, dass mein Atem flach und schnell geht. Ich nehme wahr, dass ich wütend bin. Ich nehme wahr, dass ich denke, mein Chef habe mich absichtlich nicht auf den Verteiler genommen."

Indem wir unsere Wahrnehmungen benennen, schaffen wir einen Raum zwischen dem Wahrnehmungsinhalt und unserem wahrnehmenden Selbst. In diesem Raum entfaltet sich die Möglichkeit, mit dem Wahrnehmungsinhalt in Beziehung zu treten. Es ist ganz anders, wenn wir in unserem alltäglichen Denken sind: Dann sind wir mit dem Inhalt unseres Erlebens verschmolzen. Wenn unser innerer Monolog derart viele Ausrufezeichen beinhaltet wie im obigen Praxisbeispiel, sind wir in der Regel ziemlich verstrickt mit unseren Gefühlen und Gedanken. Oft entsteht ein Teufelskreis, indem wir uns Geschichten erzählen, welche der Emotion neuen Treibstoff liefern und so die Wut, Angst, Verzweiflung etc. weiter eskalieren lassen. Hier kann ein Schritt zurück in die Position des inneren Beobachters helfen, wieder etwas Distanz zu gewinnen. Der innere Beobachter hilft uns auch, Muster zu erkennen. „Wann immer mein Freund nicht sofort auf meine SMS antwortet, fühle ich mich zurückgewiesen. Ich denke, ich sei nicht liebenswert und eine Belastung für andere. Dann habe ich jeweils den drängenden Impuls, Schokolade zu essen."

Der voll ausgebildete innere Beobachter betrachtet all unser Erleben mit unvoreingenommenem Interesse, ohne es zu beurteilen und ohne darauf zu reagieren. Er schafft einen weiten Raum nicht urteilenden Gewahrseins, in welchem Gefühle, Gedanken und Empfindungen sich zeigen dürfen und ist somit wie der Himmel hinter den Wolken unseres Erlebens. Er bezeugt die unterschiedlichen Wolken, ohne sie zu kommentieren, beziehungsweise sein einziger Kommentar ist: „Aha." Aha, so ist es jetzt gerade. Indem wir die Erfahrung aufmerksam wahrnehmen und benennen, schaffen wir Distanz dazu. Im Englischen gibt es dazu den schönen Satz: „Name it, and you tame it." Was einen Namen hat, wird „gezähmt". Es wird fassbarer, handhabbarer und verliert dadurch auch an Macht und Bedrohlichkeit. Rumpelstilzchen verliert jegliche Macht über die schöne Königin, als diese seinen Namen herausgefunden hat. Auch in anderen Geschichten unterschiedlicher Kulturen findet sich dieses Phänomen: Den Dämon zu benennen, gibt uns Macht über den Dämon. Das gilt auch für unsere inneren Dämonen. Meist sind es altbekannte Vertraute: Der Dämon der Angst, der Unsicherheit, des „Ich bin nicht gut genug", des „Ich bin nicht liebenswert". Dadurch, dass wir die Dämonen benennen, anerkennen wir ihre Existenz und ihre Wesensart, erklären sie aber nicht zu einem Problem. „Es tut jetzt gerade weh, dieses Gefühl zu spüren, aber seine Anwesenheit ist deswegen nicht automatisch ein Problem." Wir erkennen, dass wir all unsere unterschiedlichen Gefühle und Persönlichkeitsanteile identifizieren und beschreiben können und dass sie je nach Situation auftauchen und wieder verschwinden.

Die beruhigende Kraft des Benennens hat ein neurobiologisches Korrelat: Wenn wir etwas benennen, dann aktivieren wir unser Frontalhirn und helfen dadurch, das limbische System, unser „emotionales" Gehirn, besser zu regulieren (Ledoux, 2004). Wie alles kann auch der innere Beobachter instrumentalisiert werden, wenn wir ihn benutzen, uns vom Erleben zu trennen, das Schwierige abzuspalten und in die Dissoziation zu fliehen. Im Unterschied zur Dissoziation bringt uns der innere Beobachter in Kontakt mit dem Inhalt unseres Erlebens. Er öffnet ein Feld des Gewahrseins, welches auch unangenehmste Gefühle und Empfindungen halten und annehmen kann.

6.1.3 Containment und Containmenterweiterung

Im Zusammenhang mit der Regulation unserer Erlebensdimensionen benutzen wir das Bild des Körpergefässes als Metapher. Im englischen Sprachgebrauch wird dafür der Begriff *container* verwendet. Das Körpergefäss als Container ist der Raum, in welchem sich das Leben mit immer wechselnden Körperempfindungen, Gefühlen, Gedanken, Impulsen und Bildern manifestieren kann. Der Container ist also mehr als der physikalische Körper. Container oder Körpergefäss entsprechen dem Begriff des Leib-Selbst, dem erlebenden und sich erlebenden Körper (Rahm et al., 1999). Als Containment wird in der Körperpsychotherapie die Fähigkeit eines Menschen bezeichnet, das eigene Erleben zu spüren, zu halten und präsent damit in Kontakt zu sein, ohne unmittelbar reagieren zu müssen (Geuter, 2019, S. 99). Wir verwenden den Begriff sowohl für Patient:innen als auch für Therapeut:innen. Der Begriff Containing von Bion hingegen bezieht sich auf eine Qualität der therapeutischen Präsenz (Bion, 1990): Indem wir Therapeut:innen die überwältigenden Gefühle eines Patienten empfangen, halten, unsere eigene emotionale Reaktion darauf wahrnehmen und halten, können wir dem Gegenüber als co-regulierende Instanz zur Verfügung stehen. Containing ist also ein sowohl inter- als auch intrapersoneller Prozess der Therapeut:innen.

Containment kann sich auf alle Dimensionen des Erlebens beziehen (Körpererleben, Emotionen, Kognitionen). Die Kunst des Containments besteht darin, den Raum dieses Gefässes, unseres Selbst, grösser zu halten als den Inhalt, insbesondere als unsere vermeintlichen Probleme. Je weiter das Gefäss ist, desto gelassener und ruhiger können wir dem Fluss der Lebendigkeit und seinen Wirbeln und Stromschnellen in uns begegnen. Ein hohes Containment entspricht einem weiten *Window of Tolerance*. Die Fähigkeit zu Containment ist abhängig von der Verfügbarkeit jener psychischen Funktionen, die in der Achse IV der OPD beschrieben werden (Arbeitskreis OPD, 2023). Bei ungenügendem Containment kann der Organismus das eigene Erleben nicht regulieren und aktiviert stattdessen die Kompensationsstile.

Salzberg hat Containment in einer eindrücklichen Metapher verdeutlicht (Salzberg, 2016): Wenn wir einen Löffel Salz in ein Wasserglas geben und daraus einen Schluck trinken, so wird das Wasser eklig salzig schmecken. Geben wir die gleiche Menge Salz hingegen in einen See und trinken einen Schluck Seewasser, so werden wir nichts vom Salz bemerken. Den Unterschied macht hier also das Volumen des haltenden Gefässes. Bezogen auf unser Erleben entspricht das Salz schwierigen Empfindungen und Gefühlen. Wir verwenden oft sehr viel Energie darauf, diesen aus dem Weg zu gehen, indem wir im Aussen bestimmte Situationen vermeiden, Dinge nicht ansprechen, uns anpassen etc. oder indem wir unseren Gefühlen ausweichen durch Ablenkung, Betäubung oder Abspaltung. Das Problem mit dieser Strategie ist, dass sie erstens unsere Lebendigkeit einschränkt und zweitens keineswegs zuverlässig funktioniert. Das Leben konfrontiert uns immer wieder mit Situationen und Gefühlen, die schmerzen. Leiden ist eine unvermeidbare Nebenwirkung von lebendig sein. Statt unsere Energie darauf zu verschwenden, möglichst viel Salz von unserem Leben fernzuhalten, würden wir sie sinnvollerweise besser in die Erweiterung unseres Containments, unserer inneren Geräumigkeit, investieren. Ein hohes Containment für schwieriges Erleben ist eines der Kennzeichen von Resilienz, der Fähigkeit, Problemen und Veränderungen mit Flexibilität und Kreativität zu begegnen.

Das Containment kann erweitert werden durch Atem- und Körperarbeit (Kap. 8) und durch das Etablieren eines stabilen inneren Beobachters. Wir können aber noch mehr zu unserem Containment beitragen, als unser Erleben aus einer neutralen Position zu benennen. Wir können uns darin üben, den inneren Beobachter mit den Qualitäten Wärme, Mitgefühl und Akzeptanz auszustatten. Eine solche empathische Präsenz geht über das rein kognitive Wahrnehmen und Benennen hinaus. Wir treten in eine mitfühlende und fürsorgliche Beziehung zu unseren Gedanken und Gefühlen (Kap. 6.2). Die Art der Beziehung zum Erlebten ist für unser Leiden resp. Wohlbefinden viel entscheidender als der Inhalt des Erlebens. Der rein kognitive innere Beobachter antwortet auf die Frage: „Wie fühle ich mich?". „Wie fühlt es sich für mich an, mich so zu fühlen?", fragt hingegen nach meiner Beziehung zum Erlebensinhalt und die Qualität dieser Beziehung entscheidet, ob der Inhalt für mich zum Problem wird. Jedes schwierige Gefühl, jede schwierige Situation, jeder schwierige Mensch kann zum Brennstoff für das Feuer des Mitgefühls in unserem Herzen werden und je weiter wir unser Mitgefühl ausdehnen können, umso grösser wird der Raum unseres Containments.

Dieser Raum wird nicht nur durch unser eigenes Containment gehalten, sondern auch von einem Du. Dieses Du kann ein anderer Mensch sein. Wenn Patient:innen von Schmerz, Trauer, Verzweiflung, Angst oder Wut geflutet werden und diese Gefühle ihr Containment zu sprengen drohen, dann kann die Anwesenheit einer emotional und geistig präsenten Therapeutin helfen, das Unerträgliche zu halten. Wenn ein Therapeut sich furchtlos öffnet für die abgründigsten Gefühle seines Patienten, zentriert und geerdet anwesend ist mit ihm, dann kann dieser mit der vertrauensvollen Präsenz des Therapeuten in Resonanz gehen. Sie können miteinander atmen, miteinander fühlen, sich miteinander für den Schmerz öffnen und miteinander anwesend sein für das, was jetzt gerade ist. Wenn Menschen wissen, dass sie in der therapeutischen Beziehung gehalten sind, können sie sich zutrauen, das Schmerzliche in sich selbst zu halten.

Das Du, welches unser Containment erweitert, kann aber auch die Erde sein. Wenn wir uns mit dem Erdenraum unter uns spürend verbinden, so finden wir dort Halt, Geborgenheit, Raum, Wärme und eine unendliche Weite. Dasselbe gilt für den Himmelsraum über uns. Dieser unendliche Raum kann als Gott oder Göttin erlebt werden, als Mutter Erde und Vater Himmel, als Numinosum oder einfach als unendliche Güte des Universums. Wie immer wir es nennen, wenn wir uns mit diesem grenzenlosen Raum verbinden können, verschiebt sich unsere Perspektive vom Persönlichen zum Kosmischen und der Bereich des Containments wird potenziell unendlich. Manchmal spüren wir für einen Wimpernschlag diese kosmische Dimension des Containments, selten können wir länger darin verweilen. Doch schon nur das Wissen um ihre Existenz kann uns helfen, die alltäglichen Wellen gelassener zu surfen und uns dem Fluss des Lebens anzuvertrauen.

6.1.4 Besonderheiten bei Menschen mit geringer Selbststruktur

Menschen mit wenig Selbststruktur sind oft sehr stark mit ihren Kompensationsstilen identifiziert. Daher wird die Phase von Wahrnehmungsschulung, Einüben von Präsenz und Arbeit am Containment für schwieriges Erleben viel mehr Zeit beanspruchen als bei gut strukturierten Klient:innen. Der Therapeut hält in dieser Therapiephase stellvertretend für die Klientin den Kontakt zu ihrem Kernselbst und zu den Gefühlen der Szenarioverletzungen. Dafür muss er selbst präsent, geerdet, zentriert und mit sich im Kontakt sein. Aus dieser Haltung ist Einschwingen auf und Halten der unter den Schutzschichten liegenden Gefühle möglich. Das Halten, Ansprechen und Spiegeln dieser Schichten durch den Therapeuten wird das Übertragungsgeschehen aktivieren. Die Therapeutin braucht eine Sensibilität für die interaktive Dynamik und ein Verständnis für die Psychodynamik des Klienten, um dieses Geschehen wahrzunehmen und damit umzugehen.

Patient:innen mit schwereren psychopathologischen Störungen (Psychose, komplexe posttraumatische Belastungsstörung, Persönlichkeitsstörungen) schützen sich mit chronischer

Unterbrechung des Selbstkontakts vor unerträglichem Erleben, weil ihr Containment für die überwältigend schmerzhaften Emotionen nicht ausreicht. Dieser Schutz muss respektiert, manchmal sogar unterstützt oder verstärkt werden. Interventionen zur Förderung des Selbstkontakts sind sorgfältig dosiert und angepasst einzusetzen. Solche Patient:innen können oft nur kurz in der Selbstwahrnehmung bleiben, bevor das Erleben in überfordernde Körperempfindungen, Emotionen, innere Bilder oder Gedanken kippt. Bei diesen Patient:innen steht über lange Zeit der Aufbau einer tragenden, sicheren, aber nicht vereinnahmenden therapeutischen Beziehung im Vordergrund. Es dauert Monate oder gar Jahre, bis die therapeutische Beziehung sich genügend sicher anfühlt und Selbstkontakt über längere Zeit möglich ist.

6.1.5 Interventionen zur Förderung des Selbstkontakts

Sämtliche Übungen zur Förderung von Präsenz, Gewahrsein, Wahrnehmung von Eigenraum/Grenzen, Erdungs-, Atemübungen und Entspannungstechniken können Selbstkontakt aufbauen und vertiefen. Sie werden in den entsprechenden Kapiteln ausführlich dargestellt und sind in Kap. 3.1 als Werkzeuge zur Selbstintegration in einer Tabelle zusammengestellt (Tabelle 3-1).

6.2 Arbeit mit dem Kernselbst: Stärkung des Kernselbstempfindens

Silvia Pfeifer

Die Arbeit am Selbstkontakt, wie sie in Kap. 6.1 beschrieben wurde, beinhaltet immer auch die Arbeit am Kernselbst, oder präziser am Kernselbstempfinden. Ein guter Selbstkontakt stärkt das Gefühl von Identität, Kohärenz und Kontinuität und damit auch das Kernselbst. Die in Tabelle 3-1 zusammengestellten Werkzeuge zur Selbstintegration unterstützen daher auch die Verbindung zum Kernselbstempfinden. Viele Menschen, die den Weg in die Therapie finden, sind nicht in der Lage, ihr Kernselbstempfinden von den übrigen Schichten ihrer Persönlichkeit zu unterscheiden. In der Regel sind sie mit allen Schichten identifiziert: „So bin ich halt!“. Damit diese Identifikation differenziert werden kann, ist neben Psychoedukation die Etablierung einer Kernselbsterfahrung als Referenz unumgänglich. Nur wenn unsere Wahrnehmung die Zustandsqualitäten des Kernselbstempfindens kennt, kann sie registrieren, was nicht Kernselbstempfinden ist. Königsweg zu dieser Referenzerfahrung ist der Zugang über den Körper. Während Emotionen und Kognitionen ständig dazu tendieren, im Gestern zu verharren oder ins Morgen zu eilen, ist der Körper tatsächlich im Hier und Jetzt und macht es geschulten Therapeut:innen einfacher, Kernselbsterfahrungen anzustossen. Die Übungssequenz zur Selbstintegration und die ondulierende Atemwelle mit dem „Ich-bin-Ort“-Abschluss sind IBP Übungen, die eine Kernselbsterfahrung anstreben (Kap. 8.7.1). Indem wir uns immer wieder an diesem „Ich-bin-Ort“ spüren, vertiefen wir das Bewusstsein von Selbstkohärenz und -konstanz und werden resilienter. Für Therapeut:innen sind Kernselbsterfahrungen des Gegenübers leicht erkennbar, auch wenn die Person nicht selten an einem stillen inneren Ort angekommen ist und erst im Nachhinein diesen Zustand in Worte zu fassen vermag. Die später gefundenen Worte beschreiben in aller Regel eine unmittelbare, angenehme sensomotorische Erfahrung von „bei sich selbst zuhause zu sein“, „mit sich verbunden und in sich aufgehoben fühlen“, und zwar ganz unabhängig davon, welche inneren oder äusseren Stürme im eigenen Leben gerade toben. Dieses Wohlbefinden (*sense of well-being*) ist ein zentrales Merkmal des Kernselbstkontakts. Die Kernselbstverankerung erlaubt auf tiefster Ebene ein Wohlsein, selbst wenn schwierige Gefühle oder körperliche Schmerzen vorhanden sind.

Häufige Verhinderer oder Unterbrecher von Kernselbst-Erfahrungsprozessen sind kognitiver oder emotionaler Natur, wie Selbstkritik, negative Glaubenssätze oder schwierige Gefühle. Treffen diese nicht auf eine mitfühlende innere Instanz, die sie abfedert, wird die eigene Innenwelt zu einem unwirtlichen Ort, den wir so schnell wie möglich wieder verlassen oder zumindest kontrollieren wollen. Es braucht also bestimmte kognitive und emotionale Ressourcen, um das Kernselbstempfinden zu explorieren und expandieren. Vor diesem Hintergrund haben wir in den vergangenen Jahren vermehrt begonnen, mitgefühlsbasierte Modelle und Übungen, die den Prozess von Kernselbsterfahrung auf emotionaler und kognitiver Ebene unterstützen, in die Integrative Körperpsychotherapie IBP zu integrieren. Allen voran sind hier die Ansätze Compassion Focused Therapy (CFT) von Paul Gilbert (Gilbert, 2013) und Mindful Self-Compassion (MSC) zu nennen (Neff, 2003, 2012, 2022; Germer, 2011; Germer & Neff, 2021). Selbstverständlich ist Mitgefühl auch ein wichtiger Pfeiler in der Arbeit mit den Verletzungen aus dem Herkunftsszenario und den Kompensationsstilen. Diese Arbeit wird in den folgenden Unterkapiteln beschrieben.

6.2.1 Achtsames Selbstmitgefühl (Mindful Self-Compassion)

Eine wertvolle Kombination von Achtsamkeit und Mitgefühl, die in Form von Übungen in unsere Lehre Eingang fand, findet sich im Konzept des *Mindful Self-Compassion* von Kristin Neff und Christopher Germer (Neff, 2003, 2012; Germer, 2011; Germer & Neff, 2021). Es ist eine Methode, die uns unterstützt, unsere Emotionen zu regulieren, indem wir eine wohlwollende und mitfühlende Haltung uns selbst gegenüber einnehmen, wenn wir mit schwierigen Gefühlen, Gedanken oder Schmerzen konfrontiert sind. Gerade in der täglichen Arbeit als Therapeutin ist diese Fähigkeit essenziell (mehr dazu in Kap. 6.2.2).

Kristin Neff definiert drei Komponenten von Selbstmitgefühl (Neff, 2003):

- **Achtsamkeit** (versus Abspalten oder Überidentifikation)
- **gemeinsames Menschsein** (versus Rückzug, Isolierung)
- **liebevolle Güte/Freundlichkeit** (versus Selbstkritik und Selbstverurteilung)

Achtsamkeit bezieht sich auf die Fähigkeit auf allen drei Erlebensdimensionen wahrzunehmen, was im gegenwärtigen Moment erfahren wird, ohne die Erfahrung in unserem Erleben abzuspalten oder sie durch unser Bewerten grösser oder kleiner zu machen. Das gemeinsame Menschsein meint das Gewahrwerden, dass wir nicht seltsam, anders oder abgetrennt sind von anderen, wenn wir Schmerz, Verlust oder Scheitern erleben. Indem wir uns in Erinnerung rufen, dass diese Zustände zu den unausweichlichen Bedingtheiten des Menschseins gehören und wir sie alle immer wieder auf die eine oder andere Art erleben, erhöht sich die innere Akzeptanz für das unangenehme Empfinden und gleichzeitig auch die Bereitschaft, freundlich darauf zu reagieren. Liebevolle Güte und Freundlichkeit schliesslich sind die emotionale Reaktion auf unser Erleben: Weil wir leiden, schenken wir uns selbst Mitgefühl (Neff, 2003).

Selbstmitgefühl ist nicht nur ein psychologisches Konzept, eine Fähigkeit oder ein Gefühl, sondern auch eine innere Haltung, die es uns ermöglicht, uns selbst in schwierigen Situationen beizustehen. Dieses Beistehen hat zwei Aspekte: einen sanften (Yin-Aspekt) und einen kraftvollen (Yang-Aspekt) (Neff, 2022). Der Yin-Aspekt bezieht sich auf die liebevolle, tröstende und nährende Seite des Selbstmitgefühls. Er erlaubt es, sich selbst Trost und Zuwendung zu schenken, wenn es am meisten gebraucht wird – nämlich dann, wenn das Leben besonders schwierig erscheint. In solchen Momenten versetzt sich unser Organismus automatisch in Alarmzustand und löst eine Stressreaktion aus, die unsere Wahrnehmung verengt. Sanftes Selbstmitgefühl ermöglicht Selbstakzeptanz,

-annahme und -liebe, was physiologisch unser Fürsorgesystem aktiviert (Tabelle 6-1). Unsere Wahrnehmung wird wieder weiter, unser Nervensystem ruhiger. Der Yang-Aspekt hingegen bezieht sich auf die Fähigkeit, für sich selbst und andere einzustehen und aktiv zu handeln. Dieses Handeln umfasst eine schützende, eine versorgende und eine ermutigende Dimension (Neff, 2022). In der schützenden Dimension stehen wir für uns und andere ein, um Eigenraum und Grenzen zu schützen, beispielsweise durch das Aussprechen eines klaren „Nein". In der versorgenden Dimension beschaffen wir, was für unser Wohl und das Wohl anderer notwendig ist. Die dritte Dimension beinhaltet Ermutigung, Motivation und Handlung: sich selbst und andere zu unterstützen, der eigenen Ausrichtung treu zu bleiben, sich für die eigenen Werte einzusetzen und visionär zu handeln. Kraftvolles Selbstmitgefühl meint keine emotionale Reaktivität, Selbstgerechtigkeit oder Feindseligkeit, sondern Weisheit und eine starke Entschlossenheit, das Problem anzugehen, ohne anderen damit zu schaden. Das ist nur möglich, wenn auch der Yin-Aspekt des Selbstmitgefühls integriert ist. Nur so können wir mit uns und anderen wohlwollend in Verbindung bleiben.

6.2.2 Mitgefühl und Selbstmitgefühl in der Psychotherapie

Lange Zeit kamen weder Mitgefühl noch Selbstmitgefühl als explizite Konzepte in psychologischen Theorien und psychotherapeutischen Methoden vor, obwohl sie in den Begriffen „Empathie" und „Selbstakzeptanz" wohl immer mitgemeint waren (Germer, 2023). Die Entwicklung von Selbstakzeptanz sahen bereits Williams James, Sigmund Freud und später auch Carl Rogers als wesentlichen Prädiktor für Therapieerfolg. Diese Perspektive wurde bis in den 1980er Jahren auch in der Psychotherapieforschung eingenommen. In den 1990er Jahren vollzog sich ein Paradigmenwechsel: Mit der vermehrten Integration von achtsamkeits- und akzeptanzbasierten Methoden verschob sich der Fokus des Akzeptanzkonzepts weg von der Selbstakzeptanz hin zur Akzeptanz der eigentlichen Erfahrung, also der Fähigkeit und Fertigkeit, die eigene Erfahrung von Moment-zu-Moment anzunehmen. In den beiden vergangenen Jahrzehnten kamen die beiden Perspektiven allmählich wieder zusammen. Das aktuelle Akzeptanzkonzept beinhaltet sowohl die Moment-zu-Moment-Erfahrung (Achtsamkeit) als auch den erfahrenden Menschen selbst (Mitgefühl) (Germer, 2023).

Während Mitgefühl als explizites Konzept erst durch Paul Gilbert in die Psychotherapie integriert wurde (Gilbert, 2005), gilt Empathie seit langem als ein Hauptmerkmal einer effektiven therapeutischen Beziehung. Unter Empathie verstand Carl Rogers ein wertfreies, achtsames Zuhören, um ein genaues Verständnis der Welt des Klienten zu erlangen (Rogers, 1980). Es ist eine feinfühlige Fähigkeit und Bereitschaft, die Gedanken, Gefühle und inneren Konflikten des Gegenübers aus deren Perspektive zu sehen: „Um die Welt (des Klienten) so zu sehen, als wäre sie die eigene." (zitiert in Germer & Siegel, 2014, S. 32) und zwar nicht nur kognitiv, sondern auch emotional und somatisch. Das moderne Empathieverständnis schliesst neben der Empathiefähigkeit der therapeutischen Fachperson auch die Fähigkeit mit ein, den eigenen empathischen Stress zu regulieren, um in einer mitfühlenden Haltung bleiben zu können (Eisenberg & Eggum, 2009, zit. in Germer, 2023, S. 280). Damit kommt es dem nahe, was gemeinhin unter Mitgefühl verstanden wird: Mitgefühl umfasst die Fähigkeit, Leiden und Bedürfnisse anderer Menschen zu erkennen, zu verstehen und einfühlsam darauf zu reagieren. Es beinhaltet immer auch eine emotionale Reaktion, die oft in Form von Sympathie, Verständnis oder Anteilnahme einen Ausdruck findet. Ebenso zeigt es sich in der Bereitschaft, anderen in schwierigen oder schmerzhaften Situationen zu helfen oder Unterstützung anzubieten, um ihr Wohlbefinden zu fördern (Germer & Siegel, 2014). Während

Mitgefühl tiefes Verständnis und Empathie für das Leiden oder die Schwierigkeiten einer Person beinhaltet, stellt Mitleid eine emotionale Reaktion dar, bei der man sich mit dem Leiden des Gegenübers überidentifiziert oder abtrennt, in dem man sich über den anderen erhebt (Germer & Siegel, 2014).

Im therapeutischen Setting arbeiten Empathie und Mitgefühl Hand in Hand. Eine Therapeutin, die empathisch ist, kann leichter Mitgefühl für ihre Patient:innen empfinden und umgekehrt. Gemeinsam können diese Fähigkeiten dazu beitragen, eine effektive und unterstützende therapeutische Beziehung aufzubauen und den therapeutischen Prozess erleichtern. Ähnliches gilt für Selbstmitgefühl. Indem wir uns selbst Mitgefühl entgegenbringen, wenn wir leiden, unterstützen wir unsere Emotionsregulation und den Heilungsprozess.

Zahlreiche Studien bestätigen die klinische Relevanz von Mitgefühl und Selbstmitgefühl, was Joan Halifax wie folgt kommentiert (Halifax, 2011): „We live in a time when science is validating what humans have known throughout the ages: that compassion is not a luxury; it is a necessity for our well-being, resilience, and survival.“

Die wissenschaftliche Forschung über Selbstmitgefühl expandiert exponentiell und die Ergebnisse sprechen eine eindeutige Sprache: Das Ausmass an Selbstmitgefühl scheint ein verlässlicher Prädiktor für psychische Gesundheit und Wohlbefinden zu sein. Germer referenziert in seinem Übersichtsartikel zum aktuellen Stand der Forschungsergebnisse eine Vielzahl von Studien, die folgende Schlussfolgerungen zulassen (Germer, 2023): Selbstmitgefühl wirkt transdiagnostisch und gilt als übergreifender Wirkmechanismus in der Psychotherapie. Es ist verbunden mit einer Abnahme von negativen psychischen Symptomen und einer Zunahme von positiven Zuständen. Es stärkt die Selbstakzeptanz und das Containment für schwierige Gefühle. Menschen mit psychischen Erkrankungen wie Depression, bipolare Störung, generalisierte Angststörung, Sozialphobie, Substanzmissbrauch oder Verfolgungswahn weisen im Vergleich mit psychisch gesunden Vergleichsgruppen deutlich tiefere Selbstmitgefühlswerte auf. Zahlreiche Forschungsergebnisse legen den Schluss nahe, dass ein unterschiedliches Mass an Selbstmitgefühl den unterschiedlichen Grad der psychischen Gesundheit in klinischen Populationen erklären kann. So sind beispielsweise höhere Selbstmitgefühlswerte mit einer verringerten Symptomatik bei Menschen mit Schizophrenie, Zwangsstörungen und generalisierter Angst verbunden. Ebenso ist ein Zuwachs an Selbstmitgefühl während einer ambulanten Therapie ein zuverlässiger Prädiktor für die Verringerung von depressiven und PTBS-Symptomen. Selbstmitgefühl beruhigt das autonome Nervensystem und vermittelt ein Gefühl von Sicherheit. Es mindert Scham und fördert sichere Bindungen. Es korreliert mit einem gesünderen Körperbild, weniger Essstörungen, einer besseren körperlichen Verfassung und besserer Immunfunktion. In der Psychotherapie entfaltet Selbstmitgefühl seine Wirksamkeit vor allem über die verbesserte Emotionsregulation infolge verstärkter Parasympathikus- und verringerter Sympathikusaktivierung. Im Umgang mit scheinbar unerträglichen Umständen sind Achtsamkeit und Selbstmitgefühl wichtige Ressourcen, weil sie helfen, die Einstellung zur Belastungssituation zur ändern (Germer & Neff, 2021).

6.2.3 Integration von Selbstmitgefühl in die therapeutische Arbeit

Grundsätzlich ist die Fähigkeit zu Selbstmitgefühl in uns allen angelegt. Die Stärke seiner Entwicklung hängt von frühen Bindungs- und Lebenserfahrungen ab. Die internalisierte Reaktion der Bezugspersonen auf das Leiden des Kindes beeinflusst die Ausbildung von Selbstmitgefühl. Physiologisch gesprochen: Sicher gebundene Kinder bilden ein grösseres Fürsorge- respektive Sicherheitssystem aus, unsicher gebundene Kinder ein grösseres Bedrohungs-

oder Alarmsystem (Gilbert, 2013). Die unmittelbare Erfahrung von sicherer Bindung (durch andere oder durch sich selbst) lässt uns physiologisch vom Alarmsystem zum Fürsorge- und Sicherheitssystem wechseln. Selbstmitgefühl kann in dieser Hinsicht die negative Verstärkung zwischen unsicheren Bindungserfahrungen und emotionalem Leiden abmildern oder ausgleichen.

Kern der Selbstmitgefühlsarbeit ist also, physiologisch betrachtet, die Klient:innen vom Bedrohungs- oder Antriebssystem ins Fürsorgesystem zu bringen (Tabelle 6-1). Auf kognitiv-mentaler Ebene kann dieser Wechsel z. B. mit der Frage gefördert werden: „Wie würden Sie reagieren, wenn es jemandem, der Ihnen sehr nahesteht, so gehen würde wie Ihnen im Moment? Was würden Sie sagen und in wel-

Tabelle 6-1: Merkmale der drei Regulationssysteme der Gefühle (zusammengestellt nach Gilbert, 2013 und van der Brink & Koster, 2012)

Parameter	Alarm- und Bedrohungssystem	Antriebs- und Belohnungssystem	Fürsorgesystem
Funktion	Überleben: Selbstschutz und Schutz unserer Liebsten	Bedürfnisbefriedigung und Anerkennung	Brutpflege und Fürsorge, Regeneration und Entwicklung, Verbundenheit, Sicherheit, Wohlbefinden
Auslöser	Bedrohung oder Gefahr (äussere oder innere Reize)	Bedürfnisse (z. B. Hunger oder soziale Anerkennung)	Kindchenschema; freundliche Zuwendung, Körperkontakt, Wärme u. a.
Reaktion	Stressreaktion: Kampf oder Flucht (fight or flight-response)/ Unterwerfung oder Erstarrung (freeze-response)	Aktiv getrieben: Streben, Leistung, Konsum	Zuwendung, Achtsamkeit und Freundlichkeit, friedliches Miteinander und Mitgefühl, achtsames Sozialverhalten und Bindung, Spiel, Kreativität, Entdeckung
Wirkung	Aktivierend oder hemmend, assoziiert mit unangenehmen Gefühlen wie Angst, Wut, Überforderung; eingeengte, fokussierte Aufmerksamkeit	Aktivierend verbunden mit kurzfristig sehr angenehmen Gefühlen wie Verlangen, Genuss, Vitalität, Gier; eingeengte, fokussierte Aufmerksamkeit	Beruhigend, deaktivierend, assoziiert mit länger anhaltenden angenehmen Gefühlen wie Wohlbefinden, Sicherheit, Vertrauen, Ruhe, Wärme, Zufriedenheit, Empathie und Mitgefühl, offene, weite Aufmerksamkeit nach innen und aussen
Involvierte Neurotransmitter und Hormone	Serotonin, Adrenalin, Cortisol	Dopamin, Endorphine	Oxytocin, Endorphine
Körperempfindungen	Beschleunigter Puls, oberflächliche schnelle Atmung, trockener Mund, angespannte Muskeln, Anspannung bis hin zur Erstarrung	Je nach Ziel der Begierde: Speichelfluss, Hungergefühl, sexuelle Erregung, beschleunigter Puls und beschleunigte Atmung, erhöhte Muskelspannung und Bewegungsdrang	Ruhige und tiefe Atmung, Entspannung, Wärme, Weite

cher Tonlage? Was würden Sie tun?". Diese Fragen helfen der Patientin zu erkunden, wie sie mitfühlend auf ihren eigenen emotionalen Schmerz reagieren könnte.

Germer und Neff schlagen drei Ebenen vor, auf denen Selbstmitgefühl in die therapeutische Arbeit integriert werden kann, und zwar unabhängig von der therapeutischen Methode (Germer & Neff, 2021):

- durch **mitfühlende Präsenz** (*compassionate presence*), also die Art und Weise, wie Therapeut:innen mit sich selbst in Beziehung treten.
- durch **mitfühlende Beziehung** (*compassionate alliance*), also die Art und Weise, wie Therapeut:innen mit ihren Patient:innen in Beziehung treten.
- durch **mitfühlende Praxis** (*compassionate interventions*), also die Art und Weise, wie Patient:innen mit sich selbst in Beziehung treten.

Mitfühlende Präsenz meint die Fähigkeit der therapeutischen Fachperson, im Hier-und-Jetzt, mit sich und dem anderen im Kontakt zu sein und den eigenen empathischen Stress zu regulieren, um in einer mitfühlenden Haltung bleiben zu können. Indem sich die Fachperson einen Moment des Selbstmitgefühls schenkt, wenn sie von schwierigen Emotionen überflutet wird, aktiviert sie die Ausschüttung von Oxytocin und Endorphinen. Ihr Nervensystem beruhigt sich. Sie kann wieder klarer wahrnehmen, was sie denkt und fühlt, selbst wenn die Situation herausfordernd bleibt (Germer & Neff, 2021). Dies ist wichtig, weil der innere Zustand des Therapeuten auch Einfluss auf den inneren Zustand der Klientin hat. Indem therapeutische Fachpersonen imstande sind, eine mitfühlende Präsenz zu halten, unterstützen sie nicht nur effektiv den therapeutischen Prozess und den Aufbau einer sicheren therapeutischen Beziehung, sondern öffnen auch den Raum für unterstützende Resonanzerfahrungen im Gegenüber (= Co-Regulation).

Mitfühlende Beziehung

Germer und Neff betonen innerhalb der therapeutischen Beziehung die Wichtigkeit von radikaler Akzeptanz, Resonanz und Ressourcenaufbau (Germer & Neff, 2021). Radikale Akzeptanz – eine Haltung, die von Marsha Linehan in die Behandlung von Borderline-Patient:innen eingeführt wurde – meint bedingungsloses Annehmen der Erfahrung. Akzeptieren, was ist, bei gleichzeitiger Anerkennung der Notwendigkeit zur Veränderung. Radikale Akzeptanz ist Grundlage von wirklicher Veränderung. Mit Resonanz ist das Erleben von Sich-gefühlt-Fühlen (*a sense of feeling felt*) gemeint, das sich beim empathischen Mitschwingen zwischen Therapeutin und Klient einstellt. Das Resonanzerleben hilft dem Klienten, das Gespräch mit der Therapeutin zu verinnerlichen. Im Kontext einer sicheren, mitfühlenden Beziehung kommen alte Kindheitsverletzungen an die Oberfläche, auf die der Therapeut freundlich und verständnisvoll reagiert. Im Laufe der Zeit wird diese wohlwollende Interaktion mit dem Behandler allmählich vom Klienten als seine eigene mitfühlende Stimme internalisiert. „Unser Gehirn ist nicht nur darauf ausgelegt zu fühlen, was andere fühlen, sondern es wird aufgrund seiner erfahrungsbasierten Neuroplastizität auch durch diejenigen, mit denen wir interagieren, verändert." (Germer & Neff, 2021, S. 615).

Bezüglich Therapiedauer gilt es zu beachten, dass der Therapie-Outcome in Kurzzeittherapien weniger stark mit der Qualität der therapeutischen Beziehung in Zusammenhang steht als in Langzeittherapien. Patient:innen mit einem tiefen Selbstmitgefühlswert zeigten nach der Kurzzeitbehandlung einen grösseren Zuwachs an Selbstmitgefühl, wenn sie einen Therapeuten hatten, der sie weniger stark empathisch spiegelte und validierte (Galili-Weinstock et al., 2020, zit. in Germer, 2023).

Mitfühlende Praxis

Die individuelle Gestaltung von Interventionen und Übungen für zuhause ermöglicht den Klient:innen, einen freundlicheren Umgang mit sich selbst zu entwickeln. Häufig ist es allerdings kontraproduktiv, diese als Mitgefühlspraxis zu benennen, weil dadurch für den Klienten ein weiteres Defizit – fehlendes Selbstmitgefühl – auf die Liste der bereits bestehenden hinzufügt wird. Achtsamkeit und Selbstmitgefühl zu vermitteln, ist ein wichtiger Teil einer effektiven Behandlung, geschieht aber besser mit erlebter Erfahrung als über die Vermittlung des Konzeptes. Viel besser ist es also, Toröffner zum Fürsorgesystem in massgeschneiderte Übungen einzubauen. Dazu gehören Tonalität, Haptik und Wärme. Es ist wichtig darauf zu achten, in welcher Tonlage die innere Stimme spricht und was für Worte sie gebraucht. Eine warme, freundliche Tonlage, umsorgende Selbstberührungen oder das Streicheln eines Haustieres sowie Wärme aktiveren auf physiologischer Ebene unser Fürsorgesystem.

Aus den obigen Ausführungen wird deutlich, dass die therapeutische Arbeit der therapeutischen Fachperson ein hohes Mass an Fähigkeiten und Können abverlangt. Selbstmitgefühl ist daher auch für Therapeut:innen eine wichtige Ressource. Sie scheint zudem Psychotherapeut:innen dabei zu unterstützen, Empathie-Müdigkeit und Burn-out zu verhindern (Germer, 2023; Germer & Neff, 2021). Selbstmitgefühl stärkt die Resilienz und

> „Resilienz ist ein Persönlichkeitszug, der eine Person unter Stress belastbar macht, was besonders in der Arbeit mit traumatisierten Klienten bedeutsam sein kann (...). Zusammengenommen erlauben Resilienz und Achtsamkeit einem Therapeuten, auch angesichts widriger Umstände und bei der Arbeit mit schwierigen Klienten und Themen das eigene Wohlbefinden zu bewahren" (Tschacher & Bannwart, 2021).

6.2.4 Selbstmitgefühl in der Arbeit mit dem Kernselbst

Die Arbeit mit dem Kernselbst beinhaltet oftmals auch die Arbeit mit schwierigen Gefühlen und Schattenaspekten der eigenen Persönlichkeit. In der visuellen Darstellung des IBP Schalenmodells wird dies intuitiv gut erfassbar: Unser Kernselbst wird vom Herkunftsszenario umschlossen, das neben unseren Grundressourcen auch unsere Grundverletzungen und Grundängste beinhaltet. Die Arbeit am Kernselbst mit dem Ziel, das Kernselbstempfinden zu vertiefen oder gar erst zu entdecken, beinhaltet darum immer auch Kontakt mit unseren Grundverletzungen und -ängsten, da wir uns unseren sensomotorischen und emotionalen Erfahrungen nicht selektiv öffnen können. Hier übernimmt der Ansatz von Mitgefühl und Selbstmitgefühl eine supportive Funktion: Mitgefühl wirkt dabei wie ein Puffer zwischen Schmerz und Erleben – wie ein weiches Kissen, auf das der Schmerz gelegt und worauf er gehalten und umsorgt werden kann. Das ermöglicht der Person, ganz in sich einzutauchen und dabei auch schwierige Gefühle und Gedanken zuzulassen. Eine sichere, von Mitgefühl getragene therapeutische Beziehung und die Fähigkeit, sich selbst gegenüber mitfühlend zu sein, schaffen einen sicheren Boden, um sich den eigenen Schattenaspekten zuzuwenden.

Bei Menschen mit eher tiefer Selbststruktur beschränkt sich die Mitgefühlsarbeit häufig auf die mitfühlende Präsenz, Beziehungsgestaltung und Co-Regulation der Gefühle. Stabilisierung und Ressourcenaufbau stehen häufig im Mittelpunkt des therapeutischen Geschehens. Arbeit am Kernselbst im eigentlichen Sinne ist nur indirekt möglich. Durch die Arbeit am Selbstkontakt (Kap. 6.1) kann sich im Verlauf der Jahre Kernselbstempfinden entwickeln.

Menschen mit Vernachlässigungs- oder Missbrauchserfahrungen in ihrer Kindheit leiden als Erwachsene überdurchschnittlich häufig unter Gefühlen von Wertlosigkeit und Selbstablehnung und neigen dazu, in zwischenmenschlichen Kontakt eher zurückhaltend, abweisend oder kritisch zu sein. Wenn sie im Kontakt mit anderen Empathie oder Mitgefühl erfahren, besteht die Gefahr, dass schmerzhafte Kindheitserinnerungen getriggert werden. Das kann dazu führen, dass Empathie und Mitgefühl als eher negativ erlebt und bewertet, abgelehnt und gar gefürchtet werden. Paul Gilbert nennt dieses Phänomen „Angst vor Mitgefühl" (*fears of compassion*) (Gilbert, 2013). Angst vor Mitgefühl kann Angst vor Emotionen, Verletzlichkeit, sozialer Ablehnung, Abhängigkeit oder Kritik umfassen. Es ist ein Schutz vor der Wiedererinnerung traumatischer somato-affektiver Erfahrungen, verhindert aber gleichzeitig, dass schmerzhafte Kindheitserinnerungen in der relativen Sicherheit von Therapiesitzungen neu strukturiert werden. Es kann deshalb hilfreich sein, wenn dieser Mechanismus von der Therapeutin angesprochen und erklärt wird.

Eine zurückhaltende und achtsame Mitgefühlsarbeit unterstützt in kleinen, dosierten Schritten das Nachreifen und Stärken von Kernselbst und Selbststruktur und hilft somit beim Aufbau von mehr Resilienz, gerade bei vulnerablen Personen.

6.3 Arbeit mit dem Herkunftsszenario

Mark Froesch-Baumann, Eva Kaul

6.3.1 Einleitung

Erfahrungen und Themen aus dem Herkunftsszenario beeinflussen unser Erleben und Verhalten im Heute. Wollen wir letzteres verändern, lohnt es sich, Szenarioinhalte zu bearbeiten. Diese Arbeit zielt im Wesentlichen auf einen Bewusstwerdungs- und Integrationsprozess, in dem Klient:innen sich abgespaltener oder verdrängter Erfahrungen und Themen der eigenen Lebensgeschichte gewahr werden, die entsprechenden Persönlichkeitsanteile mit dazugehörigen Gefühlen integrieren und einen selbstbestimmten, selbstregulierten Umgang damit entwickeln.

Die Auseinandersetzung mit dem Herkunftsszenario umfasst verschiedene Aspekte:

- Erkennen von transgenerationalen Themen, Ressourcen, Verletzungen, Fühl-, Denk- und Handlungsmustern, defensivem und offensivem Kompensationsstil.
- Gesamtblick auf die eigene Geschichte und deren Relevanz für die aktuelle Lebenssituation gewinnen.
- Zusammenhänge zwischen aktuellem Erleben und Verhalten mit Erfahrungen und Themen aus dem Herkunftsszenario verstehen.
- Verständnis für die eigenen Eltern, Grosseltern und Geschwister entwickeln und deren Verhalten auch im Rahmen ihrer eigenen Prägung und des soziokulturellen Kontextes begreifen. Eltern und andere Bezugspersonen in deren Gewordensein mit Stärken und Begrenzungen annehmen.
- Akzeptanz der eigenen Geschichte und der daraus entwickelten Erlebens- und Verhaltensmuster.
- Unausgedrückte Gefühle und Impulse aus der eigenen Lebensgeschichte wahrnehmen und gezielt ausdrücken (insbesondere Schmerz, Trauer, Wut, Angst, Liebe, Scham), Schliessen offener Gestalten, allenfalls verzeihen, verabschieden und Unveränderbares akzeptieren.
- Szenarioressourcen wahrnehmen und nutzen.
- Desidentifikation von Szenarioerfahrungen, defensiven und offensiven Strategien, bewussten Umgang mit diesen erlernen.

Aus dieser Zusammenstellung wird ersichtlich, dass Szenarioarbeit in der Praxis nicht zu trennen ist von Arbeit am defensiven und offensiven Kompensationsstil (Kap. 5). In diesem Kapitel werden Anwendungen besprochen, die sich primär auf Verletzungen und Ressourcen der Herkunftsgeschichte beziehen. Es kann jedoch davon ausgegangen werden, dass sich die Kompensationsstrategien unmittelbar zeigen und einbezogen werden müssen.

6.3.2 Die Erhebung des Herkunftsszenarios

Bei den meisten Klient:innen ist es sinnvoll, sich bereits im Erstgespräch einen groben Überblick über die Herkunftsgeschichte zu verschaffen und früh im Therapieverlauf ein ausführliches Szenario aufzunehmen. Denn auf der Basis von Szenarioinformationen können wir rascher individuelle Erlebens- und Verhaltensmuster erkennen, so dass wir nicht jedes aktuelle Thema einzeln bearbeiten müssen. Bei Krisenintervention und bei Klient:innen mit geringer Selbststruktur braucht es häufig erst stabilisierende Interventionen, Arbeit an Selbstkontakt und Selbstregulation, bevor sich die Person der eigenen Geschichte stellen kann. Je traumatischer das Szenario, desto eher ist die Erstaufnahme grob orientierend Fakten sammelnd und gut strukturiert, mit wenig Raum für Emotionen und Spüren.

Praxisbeispiel

Die 27-jährige Mara, eine Patientin mit einer Borderline-Persönlichkeitsstörung und ausgeprägter dissoziativer Symptomatik tritt in die Klinik ein. Innerhalb der ersten Woche nimmt die zuständige Therapeutin ein ausführliches Szenario auf. Mara erzählt vom regelmässigen sexuellen Missbrauch durch ihren Vater, der bereits in früher Kindheit begonnen habe. Die Mutter habe davon gewusst, jedoch nie darüber gesprochen und sie nicht vor dem Vater geschützt. Die Familie lebte sehr isoliert, so dass Mara keine anderen Bezugspersonen hatte. Nur zu ihrem jüngeren Bruder habe sie ein inniges und warmes Verhältnis gehabt. Sie habe sich wie eine Mutter um ihn gekümmert. Die Therapeutin spiegelt Mara, wie einsam und verlassen sie in ihrer Kindheit gewesen sei, dass wirklich niemand sich um sie und ihre Bedürfnisse gekümmert habe. Nach dem Gespräch entweicht die Patientin von der geschlossenen Station und wird nach einigen Stunden von der Polizei auf einer Brücke aufgegriffen. Sie erzählt der Therapeutin, sie habe sich das Leben nehmen wollen. Deren Kommentar über ihre Kindheit habe ihr schmerzlich bewusst gemacht, wie vollkommen allein sie gewesen sei und eigentlich auch heute noch sei.

Kommentar: Die mitfühlend gemeinte Spiegelung der Therapeutin hat Mara in Kontakt mit Szenariogefühlen gebracht, die sie völlig überforderten. Hier wäre eine kurze und eher sachliche Szenarioerhebung indiziert gewesen.

Viele Menschen erzählen in einer Therapie erstmalig ihre eigene Geschichte. Sie machen sich dadurch verletzlich und möchten in ihren Erfahrungen gesehen und gewürdigt werden. Das Verhalten der Therapeut:innen während der Szenarioerhebung ist wesentlich für die Beziehungsgestaltung. Wo wir Therapeut:innen nachfragen, reagieren, wie wir spiegeln und worüber wir hinweggehen, gibt den Klient:innen subtile Signale, welche Anteile ihrer Geschichte und Persönlichkeit bei den Therapeut:innen Beachtung finden und wie sie diese einordnen. Ist die Therapeutin bei der Szenarioaufnahme präsent, im Kontakt mit sich und dem Klienten, offen, interessiert, mitfühlend und gleichzeitig klar in ihrer Führung, trägt sie viel zu einem guten Boden für die künftige Zusammenarbeit bei. Sich zeigende Themen können benannt und gespiegelt werden, sie werden jedoch zu diesem Zeitpunkt nicht vertieft oder gar bearbeitet.

Praxisbeispiel

Die 56-jährige Svetlana, eine Klientin mit chronischen Schmerzen, erzählt bei der Aufnahme des Szenarios unter sichtbarer Anspannung, dass sie von ihren Eltern und dem Grossvater unerwünscht gewesen sei. Der Grossvater habe die Mutter während der Schwangerschaft in den Unterleib getreten, um die Klientin abzutreiben. Der Therapeut spiegelt, dass es für Svetlana sehr schmerzhaft gewesen sein muss, nicht willkommen geheissen und geliebt zu werden. Der Grossvater habe sowohl der Mutter wie ihr Gewalt angetan, was nicht richtig gewesen sei. Er weist Svetlana darauf hin, dass solche frühen Traumatisierungen in der Therapie bearbeitet werden können und sollen, wenn genügend Ressourcen aufgebaut worden sind.

Kommentar: Der Therapeut würdigt den Schmerz der Klientin und entlastet sie von allfälligen Scham- und Schuldgefühlen. Gleichzeitig macht er klar, dass jetzt nicht der Zeitpunkt ist, ausführlicher darauf einzugehen, er aber einen sicheren Rahmen schaffen wird, damit diese Verletzungen bearbeitet werden können.

Bei der Erhebung des Herkunftsszenarios geht es nicht nur darum, Informationen zu sammeln, sondern auch die verkörperte emotionale Geschichte zu erfassen. Als Körperpsychotherapeut:innen richten wir unsere Aufmerksamkeit immer auch auf die nonverbalen Begleitreaktionen beim Erzählen. Wir achten auf Körperhaltung, Tonus und Gestik. Ist die Atmung oberflächlich, angehalten oder tief? Sind Stimme und Tonfall laut, leise, klar, undeutlich, zögernd, frei, unsicher? Wann hält die Klientin den Blickkontakt, wann vermeidet sie ihn? Wann schliesst sie die Augen? Wie verändert sich der Blick? Wir beobachten das Ausmass der sympathikotonen Aktivierung und den Gefühlsausdruck. Sind Ausdruck und Inhalt kongruent? Aus diesen Beobachtungen lassen sich wichtige Zusatzinformationen gewinnen. Eine Klientin erzählt beispielsweise sehr kühl und karg von der Mutter und deren Eltern. Immer wenn sie auf den Vater zu sprechen kommt, wird sie lebendiger und schildert detailreich einzelne Erlebnisse.

Erinnerungslücken können auf hohen Stress in der entsprechenden Lebensphase hinweisen. Die hohe Aktivierung des autonomen Nervensystems blockierte dann die explizite Erinnerungsbildung in Hippocampus und Neokortex. Die impliziten Gedächtnisinhalte zeigen sich über körperliche und emotionale Symptome ohne kognitive Einordnung. Es gibt aber auch „leere" Herkunftsszenarios, in denen alles so gleichförmig und von tiefen Lebendigkeitslimiten bestimmt war, dass sich nichts erinnerungswürdig abhebt.

Praxisbeispiel

Die 40-jährige Ines, eine Patientin mit rezidivierenden depressiven Episoden, hat nur wenige explizite Erinnerungen an ihre Kindheit. Beim Sprechen darüber wird sie motorisch unruhig, beginnt mit den Händen zu nesteln, verschränkt ihre Beine, meidet den Blickkontakt und spürt einen starken thorakalen Druck, der ihre Atmung behindert. Sie bricht in Tränen aus, fühlt sich minderwertig, beschämt und „völlig daneben". Die Szenarioerhebung muss unterbrochen werden. Mithilfe eines Balancekissens kann sich die Klientin wieder im Hier und Jetzt orientieren.

Das Beobachten der nonverbalen Begleitreaktion hilft, hohe Aktivierung rasch zu erkennen. So lassen sich oft schon bei der Szenarioerhebung Hypothesen zu offenen Gestalten bilden. Ein Erlebnis ist in der Regel gut integriert und die Gestalt geschlossen, wenn die damit verbundenen Emotionen adäquat wahrgenommen und gut reguliert werden können: Eine Klientin erzählt vom Tod ihres warmherzigen Vaters, hat dabei Tränen in den Augen und benennt ihre Trauer. Sie kann sich danach gut der nächsten Frage zuwenden. Ganz andere Signale erhalten wir, wenn die Klientin unberührt bleibt, den Atem anhält oder so untröstlich um ihren Vater zu weinen beginnt, dass sie sich keinem anderen Thema mehr zuwenden kann.

Zeitlich umfassen unsere Fragen zum Herkunftsszenario in der Regel drei Generationen: Grosseltern, Eltern und Klient:innen mit deren Geschwistern. Wenn soziale und biologische Eltern nicht identisch sind, werden beide erfragt. Denn für die kindliche Entwicklung spielen genetische, epigenetische und familiensystemische Faktoren ebenso eine Rolle wie der Bindungssstil der Erziehungspersonen. Manchmal haben die Klient:innen keine genauen Informationen zu den Fragen, die wir stellen. Da es bei der Szenarioerhebung aber nicht um eine objektive Wahrheit, sondern um das subjektive Erleben und Erinnern geht, ist das nicht so relevant. Phantasien über die Grosseltern oder Eltern geben uns genauso wertvolle Hinweise wie die vermeintlich objektive Realität. Ein ausführlicher Fragenkatalog zur Erhebung des Herkunftsszenarios und eine Liste der graphischen Symbole finden sich in den Online-Unterlagen zu diesem Kapitel. Hier beschränken wir uns auf eine Zusammenstellung der wichtigsten Themen zur Erhebung des Herkunftsszenarios.

Merke

Erhebung des Herkunftszenarios:

- Eltern: Alter, Name, Jahr und Wohnort bei Heirat, Geschwister, Eigenschaften, Beruf, Beziehung zur Klientin, Umgang mit Gefühlen, Fähigkeit zu körperlicher und emotionaler Zuwendung, Präsenz
- Grosseltern: Alter bei Heirat, Eigenschaften, Beruf, Fähigkeit zu körperlicher und emotionaler Zuwendung, Präsenz, Beziehung zur Klientin
- soziokultureller und ökonomischer Hintergrund, politische Situation
- religiös-spirituelle Verortung
- andere wichtige Bezugspersonen: Eigenschaften, Bedeutung, Hintergrund
- Haustiere: Namen, Bedeutung
- Klientin: Geschwister, Reihenfolge, Abstände; Wunschkind? Warum? „Richtiges" Geschlecht? Verlauf von Schwangerschaft und Geburt, Stillzeit. Position/Rolle/Aufgabe in der Familie; Beziehung als kleines Kind zu Mutter, Vater, Geschwistern, Eigenschaften
- einschneidende Ereignisse
- Ressourcen: Wichtige Personen, Tiere, Natur, Hobbies
- bedeutende partnerschaftliche Beziehungen

Oft lohnt es sich, das Ressourcenszenario gesondert zu erheben. Das ist insbesondere bei jenen Personen sinnvoll, welche spontan vor allem über Schwieriges und Verletzungen sprechen. Zum Abschluss der Erhebung des Szenarios suchen wir mit den Menschen nach individuellen oder transgenerationalen Mustern und fragen nach Einsichten beim Betrachten des Szenarios. Viele empfinden ihre Herkunftsgeschichte als „normal". Es ist das, was sie kennen und was ihnen vertraut ist. Es ist ihr „Zuhause" und damit bis zu einem gewissen Grad absolut. Sie sind Teil des Systems und nehmen dieses aus der Innenperspektive des Erlebens wahr. Der Therapeut kann von ihrer Aussenperspektive aus die Geschichte anders rahmen, das Besondere (Verletzungen und Ressourcen) benennen, das vermutete Erleben des Kindes spiegeln und neue Bezüge anbieten. Damit unterstützt er die Schaffung eines sinnstiftenden Narrativs, was oft bereits eine entlastende Wirkung hat. Als Erweiterung der Bühnen-/Filmmetapher kann die Klientin gebeten werden, ihrem Szenario einen Titel zu geben. Dieser soll prägnant die Atmosphäre des Herkunftsszenarios ausdrücken.

Mit der Szenarioerhebung verschafft sich der Therapeut auch einen ersten Eindruck von Selbststruktur, Verletzungen, Ressourcen, geheimen Themen und Kompensationsstilen der Klientin und relevanter Personen aus dem Szenario.

6.3.3 Erfahrungsbasierte Diagnostik der Szenarioverletzungen

Die Integrative Körperpsychotherapie IBP erfasst Szenarioverletzungen nicht nur anamnestisch, sondern verwendet auch eine erfahrungsbasierte Diagnostik. Dabei lernen die Klient:innen anhand strukturierter Übungen ihre Reaktions- und Verhaltensmuster kennen. Die somatosensorischen Erfahrungen, die sie dabei erleben, hinterlassen als somatische Marker (Damasio, 2001) nachhaltigere Spuren im Gedächtnis als rein kognitive Erkenntnisse. Die nachfolgend vorgestellte Mutter-, Vater- bzw. Elternkissenübung dient der Diagnostik von individuellen Überflutungs- und Verlassenheitssymptomen aufgrund früher Objektbeziehungserfahrungen. Die dabei erlebten somatosensorischen und emotionalen Symptome sind in der Regel für die betroffene Person recht typisch. Haben Menschen einmal ein Bewusstsein für ihre Überflutungs- respektive Verlassenheitsanzeichen entwickelt, können sie diese auch in ihrem Alltag besser und rascher erkennen und adäquat deuten. Das hilft, das eigene Erleben einzuordnen und Wahlmöglichkeiten zu eröffnen, statt reflexhaft zu reagieren.

Leitfaden für Therapeut:innen

Mutterkissenübung

Die Klientin sitzt auf einem Kissen und nimmt ihre momentane Befindlichkeit in allen Erlebensdimensionen wahr. Sie markiert den für sie stimmigen Eigenraum mit einem Seil oder mit Kreide.

Ein Kissen, welches die Mutter symbolisiert, wird gegenüber der Klientin platziert. Der Therapeut beobachtet und erfragt die Reaktion der Klientin auf die vorgestellte Anwesenheit der Mutter.

Die Klientin sagt zur Mutter: „Mutter, das ist mein Raum und ich möchte nicht, dass du hereinkommst, ausser ich erlaube es dir." Der Therapeut beobachtet und erfragt wieder die Reaktionen der Klientin.

Der Therapeut bewegt nun das Mutterkissen auf die Klientin zu und bittet sie, dabei auf ihre Körperempfindungen, Emotionen und Gedanken zu achten und diese zu benennen. Bei den meisten Klient:innen kann das Mutterkissen über die Grenze geschoben werden, also in den Eigenraum eindringen, um so eine starke Überflutungsreaktion zu provozieren. Falls die Klientin jedoch schon vorher Anzeichen von sehr hoher Stressaktivierung zeigt, z.B. dissoziiert, wird die Überflutungsübung beendet.

Nun entfernt der Therapeut das Mutterkissen immer weiter von der Klientin, beobachtet und erfragt die ausgelösten Symptome.

Abschliessend identifiziert die Klientin die Komfortzone, wo sie weder Überflutungs- noch Verlassenheitsangst empfindet, und findet einen stimmigen Ort für das Mutterkissen.

Kommentar: Die Übung kann selbstverständlich auch mit dem Vaterkissen durchgeführt werden. Weil für die meisten Menschen die Mutter die primäre Bezugsperson war, hat die Beziehung zur Mutter auch das Nähe-Distanz-Verhalten stärker geprägt.

Die Abgrenzungsaussage kann Hemmungen, Schuld- oder Angstgefühle auslösen, aber auch kräftigend, bestärkend oder ganz selbstverständlich wirken. Da es bei dieser Übung vor allem um das Erfassen von Überflutungs- und Verlassenheitssymptomen geht, werden diese Reaktionen zur Kenntnis genommen, gespiegelt, jedoch nicht tiefer exploriert.

Die Reaktionsmuster auf Überflutung folgen dem klassischen Stressaktivierungsschema von Orientierungs-/Alarm-Reaktion, Kampf-/Flucht-Reaktion und Immobilisationsreaktion. Typische Symptome sind Unsicherheit, erhöhte Aufmerksamkeit, flacher Atem, Anspannung in Bauch, Brust, Gesicht, Fluchtimpulse, Zurückweichen, Abwehr- oder Kampfimpulse, Abspalten von Gefühlen, Rationalisieren, Gefühllosigkeit, Dissoziation oder Immobilisation. In welcher Distanz des Mutterkissens die jeweiligen Reaktionen auftreten, ist individuell sehr unterschiedlich und geprägt sowohl vom Wesen der Klientin als auch von den Szenarioerfahrungen.

Manchmal wird durch Näherschieben des Mutterkissens der offensive Kompensationsstil getriggert: Die Klientin fühlt sich für die Mutter verantwortlich und will sich um sie kümmern.

Klient:innen mit hohem Verlassenheits-Kompensationsstil können die Grenzüberschreitung als lange ersehnte Erfüllung des Wunschs nach Nähe zur Mutter erleben.

Symptome beim Entfernen des Mutterkissens reichen von Erleichterung, dass die Überflutung abnimmt, bis zu Trauer, Leere, Verlorenheit, Angst, Sehnsucht, Einsamkeit, Impulsen, die Mutter zurückzuholen oder ihr nachzugehen.

Bei stark überfluteten Menschen kann eine Verlassenheitsreaktion meist erst provoziert werden, wenn das Mutterkissen aus dem Raum gestellt wird oder der Klient sich vorstellt, die Mutter besteige ein Flugzeug und fliege (für immer) ganz weit weg.

Menschen mit hohem offensivem Kompensationsstil spüren bei Entfernen des Mutterkissens oft Sorge, wie es der Mutter wohl gehe, ob diese zurechtkomme, und haben den Impuls, ihr nachzugehen und sich um sie zu kümmern.

Menschen mit hohem Als-ob-Kompensationsstil haben oft kaum eine oder sogar gar keine Komfortzone. Wenn die Überflutungsangst abnimmt, beginnt bereits die Verlassenheitsangst. Dieses grosse Dilemma kann in der Mutterkissenübung erkannt, benannt und gespiegelt werden.

In der Mutterkissenübung zeigt sich auch die zu erwartende Übertragung und die Therapeutin kann ihre eigene Resonanz auf die Überflutungs- und Verlassenheitsreaktionen des Klienten wahrnehmen (Gegenübertragung).

Praxisbeispiel

Irene zeigt in der therapeutischen Beziehung ein grosses Bedürfnis nach Nähe. Sie sitzt gerne nahe bei der Therapeutin, in der Grenzübung (Kap. 4.3.3) wünscht sie sich eine Überschneidung ihres Eigenraums mit demjenigen der Therapeutin. Ihr Blick wirkt einladend, fast saugend. Als Kind wurde sie immer wieder von ihrem älteren Bruder misshandelt. Die Mutter habe das nie zur Kenntnis genommen, sondern die Kinder angehalten, ihre Konflikte unter sich zu lösen.

In der Mutterkissenübung sagt sie zwar den Abgrenzungssatz, erlebt diesen jedoch überhaupt nicht stimmig. Sie habe im Kontakt zur Mutter nie ein Recht auf Eigenraum gehabt. Die Mutter habe bis zu Irenes Auszug gegen deren Willen wöchentlich ihr Zimmer aufgeräumt und geputzt. Ihre eigenen Bedürfnisse seien nicht gehört oder ignoriert worden. Beim Annähern des Mutterkissens verliert Irene zunehmend die Präsenz, der Atem flacht ab, ihr wird übel, sie spürt ein Flattern in der Brust, lehnt sich seitlich weg und möchte am liebsten davonlaufen. Ihr Muskeltonus steigt an, sie spürt jedoch keinen Impuls, sondern „wartet ab, bis es vorbei ist". Als das Kissen an der Grenze ist, ist Irene dissoziiert und reagiert nicht mehr auf Fragen, ihr Blick wirkt leer und abwesend.

Mit dem Entfernen des Mutterkissens wird ihr wieder wohler, sie atmet tiefer, der Muskeltonus sinkt, sie fühlt sich entspannter und gelassener, kommt wieder in die volle Präsenz. Am wohlsten ist ihr, als die Mutter vor der geschlossenen Tür ist.

Kommentar: Diese Klientin hat in ihrem Szenario starke Überflutung (Übergriffe durch den Bruder, Einschränkung ihrer Autonomie durch die Mutter) und Verlassenheit (kein Schutz durch die Eltern) erlebt. Sie hat einen Als-ob-Kompensationsstil entwickelt. Im Alltag und in der therapeutischen Beziehung spürt und lebt sie vor allem ihre Verlassenheitsthematik. Erst in der Mutterkissenübung zeigt sich dann deutlich die Überflutungsreaktion, die mit hoher autonomer Aktivierung und Präsenzverlust verbunden ist. In der Folge spürt Irene zunehmend auch im Alltag ihre Überflutungssymptome (Übelkeit, Schweregefühl, Präsenzverlust), besonders, wenn in ihrem Umfeld gestritten wird.

Eine andere Möglichkeit der erfahrungsbasierten Diagnostik der Grundängste ist die Nähe-Distanz-Übung zwischen Klient und Therapeut. Die beiden stellen sich einander gegenüber im Raum auf. Der Klient lässt den Therapeuten durch Handzeichen näherkommen und sich wieder entfernen, um so die eigene Komfortzone und die Grenzen für Überflutungs- und Verlassenheitsangst zu eruieren. Bei relativ stabilen Klient:innen können danach diese Ängste noch deutlicher provoziert werden, indem der Therapeut unaufgefordert zügig näherkommt oder sich abwendet und entfernt. Mit dieser Übung kann auch die Übertragungsreaktion spürbar gemacht werden.

6.3.4 Arbeit mit jüngeren Selbstanteilen

Rosenberg arbeitete schon früh mit den sogenannten Gute-Eltern-Botschaften, ressourcenorientierten Affirmationen, welche er den Menschen vorlas (Rosenberg et al., 1996). Diese stellten sich vor, sie seien an einem friedlichen Ort in der Natur, würden von der Sonne beschienen und erhielten über deren Strahlen die nährenden Botschaften. Die somatosensorische und emotionale Resonanz der Person zeigte meist deutlich, welche Botschaften selbstverständlich und integriert waren, welche ersehnt wurden und welche Widerstand auslösten. Rosenberg gab seinen Klient:innen jeweils den Auftrag, zu Hause regelmässig mit den Gute-Eltern-Botschaften zu arbeiten: sie laut zu lesen, aufzuschreiben, auswendig zu lernen und sich die Wirkung körperlich und emotional spüren zu lassen.

IBP Schweiz entwickelte die Arbeit mit den Gute-Eltern-Botschaften weiter, indem wir sie dem kleinen Jungen oder Mädchen zukommen lassen, welche die Personen einst waren. Damit wird dem jüngeren Selbstanteil eine neue emotionale Erfahrung ermöglicht. Dieses Vorgehen basiert auf der Arbeit mit dem Inneren Kind nach Bradshaw und Chopich und Paul (Bradshaw, 2000; Chopich & Paul, 1998). In der traumatherapeutischen Anwendung entspricht das Vorgehen auch der mitgefühlsorientierten Arbeit mit jüngeren verletzen Anteilen nach Reddemann (Reddemann, 2011, S. 169).

Die Integrative Körperpsychotherapie IBP bezeichnet die explizite, ressourcenorientierte Arbeit mit jüngeren Selbstanteilen als Nähren des Inneren Kindes. Das hat verschiedene Gründe. Der Begriff *Reparenting* bzw. Nachbeeltern wird in der Psychotherapie für eine Form der therapeutischen Beziehungsgestaltung verwendet, die den Menschen gezielt nachträgliche, elterliche Fürsorge zukommen lässt (Young, Klosko & Weishaar, 2005; Geuter, 2019). *Reparenting* ist impliziter Bestandteil jeder therapeutischen Beziehung und fliesst auch in die Beziehungsgestaltung der Integrativen Körperpsychotherapie mit ein. Besonders betont wird dieser Ansatz in Schematherapie, Hypnotherapie, Integrativer Therapie und Transaktionsanalyse. Laut Petzold bietet der Therapeut bei der Nachbeelterung dem Klienten als gute Elternfigur eine Erfahrung von Vertrauen, Gehalten-, Verstanden- und Genährtwerden an:

> „Bei diesem Weg geht es um die Nachsozialisation zur Restitution von Grundvertrauen und um die Wiederherstellung von Persönlichkeitsstrukturen, die durch Defizite und Traumata beschädigt bzw. mangelhaft ausgebildet wurden. Das erfordert einerseits die Modifikation dysfunktionaler, archaischer Narrative, die sich als Folge traumatischer Erfahrungen herausgebildet haben, und anderseits die Verankerung neuer Szenen und Atmosphären, wo solche als entwicklungsnotwendige Erfahrungen in defizitären Sozialisationen gefehlt hatten, durch Vermittlung substitutiver und korrektiver emotionaler Erfahrungen." (Petzold, 1988, S. 236 ff.).

Während Nachbeeltern die angepasste elterliche Fürsorge des Therapeuten für den Klienten in der therapeutischen Beziehung bezeichnet, verstehen wir Autor:innen unter Nähren des Inneren Kindes eine therapeutische Intervention, bei der ein mitfühlendes, präsentes Subjekt dem teilregredierten Klienten elterliche Fürsorge zukommen lässt. Dazu initiieren und nutzen wir kurzfristige partielle Regressionen, bei denen die Person auch mit ihrem erwachsenen Selbstanteil und dem inneren Beobachter verbunden bleibt. Wir verzichten auf den Begriff Nachnähren, weil dieser für uns zu stark impliziert, dass Verletzungen ungeschehen gemacht werden könnten. Mit der Wahl des Begriffs Nähren soll betont werden, dass wir immer im Hier und Jetzt mit dem erwachsenen Menschen arbeiten, auch wenn dieser sich in einer Teilregression mit einem jüngeren Selbstanteil identifiziert. Der Klient wird in seinem ganzen Wesen von einem liebevoll zugewandten Objekt wahrgenommen, gespiegelt und geliebt. Damit wird nicht das damalige Kind nachgenährt, sondern der jüngere Selbstanteil im heutigen Erwachsenen genährt. Früher erlittene Verletzungen können nicht ungeschehen gemacht werden, aber neue, korrigierende emotionale Erfahrungen (Alexander & French, 1946) im Hier und Jetzt sind möglich und helfen, verfestigte Muster im Fühlen, Denken und Handeln aufzuweichen und zu erweitern. Dabei geschieht kein Überschreiben oder Ersetzen alter Erfahrungen oder Glaubenssätze, sondern die neuen, bisher fehlenden Erfahrungen von Liebe, Wärme, Berührung, Schutz, Sicherheit etc.

ergänzen die früheren und können zu einem neuen Bezugspunkt werden. Insofern könnte man also auch von ergänzenden, erweiternden oder relativierenden Erfahrungen sprechen. Ebenso wie die früheren Erfahrungen haben auch die neuen ihr neurobiologisches Korrelat in Neuronenverbindungen. Fortan bestehen diese beiden Nervenzellnetzwerke nebeneinander und können beide abgerufen werden. In Fragmentierungssituationen ist jedoch das neue Netzwerk temporär nicht mehr zugänglich und die Person identifiziert sich wieder mit ihren alten Verletzungen und Glaubenssätzen.

Um in der Arbeit mit jüngeren Selbstanteilen das Risiko einer idealisierenden Übertragung oder malignen Regression mit Abhängigkeit vom Therapeuten gering zu halten, kann das nährende Objekt entweder imaginiert oder durch Gegenstände (Kissen, Decken, symbolische Gegenstände) im Raum szenisch dargestellt werden. In einer Therapie- oder Selbsterfahrungsgruppe können andere Teilnehmer die Rolle des nährenden Objektes einnehmen. Übernimmt die Therapeutin diese Rolle, so ist klar zu deklarieren, dass sie jetzt als gute Mutter-/Vaterfigur spricht und handelt.

Nährende Objekte können die realen Eltern, idealisierte reale Eltern, ideale Elternfiguren, andere Personen, Tiere, Krafttiere, Phantasiewesen, Engel, Jesus, Gott etc. sein. War die Beziehung zu den realen Eltern sehr problematisch, können oft weder diese noch idealisierte Eltern verwendet werden, weil letztere immer wieder mit den realen Eltern vermischt werden und dadurch nicht als nährende Objekte genutzt werden können. Dann wird besser mit anderen Personen oder hilfreichen nicht menschlichen Wesen gearbeitet. Viele Klient:innen finden einen raschen Zugang zu Tieren und können diese als rein nährend erleben. Hat die Klientin einen stabilen, fürsorglichen erwachsenen Selbstanteil, der liebevoll unterstützend für den kindlichen Selbstanteil da sein kann, soll dieser genutzt werden. Nährende Objekte sind letztlich nur eine Brücke zur Entwicklung von mehr Liebe, Mitgefühl und Fürsorglichkeit mit sich selbst. Sie sind eine vorübergehende Unterstützung, bis der Klient sich die fehlenden Botschaften selbst geben kann. Je weniger diese Botschaften früher von aussen gekommen sind, umso mehr braucht es zeitlich befristet das Genährtwerden von aussen, um das Selbst zu stärken und zu ermächtigen.

Die Gute-Eltern-Botschaften drücken in Worten aus, was ein Kind von seinen Eltern idealerweise hört und spürt. Kaum jemand hat alle diese Botschaften bekommen. Indem die fehlenden Botschaften identifiziert werden, können sie gezielt therapeutisch zum Nähren des Inneren Kindes genutzt werden. Natürlich können individuell auch ganz andere Botschaften bedeutsam sein.

Merke

Gute-Eltern-Botschaften:

- Ich liebe dich.
- Ich will dich, ich sage Ja zu dir. Du bist willkommen.
- Ich freue mich über deine Lebendigkeit.
- Ich beschütze dich, du kannst dich sicher fühlen.
- Ich sehe dich und ich höre dich.
- Ich sorge für dich.
- Ich bin für dich da. Ich bin auch dann für dich da, wenn du stirbst.
- Du bist etwas ganz Besonderes für mich.
- Ich bin stolz auf dich.
- Ich liebe dich für das, was du bist und nicht für das, was du tust. (Du brauchst nichts zu tun für meine Liebe.)
- Ich liebe dich und gebe dir die Erlaubnis, anders zu sein als ich.
- Du kannst mir vertrauen.
- Du kannst deiner inneren Stimme vertrauen.
- Du brauchst nicht mehr alleine zu sein.
- Du brauchst keine Angst mehr zu haben.
- Manchmal setze ich dir Grenzen und sage Nein. Auch das tue ich aus Liebe zu dir.
- Ich spüre deine Liebe und nehme sie an.
- Ich vertraue dir. Ich bin sicher, du wirst es schaffen.

- Du kannst in jeder Situation zuversichtlich sein.
- Wenn du umfällst, helfe ich dir wieder auf.
- Du bist schön. Ich erlaube dir, ein sexuelles Wesen zu sein und deine Sexualität mit einem Partner/einer Partnerin deiner Wahl zu geniessen. Du wirst mich dadurch nicht verlieren.

Die Arbeit mit jüngeren Selbstanteilen ist ausgesprochen prozessorientiert und fordert von Therapeut:innen ein sicheres Gespür für die Balance zwischen emotionaler Resonanz, Raum geben und Führen. Der Schmerz der erlittenen Verletzung kann jederzeit aufbrechen und will dann wahrgenommen, benannt, anerkannt und gespiegelt werden. Wird dem nicht genügend Raum gegeben - oft wegen mangelndem Containment der Therapeutin für schwierig auszuhaltende Gefühle - macht der Klient (einmal mehr) die Erfahrung, dass diese Gefühle unerwünscht, nicht zumutbar oder nicht wichtig sind. Er fühlt sich in seinem Schmerz nicht ernst genommen und nicht als ganzes Wesen mit all seinen verschiedenen Anteilen willkommen. Es ist fundamental und heilsam, dass die Therapeutin mit der Klientin zusammen den Schmerz wahrnimmt, trägt und aushält. Mitgefühl und Containment der Therapeutin sind per se schon eine korrigierende emotionale Erfahrung. Diese und die folgende imaginative oder szenische nährende Neuerfahrung konstituieren neue Körperempfindungen und Körperschemata, körperliche Beziehungsfähigkeit und das Grundgefühl, mit allen Sinnen als lebendiger, liebenswerter, geliebter und liebesfähiger Mensch in der Welt zu sein (Lütge, 1997). Eine von Petzold und Sieper durchgeführte katamnestische Studie zeigte,

> „dass von Patienten nicht das Aufdecken verdrängter Traumata und Defizite als heilsam erlebt wurde, sondern die positive Zuwendung, die damit einherging, und die Regressionen, die zu positiven Erfahrungen hinführten" (Petzold & Sieper, 1993, S. 223).

Dies gilt ganz besonders für die Grundstörung, welche das Leben oft wie eine Grundmelodie oder Verwerfung durchzieht, und das grösste Fragmentierungspotenzial hat. Gelingt es, die Grundstörung zu identifizieren, kann das Nähren durch die fehlenden Gute-Eltern-Botschaften das eigene Selbsterleben und die Wahrnehmung der Aussenwelt im Sinne eines *felt shift* in allen Erlebensdimensionen entscheidend verändern. Die Grundstörung wird dadurch nicht verschwinden, aber ihr Einfluss auf das Erleben und Verhalten der Persönlichkeit wird kleiner. Sie wird weniger identitätsstiftend erlebt: „Ich habe eine Grundstörung", statt „Ich bin meine Grundstörung".

Der konkrete Ablauf einer Sitzung mit Nähren von jüngeren Selbstanteilen ist ganz unterschiedlich. Er wird einerseits von den individuellen Bedürfnissen und Kompetenzen der Klientin bestimmt, andererseits strukturiert durch den achtsamen Therapeuten. Dieser hält den Raum, holt die Klientin in die Präsenz zurück, falls sie den Zeugenplatz nicht halten kann und macht Angebote oder Vorschläge, wenn der Prozess stockt. Er erkennt und benennt, falls die Klientin spontan zu Verletzungen, Defiziten oder Abwehrmechanismen wechselt und holt sie zurück in den Kontakt zum nährenden Objekt. Wie beim Pendeln wird die Ressource so lange kontaktiert und vertieft, bis sie als ganzheitliche Erfahrung in allen Erlebensdimensionen integriert ist. Dieser Prozess verläuft sehr individuell und kann nicht in einem Leitfaden verdichtet werden. Wenn wir hier trotzdem eine mögliche Struktur vorstellen, so soll diese als Anregung dienen. Sie ist nur eine von vielen Möglichkeiten.

Anregung für Therapeut:innen

Nähren von jüngeren Selbstanteilen

Emotional aufgeladene Themen im Heute sind gut geeignet, um mit dieser Struktur zu arbeiten. In der Annahme, dass unbefriedigte Bedürfnisse aus frühen Bindungserfahrungen das aktuelle Erleben verzerren, wird die

Klientin in gezielter Teilregression mittels Affektbrücke und unter Aufrechterhaltung der Zeugenposition in ein früheres Entwicklungsalter geführt. Der bedürftige jüngere Selbstanteil soll mit der Erfahrung einer Gute-Eltern-Botschaft genährt werden, damit er das negative Erleben des heutigen Themas nicht mehr verstärkt.

Die gleiche Struktur kann auch für gezieltes Nähren genutzt werden: Dann klärt die Therapeutin mit der Klientin, in welchem Alter und in welcher Situation welche Gute-Eltern-Botschaft besonders wichtig gewesen wäre zu spüren.

Die Therapeutin fragt die Klientin, ob sie bereit sei für eine Erfahrung, bei welcher sie sich auf eine Zeitreise zurück in die Vergangenheit begibt. Falls ja, solle sie bitte die Augen schliessen und sich nochmals mit den Gefühlen und Körperempfindungen verbinden, die sich während des Erzählens des aktuellen Themas eingestellt haben. Verbunden mit diesen Empfindungen stellt sie sich vor, dass sie sich auf ihrer Lebenszeitachse rückwärts begibt, bis sie schliesslich in ihrer Kindheit angekommen ist.

Die Klientin wird eingeladen, diejenige Szene zu erzählen, welche ihr als erstes einfällt, auch wenn sie überhaupt nicht zum aktuellen Thema passt, weil sie z.B. sehr positiv ist. Die Therapeutin exploriert folgende Fragen: Wie alt war die Klientin damals? Wie war die Situation? Wie ging es dem Kind? Was hätte es damals gebraucht? Welche Gute-Eltern-Botschaft wäre damals wichtig gewesen zu spüren?

Installieren eines nährenden Objektes, entweder in der Imagination, szenisch im Raum symbolisiert durch einen Gegenstand oder stellvertretend dargestellt durch die Therapeutin. Die Klientin arrangiert die heilsame Szene aus dem jüngeren Selbstanteil heraus: Wie soll der Kontakt zwischen nährendem Objekt und Kind sein? Blickkontakt? Berührung? Wie kann das nährende Objekt dem Kind vermitteln, dass es wirklich für es da ist? Die Therapeutin spricht stellvertretend für das nährende Objekt die Gute-Eltern-Botschaften, die dem Kind damals gefehlt haben. Dies kann in der direkten oder in der indirekten Rede geschehen.

Viel Zeit geben für das Spüren der Erfahrung in allen Erlebensdimensionen und zur Vertiefung einladen, z.B.: „Lassen Sie das kleine Mädchen spüren, wie es ist, wenn es genau das bekommt, was es braucht. Stellen Sie sich vor, jede Zelle öffne sich für diese Erfahrung. Wie fühlt sich das an? Wie geht es dem kleinen Mädchen jetzt?“

Wenn das Kind die nährende Wirkung der Gute-Eltern-Botschaft ausreichend spürt, folgt die langsame Progression zurück ins Hier und Jetzt.

Falls von einem aktuellen Thema ausgegangen wurde, ist dieses nochmals zu aktualisieren: Welche Gefühle und Körperempfindungen löst es jetzt aus? In der Regel wird die Stärke der unangenehmen Empfindungen kleiner sein, weil die „alten“ Emotionen weniger stark die aktuelle Situation mitbeeinflussen .

Um die nachhaltige Integration der neuen Erfahrung zu fördern, kann die Klientin angehalten werden, diese regelmässig abzurufen und sie dabei in allen Erlebensdimensionen zu spüren.

Praxisbeispiel

Der 39-jährige Dino, ein Patient mit kombinierter Persönlichkeitsstörung (paranoid, anankastisch und dissozial), posttraumatischer Belastungsstörung und Panikattacken hat ausschliesslich sadomasochistische Beziehungen zu starken Frauen und besucht mehrmals wöchentlich „Sex-Kliniken“ im Internet, wo er sich von dominierenden Frauen mit kräftigen Oberarmen angezogen und erregt fühlt. Seine Mutter war Alkoholikerin, depressiv und suizidal. Vom Stiefvater wurde er als Kleinkind fast täglich geschlagen. Er entwickelte früh eine „Masturbationssucht“, lange Zeit die einzige Art, sich zu entspannen und eine Art Geborgenheit zu empfinden.

Nach längerem Beziehungsaufbau in der Einzeltherapie, Aufbau von Ressourcen über Körper-, Atem- und imaginative Arbeit und der Bearbeitung einer negativen Stiefvaterübertragung auf den Therapeuten nimmt Dino an einer Reparenting-Gruppentherapie teil. Dort erkennt er in den starken Oberarmen der Gruppentherapeutin seine Sehnsucht nach einer starken Mutter, die ihn vor dem Stiefvater hätte beschützen können. Die Gruppentherapeutin übernimmt diese Rolle und Dino kann sich in der Teilregression als Vierjähriger vor seinem Stiefvater beschützt und sicher fühlen. Er spürt einen warmen Fluss in Oberkörper und Armen und entspannt sich deutlich. Diese Erfahrung vergegenwärtigt er sich mehrmals täglich in allen Erlebensdimensionen. In der Folge berichtet er, wie sich seine ganze Wahrnehmung verändert habe. Er erlebt die Welt nicht mehr als feindselig, verspürt kaum mehr Misstrauen und fühlt sich „erwachsener", freudvoller, kann sich besser konzentrieren und das Gedächtnis verbessert sich. Körperlich dehnt sich das warme Fliessen auf den ganzen Körper aus. Bei Therapieabschluss kann er seine Mutter annehmen, wie sie ist, und sich gut von ihr abgrenzen. Der Masturbationszwang hat abgenommen und das Interesse an sadomasochistischen Sexpraktiken ist verschwunden. In der Partnerschaft erlebt er mehr Kontakt, Nähe, Berührung und kann seine Sexualität leben.

Die Technik des Nährens des inneren Kindes muss sorgfältig und bewusst eingesetzt werden. Sie ist mit verschiedenen Risiken verbunden:

- Risiken von Seiten der Klient:innen: Abhängigkeit, maligne Regression, Verharren in der Bedürftigkeit, Vermeiden von Eigenverantwortlichkeit, Anspruchshaltung, unrealistische Heilserwartungen, Erotisierung.
- Risiken von Seiten der Therapeut:innen: Grenzüberschreitung, Befriedigung eigener Bedürfnisse nach Nähe, Erotik oder Sexualität, narzisstische Aufwertung, unrealistische Heilsversprechungen.

Um diese Risiken zu verringern, brauchen Therapeut:innen ein hohes Bewusstsein für Rollenklarheit, Klarheit über Grenzen, eigene Schattenseiten und Bedürftigkeiten. Bei entsprechender Klarheit können eine temporäre und deklarierte Übernahme der idealen Elternrolle und die dadurch entstehende Nähe durchaus förderlich für die Entwicklung der Klient:innen sein. Die Verantwortung für Rollenklarheit und Wahrung der Grenzen liegt immer bei den Therapeut:innen.

Die Therapeutin kann den Klienten unterstützen, neben dem kindlichen Selbstanteil auch den Erwachsenenanteil und die Beobachterposition zu halten, indem sie sorgfältig auf ihre Wortwahl achtet. Indem sie das Alter des Kindes konsequent und häufig benennt und es in der dritten Person anspricht, stärkt sie den Klienten in seiner Erwachsenenposition: „Wie fühlt sich der vierjährige Junge jetzt gerade?" Auch das Ansprechen des Erwachsenen in der zweiten Person stärkt diese Position: „Wie geht es Ihnen als erwachsener Mann, wenn Sie sehen, wie der vierjährige Junge von seiner Bärenmutter gehalten und beschützt wird?" Indem der erwachsene Anteil immer im Bewusstsein gehalten wird, kann die Eigenverantwortung gefördert werden. Das regelmässige Abrufen und Vertiefen der Erfahrung in allen Erlebensdimensionen als Hausaufgabe führt den Klienten in die aktive, verantwortliche Rolle des sich selbst gegenüber fürsorglichen und zugewandten Erwachsenen.

Strukturschwache Klient:innen können oft nicht in Teilregression gehen, sondern identifizieren sich dann völlig mit dem verletzten Teil und können die Beobachterposition nicht halten. Dann wollen sie zu sehr in der Realbeziehung genährt werden, was Abhängigkeit fördern würde. Auch wenn die Fähigkeit zur Symbolisierung fehlt, verstehen Klient:innen das Nähren als Teil der Realbeziehung, können in eine übermässige Abhängigkeit geraten und eine unrealistische Anspruchshaltung einnehmen. Hier muss erst die Beobachterinstanz gefestigt werden. Nährende Interventionen sollen sorgfältig dosiert und das Ausmass der Abhängigkeit im Auge behalten werden. Die Grenzen des Machbaren und der grosszügige Zeitrahmen, den Therapie von strukturschwachen Klient:innen braucht, werden mit Vorteil schon bei Therapiebeginn thematisiert.

Eine unterschwellige Erotisierung der nährenden Erfahrung kann sowohl vom Therapeuten als auch von der Klientin ausgehen. Für diese Arbeit ist es unabdingbar, dass der Therapeut in seinen sexuellen und privaten Bedürfnissen befriedigt und von der Klientin abgegrenzt ist. Eigene unbefriedigte narzisstische oder erotische Bedürfnisse können ihn dazu verführen, die Rolle des nährenden Elternobjektes vor allem zu seinem eigenen Nutzen einzunehmen und sich so Dankbarkeit, Anerkennung, Zuwendung, Liebe, Nähe oder Zärtlichkeit zu holen. Dies kann bis zu sexuellen Übergriffen führen. Entwickelt die Klientin eine erotische Übertragung, so kann diese benannt und bei guter Rollenklarheit des Therapeuten durchaus fruchtbar für den Prozess genutzt werden.

Im Zusammenhang mit dem *Reparenting* bezeichnet Totton das „*De-Parenting*“ als ebenso wichtige therapeutische Aufgabe (Totton, 2014, S. 57). Mit zunehmender Reifung sollen in der therapeutischen Beziehung immer weniger Eltern-Kind-Gefühle erlebt werden.

6.3.5 Aktivieren einer Szenarioressource

Ressourcen aus dem Herkunftsszenario können imaginativ aktiviert und dem gegenwärtigen Erleben wieder zugänglich gemacht werden. Sie haben oft eine ausgeprägt stärkende, tröstende und haltgebende Wirkung. Es lohnt sich daher, ein Ressourcenszenario aufzunehmen, damit auch unbewusste oder vergessene Ressourcen entdeckt werden. Wir sprechen diesbezüglich vom „Heben verborgener Schätze“. Szenarioressourcen umfassen positiv besetzte Personen, Orte, Tiere, Gegenstände oder Erlebnisse der Kindheit. Typische Szenarioressourcen sind Grosseltern, Pat:innen, Nachbarn, Lehrpersonen, Peers, Haustiere, Kuscheltiere, Puppen, Orte in der Natur, das Zuhause, Freizeitaktivitäten oder Erlebnisse, die verbunden waren mit einem Gefühl von Sicherheit, Vertrauen, Geborgenheit, Liebe, Zughörigkeit, Akzeptanz oder Anerkennung.

Um eine Ressource im Hier und Jetzt nutzen zu können, muss sie aktualisiert werden. Dies geschieht über die Technik der Imagination.

Übung

Imagination einer Szenarioressource

Stellen Sie sich eine nährende Situation aus Ihrer Kindheit vor. Vielleicht gab es einen Ort, an den Sie sich gerne zurückgezogen haben, wo Sie sich sicher und wohl gefühlt haben. Vielleicht hatten Sie ein Haustier, das Ihnen wichtig war ... oder ein Kuscheltier. Vielleicht gab es einen Menschen, mit dem Sie sich wirklich wohl gefühlt haben.

Spüren Sie diesen Ort, diesen Menschen, dieses Tier oder diese Begegnung mit all Ihren Sinnen. Wie sieht es dort aus? Wie sehen Sie sich an diesem Ort oder in dieser Begegnung? Was hören Sie? Wie riecht es? Wie fühlt es sich an bei Berührung? Lassen Sie es sich wirklich spüren ...

Wenn dieser Ort, dieses Tier oder dieser Mensch eine Botschaft für Sie hätte: Wie würde diese Botschaft lauten? Lassen Sie sich das spüren. Wie fühlt es sich an, das zu bekommen? Können Sie es annehmen? Wie fühlt es sich für das kleine Kind an? Möchten Sie etwas antworten? Möchten Sie Danke sagen?

Verabschieden Sie sich nun von diesem Bild, im Wissen, dass Sie es jederzeit wieder kontaktieren können, wenn es nötig ist oder wenn Sie das Bedürfnis dazu haben. Kommen Sie langsam entlang Ihrer Lebenslinie zurück ins Hier und Jetzt.

Praxisbeispiel

Der 42-jährige Silvio gibt regelmässig Workshops und hat Angst, von Teilnehmer:innen kritisiert oder abgelehnt zu werden. Die Therapeutin fragt ihn nach einer Person aus seinem Leben, von der er sich rundum angenommen fühlte. Silvio erinnert sich an seine Grossmutter, die sich liebevoll um ihn kümmerte, als er sich als kleiner Junge den Arm gebrochen hatte. In der Vorstellung erinnert er sich an eine konkrete Szene, welche ihre Liebe besonders zum Ausdruck bringt. Die Therapeutin lässt ihn diese Szenen mit allen Sinnen spüren. Die Grossmutter drückt ihre Zuwendung mit den Worten „Du bist wunderbar, genauso wie du bist" aus. Silvio fühlt sich weit, entspannt, warm, gut geerdet, lebendig und zutiefst angenommen, wie er ist. Seine Brust hebt sich leicht an und die Hände legt er offen auf die Knie. Die Therapeutin spiegelt diese Geste. Die bewusste Erfahrung der offenen Hände lässt den Klienten auch sein offenes Herz spüren. Er fühlt sich wieder mit der Liebe der Grossmutter verbunden.

Um die Szenarioressource „liebende Grossmutter" in der Workshopsituation zur Verfügung zu haben, fragt die Therapeutin nach einem Ort im Seminarraum, wo Silvio sich die Grossmutter vorstellen könnte: Er sieht sie durch das Fenster in einem Baum sitzen und liebevoll zu ihm schauen. Sofort fühlt er sich wieder vollständig angenommen. Bei der Vorstellung von Kritik durch Teilnehmer:innen denkt er nun: „In ihrer Wirklichkeit mag das so sein", und fühlt sich nicht mehr persönlich angegriffen. Tatsächlich verlassen in der Mitte des nächsten Workshops zwei Teilnehmer:innen den Kurs. Silvio kann dies annehmen, ohne dadurch persönlich verunsichert zu sein. Aus dem Baum zwinkert ihm seine Grossmutter zu, und er freut sich an den Teilnehmer:innen, die vom Workshop profitieren können.

6.3.6 Schliessen offener Gestalten

Zur Arbeit mit dem Szenario gehört auch das Schliessen offener Gestalten, die Integration damals überfordernder unverarbeiteter Erfahrungen. Beispiele dafür sind frühe Verlassenheitserfahrungen, Hospitalisationen, Abschiede, Todesfälle, Trennungen, Erfahrungen von Ausgeschlossensein, Grenzüberschreitungen, Missbrauch und Gewalt.

Zeigt eine Person beim Erzählen oder Aktualisieren eines Szenarioerlebnisses Symptome übermässiger vegetativer Aktivierung, so kann von einer offenen Gestalt ausgegangen werden. Das Bearbeiten offener Gestalten ist Kerngeschäft der meisten Psychotherapierichtungen. Wahrnehmen, Benennen, Akzeptieren und Ausdrücken der mit der Ursprungserinnerung verbundenen Körperempfindungen, Impulse und Emotionen, allenfalls im Gestaltdialog mit früheren Bezugspersonen, sind die Grundpfeiler der körperpsychotherapeutischen Arbeit mit offenen Gestalten.

Praxisbeispiel

Der 31-jährige Leo leidet darunter, dass er Liebesbeziehungen nie länger aufrechterhalten kann. Wann immer die Beziehung sich vertieft, er Liebe spürt und sein Herz öffnet, fällt er in eine grosse Hoffnungslosigkeit und erinnert sich an seine erste grosse Liebe. Diese hat er nach drei Jahren verlassen, weil er keine Liebe mehr spürte. In einem Gestaltdialog lässt ihn die Therapeutin nochmals bewusst von seiner ersten grossen Liebe Abschied nehmen. Dabei anerkennt Leo das Gute, betrauert das Schwierige und drückt aus, was noch offen ist: Schmerz, Trauer, Freude, Wut, nicht mehr gemeinsam erfüllbare Projekte. Ihm wird bewusst, dass sich seine Freundin damals in eine ganz andere Richtung entwickelte und Werte zu vertreten begann, welche er nicht teilen konnte. Es wird ihm klar, was in dieser Beziehung wertvoll war und was ein weiteres Zusammenleben sehr schwer gemacht hätte. All dies kann er im Gestaltdialog der Freundin gegenüber ausdrücken, dadurch die Liebe für sie wieder spüren und gleichzeitig voll hinter der Trennung stehen. Er spürt in seinem Herzen wieder Platz für Liebesgefühle und ihm wird bewusst, was ihm bei einer neuen Partnerin wichtig ist. Wenig später lernt er eine Frau kennen, welche sehr gut zu diesen Wünschen passt. Als er sein Herz öffnet, taucht die altbekannte Angst auf, dass es nicht gut gehen werde. Doch er kann nun dieses Gefühl besser einordnen. Die weitere Arbeit an Grundverletzungen und defensivem Kompensationsstil hilft, die Angst als mit der Liebe assoziiertes Gefühl zu verstehen und nicht als Zeichen fehlender Liebe. So kann er immer mehr Zuversicht entwickeln, dass eine erfüllende Partnerschaft möglich ist.

Das Schliessen offener Gestalten betrifft meist auch die Beziehung zu den eigenen Eltern. Mit den „Schritten zur emotionalen Reifung" haben Rosenberg und Kitaen-Morse einen Strukturierungsvorschlag für den Weg der emotionalen Ablösung von den Eltern vorgelegt (Rosenberg & Kitaen-Morse, 1996). Emotionale Reife beinhaltet nach Rosenberg die Fähigkeit, sich als getrennt (eigenständig) und gleichzeitig als Ganzes zu erleben. Die Schritte zur emotionalen Reifung umfassen:

- Anerkennen der eigenen Geschichte (Ressourcen und Verletzungen) und der Geschichte der Eltern.
- Grenzen der Eltern anerkennen und akzeptieren.
- Eigenen Groll auf die Eltern benennen und anerkennen.
- In der Begrenzung der Eltern Chancen auf eigene Entwicklung erkennen.
- Erkennen, inwiefern man sich selbst (und anderen) jetzt dasselbe antut, was einem in der Kindheit angetan wurde.
- Missbräuchliches Verhalten sich selbst (und anderen) gegenüber stoppen.
- Eigene Schattenseiten akzeptieren und lernen, mit dem Unveränderbaren zu leben.
- Schmerz und Ungerechtigkeit als unausweichliche Bestandteile des Lebens akzeptieren.
- Verantwortung für das eigene Leben im Hier und Jetzt übernehmen.

Die vollständige Anleitung zur Tagebucharbeit mit den Schritten zur emotionalen Reifung findet sich in den Online-Unterlagen zu diesem Kapitel. Sie eignet sich für Menschen mit einer gut integrierten Selbststruktur, etabliertem Beobachterplatz und hoher Fähigkeit zu Selbstreflexion. Personen in einer Psychotherapie bringen diese Voraussetzungen oft nicht mit. Dann müssen die „Schritte zur emotionalen Reifung" in einen längeren therapeutischen Prozess eingebettet werden und brauchen viel Begleitung, Spiegelung und Konfrontation durch die Therapeut:innen.

Sind die Eltern stark ambivalent besetzt, ist der Ablösungsprozess oft schwierig. In diesem Fall empfiehlt es sich, die realen Eltern in ein „gutes" und „böses" Elternobjekt aufzuteilen. Dann können die ambivalenten Gefühle und Impulse oft besser eingeordnet und ungestört ausgesprochen werden. So wird es beispielsweise möglich, in einem Gestaltdialog dem negativen Elternobjekt gegenüber seine Wut auszudrücken und sich zu distanzieren, ohne dass die Beziehung zum positiven Elternobjekt darunter leidet.

6.4 Arbeit mit geheimen Themen

Mark Froesch-Baumann, Eva Kaul

6.4.1 Aufspüren von geheimen Themen

Geheime Themen werden bei der Szenarioerhebung häufig nicht spontan erzählt, weil sie entweder der Person selbst noch nicht bewusst oder mit viel Scham- oder Schuldgefühlen verbunden sind. Hinweise für geheime Themen finden sich dabei jedoch trotzdem: in der über die Gegenübertragung erspürten Atmosphäre, in durchschimmernden familiären oder individuellen Glaubenssätzen, in den Beziehungsmustern der Ursprungsfamilie oder im aktuellen Erleben/Verhalten der Klient:innen. Geheime Themen werden sich auch in der therapeutischen Beziehung manifestieren. Eine Klientin, die ein ungewolltes Kind war, wird sich wahrscheinlich auch von der Therapeutin nicht selbstverständlich angenommen fühlen und immer wieder Schamgefühle verspüren, dass sie da ist und sich zumutet. Ein Klient mit einem starken Geschlechtervorurteil gegenüber Männern wird dieses in der Beziehung zu seinem Therapeuten zum Ausdruck bringen.

Schildern Klient:innen im Gespräch Alltagssituationen mit immer wieder ähnlich sich wiederholenden Szenarien, kann das ein Hinweis auf geheime Themen sein. Denn geheime Themen entfalten ihre destruktive Wirkung im aktuellen Selbsterleben, Verhalten und Beziehungsgeschehen. Auch über Körperarbeit lassen sich geheime Themen aufspüren. In der sympathikotonen Atemarbeit zeigen sich rasch Limiten für Lebendigkeit und Gefühle. Vergrössert sich durch regelmässige Körperarbeit das Containment, können sich bisher abgespaltene Gefühle und Empfindungen zeigen und die dazugehörigen Glaubenssätze oder Szenarioerlebnisse erforscht werden.

6.4.2 Bearbeitung geheimer Themen

Geheime Themen entfalten ihre Wirkung häufig unbewusst. Ihre Wirkung ist umso stärker und schlechter beeinflussbar, je weniger bewusst sie der betroffenen Person sind. Die Bearbeitung geheimer Themen beginnt daher mit deren Erkennen.

Vermutet die Therapeutin ein geheimes Thema, so wird sie sorgfältig prüfen, wann der richtige Zeitpunkt ist, um ihre Vermutung auszusprechen. Das Benennen transgenerationaler Themen (z. B. Traumliebhaber, übernommene Gefühle) führt in der Regel bei Klient:innen zu einer Erleichterung. Sie können bisher unverständliche Gefühle oder Glaubenssätze einordnen und ein kohärentes Narrativ für ihre Schwierigkeiten entwickeln. Mag dieses auch eine Vereinfachung sein und den multifaktoriellen Ursachen nicht voll gerecht werden, so wirkt es doch beruhigend. Ähnlich wie Rumpelstilzchen verlieren transgenerationale Themen ihre Macht, wenn sie beim Namen genannt werden. Sie können daher schon früh, allenfalls schon bei der Szenarioerhebung angesprochen werden.

Das ist nicht der Fall bei prä- und perinatalen Themen. Ein ungewolltes Kind gewesen zu sein, das falsche Geschlecht oder einen „Defekt“ zu haben, manifestiert sich im Rahmen der Grundstörung (*basic fault*). Diese zeigt sich im Szenario, in der therapeutischen Beziehung und im Alltagsgeschehen der Menschen, wird aber in der Anfangsphase der Therapie eher noch nicht angesprochen. Meist lohnt es sich zu warten, bis die therapeutische Beziehung gefestigter ist, die Person sich angenommen fühlt und darauf vertraut, auch ihre Schattenseiten zumuten zu dürfen.

Geheime Themen sind mit spezifischen Körperempfindungen, Gefühlen, inneren Bildern, Impulsen und Gedanken verbunden. Kennt ein Mensch sein themenspezifisches subjektives Erleben, kann er dieses immer rascher erkennen, einordnen und regulieren. Kann das Thema in die familiäre oder individuelle Geschichte eingeordnet werden, bekommt es seinen Platz im System, wird den richtigen Personen und der richtigen Zeit zugeordnet und von der gegenwärtigen Situation gelöst. Das subjektive Erleben (z. B. „Ich bin nicht gut, so wie ich bin.“) wird als verständliche Reaktion auf erlittene Verletzungen begriffen und nicht als Aussage über die eigene Person. Rosenberg unterstützte diese Umdeutung jeweils mit dem Satz: „That’s the way every little boy/girl would feel who had a mother who couldn’t …“. Dieser Satz kann von manchen Personen sehr entlastend erlebt werden. Andere Menschen fühlen sich dadurch zu wenig in ihrem individuellen Erleben gesehen und benötigen eine persönlichere Würdigung. Ähnliche Erfahrungen können ganz unterschiedlich verarbeitet werden.

Wenn das Thema nicht mehr unbewusst ausagiert wird, eröffnen sich neue Wahl- und Verhaltensmöglichkeiten im Hier und Jetzt. Ressourcenerfahrungen, welche das Erleben des geheimen Themas relativieren, werden gezielt in den therapeutischen Prozess eingebaut: Nachbeelterung in der therapeutischen Beziehung, Aktivierung von Szenarioressourcen, Nähren des Inneren Kindes.

Merke

Bearbeitung geheimer Themen:
- identifizieren
- benennen
- als Teil der eigenen oder der familiären Geschichte anerkennen
- Erlebensdimensionen des Themas kennenlernen
- in systemische Thematik einbinden
- Ressourcenerfahrungen verankern

Praxisbeispiel

Die 56-jährige Svetlana war von ihrer Mutter unerwünscht. Der Grossvater versuchte, sie durch Schläge in den Unterleib der Mutter abzutreiben. Sie fühlte sich zeitlebens ungeliebt, war mehrfach geschieden, litt unter einer somatoformen Schmerzstörung, sozialen Ängsten und Depressionen. In der mehrere Jahre dauernden Therapie war das Thema des „Ungewollt-Seins" als Grundmelodie in der therapeutischen Beziehung und in ihrem Alltagserleben präsent. Gleichzeitig zeigte sich ein starkes „Opferthema". Sie übertrug ihre grosse Wut gegenüber der Mutter auf jede Autoritätsperson. Von ihrem Therapeuten erlebte sie sich mit der Zeit als gesehen und angenommen und konnte ihren immensen Schmerz als normale Reaktion auf vergangene, massive und wiederholt geschehene Verletzungen einordnen. Sie erkannte, dass diese alten Gefühle keine Aussage über sie, ihr Wesen oder ihren Wert darstellten. Die Mutter wollte kein Kind und war nicht in der Lage, für eines zu sorgen. Durch Einbinden des Themas ins System („So würde sich jedes kleine Mädchen fühlen, dessen Mutter es nicht haben wollte."), gelang es ihr zunehmend, Mitgefühl für sich und ihre Geschichte zu entwickeln und sich von alten Gefühlen und Glaubenssätzen zu distanzieren. In der Folge fand Svetlana für sich eine positive Affirmation: „Dieses Leben wurde mir gegeben, es ist das Leben, wie es mir bestimmt ist. Ich will alles tun, was ich kann, mich in meinem Leben zu erfüllen, so wie ich bin." Sie lernte, zwischen ihrer Geschichte und der Gegenwart zu unterscheiden, mehr Verantwortung für ihr eigenes Handeln zu übernehmen und löste sich zunehmend aus der Opferrolle.

Als Beispiel für die Arbeit mit geheimen Themen stellen wir hier die Arbeit mit Geschlechtervorurteilen ausführlicher dar.

6.4.3 Therapie der Geschlechtervorurteile

Unsere Bewertungen der geschlechtlichen Identität sowie der sexuellen Orientierung zeigen sich unweigerlich in jeder Beziehung. Dies gilt auch für die Beziehung zwischen Therapeut:innen und Klient:innen. Beider Geschlechtervorurteile werden das Beziehungserleben und -geschehen beeinflussen. Daher ist es auch für Therapierende wichtig, ihre eigenen Geschlechtervorurteile zu kennen. Je bewusster wir uns ihrer sind, desto verantwortungsvoller können wir mit ihnen umgehen und desto besser können wir unsere Klient:innen unterstützen, ihre eigenen Vorurteile zu erkennen und zu bearbeiten.

Geschlechtervorurteile sind häufig nicht offensichtlich, denn sie werden bei den meisten Menschen von einer vernünftigen, reflektierten Instanz überdeckt. Niemand ist gerne undifferenziert und pauschalisierend. Erkennen wir solche Tendenzen in uns, so schämen wir uns ihrer und versuchen, sie rasch zu unterdrücken. Sich die eigenen Geschlechtervorurteile einzugestehen, braucht Mut und Aufrichtigkeit. Vor einer anderen Person dazu zu stehen, ist noch viel schwieriger.

Geschlechtervorurteile werden daher vor allem gelebt, verstecken sich aber auch hinter mancher gängigen Floskel über Männer/Frauen. Zum Beispiel, wenn der Partner eine Abmachung nicht einhält und die Frau sagt: „Ich habe gewusst, dass auf Männer kein Verlass ist!" Oder wenn ein Klient zur ihn konfrontierenden Therapeutin aufgebracht sagt: „Ich wusste doch, dass Frauen unerbittlich sind. Ich hatte so gehofft, Sie seien anders!“

Als Therapierende können wir unsere Klient:innen im Anerkennen der eigenen Geschlechtervorurteile unterstützen, indem wir deren Vorhandensein als normal, selbstverständlich und menschlich benennen. Geschlechtervorurteile können unsere Beziehungen vor allem dann stark beeinflussen oder gar zerstören, wenn wir uns ihrer nicht bewusst und sie im Untergrund wirksam sind. Erkennen, Anerkennen und Verantwortung für die eigenen Vorurteile zu übernehmen, schafft die Voraussetzung für mehr Freiheit im Umgang mit dem eigenen und dem anderen Geschlecht, nonbinären Personen oder Transmenschen. Folgende Intervention kann einladen, sich der eigenen Geschlechtervorurteile bewusst zu werden. Sie wird in der Regel zuerst mit der mütterlichen Generationenlinie durchgeführt, weil Mütter meist prägender auf die Geschlechtervorurteile ihrer Kinder einwirken als Väter. Falls eine andere Person in der Kindheit Hauptbezugsperson der Klientin war, wird das Interview mit dieser Person und ihrer Ahnenlinie durchgeführt. Beim Erfragen der eigenen Geschlechtervorurteile lohnt es sich auch zu eruieren, inwiefern allenfalls ein persönlicher Kontakt mit Menschen aus dem LGBTQIA+-Spektrum die eigene Sicht auf Geschlechtlichkeit und sexuelle Orientierung verändert hat.

Leitfaden für Therapeut:innen

Interview mit den Frauen der mütterlichen Generationenlinie

Der Klient stellt hinter sich Kissen für Mutter und Grossmutter mütterlicherseits auf. Die Therapeutin spielt eine Journalistin und führt für eine Frauenzeitschrift ein Interview durch zum Thema „Wie sind Frauen und Männer im Allgemeinen?“ Der Klient setzt sich zuerst an den Platz der Grossmutter, identifiziert sich mit ihr und beantwortet die Fragen der Journalistin aus der Rolle heraus. Die Interviewten werden ermutigt, die Fragen möglichst spontan zu beantworten. Sie sollen unzensiert, durchaus pauschalisierend und undifferenziert über Männer und Frauen sprechen. Grossmutter, Mutter und Klient selbst werden alle zu beiden Geschlechtern befragt. Entsprechende Fragen können zu stereotypen Antworten einladen: „Sind Männer treu?“, „Kann man sich auf Männer verlassen?“, „Wie gehen Männer mit Gefühlen um?“, „Was sind typische Eigenschaften von Männern?“ ... Dabei geht es nicht um die Erfahrungen aus eigenen Beziehungen, sondern um Männer/Frauen im Allgemeinen. Ausnahmen sollen nicht berücksichtigt werden.

Nach den Interviews werden Erkenntnisse, Gemeinsamkeiten und sich zeigende Muster diskutiert und deren Auswirkungen auf Beziehungserleben und -gestaltung des Klienten erörtert.

Die folgende Übung kann als Hausaufgabe gestellt werden. Sie dient dazu, automatische Reaktionen auf Männer und Frauen zu erkennen.

Übung

Erkennen von Geschlechtervorurteilen

Setzen Sie sich an einen Ort, wo Sie viele Menschen beobachten können (Café, Bahnhof etc.). Beobachten Sie Ihre Reaktionen auf vorbeigehende Menschen. Schreiben Sie Ihre spontanen Gedanken und Empfindungen unzensiert auf: „Frau, Stöckelschuhe, ich spüre einen Klumpen im Bauch, werde unsicher, fühle mich klein, sie ist eingebildet, nervt mich; Mann, gross, schnell unterwegs, aggressiv, ich werde wachsam, der Nacken spannt sich an, die Augen verengen sich, ich atme etwas schneller, fühle mich kampfbereit, denke: „so ein Macker ...“. Beginnen Sie mit einigen dieser Menschen ein kurzes Gespräch, indem Sie z. B. nach dem Weg fragen. Achten Sie darauf, ob Sie Beweise für Ihre ersten Eindrücke finden oder ob sich Ihr Vorurteil beim Kennenlernen verändert.

Sind die eigenen Geschlechtervorurteile identifiziert, kann man Verantwortung für sie und ihre Auswirkung auf Beziehungen übernehmen. Der Versuch, ein Geschlechtervorurteil zu unterdrücken, ist zum Scheitern verurteilt. Wir können unsere Prägungen nicht so einfach loswerden. Aber wir können lernen, unsere Geschlechtervorurteile nicht auf den Partner zu projizieren und Verantwortung übernehmen, falls es doch einmal passiert.

Praxisbeispiel

Tom und Anna sind seit sechs Jahren verheiratet und haben zwei kleine Kinder. Tom ist in Therapie wegen einer Erschöpfungsdepression. Er spricht sehr abwertend über Frauen, auch über Anna. Frauen seien dumm, faul und eingebildet, benutzten ihren Körper, um Männer von sich abhängig zu machen und sie anschliessend finanziell auszunehmen. Im Interview mit der Mutterlinie wird deutlich, dass seine Grossmutter und Mutter fleissige, sparsame und eher prüde Frauen waren, die attraktive Frauen als billig, faul und nicht vertrauenswürdig verurteilten. Der Vater hatte ähnliche Geschlechtervorurteile und sich aus diesem Grund eine Ausnahme zur Frau genommen. Tom hingegen hat mit Anna eine intelligente, gebildete und fleissige Frau gewählt, die aber gleichzeitig Weiblichkeit und Wärme verkörpert, was er bei seiner Mutter vermisst hat. Wann immer Anna müde ist oder sich sinnlich kleidet, wertet Tom sie ab. Durch die Interviews mit der Grossmutter mütterlicherseits und der Mutter erkennt er, wie ihn die bisher unbewussten Geschlechtervorurteile steuern: Er wird misstrauisch, fühlt sich schlecht und ausgenutzt, sobald sich seine Frau weiblich kleidet. Diese Erkenntnis macht es ihm möglich, seine Geschlechtervorurteile Anna gegenüber anzusprechen. Er erklärt ihr im Gespräch: „Ich anerkenne, dass ich dir gegenüber mein Geschlechtervorurteil, attraktive Frauen seien dumm und nützten Männer aus, ausgelebt habe. Das hat dazu geführt, dass ich mich ungeliebt fühlte und deiner Attraktivität gegenüber misstrauisch wurde. Ich habe gedacht, dass du mich benutzen wolltest, und habe mich dir gegenüber abwertend verhalten, dich immer weniger begehrt. Das tut mir leid. Fortan werde ich Verantwortung für mein Geschlechtervorurteil Frauen gegenüber übernehmen und es nicht mehr dir überstülpen." Anna spürt Erleichterung und beginnt, tiefer zu atmen. Als sie Toms Worte wiederholt, fühlt er sich gehört und kann sich ebenfalls entspannen.

6.5 Arbeit mit defensivem Kompensationsstil

Mark Froesch-Baumann, Eva Kaul

6.5.1 Einleitung

Die Arbeit am defensiven Kompensationsstil bedingt eine ausreichend gefestigte Selbststruktur. Kinder und Adoleszente müssen in der Regel ihren defensiven Kompensationsstil noch festigen, um den Übergang ins Erwachsenenalter zu vollziehen. Bei ihnen ist es oft nicht angebracht, den Kompensationsstil zu hinterfragen, sondern eher die Eigenständigkeit zu stärken. Auch Klient:innen mit geringer oder desintegrierter Persönlichkeitsstruktur (schwere Persönlichkeitsstörungen, Psychosen) sind für Schutz und Stabilisierung ihrer Persönlichkeit auf den defensiven Kompensationsstil angewiesen. Hier gilt es, den Kompensationsstil in seiner Bedeutung anzuerkennen, zu stützen oder gar zu stärken. Erst bei genügend funktionstüchtigen Abwehrstrategien ist die immer auch erschütternde Bearbeitung von darunterliegenden Szenarioverletzungen fruchtbar.

Der defensive Kompensationsstil wird von den meisten Menschen als sehr ich-nah erlebt: „So bin ich eben, das ist mein Charakter." Wird er in Frage gestellt, fühlen wir uns in unserer Identität verunsichert. Ebenso wird das Kompensationsstil-Verhalten subjektiv als notwendig erlebt und geschieht oft reflektorisch, ohne bewusste Wahl oder Entscheidung. Da der defensive Kompensationsstil den Menschen zu Therapiebeginn in der Regel nicht bewusst ist,

ist es die Aufgabe der Therapeut:innen, sie im Laufe der Therapie damit zu konfrontieren. Die Haltung der Therapeut:innen gegenüber den Menschen und deren Kompensationsstil bildet den Boden, auf dem die Bearbeitung wirksam werden kann. Denn diese Arbeit ist zäh und sowohl für die Therapeutin als auch für den Klienten eine Herausforderung. Niemand wird gern mit seinen Schattenseiten konfrontiert. Die destruktiven Einflüsse des defensiven Kompensationsstils auf das eigene Erleben und Verhalten sind den meisten Menschen zu Therapiebeginn wenig bewusst oder stark schambesetzt. Zudem schützt der defensive Kompensationsstil vor unangenehmen Gefühlen wie Angst, Schmerz oder Trauer. Ihn anzusprechen und zu bearbeiten wird daher oft Widerstände auslösen.

Wie können wir als Therapeut:innen die Bereitschaft für Konfrontation mit den defensiven Mustern fördern? Im Folgenden sind einige mögliche Strategien zusammengefasst, welche die Arbeit mit dem defensiven Kompensationsstil für beide Seiten weniger anstrengend machen können: Zeitpunkt, Ausmass und unsere innere Haltung beim Ansprechen des defensiven Kompensationsstils sind entscheidend. Für Menschen ist es einfacher, mit ihren Schattenseiten konfrontiert zu werden, wenn sie sich grundsätzlich sicher, angenommen und wertgeschätzt fühlen. Das bedeutet nicht, dass der defensive Kompensationsstil erst im späteren Therapieverlauf angesprochen werden soll. In kleinen Dosen, sozusagen im Nebensatz, kann das durchaus schon bei Therapiebeginn geschehen: „Ah, ich sehe, da gibt es eine Seite in Ihnen, die sofort rebelliert, wenn ich Ihnen einen Vorschlag mache. Diese Stimme wird sicher gute Gründe dafür haben ...". Die Einbettung der Konfrontation in Unterstützung und Mitgefühl erleichtert es dem Gegenüber, erstere anzunehmen (SET-Kommunikation: *support, empathy, truth*, Kreisman & Straus, 2012). Können wir als Therapeut:innen dem defensiven Kompensationsstil der Menschen interessiert, mit Humor und Empathie für darunterliegende Verletzungen und seine ursprüngliche Schutzfunktion begegnen, geben wir weniger Raum für Drama und Opfergefühle. Wir benennen den Kompensationsstil als etwas Selbstverständliches, Menschliches und Legitimes. Wir können seine Konsequenzen aufzeigen, ohne ihn zu verurteilen. So kann das Ansprechen und Spiegeln des defensiven Kompensationsstils auch zum Aufbau einer vertrauensvollen Beziehung beitragen.

Bei der Einführung des Persönlichkeitsmodells können Therapeut:innen auf die Wahrscheinlichkeit hinweisen, dass sich der defensive Kompensationsstil auch in der therapeutischen Beziehung mit Abwehr, Widerstand oder Ambivalenz zeigen wird, und sich die Erlaubnis holen, das jeweils unmittelbar anzusprechen.

Menschen mit einem hohen automatischen Nein tun sich schwer damit, Rückmeldungen oder Anweisungen von aussen anzunehmen. Hier ist es oft hilfreich, eine Rückmeldung als Frage zu formulieren („Könnte es sein, dass ich keine Chance habe, Ihnen etwas zu sagen?") oder sich die Erlaubnis zur Konfrontation abzuholen: „Mögen Sie eine Beobachtung/Rückmeldung von mir hören?", „Kann ich Ihnen etwas sagen, was für Sie vielleicht unangenehm ist?". Indem wir Therapeut:innen explizit die Möglichkeit für ein Nein zur Verfügung stellen, fällt es der Person einfacher, Ja zu sagen.

Menschen mit hohem Als-ob-Kompensationsstil brauchen wegen ihrer grossen Angst vor Manipulation Wahl- oder Kontrollmöglichkeiten und Raum für eigene Vorschläge und Lösungen. Andernfalls fühlen sie sich rasch bedroht oder manipuliert. Hier ist eine angepasste Balance zwischen Führen und Folgen gefragt, die dem Gegenüber Sicherheit, Vertrauen und Kontrolle vermittelt und gleichzeitig Kreativität und Entwicklung fördert. Bei Menschen mit grosser Angst vor Manipulation muss verbale Spiegelung dosiert und eher „nebenbei" eingesetzt werden. Trotz ihrer meist grossen Sehnsucht, verstanden zu werden, fühlen sich diese Klient:innen von der Nähe, die durch adäquate Spiegelung entsteht, bedroht und befürchten Kontroll- und Autonomieverlust.

Humor im Umgang mit dem defensiven Kompensationsstil ist für Klient und Therapeutin eine hilfreiche Unterstützung. Er öffnet das Tor zu Leichtigkeit, Abstand und Relativierung: „Da hat anscheinend Ihre fixe Idee von xy mal wieder voll das Zepter übernommen! Das kennen wir ja schon gut." Manifestiert sich defensiver Kompensationsstil in der therapeutischen Beziehung und ist die Klientin noch nicht so weit, dass das thematisiert werden kann, helfen Humor und Mitgefühl dem Therapeuten, das intersubjektive Geschehen nicht persönlich zu nehmen und Distanz zu gewinnen.

Körperarbeit ist einerseits der Königsweg in der Therapie des defensiven Kompensationsstils, wird aber andererseits insbesondere von Personen mit hohem Als-ob-Kompensationsstil am meisten gefürchtet. Mit Rationalisieren und fixen Ideen versuchen sie die widerstrebenden Gefühle des Als-ob-Dilemmas unter Kontrolle zu bringen und Sicherheit zu erlangen. Über Körperarbeit kann dieser Schutzmechanismus unterlaufen werden und die Menschen kommen in Kontakt mit ihren abgespaltenen Körperempfindungen und Gefühlen. Das macht Angst, und die Versuchung ist gross, sich sofort wieder ins Denken zu retten. Es ist eine herausfordernde Aufgabe für den Therapeuten, an der Körperarbeit dranzubleiben und deren Intensität so zu steuern, dass im Toleranzbereich gearbeitet wird, wo der Klient herausgefordert, aber nicht überfordert ist, präsent bleiben und sein Containment für schmerzhafte Körperempfindungen und Gefühle erweitern kann. Die Technik des Pendelns zwischen einer Ressource und herausfordernden Gefühlen oder Situationen kann dabei unterstützend wirken.

6.5.2 Bearbeitung des defensiven Kompensationsstils

Ziel dieser Arbeit ist primär die Regulation des defensiven Kompensationsstils. Dass er durch äussere oder innere Reize ausgelöst wird, ist unvermeidbar. Wir müssen ihn jedoch nicht automatisch ausleben. Indem wir das spezifische körperliche, emotionale und kognitive Erleben unserer Kompensationsstilzüge kennenlernen, schaffen wir bereits etwas Distanz dazu. Wir stärken den inneren Beobachter und schaffen Raum zwischen der Wahrnehmung des defensiven Reflexes und einer Handlung. In diesem Raum entstehen neue Wahl- und Entscheidungsmöglichkeiten. Es geht also nicht in erster Linie darum, unseren defensiven Kompensationsstil zu verändern, sondern unsere Beziehung zu ihm bewusst zu gestalten.

Zu Therapiebeginn sind die Menschen meist entweder überidentifiziert mit ihrem defensiven Kompensationsstil (Untersteuerung der dazugehörigen Gefühle, Impulse und Gedanken) oder versuchen, ihn zu unterdrücken (Übersteuerung derselben), weil sie sich dafür schämen. In beiden Fällen sind sie nicht frei entscheidungsfähig, sondern von ihrem Kompensationsstil bestimmt. Um mehr Flexibilität zu gewinnen, reicht es nicht, die eigenen defensiven Muster zu kennen. Es braucht eine akzeptierende, empathische und gleichzeitig selbstverantwortliche Haltung diesen gegenüber. Der Therapeut fungiert hier als Vorbild, indem er den defensiven Kompensationsstil der Klientin wohlwollend und mit Humor anspricht, seine Schutzfunktion betont und Mitgefühl mit dem zu schützenden jüngeren Selbstanteil zeigt. Damit erleichtert er der Klientin, sich der eigenen Schutzstrategien bewusst zu werden und sie als sinnvolle und notwendige Hilfe im Umgang mit überfordernden Situationen anzuerkennen. Um diese Vorbildfunktion einzunehmen, muss der Therapeut seinen eigenen defensiven Kompensationsstil bearbeitet und einen Umgang mit ihm gefunden haben. Über die Auseinandersetzung mit den dem Kompensationsstil zugrundeliegenden Verletzungen wird mehr Akzeptanz, Mitgefühl und Wertschätzung für die kreativen Aspekte der defensiven Muster möglich. Schützende, funktionale und dysfunktionale, destruktive Aspekte treten aus ihrem Schattendasein und werden ein integrierter Teil der Persönlichkeit. Gelingt es, einen konstruktiven Umgang mit ihnen zu entwickeln, haben sie weniger Macht über uns. Dann können wir wieder Herr oder Herrin im eigenen Haus werden, Regulations- und Steuerungsmöglichkeiten entwickeln, statt uns unbewusst von unserem defensiven Kompensationsstil bestimmen zu lassen. Unser Verhalten wird flexibler und situationsadäquater.

Psychotherapie ist ein kreativer Prozess, der sich in jeder therapeutischen Beziehung individuell und einmalig entwickelt. Er entfaltet sich in der Begegnung zwischen Persönlichkeit, Bedürfnissen und Möglichkeiten der Klientin und Persönlichkeit und Fertigkeiten der Therapeutin. Gerade im Umgang mit dem defensiven Kompensationsstil ist ein stark individualisiertes Vorgehen gefragt, welches Persönlichkeitsstruktur, Art und Ausmass der defensiven Muster sowie deren Manifestation in der therapeutischen Beziehung individuell berücksichtigt.

Merke

Die Bearbeitung des defensiven Kompensationsstils umfasst:

- Psychoedukation
- Kennenlernen des eigenen defensiven Kompensationsstils
- Regulation des eigenen defensiven Kompensationsstils

Diese drei Standbeine der Arbeit mit dem defensiven Kompensationsstil werden sich in der Praxis vermischen. Psychoedukation wird verbunden mit Beispielen aus dem Erleben der Klient:innen; die eigenen Muster kennenzulernen ist bereits ein erster Schritt hin zur Regulation.

Die meisten Menschen bringen die nötigen strukturellen und kognitiven Voraussetzungen mit, dass ihnen das Konzept des defensiven Kompensationsstils erklärt werden kann. Grenzübungen, Mutter- oder Vaterkissenübung und Nähe-Distanz-Übungen vermitteln den Menschen Erfahrungen zu den Themen Überflutung, Verlassenheit und Komfortzone. Auf dieses Erleben, Erzähltes aus dem Herkunftsszenario und defensive Muster, welche sich im Alltag oder in der therapeutischen Beziehung zeigen, kann in der Psychoedukation Bezug genommen werden. Je nach Interesse, Intellekt und Vorwissen der Klienten können Erklärungen zu Entstehung und Phänomenologie des defensiven Kompensationsstils in ihrer Differenziertheit angepasst werden.

Die erwähnten Übungen ermöglichen bereits eine bewusste Erfahrung des eigenen defensiven Kompensationsstils bezüglich Nähe-Distanz- und Grenzverhalten. Die intersubjektive Dynamik zwischen Therapeutin und Klientin wird zum exemplarischen Forschungsraum, in welchem die defensiven Muster sich darstellen. Im Hier und Jetzt der therapeutischen Beziehung aktualisieren sich Grundängste und Schutzstrategien und können in ihren Erlebensdimensionen erfragt werden. Die Manifestation der Übertragung kann als Ressource im Erkenntnisprozess genutzt werden. So entwickelt sich mit der Zeit ein Bewusstsein für das individuelle körperliche, emotionale und kognitive Erleben des defensiven Kompensationsstils. Ist das Konzept des defensiven Kompensationsstils einmal bekannt, können darauf basierend die verschiedenen Züge gespiegelt und konfrontiert werden.

Der Fragebogen zur Selbstevaluation des defensiven Kompensationsstils in den Online-Unterlagen zu diesem Kapitel eignet sich für Personen mit der Fähigkeit zur Selbstreflexion, also solche mit recht gut integrierter Selbststruktur oder in einem fortgeschrittenen Therapiestadium. Wird der Fragebogen zu früh oder an ungeeignete Personen abgegeben, besteht zu wenig Bewusstheit für eine adäquate Selbsteinschätzung. Dann geschieht es vielleicht, dass ein Mensch die Fragen zum Thema „sich wie ein Objekt behandeln“ als überhaupt nicht zutreffend durchstreicht und in der gleichen Therapiestunde erzählt, wie er mit Fieber von 38 Grad Celsius joggen gegangen ist.

Dem Ausfüllen des Fragebogens kann eine Selbstdeklarationsübung vor der Gruppe oder im Einzelsetting folgen. Die Menschen werden dabei angehalten, offen, ehrlich und verbunden mit ihrem inneren Erleben ihren defensiven Kompensationsstil, seine schützenden und seine dysfunktionalen Aspekte vor Zeugen anzuerkennen.

Mittels Gestaltdialog können Klient:innen eine *Felt-sense*-Erfahrung ihres defensiven Kompensationsstils machen. Sie identifizieren sich dabei bewusst mit ihrem Muster, lassen sich dessen Eigenschaften in allen Erlebensdimensionen spüren und sprechen aus dieser Position heraus. Im Interview durch die Therapeutin und im Dialog zwischen Muster und Person können Fragen zur Entstehung, Funktion und Beziehung zur Gesamtpersönlichkeit exploriert werden:

- In welchen Situationen, war es wichtig, diesen Kompensationsstil zu entwickeln?
- Was war seine ursprüngliche Absicht und Funktion?
- Wovor schützte der defensive Kompensationsstil früher?
- Wovor schützt er heute?
- Wie macht er mir heute das Leben schwer?
- Wie macht er anderen (Partner:innen, Kindern, Arbeitskolleg:innen, Freund:innen) das Leben schwer?
- Wie sieht er sich als Teil der Gesamtpersönlichkeit?
- Ist er regulierbar?
- Was gefällt mir an ihm? Was nicht?

Im Gestaltdialog kann auch eine neue Form der Kooperation zwischen Gesamtpersönlichkeit und defensivem Kompensationsstil vereinbart werden. Die Person teilt dabei dem Kompensationsstil mit, wie sie sich mit ihm fühlt. Sie validiert seine schützende Absicht und konfrontiert ihn mit seinem dysfunktionalen Verhalten. Der Kompensationsstil legt seine Sichtweise und Absichten dar. Seine Ängste, Werte und Botschaften werden herausgearbeitet. Es wird zusammen geprüft, ob das, was dem defensiven Kompensationsstil wichtig ist, mit diesem Verhalten wirklich zu erreichen ist. Gibt es Alternativen, welche weniger Nachteile für die Person und ihre Beziehungen mit sich bringen?

Wenn möglich, wird eine neue Abmachung getroffen zwischen dem Klienten und seinem defensiven Kompensationsstil, wie das künftige Zusammenleben und Zusammenarbeiten aussehen soll. Der Dialog wird auf dem Stuhl des Klienten beendet. Dieser nimmt achtsam wahr, wie sich seine Beziehung zum Kompensationsstil nun anfühlt und macht sich bewusst, dass dieser ein wichtiger Teil seiner Persönlichkeit ist.

Praxisbeispiel

Zweistuhldialog mit defensivem Kompensationsstil

Die 43-jährige Dunja, eine Patientin mit schwerer, chronisch depressiver Symptomatik, kann ihre eigenen Bedürfnisse nur sehr begrenzt wahrnehmen. Wenn sie einmal ein Bedürfnis erkennt und sich um sich selbst kümmern möchte, funkt ihr sofort der defensive Kompensationsstil dazwischen. Sie bezeichnet diesen als Hammer, weil er sie mit seinen fixen Ideen, was richtig und falsch sei, lahmlegt. Als ältestes Kind emigrierter tschechischer Akademiker wurde ihr früh eingebläut, sich möglichst an die Verhältnisse der Schweiz anzupassen, sich zu beweisen und keinesfalls auf der faulen Haut zu liegen. Ihre Mutter verurteilte jede Pause als Faulenzen und verlorene Zeit. Dunja selbst hat einen hohen Als-ob-Kompensationsstil: Sie hat den Anspruch an sich, im Alltag perfekt zu funktionieren, ihre eigenen Bedürfnisse zurückzustellen und reagiert auf Überforderung mit dissoziativer Symptomatik („Fluchtschlaf", Splitting-off-Präsenzverlust). Im Dialog erzählt der defensive Kompensationsstil von seiner Angst. Er werde sofort nervös, wenn die Klientin beginne, sich um sich selbst zu kümmern. Er befürchtet, dass sie in einen zeit- und orientierungslosen Raum abgleite und später die verlorene Zeit bereuen werde. Er verurteilt ihr Ruhebedürfnis als Schwäche, kindliche Unreife und Verantwortungslosigkeit. Er wünscht sich, dass sie im Alltag funktionsfähig bleibt und den Ansprüchen von Mutter und Gesellschaft genügt. Dunja validiert seine wohlwollende Absicht. Sie konfrontiert ihn aber auch damit, dass er das

Gegenteil bewirkt. Auf seine rigiden Ansprüche und fixen Ideen reagiere sie mit Minderwertigkeitsgefühlen, Resignation, Dissoziation und Lähmung. Sie drückt auch ihren Ärger aus, dass er ihr nicht zutraut, sich selbst zu regulieren und eine angemessene Balance zwischen Erholung und Aktivität zu finden. Sie wolle ihre eigenen Erfahrungen machen und werde auch die Verantwortung für Fehlschläge übernehmen. Sie schlägt dem Hammer vor, dass sie ihn in eine Schublade versorge und bei Bedarf als Berater zuziehe. Der Hammer ist zu ihrem Erstaunen mit diesem Vorschlag einverstanden. Er sei eigentlich selbst recht müde und wäre gerne mal etwas im Hintergrund. Nach dieser Vereinbarung dauert es allerdings noch fast zwei Jahre, bis die Klientin ihrem Erholungsbedürfnis ohne Entwertung begegnen kann. Nur in ganz kleinen Schritten lernt sie, sich etwas Vergnügliches zu gönnen.

Praxisbeispiel

Körperarbeit mit defensivem Kompensationsstil

Der 56-jährigen Elke ist beim Ausfüllen des Fragebogens zum defensiven Kompensationsstil klargeworden, dass sie sehr viele fixe Ideen hat, welche sich vor allem in abwertenden Gedanken über andere Menschen äussern. Weil sie eigentlich ein toleranter Mensch sein möchte, schämt sie sich sehr für diesen Charakterzug und will ihn „loshaben". Sie bringt als Beispiel den häufig auftretenden Gedanken: „Die meisten Menschen sind dumm." Die Therapeutin fordert sie auf, den Satz laut und mit möglichst viel Überzeugung auszusprechen. Als Elke das macht, löst das in ihrem Kopf sofort einen „Kampfdialog" von Pro- und Kontraargumenten aus. Sie stellt diesen inneren Prozess gestisch dar mit geballten Fäusten und abgehackten Bewegungen. Die Therapeutin bittet sie darauf, ihren Satz umzuformulieren: „Ich nehme wahr, dass ich denke, die meisten Menschen seien dumm." Mit diesem Satz stoppt der innere Dialog sofort, Elke fühlt sich unsicher, flatterig und orientierungslos und es tauchen Zweifel an ihrer Wahrnehmungsfähigkeit auf. Die zugehörige Geste ist eine unruhige Drehbewegung der Unterarme und Hände. Auf Anweisung der Therapeutin nimmt Elke zehn sympathikotone Atemzüge und verstärkt die flattrige Geste bewusst. Sie kommt dadurch in Kontakt mit einer Szenarioerinnerung: Die Kommunikation ihrer Eltern habe sie immer als inkongruent erlebt. Verbale und nonverbale Botschaften hätten nicht übereingestimmt. Dadurch habe sie sich als Kind völlig orientierungslos und flatterig gefühlt, keinen Halt und keine Sicherheit im Aussen erlebt. Niemand habe ihr die Welt stimmig erklärt und ihrer eigenen Wahrnehmung sei sie sich nicht sicher gewesen. Darum sei sie „in den Kopf gegangen" und habe klare Vorstellungen entwickelt, wie die Welt und die Menschen seien. Dadurch habe sie sich sicherer gefühlt. Auf die Frage hin, was sie jetzt gerade gegenüber diesem Teil von sich fühle, der fixe Ideen hat, spürt Elke Mitgefühl mit sich selbst, drückt das in einer Geste der Selbstumarmung aus und sagt dazu: „Jö, du armes Schätzeli!"

Kommentar: Diese Klientin lehnt einen Aspekt ihres defensiven Kompensationsstils ab. Indem sie ihre fixen Ideen als Gedanken benennt, werden sie weniger wahr und absolut. Dadurch kommt die Klientin in Kontakt mit einer Szenarioverletzung und erkennt, warum es für sie wichtig war, dieses Muster zu entwickeln. Das ermöglicht ihr, sich selbst mit mehr Verständnis und Mitgefühl zu begegnen.

Diese Art der Arbeit mit dem defensiven Kompensationsstil hat grosse Ähnlichkeit mit der *Ego State* orientierten Arbeit mit verletzenden Anteilen (Täterintrojekten) in der Psychodynamisch Imaginative Traumatherapie nach Reddemann (Reddemann, 2011, S. 183–191). Wesentliche Elemente, die dem Gestaltdialog mit dem defensiven Kompensationsstil entsprechen, sind die explizite Wertschätzung der positiven Absicht, das Erkennen und Benennen der zeitlichen Dimension (d. h. dass in der Position des Kompensationsstils erkannt wird, dass die Person erwachsen geworden ist und nicht mehr denselben Schutz benötigt wie in der

Kindheit), Anregung zur Kooperation (auf heute angemessene Weise den Klienten unterstützen). Manchmal kann dem defensiven Kompensationsstil dann sogar eine unterstützende Funktion zugewiesen werden.

6.6 Arbeit mit offensivem Kompensationsstil

Mark Froesch-Baumann, Eva Kaul

6.6.1 Einleitung

Wie bereits in Kap. 5 beschrieben, ist auch der offensive Kompensationsstil per se nichts Pathologisches, sondern ein menschliches Grundmuster und hilfreich für das Funktionieren sozialer Gruppen, sei es im familiären, schulischen oder beruflichen Kontext. Offensiver Kompensationsstil wird zum Problem, wenn er sehr ausgeprägt ist, Erleben und Verhalten der Person dominiert und nicht durch eine gesunde Selbstbezogenheit ausbalanciert wird. Anamnestische Hinweise für einen starken offensiven Kompensationsstil können sein: Psychophysische Erschöpfung, Leistungsdruck, Perfektionismus, Burnout-Syndrom, Depression, übermässige Anpassung oder Abhängigkeit in Beziehungen, Ängste, sexuelle Lustlosigkeit, Überverantwortlichkeit, Selbstaufopferung, Unfähigkeit, angemessene Grenzen zu setzen, die Meinung, immer beschäftigt sein zu müssen oder auch somatische Krankheiten (Asthma, Rücken-, Kopfschmerzen).

In der therapeutischen Beziehung sind Menschen mit hohem offensiven Kompensationsstil überangepasst, pflegeleicht, versuchen zu gefallen und ihre Therapeut:innen für sich einzunehmen, machen ihre Hausaufgaben zuverlässig und bemühen sich, das zu liefern, wovon sie denken, es werde erwartet.

Während das Ansprechen des defensiven Kompensationsstils bei Klient:innen oft Widerstand auslöst, kann der offensive Kompensationsstil meist recht problemlos thematisiert werden. Offensiver Kompensationsstil wird zwar auch als ich-nah erlebt, ist aber seltener schambesetzt und wird gesellschaftlich belohnt. Wir leben heute in einer Dienstleistungsgesellschaft: „Gute“ Arbeitnehmer:innen stellen ihre eigenen Bedürfnisse zurück und passen sich ganz an die Strukturen und Ziele ihrer Firma an. Das Burnout-Syndrom, die klassische Folge von offensivem Kompensationsstil, ist gesellschaftlich nicht nur akzeptiert, sondern nahezu ein Gütesiegel. Menschen mit Burnout-Syndrom gelten als engagiert, kreativ, voller Eigeninitiative und belastbar. Sie müssen ihre Krankheit nicht verschämt verstecken, sondern können fast ein bisschen stolz darauf sein.

Werden Klient:innen auf ihre offensiven Muster angesprochen, so stimmen sie dem meist zu: „Ja, genau, ich bin immer für andere da! Ich helfe gerne. Ich verliere mich in meiner Arbeit und spüre erst abends, wie mein Rücken schmerzt. Ich kümmere mich um die Bedürfnisse der ganzen Familie, Zeit für mich selbst kenne ich gar nicht.“ Das Erkennen und Anerkennen des eigenen offensiven Kompensationsstils ist in der Regel einfach, seine Veränderung aber oft ein steiniger Weg, dem individuelle, relationale und gesellschaftliche Hindernisse im Wege stehen.

Beginnen Menschen mit hohem offensiven Kompensationsstil, mehr auf sich selbst zu hören, ihre eigenen Wünsche und Bedürfnisse anzumelden, Nein zu sagen und Grenzen zu setzen, ist das für die Umgebung oft schwer akzeptierbar, denn es erfordert auch von dieser Seite Anpassungsprozesse. Das Unverständnis der Mitmenschen verstärkt ohnehin vorhandenes Unbehagen, wenn die eigenen Limiten bezüglich Eigeninteresse, Selbstfürsorge und Recht auf Eigenraum erhöht werden. Die Menschen erleben dann genau das, was sie durch ihr offensives Kompensationsverhalten zu vermeiden versuchten: Sie denken endlich auch einmal an sich, handeln in ihrem eigenen Interesse und das Umfeld reagiert mit Kritik, Vorwürfen oder gar Liebesentzug. Therapeut:innen können schon im Voraus auf die Wahrscheinlichkeit solcher Reaktionen hinweisen. Das erleichtert es den Klient:innen etwas, mit dem unvermeidlichen schlechten Gewissen und den Schuldgefühlen umzugehen. Menschen mit frühem offensiven Kompensationsstil werden zudem existenzielle Ängste erleben, wenn sie ihr Verhalten ändern. Denn sie haben sich bisher mit offensiven Mustern ihre Daseinsberechtigung erarbeitet.

Gerade bei der Bearbeitung des offensiven Kompensationsstils gehört es zu den Aufgaben der Therapeut:innen, die Einflüsse der Therapie auf die Lebenswelt der Klient:innen im Auge zu behalten. Der Mensch als Beziehungswesen ist eingebettet in seine Lebenswelt und abhängig von deren zwischenmenschlichen, kulturellen, religiös-spirituellen, ökologischen und ökonomischen Zusammenhängen. Die Entwicklung eines Individuums wird immer auch seine Lebenswelt verändern. Offensiver Kompensationsstil beinhaltet Anpassung an und Stabilisierung von bestehenden Zusammenhängen, während Veränderung hin zu mehr Selbstkontakt diese Strukturen temporär destabilisieren wird. Diese Destabilisierung bietet einerseits die Chance für positive Veränderungen, hat aber auch einen Preis. Eine Überbetonung der Selbstbestimmung kann zum Verlust der Solidarität führen und das Gefühl mindern, in die Lebenswelt eingebettet zu sein.

Menschen aus anderen Kulturkreisen sind zum Teil noch viel stärker und enger in diese Zusammenhänge eingebunden. Dort werden das Kollektiv und die Zurückstellung von Eigeninteressen zugunsten der Gemeinschaft deutlich höher gewertet als die Selbstverwirklichung des Individuums. Es ist Teil der Verantwortung eines Therapeuten, mögliche Destabilisierungen von partnerschaftlichen und anderen Beziehungen vorauszusehen, zu benennen und Bezugspersonen allenfalls in die Therapie einzubeziehen. Eine einseitige Ausrichtung auf die Bedürfnisse des Klienten ohne Berücksichtigung der lebensweltlichen Gegebenheiten kann diesem auf brutale Art seine Interdependenz vor Augen führen: Zerwürfnis mit Partner:innen, Kindern, Eltern, Arbeitgebern, der eigenen Kultur oder Religion können die Folge sein. Für manche Menschen ist es wichtig und richtig, solche Veränderungen für die eigene Entwicklung in Kauf zu nehmen, für andere nicht. Dieser Entscheid liegt nicht im Ermessen der Therapeut:innen.

Einige Menschen wechseln zu Beginn der Bearbeitung ihres offensiven Kompensationsstils vom „automatischen Ja“ auf Bedürfnisse und Anforderungen von Aussen zu einem „automatischen Nein“. Dies bedeutet, dass die Person ihren defensiven Kompensationsstil benutzt, um aus dem offensiven Muster herauszukommen. So sagt eine Klientin einmal: „Ich halte meinen offensiven Kompensationsstil einfach besser aus, wenn ich ab und zu eine Selbstwirksamkeitserfahrung mit meinem automatischen Nein mache.“ Damit macht die Klientin zwar äusserlich das Gegenteil von früher, ist aber innerlich weder selbstbestimmt noch wirklich mit ihren eigenen Bedürfnissen und Interessen verbunden. Statt *Self-Agency* zu entwickeln, nämlich etwas aus und für sich zu tun, richtet sich ihr Verhalten nun gegen das, was von Aussen kommt, bleibt also weiterhin reaktiv.

6.6.2 Bearbeitung von offensivem Kompensationsstil

In der Arbeit mit offensivem Kompensationsstil geht es vor allem darum, den Kontakt zum Kernselbst, zu den eigenen Bedürfnissen und Impulsen wieder aufzubauen. Menschen, die sich vor allem am Aussen orientieren, haben die Verbindung zu sich selbst oft so sehr verloren, dass sie kaum spüren können, was ihr eigenes Bedürfnis wäre. Mit ihren feinfühligen Antennen docken sie bei ihren Bezugspersonen an, kümmern sich um deren (vermeintliche) Bedürfnisse und versuchen so, ihr fehlendes Selbstgefühl zu kompensieren. Werden sie durch Erschöpfungssymptome oder weil der einseitige Vertrag nicht aufgeht, gezwungen, ihr Verhalten zu ändern, stehen sie erst einmal vor einer grossen Leere. Wer jahrzehntelang seine Fühler nach aussen gerichtet hat, ist sich der eigenen Gefühle, Bedürfnisse und Impulse nicht mehr gewahr. Jetzt beginnt die grosse Durststrecke in der Therapie des offensiven Kompensationsstils: Was bisher Orientierung geboten hat, funktioniert nicht mehr, aber ein neuer Orientierungspunkt ist noch nicht in Sicht. Dieser schwierig auszuhaltende Zustand dauert oft Monate. Es ist Aufgabe der Therapeutin, in dieser wüstenartigen Leere stellvertretend Zuversicht und Orientierung aufrechtzuhalten und den Klienten immer wieder zu ermutigen, nach innen zu horchen und in den kleinen Alltagsbegebenheiten zu spüren, was sich wie anfühlt. Mit der Zeit werden sich die eigenen Bedürfnisse, Wünsche und Impulse klarer zeigen.

Merke

Die Bearbeitung von offensivem Kompensationsstil umfasst:

- Psychoedukation
- Erkennen des eigenen offensiven Kompensationsstils als reflektorisches Muster
- Aufbau von Selbstkontakt und Erweiterung von Lebendigkeitslimiten

Psychoedukation und Selbstwahrnehmungsübungen helfen, den eigenen offensiven Kompensationsstil kennenzulernen und eigene Muster vom Schatten ins Bewusstsein zu holen. Dadurch wird die Beobachterposition gestärkt, es ergibt sich eine gewisse Distanz und die Menschen sind der Gewohnheitsmacht ihrer offensiven Muster weniger ausgeliefert. Über eine Aktualisierung gegenwärtiger oder früherer Situationen, in welchen automatisch aus dem offensiven Kompensationsstil heraus gehandelt wurde, kann der Reflex als körperlich-emotionale Erfahrung gespürt werden.

Denn dieselbe Handlung kann sowohl als offensives Muster als auch aus Mitgefühl und Liebe durchgeführt werden. Handelt jemand auf der Basis des offensiven Kompensationsstils, ist er fremd-validiert und sucht Anerkennung von aussen. Die Motivation für die Handlung liegt in der erhofften Reaktion des Gegenübers (einseitiger Vertrag). Handelt jemand auf der Basis eines guten Selbstgefühls, so ist er selbst-validiert. Er gibt und hilft aus Mitgefühl, Liebe, Verantwortungs- oder Pflichtgefühl – ohne dafür besondere Anerkennung erhalten zu müssen.

Die folgende Übung bringt Menschen in Kontakt mit dem Erleben ihres offensiven Kompensationsstils und gibt ihnen dadurch eine Referenzerfahrung (somatischer Marker), anhand derer sie im Alltag leichter erkennen können, wenn ihr reflexhaftes offensives Muster getriggert wird.

Leitfaden für Therapeut:innen

Offensiver Kompensationsstil: Identifikation von reflektorischer Reaktion und Glaubenssätzen

Der Klient wählt eine aktuelle Erfahrung, in welcher er aus dem offensiven Kompensationsstil reagierte. Die involvierte Person wird durch ein Kissen im Raum dargestellt. Der Klient vergegenwärtigt sich das Erlebnis und nimmt dabei seine Körperempfindungen, Gefühle, inneren Bilder, Gedanken und Impulse wahr.

Während er mit dem inneren Erleben verbunden bleibt (Affektbrücke), lässt er sich in der Zeit zurückgehen, bis er zu einer Situation in der Kindheit findet, in der er sich ähnlich fühlte. Das frühere Beziehungsobjekt (in der Regel Mutter, Vater oder sonst eine frühe Bezugsperson) kann durch ein zweites Kissen dargestellt werden.

Mit welchem Glaubenssatz ist das frühe Erlebnis verbunden? Typischerweise beginnen solche Sätze mit „Ich bin (nicht) …“, „Ich muss …“, „Ich sollte …“, „Ich darf nicht …“.

Was hätte das Kind damals gebraucht? Individuelle Gegenbotschaft herausarbeiten, z.B.: „Es ist völlig ok, wenn du …“.

Reorientierung im Hier und Jetzt, bevorzugt, indem der Klient mit der neuen Botschaft der Lebenslinie entlang bis in die Gegenwart geht. Sich nochmals dem Kissen zuwenden, welches die Person symbolisiert, die in die gegenwärtige Erfahrung involviert ist. Überprüfen, was jetzt anders ist.

Praxisbeispiel

Die 42-jährige Julie fühlt sich noch immer verantwortlich für die Stimmung in ihrer Herkunftsfamilie. Der Bruder sei sehr aufbrausend, die Mutter jammere viel, und sie selbst müsse alles zusammenhalten. Bei der Aktualisierung einer solchen Situation fühlt sie sich sehr angespannt, alarmbereit und die Atmung wird flach. Emotional ist sie gereizt, hat Mitleid mit der Mutter, spürt Wut gegenüber dem Bruder und schämt sich für beide. Sie möchte am liebsten flüchten, müsse aber dafür sorgen, dass alles gut gehe. Sie reist innerlich mit diesem Erleben in die Kindheit zurück und landet schliesslich bei einem schlimmen Streit der Eltern, als sie fünfjährig war. Die Mutter habe nach diesem Streit einen Zusammenbruch gehabt und sei krank geworden. Bei der Aktualisierung dieser Erinnerung spürt Julie wieder Alarmbereitschaft und Anspannung im ganzen Körper. Speziell Brust, Schultern und Arme seien erstarrt. Emotional erlebt sie Besorgnis um die Mutter, Verunsicherung, Angst, dass das Familiengefüge zerbreche und sie die Eltern verliere. Sie spürt den Impuls zu fliehen, möchte aber gleichzeitig ihren Eltern helfen. Der auftauchende Glaubenssatz lautet: „Die brauchen mich!"

In der Folge kann sie diese Symptome auch im Kontakt mit ihren Kindern und in beruflichen Situationen wahrnehmen.

In einer späteren Sitzung imaginiert sie in der Teilregression als Fünfjährige eine fürsorgliche Mutter, die für sie da ist und Julie erklärt: „Du brauchst dir um mich keine Sorgen zu machen." Sie fühlt sich erleichtert und befreit. Als sie sich vorstellt, sie gehe mit dieser Erfahrung durch ihr Leben bis in die Gegenwart, sieht sie viele Situationen mit der Mutter heller, leichter und sonniger.

Um die Erlaubnis zu Selbstkontakt und *Self-Agency* bei Menschen mit ausgeprägtem offensivem Kompensationsstil zu verstärken, haben Rosenberg und Kitaen-Morse die Agency-Mantras entwickelt (Rosenberg & Kitaen-Morse, 2011, S. 56; Rosenberg & Kitaen-Morse, 1996, S. 40).

Der Begriff Mantra bezeichnet im Sanskrit einen Vers, dessen spirituelle Kraft sich durch repetitives Zitieren manifestieren soll. Rosenberg und Kitaen-Morse verwendeten den Begriff, weil sie ihren Klient:innen empfahlen, regelmässig mit den Botschaften zu arbeiten. Die Agency-Mantras haben keine spirituelle Bedeutung. Sie beziehen sich auf destruktive Denkmuster, welche im Zusammenhang mit offensivem Kompensationsstil häufig auftreten. Durch repetitives Zitieren und gleichzeitiges Spüren des *felt sense* kann sich mit der Zeit die Kraft dieser Mantras im Inneren eines Menschen entfalten, selbst wenn er noch nicht an sie glauben kann.

Merke

Agency-Mantras

- Ich bin nicht schlecht/böse. Ich habe nichts falsch gemacht.
- Ich bin nicht schlecht, auch wenn ich meiner Mutter (Vater, Bruder, Schwester usw.) nicht helfen konnte. Und ich bin nicht schlecht, auch wenn ich nicht bewirken kann, dass es XY besser geht.
- Ich bin nicht egoistisch, wenn ich an mich selbst denke oder in meinem eigenen Interesse handle. Damit sorge ich gut für mich selbst.
- Ich habe ein Recht auf meinen Körper, auf meinen eigenen Raum. Ich habe ein Recht auf meine Bedürfnisse, Wünsche und Träume und ich habe ein Recht darauf, diese zum Ausdruck zu bringen oder für mich zu behalten.
- Ich habe ein Recht, mich gut zu fühlen, auch dann, wenn es XY nicht gut geht. Wenn ich mich gut fühle, nehme ich niemandem etwas weg. (Ich bin deswegen weder eingebildet noch narzisstisch.)
- Ich habe weder die Macht noch die Kontrolle über das Leben anderer, noch bin ich verantwortlich für das Wohlergehen anderer. Ich kann niemanden stabilisieren oder heilen. Mir wurde beigebracht, dass ich diese Kräfte hätte. Doch das ist eine Lüge, an die ich nicht mehr zu glauben brauche.

- Wenn ich Verantwortung für das Wohlergehen anderer übernehme und ihre Gefühle verändern will, dann ist das ein Übergriff, eine Anmassung und eine Invalidisierung des anderen. Statt mein Gegenüber zu stärken, schwäche ich es.
- Ich habe ein Recht auf meine eigene Seele, meine eigene Bestimmung und meine eigene persönliche Beziehung zu Gott, selbst wenn andere nicht zustimmen.
- Ich habe ein Recht zu existieren. Ich habe ein Recht zu sein, wer ich bin und wie ich bin.
- Ich verlasse mich nicht selbst, in dem Moment, wo ich meine Unterstützung am meisten brauche.
- Dies ist keine Krise. Nur mein altes Muster lässt mich das glauben. Muster sind Gewohnheiten, die ich nicht fortzusetzen brauche.
- Mich selbst und meine Bedürfnisse in Beziehungen zu spüren und ernst zu nehmen ist nicht das Ende von Beziehung und Zugehörigkeit. Ganz im Gegenteil: Es ist der Beginn von tiefer Verbundenheit und Liebe!

Praxisbeispiel

Verbindung von Körperarbeit mit Agency-Mantras

Die 31-jährige Steffie, eine Patientin mit einer Angststörung, hat mit 15 Jahren ihren Vater bei einem Flugzeugunglück verloren. Seither kümmert sie sich um die alkoholkranke Mutter und den drogenabhängigen Bruder. Sie kennt ihren offensiven Kompensationsstil schon gut und beschreibt ihn als Tintenfisch, dessen Arme weit in die Welt hinausreichen und alle leidenden und bedürftigen Menschen ihres Umfelds versorgen. In dieser Sitzung stellt Steffie ihren Kompensationsstil mit einer Skulptur dar: Sie steht im Ausfallschritt, die Augen weit offen, Arme ausgestreckt, der Schwerpunkt ist nach vorne verlagert und sie sagt dazu: „Ich bin doch da, du musst dir keine Sorgen machen!“ Dabei ist sie angespannt, atmet kaum und fühlt sich ängstlich-besorgt. Auf die Frage, wie eine Skulptur ihres Wunschzustandes aussehen könnte, stellt sie sich aufrecht hin, richtet ihren Blick in die Weite, legt eine Hand auf ihr Herz und hält die andere mit der Handfläche nach oben vor sich hin. Der entsprechend Satz ist: „Ich bin bei mir und im Kontakt mit anderen.“ Die Therapeutin bittet sie, nach dreimal zehn sympathikotonen Atemzügen nochmals in die erste Skulptur zu gehen und diese bewusst zu spüren zu. Währenddessen liest sie ihr die Agency-Mantras vor, woraus die Klientin jenes auswählen soll, dass ihr am ehesten erlaubt, in die Skulptur vom Selbstkontakt zu gehen. Sie wählt den Satz: „Ich habe ein Recht, mich gut zu fühlen, auch wenn es meiner Mutter nicht gut geht. Indem ich mich gut fühle, nehme ich ihr nichts weg.“ Die Therapeutin bittet sie, innerlich mit dem Satz verbunden zu bleiben, nochmals zehn volle Atemzüge zu nehmen und wahrzunehmen, wo in ihrem Körper sie den Impuls spürt, ihre Haltung zu verändern. Steffie nimmt diesen Impuls zwischen den Schulterblättern wahr. Sie lässt ihn sich spüren und gibt ihm Raum, bis die Bewegung wie von selbst beginnt und sie in die neue Skulptur führt. Die Therapeutin lässt ihr viel Zeit, in der neuen Skulptur anzukommen und das dazugehörige Erleben zu spüren.

Die Arbeit mit Agency-Mantras und Gute-Eltern-Botschaften hilft, den Selbstkontakt zu verstärken und Lebendigkeitslimiten zu erhöhen. Im Grunde geht es bei der Therapie des offensiven Kompensationsstils um Heilung des Selbst durch Selbstkontakt. Das braucht Förderung von Gewahrsein, Aufbau eines Gefühls für Eigenraum und Selbstgrenzen, Erdung, Zentrierung, Selbstmitgefühl und die Integration von Botschaften respektive Erfahrungen, welche verletzte jüngere Selbstanteile nähren.

6.7 Schritte aus der Fragmentierung

Mark Froesch-Baumann, Eva Kaul

Die Schritte aus der Fragmentierung sind wohl das wichtigste Werkzeug, welches Rosenberg entwickelt hat (Rosenberg & Kitaen-Morse, 2011). Sie helfen, bei Fragmentierung rasch wieder ins Hier und Jetzt zurückzufinden, den Auslöser sowie die reaktivierte Wunde aus dem Herkunftsszenario aufzuspüren und über Gute-Eltern-Botschaften den verletzten Persönlichkeitsanteil zu nähren. Eine fruchtbare Arbeit an der Fragmentierung bedingt, dass man dafür genügend Zeit aufwendet und ein Tagebuch benutzt. Rasch aus der Fragmentierung herauskommen und wieder präsent zu sein, ist bereits ein Fortschritt, die systematisch angewendete Defragmentierung kann jedoch darüber hinaus noch viel mehr leisten!

Wenn die Schritte aus der Szenario-Fragmentierung nicht oder ungenügend helfen, liegt dem möglicherweise eine Kompensationsstil-Thematik zugrunde, welche zusätzlich bearbeitet werden muss. Die ausführliche Anleitung der Schritte aus der Fragmentierung, so wie sie auch Klient:innen abgegeben werden kann, findet sich in den Online-Unterlagen zu diesem Kapitel. Wir geben hier einen kurzen Überblick über die einzelnen Schritte.

6.7.1 Schritte aus der Szenario-Fragmentierung

Schritt 1: Identifikation der individuellen Fragmentierungszeichen: Aktuelle Körperempfindungen, Emotionen, Gedanken, innere Bilder und Impulse wahrnehmen.

Schritt 2: Hoffnung wieder installieren: Folgenden Satz sprechen oder schreiben: „Ich bin fragmentiert, ich bin auch schon fragmentiert gewesen. Ich bin bisher immer daraus herausgekommen. Ich werde auch diesmal herauskommen!“

Schritt 3: Grenze/Eigenraum wieder installieren: mit Schnur oder Kreide den Eigenraum markieren.

Schritt 4: Präsenzübung: über Sinneswahrnehmungen zurück ins Hier und Jetzt kommen.

Schritt 5: Überprüfen der Fragmentierungszeichen: Aktuelle Körperempfindungen, Emotionen, Gedanken, innere Bilder und Impulse wahrnehmen und sie mit dem anfänglichen Erleben vergleichen.

Schritt 6: Fragmentierungsauslöser finden: Oft braucht es zwei oder drei Ereignisse, um vollständig zu fragmentieren. In der Zeit zurückgehen, um diese auslösenden Ereignisse zu finden.

Schritt 7: Parallele zum Herkunftsszenario erkennen: Wie passen die Fragmentierungsauslöser zum eigenen Herkunftsszenario? Inwiefern handelt es sich um eine Wiederholung einer alten Verletzung?

Schritt 8: Gute-Eltern-Botschaft finden und sich selbst geben: Gute-Eltern-Botschaften laut lesen oder aufschreiben. Welche tut besonders gut? Welche Gute-Eltern-Botschaft hätte das Kind damals gebraucht? Welche braucht der Erwachsene in der jetzigen Situation?

Gute-Eltern-Botschaft verankern, z. B.:

- Botschaft in die 1. Person Singular setzen: „Ich liebe mich“ etc.
- Erwachsenes Selbst gibt die Botschaft dem inneren Kind.
- Idealen Elternteil oder anderes hilfreiches Wesen imaginieren, welches dem verletzten Teil die Botschaft gibt.

Schritt 9: Überprüfen der Fragmentierungszeichen: aktuelle Körperempfindungen, Emotionen, Gedanken, innere Bilder und Impulse wahrnehmen und sie mit dem anfänglichen Erleben vergleichen.

Praxisbeispiel

Die 38-jährige Monica erscheint völlig aufgelöst in der Therapiestunde und bricht gleich in Tränen aus. Sie meint, sie wäre heute wohl besser gar nicht gekommen, denn sie sei nicht „arbeitsfähig“. Die Therapeutin vermutet eine Fragmentierung und geht mit der Klientin die Schritte aus der Szenario-Fragmentierung durch:

Fragmentierungssymptome: Körperempfindungen: Klumpen im Bauch, inneres Zittern. Gefühle: Verzweiflung, „Weltuntergangsstimmung", Verlassenheit. Gedanken: „Ich genüge nicht. Ich bin wertlos."

Nach Schritt 2–4 ist Monica wieder deutlich präsenter und kann kohärent die Fragmentierungsauslöser erzählen: Sie unterrichtete am Morgen zum ersten Mal in der neuen Klasse Turnen und war mit der Lektion nicht zufrieden. Sie habe ihren hohen Anforderungen an sich selbst nicht genügt. Zudem habe sie gerade eine starke Monatsblutung, weshalb sie sich dünnhäutig und wenig belastbar fühle. Als sie nach Hause gekommen sei, hätten ihr Mann und die Kinder schon ohne sie zu Mittag gegessen. Sie habe sich über ihren Mann geärgert, weil dieser ihr Bedürfnis nach gemeinsamen Mahlzeiten nicht ernst genommen habe.

Als Parallele zum Herkunftsszenario beschreibt Monica den Grundsatz ihrer Familie: „Nur wer etwas leistet, ist etwas wert." Sie habe etwas leisten müssen, um überhaupt wahrgenommen zu werden. Sie selbst und ihre Bedürfnisse seien nicht ernst genommen worden. Sie habe sich nicht wichtig gefühlt.

Beim Vorlesen der Gute-Eltern-Botschaften durch die Therapeutin spürt die Klientin am meisten Resonanz mit den Botschaften: „Ich liebe dich. Du musst nicht mehr allein sein."

Nach dem Spüren der Botschaften fühlt sich die Klientin beruhigt und geerdet. Sie stellt sich und ihre Leistung nicht mehr in Frage, ihr Selbstwertgefühl sei wieder „intakt".

6.7.2 Schritte aus der Fragmentierung bei Kompensationsstil-Thematik

Stehen bei einer Fragmentierung Symptome des defensiven Kompensationsstils im Vordergrund, greifen die Schritte aus der Szenario-Fragmentierung oft nur ungenügend. In einer solchen Situation ist es wichtig zu erkennen und zu benennen, welches Merkmal des defensiven Kompensationsstils aktiviert ist. Um letzteren etwas zu relativieren, helfen Humor und Mitgefühl. Die Klient:innen können zu sich selbst z. B. sagen: „Das ist keine Krise! Das ist nur mein Schutzmuster, das wieder einmal aktiviert ist." Mitfühlend können sie anerkennen, dass dieses Muster in der Kindheit eine wichtige Aufgabe hatte und in ihrer Vorstellung das Kind von damals liebevoll in den Arm nehmen, trösten und seine Verletzung anerkennen. Wenn sie den Schutzaspekt gewürdigt haben, können sie sich eher eingestehen, dass das Muster sich heute destruktiv auf ihre Beziehungen auswirkt – auf die Beziehung zu sich selbst und zu anderen. Sie können sich vergegenwärtigen, dass sie heute eine Wahl haben und sich wirksamer schützen können. Der Schritt aus dem alten Schutzmuster in eine Kernselbst-bezogene Verbindung mit anderen Menschen braucht Mut, besonders, wenn Klient:innen durch ihr Verhalten jemand anderen verletzt haben. Dafür Verantwortung zu übernehmen und sich zu entschuldigen ist erst möglich, wenn sie aus der Fragmentierung wieder in den Selbstkontakt gefunden haben.

Auch eine Fragmentierung in Zusammenhang mit dem offensiven Kompensationsstil ist nach den Schritten aus der Szenario-Fragmentierung manchmal nicht behoben. Es lohnt sich in einem solchen Fall, den Auslöser zu identifizieren: Wurde ein einseitiger Beziehungsvertrag nicht erfüllt? Konnte man jemandem nicht helfen? Hat man versucht, sein Wohlbefinden von aussen zu erreichen und es klappte nicht? Hat man ein schlechtes Gewissen, weil man nicht gemäss dem Muster des offensiven Kompensationsstils gehandelt hat? Das laute Lesen oder Aufschreiben der Agency-Mantras kann helfen, sich wieder mit dem Kernselbst zu verbinden, ebenso, eine Handlung auszuführen, die klar dem eigenen Willen oder Bedürfnis entspringt und dem eigenen Interesse oder Wohlbefinden dient.

6.7.3 Schritte aus der Fragmentierung bei Dekompensation der strukturellen Fragmentierung

Bei Menschen mit geringem Strukturniveau sind die Möglichkeiten zu Selbstregulation und Selbstfürsorge in der Fragmentierung häufig so stark eingeschränkt, dass die klassischen Defragmentierungsschritte nicht durchgeführt werden können, insbesondere nicht ohne ein Gegenüber, das anleitet und unterstützt. Die Schritte aus der Fragmentierung müssen daher individuell und kreativ an die Möglichkeiten der Person angepasst werden. Voraussetzung dafür ist, dass die Therapeutin die Bedeutung der einzelnen Schritte der klassischen Defragmentierung verstanden hat. Dann kann sie helfen, niederschwellige Alternativen mit möglichst der gleichen Funktion zu finden. Ziel der Defragmentierung ist bei diesen Menschen in der Regel, wieder eine funktionsfähige Kompensation zu etablieren, da Kernselbst- und Selbstkontakt realistischerweise im Alltag nicht aufrechterhalten werden können.

Bei strukturschwachen Personen wird das Fragmentierungskonzept psychoedukativ in nicht fragmentiertem Zustand eingeführt. Dabei können miteinander individuelle Fragmentierungszeichen, hilfreiche Präsenzübungen und selbstfürsorgliche Handlungen zusammengetragen und ein individueller Notfallplan erarbeitet werden. Eine ausführliche Anleitung findet sich in den Online-Unterlagen zu diesem Kapitel.

7 Neurobiologie der Stressregulation

Eva Kaul, Markus Fischer

Die heutigen neurobiologischen Kenntnisse zur Stressregulation haben Eingang in ganz verschiedene psychotherapeutische Konzepte und Behandlungsmethoden gefunden. Sie liefern auch eine wissenschaftliche Grundlage für das psychotherapeutische Arbeiten mit offenen Gestalten. Denn eine offene Gestalt (*unfinished business*) kann auch als unvollständige Stressreaktion verstanden werden. Physiologie und Pathologie der Stressregulation haben unser Verständnis für die Entstehung von offenen Gestalten vertieft. Auf der Basis heutiger wissenschaftlicher Befunde lassen sich die psychotherapeutischen Konzepte zur Bearbeitung offener Gestalten differenzierter anwenden.

Dieses Kapitel befasst sich mit den neurobiologischen Grundlagenerkenntnissen, welche für das Arbeiten mit offenen Gestalten relevant sind und stellt die sich daraus ableitenden Therapiestrategien der Integrativen Körperpsychotherapie IBP vor.

7.1 Reiz- und Stressregulation

Eva Kaul, Markus Fischer

Jeder Organismus ist ein offenes, dynamisches System, welches in dauernder Interaktion mit seiner Lebenswelt steht. Dabei wird er einer Vielzahl von äusseren und inneren Reizen ausgesetzt. Die Reize stören sein Gleichgewicht (Perturbation; Maturana & Varela, 1984) und erfordern eine Anpassungsleistung. Deren Ziel ist letztlich das Überleben des Organismus und seiner Art. Diese Anpassung, die Aufrechterhaltung des inneren Milieus durch selbstregulatorische Prozesse, wird in der Biologie als Homöostase bezeichnet. Weil der Organismus, solange er lebt, immer Reize zu regulieren hat, ist Homöostase ein nie endender Prozess, der sich einem Gleichgewicht zwar annähert, dieses aber nie als stabilen Zustand erreicht.

Perls versteht Homöostase auf der Basis des Figur-Grund-Konzepts: Ein Bedürfnis hebt sich als Figur (offene Gestalt) vom Grund ab. Wird es befriedigt, tritt die Figur wieder in den Hintergrund, die Gestalt wird geschlossen. Homöostase bezeichnet in der Gestalttherapie also den „Prozess, in dessen Verlauf der Organismus in einem ständigen Wechsel von Gleichgewicht und Ungleichgewicht seine Bedürfnisse befriedigt“ (Quitmann, 1996).

Wir definieren Homöostase als Fliessgleichgewicht. Bezogen auf die Stressregulation verstehen wir unter Homöostase jene Bandbreite der Reizregulation, welche in der körperlichen Dimension gekennzeichnet ist durch Eutonie (ausgewogene Spannung der Körpergewebe), emotional durch Gelassenheit, Ruhe, Sicherheit und Entspannung sowie kognitiv durch geistige Präsenz und Klarheit im Denken. Denn die Mehrzahl der alltäglich auftretenden Reize wird von unserem Organismus rasch, effizient, unterhalb der Bewusstseinsschwelle und innerhalb der Bandbreite der Homöostase reguliert.

Diese regulatorischen Prozesse des Organismus bezeichnen wir als Reizregulation.

Muss der Organismus zur Reizbewältigung den Bereich der Homöostase verlassen, sprechen wir von Stressregulation. Die biologische Stressreaktion ist ein evolutionär bewährtes, sinnvolles Instrument zur Bewältigung von Herausforderungen. Ist sie erfolgreich, kann der Organismus in das Fliessgleichgewicht der Homöostase zurückkehren.

Als Stress bezeichnen wir umgangssprachlich unangenehmes Erleben von körperlicher, emotionaler und oder geistiger Anspannung. Angenehme oder gar lustvolle Anspannung empfinden wir subjektiv nicht als Stress. Wissenschaftlich wird Stress breiter definiert, nämlich als Aktivierung des autonomen Nervensystems über die Bandbreite der Homöostase hinaus. Dabei ist es unerheblich, ob diese Aktivierung subjektiv als angenehm (Eustress) oder unangenehm (Dysstress) empfunden wird. Die Aktivierung des autonomen Nervensystems geschieht unabhängig davon, ob der betroffenen Person der stressauslösende Reiz bewusst ist oder nicht (Fischer, 2008).

Früher hat man sich die Reizregulation als linearen Prozess vorgestellt (Abbildung 7-1). Heute wissen wir, dass das Nervensystem nicht linear, sondern zirkulär organisiert ist. Jede Reaktion verändert die Empfindung (Perzeption), ist somit wieder Reiz eines neuen Zyklus und modifiziert die Antwort (Abbildung 7-2). Nur über diese komplexen Feedbackschlaufen kann die äusserst differenzierte Selbstregulation des Organismus gewährleistet werden (Juhan, 2003).

Aus didaktischen Gründen kann der Reiz-Regulations-Zyklus in verschiedene Abschnitte unterteilt werden. Weil die beteiligten Strukturen über Feedbackschlaufen miteinander vernetzt sind, sind sie jedoch oft gleichzeitig aktiviert. Man sollte sich also den Prozess der Reizregulation nicht als ein Schritt-für-Schritt-Geschehen vorstellen, sondern eher als Aktivierung eines komplexen Netzwerkes, dessen Komponenten in dauernder Wechselwirkung miteinander stehen.

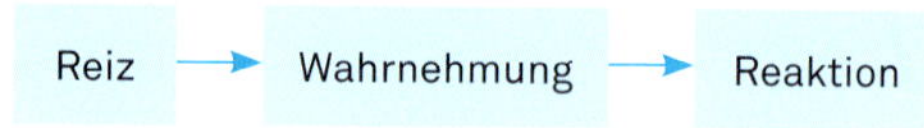

Abbildung 7-1: Reizregulation als linearer Prozess.

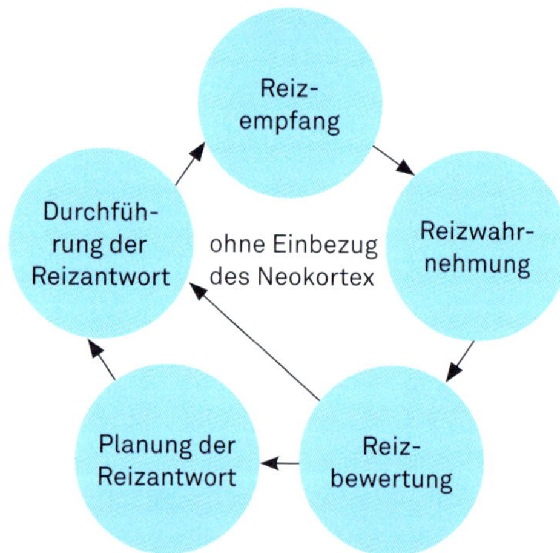

Abbildung 7-2: Reizregulation als zirkulärer Prozess.

In der Folge beschäftigen wir uns mit dem Stress-Regulations-Zyklus. Zum besseren Verständnis der vollständigen (geschlossene Gestalt) und der unvollständigen Stressregulation (offene Gestalt), ist ein Blick auf die Neurobiologie der Stressregulation und die Erinnerungsbildung nötig.

7.1.1 Neurobiologie der Stressregulation

Abbildung 7-3 zeigt schematisch die am Stress-Regulations-Zyklus beteiligten anatomischen Strukturen des Nervensystems. Der Zyklus beginnt in der Abbildung unten links mit dem Reizempfang (Reizrezeption). Äussere Reize werden über die Rezeptoren von Auge, Ohr, Nase, Haut und Mundschleimhaut (Exterozeptoren) aufgenommen. Reize aus dem Körperinneren stimulieren die sogenannten Intero- und Propriozeptoren. Alle Rezeptoren wandeln das empfangene Reizsignal in ein elektrisches Signal um, welches über afferente Nervenfasern zum Thalamus fortgeleitet wird.

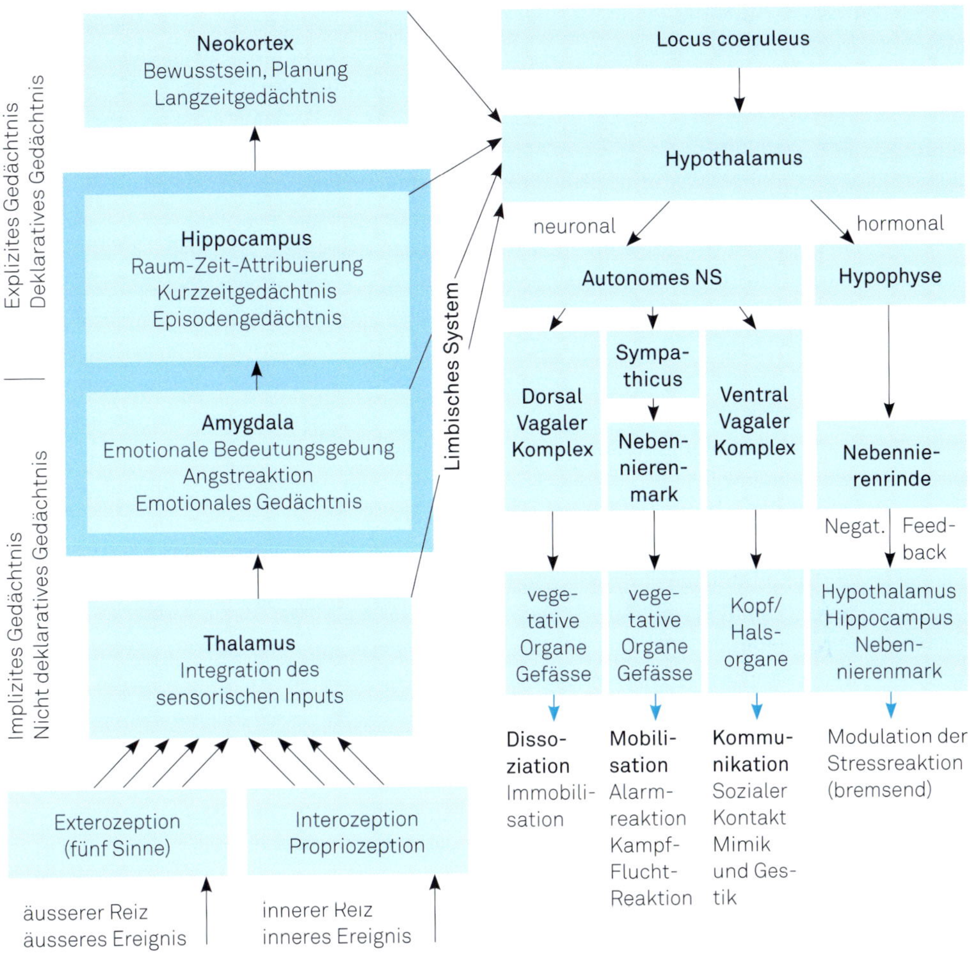

Abbildung 7-3: Neurobiologie der Reizregulation.

Der Thalamus ist eine aus mehreren Kerngebieten bestehende Struktur im Zwischenhirn und zentrale Sammelstelle für alle sensorischen Informationen. Wie auf einer Landkarte sind im Thalamus alle Körperteile in einer bestimmten Zone repräsentiert. Sensorische Informationen können damit nach Herkunftsort geordnet werden. Möglicherweise ist der Thalamus auch Teil des sogenannten sensorischen Gedächtnisses. Dieses hat eine Speicherzeit von wenigen Millisekunden; gerade so lange, wie das Gehirn braucht, um zwischen wichtigen, an höhere Strukturen weiterzuleitenden und unwichtigen sensorischen Informationen zu unterscheiden.

Vom Thalamus werden die Sinnesinformationen an die Amygdala (Mandelkern) weitergeleitet. Diese bewertet die empfangenen Signale hinsichtlich deren emotionalen Bedeutung nach Kriterien wie angenehm/unangenehm, wichtig/unwichtig, sicher/bedrohlich, bekannt/neu, attraktiv/unattraktiv. Dieser Bewertungsprozess findet auf der Basis persönlicher Vorerfahrungen statt, indem das Gehirn das aktuelle Ereignis mit früheren, ähnlichen Erfahrungen vergleicht. Das Nervensystem bewertet und reagiert damit zwar reizbezogen, aber Wirkung und Reaktion werden nicht vom Reiz, sondern durch Struktur und Zustand des dem Reiz ausgesetzten Organismus bestimmt. Maturana spricht von struktur-determinierter Veränderung biologischer Systeme (Maturana & Varela, 1984).

Die Amygdala kann direkt, ohne Abgleichung mit dem Neokortex, eine Reizantwort auslösen. Dieser verkürzte Weg ermöglicht eine sehr rasche Reaktion, bevor uns der auslösende Reiz überhaupt bewusst ist. Das kann manchmal überlebenswichtig sein. Der langsamere, aber genauere Weg bezieht den Neokortex mit ein (Ledoux, 2004).

Von der Amygdala wird die mit einer emotionalen Bedeutung versehene Information unter anderem zum Hippocampus weitergeleitet. Diese Struktur verknüpft die Erfahrung mit einer zeitlichen und örtlichen Kodierung. Damit sind auf der Stufe des Hippocampus erstmals alle notwendigen Koordinaten vorhanden, um eine Situation ganzheitlich zu erfassen: Somatische Empfindung, emotionale Tönung und Einordnung in Raum und Zeit (Fischer, 2008).

Der Neokortex ermöglicht eine differenziertere Reizantwort als der zwar sehr rasche, aber ungenaue Weg direkt über die Amygdala: Im Grosshirn wird die Situation analysiert, mögliche Reizantworten werden als fiktive Probehandlung durchgespielt und auf Konsequenzen, Erfolgschancen, Aufwand und Risiken geprüft. Fällt die Beurteilung der Probehandlung positiv aus, wird sie durchgeführt. Ergibt die Bewertung der Probehandlung zu geringe Erfolgschancen, zu viel Aufwand oder zu grosse Risiken, werden hemmende Bahnen zu Amygdala und Hypothalamus aktiviert. Auch dieser Beurteilungsprozess verläuft höchst individuell, weil er abhängig vom Vergleich mit gespeicherten Vorerfahrungen ist.

Die Durchführung der Reizantwort, die Reizreaktion, ist auf der rechten Seite in Abbildung 7-3 dargestellt. Sie kann direkt über die Amygdala oder unter Einbezug des Neokortex ausgelöst werden. Jede Stufe der afferenten Seite (Thalamus – Amygdala – Hippocampus – Neokortex) hat direkte Verbindungen zur efferenten Seite (Locus coeruleus – Hypothalamus – autonomes Nervensystem – Hypophyse). Im Interesse der Übersichtlichkeit sind nur diejenigen Verbindungen eingezeichnet, welche zum Hypothalamus führen. Der Hypothalamus ist das Zentrum für die Steuerung der Reizantwort. Seiner zentralen Funktion entsprechend wird er englisch auch als *Brain of the Brain* bezeichnet. Der Hypothalamus steuert über multiple Regelkreise das gesamte autonome Nervensystem. Er sorgt dafür, dass ganz verschiedene Körperfunktionen wie Temperatur, Salzhaushalt, Säure-Basen-Haushalt, Blutdruck, Durchblutung, Atmung, Schlaf-Wach-Rhythmus und Essverhalten konstant gehalten werden (Fischer, 2008).

Über den Hypothalamus werden hormonal und neuronal die Zielorgane der Stressreaktion aktiviert. Der hormonale Weg führt über die sogenannte Stressachse zur Ausschüttung von adrenocorticotropem Hormon (ACTH) in der Hypophyse und Kortisol in der Nebennierenrinde. Der neuronale Weg aktiviert über elektrische Impulse das autonome Nervensystem, welches in der Graphik entsprechend der polyvagalen Theorie von Porges mit drei Anteilen eingezeichnet ist (Porges, 1995). Ausführungsorgane der Stressreaktion sind hauptsächlich Herzkreislaufsystem, Lungen und Skelettmuskulatur. Die steuernden Instanzen in End-, Mittel- und Zwischenhirn werden über Rückkoppelungsmechanismen permanent über den Erfolg der Reizbewältigung orientiert und können so korrigierend eingreifen. Bei erfolgreicher Reizbewältigung wird die Stressreaktion beendet.

7.1.2 Erinnerungsbildung

Erinnerungen werden in mehreren am Stressregulationszyklus beteiligten Strukturen gebildet und gespeichert. Eine erste Erinnerungsbildung erfolgt in der Amygdala, wo die sensorische Erfahrung mit einer emotionalen Bedeutung versehen und als sensorisch-emotionale Erinnerung gespeichert wird. Erinnerungen auf dieser Stufe sind uns im Alltag in der Regel nicht bewusst und nicht mit einem inhaltlichen, zeitlichen und örtlichen Kontext verknüpft. Sie können aber durch innere oder äussere Reize plötzlich aktiviert werden. Weil sie nicht mit höheren Erinnerungsstufen verbunden sind, werden sie als zusammenhanglos erlebt. Ein typisches Beispiel dafür ist ein Duft, der uns vertraut vorkommt. Wir sind uns ganz sicher, diesen Duft gut zu kennen, verbinden ihn auch mit einem bestimmten Gefühl, können uns aber nicht erinnern, wann und in welchem Zusammenhang wir ihn gerochen haben. Erinnerungen, welche nur Empfindungen und/oder Gefühle beinhalten, werden als implizite oder nicht-deklarative Erinnerungen bezeichnet (Levine, 2016; Ledoux, 2004).

Im Hippocampus wird eine Erinnerung zeitlich und örtlich kodiert. Sie kann ab dieser Erinnerungsstufe erstmals subjektiv als vergangen erlebt werden. Im Kortex wird die sensorisch-emotionale Erfahrung mit einer Geschichte verknüpft. Die Geschichte erzählt, was wann und wo wie erlebt wurde. Dieses Narrativ wird wie ein Film im Hippocampus abgespeichert, detailreich und realitätsnah. Damit ist die Erinnerung auf dieser Stufe sehr zuverlässig. Der relativ kleine Hippocampus hat aber nur eine sehr begrenzte Speicherkapazität. Er muss daher selektiv speichern und immer wieder Erinnerungen löschen. Im Hippocampus werden vor allem zeitlich kurz zurückliegende, emotional stark besetzte und für das Überleben wichtige Erinnerungen gespeichert. Die anderen Erinnerungen werden ins Langzeitgedächtnis verschoben und im Hippocampus gelöscht (Fischer, 2008).

Für die Speicherung im Langzeitgedächtnis des Neokortex wird eine Erinnerung in ihre Einzelteile zerlegt. Im Gegensatz zum Hippocampus ist die Grosshirnrinde nicht imstande, Erinnerungen als separate unveränderliche Einheit abzuspeichern. Die Erfahrung wird in einzelne Qualitäten aufgegliedert und ähnliche Qualitäten verschiedener Erfahrungen werden als mentale Schemata nahe beieinander abgelegt (van der Kolk et al., 2000). Man kann sich vorstellen, dass das Gehirn die verschiedenen Elemente einer Erfahrung in verschiedenen Schubladen lagert. Bei einer späteren Rückerinnerung müssen die einzelnen Elemente aus ihrer Schublade hervorgeholt und in einem aktiven rekonstruktiven Prozess wieder miteinander zu einer ganzheitlichen Erfahrung verknüpft werden. Die Rekonstruktion von Langzeiterinnerungen ist eine erstaunliche Leistung des Gehirns. Allerdings ist sie auch fehleranfällig. Manchmal wird etwas aus der falschen Schublade hinzugefügt, dann ändert sich die Geschichte. Wird das falsche Element aus der richtigen Schublade genommen, so erinnern wir die richtige Geschichte vielleicht mit der falschen Person, dem falschen Ort oder dem falschen Gegenstand. Welche Elemente zu einer Geschichte rekonstruiert werden, ist auch vom emotionalen Zustand der Person beim Abruf der Erinnerung abhängig. Unser Gehirn kann „falsch zusammengesetzte" Erinnerungen nicht erkennen. Deshalb sind Langzeiterinnerungen bezüglich ihrer Präzision und Vollständigkeit unzuverlässiger und anfällig für Verzerrungen (Fischer, 2008).

Eine sehr starke Aktivierung des Stress-Regulations-Zyklus beeinträchtigt die Erinnerungsbildung durch Hemmung der Hippocampusfunktion (Ledoux, 2004). Erinnerungen werden dann nicht als integrierte Erfahrung mit sensorischer, emotionaler, zeitlicher und örtlicher Dimension abgespeichert, sondern als zusammenhangslose sensorische oder emotionale Fragmente. Solche Erinnerungsfragmente entstehen typischerweise durch traumatische Ereignisse. Sie können als intrusive Symptome, beispielsweise Flashbacks, wieder auftauchen. Flashbacks werden nicht als vergangen, sondern als gegenwärtig wahrgenommen, weil der Erinnerungsinhalt nicht zeitlich und örtlich kodiert abgelegt worden ist. Es handelt sich bei Flashbacks also um ein Wiedererleben und nicht ein Erinnern einer Situation.

7.1.3 Die Rolle des autonomen Nervensystems in der Stressbewältigung

Eva Kaul, Markus Fischer

Das autonome oder vegetative Nervensystem ist für die Steuerung der inneren Organe und die Aufrechterhaltung des inneren Milieus zuständig. Der Begriff autonom bezieht sich auf die Unabhängigkeit dieses Nervensystems von unserem Willen. Innerhalb des zentralen Nervensystems ist das vegetative Nervensystem aber vielfältigen Steuerungs- und Rückkoppelungseinflüssen ausgesetzt und funktioniert keineswegs autonom.

Aus der Perspektive des autonomen Nervensystems lässt sich der oben beschriebene Stress-Regulations-Zyklus als Aktivierungs-Deaktivierungs-Kurve darstellen (Abbildung 7-4). In der Aktivierungsphase mobilisiert der Organismus Energie, um den Reiz ökonomisch und erfolgreich zu bewältigen. Die Mobilisierung von Energie zur Stressbewältigung ist an Zeichen sympathikotoner Aktivierung subjektiv und objektiv feststellbar. Dazu zählen Erhöhung von Puls, Blutdruck und Atemfrequenz, erhöhter Muskeltonus, Erweiterung der Pupillen, Verringerung der Aktivität des Magendarmtrakts, Hautrötung, -erblassung etc. Um das physiologische Gleichgewicht der Homöostase wieder zu erreichen, wird in jeder Stresssituation auch der Parasympathikus aktiviert. Er bereitet die nachfolgende Erholungs- und Integrationsphase vor. Die Steigerung der Magendarmtätigkeit durch den Parasympathikus erklärt den Harn- und Stuhldrang nach einer Stressreaktion („Ich habe mir vor Angst in die Hose gemacht.“). Muskelschwäche oder das Gefühl, in Ohnmacht zu fallen sind durch das Nachlassen der Muskelspannung beim Rückgang des Sympathikotonus bedingt (Hagena & Gebauer, 2014).

Durch die Stressbewältigung wird die mobilisierte Energie verbraucht (Deaktivierung) und der Organismus kommt wieder in den Bereich der Homöostase. Wird im Rahmen der Reizbewältigung nicht die gesamte Energie verbraucht, kann die vollständige Deaktivierung auch erst nachher erfolgen, z.B. durch Zittern oder Vibrieren der Muskulatur.

Das Spektrum der Menschen zur Verfügung stehenden Verhaltensweisen zur Stressbewältigung ist vielfältig und aufgrund der gespeicherten Vorerfahrungen höchst individuell. Trotzdem lassen sich drei grundlegende Reaktionsweisen identifizieren, welche bei allen

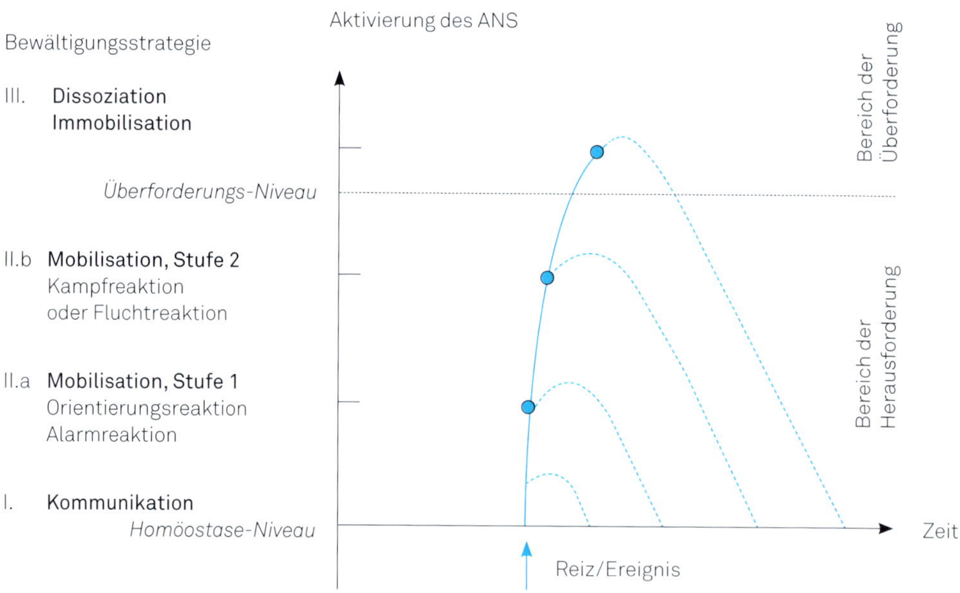

Abbildung 7-4: Der Aktivierungs-Deaktivierungs-Zyklus und die drei Reizregulationsmodi des autonomen Nervensystems: Aktivierung auf die verschiedenen Aktivierungs-Niveaus (ausgezogene Linie) und Deaktivierung (gestrichelte Linien).

Säugetieren vorkommen: Kommunikation, Mobilisation und Dissoziation/Immobilisation. Bevor wir auf diese drei Modi der Stressregulation eingehen, ist eine kurze Darstellung und Reflexion der Polyvagaltheorie von Porges notwendig.

7.1.4 Polyvagaltheorie

Porges postuliert aufgrund anatomischer und physiologischer Unterschiede ein dreiteiliges autonomes Nervensystem (Porges, 2010). Er unterteilt das parasympathische System in einen dorsal vagalen und ein ventral vagalen Komplex (Tabelle 7-1).

Auslöser zur Entwicklung der Polyvagaltheorie war das sogenannte Vagusparadox (Porges, 2010): Einerseits führt ein zu hoher Vagotonus bei Säuglingen zu einem potenziell tödlichen Abfall der Herzfrequenz, andererseits steuert der N. vagus über seine inhibitorische Wirkung auf die Herzfrequenz die respiratorische Sinusarrhythmie oder Herzratenvariabilität (HRV), die atemsynchronen Veränderungen des Abstandes zwischen zwei Herzschlägen. Eine grosse Herzratenvariabilität entspricht einem hohen Vagotonus und ist ein Mass für die Stressresilienz des Organismus. Wie kann hoher Vagotonus sowohl gesundheitsfördernd als auch schädlich sein? Porges postuliert zur Erklärung des Vagusparadox zwei anatomisch und funktional unterschiedliche Vagusäste: Der dorsale Vagus, im Nucleus dorsalis N. vagi entspringend, steuert über langsam leitende, unmyelinisierte Fasern den Grundrhythmus des Herzens. Der ventrale Vagus, mit Kerngebiet im Nucleus ambiguus, reguliert über schnell leitende myelinisierte Fasern die Herzratenvariabilität (Porges, 2010, 2023).

Porges beschreibt, dass im Laufe der phylogenetischen Entwicklung von „asozialen Reptilien" zu „sozialen Säugern" neurobiologische Veränderungen stattfanden wie die Entwicklung myelinisierter Vagusfasern, die Verlagerung von Vaguskerngebieten in den ventralen Hirnstamm und die Entwicklung von Verbindungen zwischen Nucleus ambiguus und anderen Hirnnervenkernen (Porges, 1995, 2021). Er fasst diese „neuen" Vagusanteile sowie die Hirnnerven V, VII, IX und XI zum ventral-vagalen Komplex zusammen (Porges, 2023). Der ventral-vagale Komplex koordiniert die Regulation des Nucleus ambiguus und damit der Herz-Atmung-Interaktion mit der motorischen Innervation von Gesicht und Hals. Dieses laut Porges nur bei Säugern vorkommende System kann die defensiven Kampf-Flucht- und Freeze-Reaktionen hemmen und stattdessen soziales Verhalten fördern. Die Kontrolle der primitiveren Bewältigungsstrategien Kampf-Flucht-Erstarrung durch evolutionär jüngere Strukturen haben den Säugern erst Kooperation, Verbindung und Co-Regulation unter Artgenossen ermöglicht. Porges spricht darum auch vom System der sozialen Verbundenheit. Dieses System steuert und verbindet Herzratenvariabilität (N. vagus), mimische Muskulatur des

Tabelle 7-1: Das polyvagale autonome Nervensystem.

Situation	Nervensystem	Funktionen	Nervenfasern
Sicherheit	ventral vagaler Komplex	Kommunikation, Orientierung, Selbstberuhigung	myelinisiert, schnell leitend
Gefahr	Symphatikus	Mobilisation, Alarmreaktion, Kampf-Flucht-Reaktion	myelinisiert, schnell leitend
Lebensbedrohung	dorsal vagaler Komplex	Immobilisation, Totstellreflex	nicht myelinisiert, langsam leitend

Gesichts (N. facialis), Kaumuskulatur (N. trigeminus), Gehörmuskeln des Innenohrs (N. facialis und N. trigeminus), Muskulatur des Kehlkopfs (N. vagus) und des Rachens (N. glossopharyngeus und N. vagus) und gewisse Nackenmuskeln (N. accessorius). Es reguliert bei Säuglingen die überlebenswichtigen Prozesse von Saugen, Schlucken, Atmen und Vokalisieren. Bei Erwachsenen fördert es soziale Verbundenheit, Co-Regulation und Kommunikation.

Die Unterscheidung von zwei unterschiedlichen Vagusästen ist klinisch relevant, weil sie das bisherige Verständnis vom autonomen Nervensystem als meist antagonistisches Zusammenspiel von Sympathikus und Parasympathikus erweitert zu einem dreiteiligen autonomen Nervensystem. Das System der sozialen Verbundenheit, Sympathikus und dorsaler Vagus sind je für eine andere Stufe der Stressregulation verantwortlich (Porges, 2021, 2023). In sicherer Umgebung ist hauptsächlich das System der sozialen Verbundenheit aktiv, welches die Hinwendung zu Artgenossen, Bindung, Co-Regulation und Selbstberuhigung ermöglicht. Bei Gefahr vermindert sich die Aktivierung dieses Systems, und stattdessen steigt die Aktivierung des Sympathikus mit konsekutiver Mobilisation für die Kampf-Flucht-Reaktion. In lebensbedrohlichen Situationen übernimmt der dorsale Vagus und es kommt zur Immobilisation (Tabelle 7-1 und folgende Unterkapitel).

Unter Neurozeption versteht Porges den unbewussten Prozess der ständigen Überprüfung von Reizen aus der Umgebung und aus dem Körperinneren (Porges, 2023). Je nachdem, ob die aufgenommenen Reize als sicher, bedrohlich oder lebensgefährlich beurteilt werden, wird ein anderer Bewältigungsmodus aktiviert.

Die evolutionsbiologische Herleitung der Polyvagaltheorie wurde zum Teil kritisiert. Die Säugetiere haben sich nicht aus, sondern parallel zu den Reptilien entwickelt (Doody et al., 2023). „Soziale" Säuger „asozialen" Reptilien gegenüberzustellen, ignoriert, dass Reptilien zwar keine Brutpflege machen, jedoch durchaus soziale Verhaltensweisen zeigen, z.B. lebenslange Monogamie, gemeinschaftliche Aufzucht, Jagen in Gruppen, Spielen, soziales Lernen und anderes mehr (Doody et al., 2023). Porges hat nun präzisiert, dass er sich mit seinen Aussagen zu Unterschieden zwischen Reptilien und Säugern nicht auf die heutigen Reptilienspezies bezieht, sondern auf einen gemeinsamen ausgestorbenen reptilienähnlichen Vorfahren, aus welchem sich sowohl Reptilien als auch Säuger entwickelten (Porges, 2023).

Verhaltensweisen wie soziale Verbundenheit, Kampf-Flucht-Reaktion und Immobilisation können vermutlich nicht ausschliesslich bestimmten neuroanatomischen Strukturen zugeordnet werden. Für die allermeisten neurobiologischen Prozesse werden parallel verschiedene Strukturen aktiviert, welche über komplexe Regelkreise miteinander verbunden sind und sich gegenseitig stimulierend oder hemmend beeinflussen. Für die praktische therapeutische Arbeit und die Psychoedukation ist das Modell des dreiteiligen autonomen Nervensystems jedoch sehr hilfreich, weshalb wir in den folgenden Unterkapiteln die drei Bewältigungsmodi Kommunikation, Mobilisation und Immobilisation in Bezug zur polyvagalen Theorie setzen.

7.1.5 Verbundene Kommunikation

Menschliche Kommunikation mit ihren verbalen und nonverbalen Anteilen ist bei leichtem bis mässigem zwischenmenschlichem Stress in der Regel die erste Reizbewältigungsstrategie. Sie ist gleichzeitig auch die subtilste und kultivierteste Form des Umgangs mit Stress. Erfolgreiche Kommunikation ermöglicht Reizregulation mit minimalem physischem Aufwand und führt zur Deaktivierung der Stressreaktion, bevor die Stufe der Kampf-Flucht-Reaktion erreicht ist.

Die kommunikative Reizbewältigung wird gemäss Porges über das System der sozialen Verbundenheit vermittelt, weshalb wir diesen Bewältigungsmodus verbundene Kommunikation nennen (Porges, 2023). Verbundenheit nach innen ermöglicht Wahrnehmung von eigenen Körperempfindungen, Gefühlen, Gedanken, Impulsen und Bedürfnissen. Verbundenheit nach aussen lässt uns Mimik, Gestik, Stimme und Worte des Gegenübers wahrnehmen und angemessen darauf reagieren. Das System der sozialen Verbundenheit ermöglicht mimische, gestische und verbale intersubjektive Kommunikation und ist damit Grundlage für differenzierten emotionalen Ausdruck (Fischer, 2008).

Reizregulation durch Kommunikation ist beim Menschen differenzierter entwickelt als bei allen anderen Säugetieren und geht über die blosse Fähigkeit sich mitzuteilen hinaus. Verbundene menschliche Kommunikation ist unter anderem gekennzeichnet durch gegenseitiges Verstehen und Kompromissfähigkeit durch Berücksichtigung sowohl des Eigenwohls als auch des Wohls des Gegenübers. Voraussetzungen für diese differenzierte Kommunikation sind die Fähigkeit zur Selbst- und Fremdwahrnehmung, zur Selbst- und Fremddifferenzierung, zur emotionalen und kognitiven Perspektivenübernahme und zur Mentalisierung. In Kap. 3.2 wird die menschliche Kommunikation vertieft beschrieben.

Die Entwicklung kommunikativer Fähigkeiten ist abhängig von Vorbildern und gelungener Interaktion mit den primären Bezugspersonen. Die Vielfalt der intersubjektiven Erfahrungen und Vorbilder im Herkunftsszenario erklärt die individuell höchst unterschiedlich ausgeprägten kommunikativen Fertigkeiten im Erwachsenenalter. Je geringer die kommunikativen Fähigkeiten, desto rascher ist die Stressbewältigungskapazität durch verbundene Kommunikation überschritten und der Kampf-Flucht-Reflex wird aktiviert.

Bei allen Menschen sind die kommunikativen Fähigkeiten in entspannten Situationen am besten verfügbar. Mit zunehmender Stressaktivierung nehmen kommunikative Fähigkeiten und die Bereitschaft zur Kommunikation ab. Dies ist insofern sinnvoll, als bei grosser Bedrohung Kampf-Flucht-Strategien meist erfolgreicher sind als verbundene Kommunikation. Bei sehr hoher vegetativer Aktivierung kann es uns gar „die Sprache verschlagen".

7.1.6 Mobilisation

Mobilisation als Stressbewältigung wird in zwei Stufen unterteilt. Die erste Stufe ist die Orientierungs-Alarm-Reaktion, die zweite die Kampf-Flucht-Reaktion. Beide Reaktionen werden über den Sympathikus vermittelt.

Ab einer gewissen Reizintensität, bei völlig neuen oder erfahrungsgemäss gefährlichen Reizen wird beim Menschen eine Orientierungs-Alarm-Reaktion ausgelöst. Diese umfasst bei unangenehmen Reizen Gefühle von Überraschung, Beunruhigung, Verunsicherung, Erschrecken und Nervosität. Körperliche Empfindungen können Wärme, Erhöhung der Herzfrequenz, Schwitzen, leichtes Zittern oder motorische Unruhe sein. Die Person hält in ihrer aktuellen Tätigkeit inne und fokussiert Aufmerksamkeit und Sinne auf den Reiz. Sie reckt den Kopf, schaut und hört zum Reiz. Tiere stellen die Nase in den Wind und versuchen, die Witterung des Reizes aufzunehmen. Ist die Reizquelle nicht eindeutig eruierbar, wird die Person den Kopf drehen und die Gegend nach dem Reiz absuchen. Das Ausrichten von Kopf und Körper auf die Reizquelle hin bringt diejenigen Sinnesorgane in eine optimale Position, welche auch auf grössere Distanz rasche und zuverlässige Orientierung ermöglichen, also Augen, Ohren und Nase. Nicht von ungefähr sind alle diese Organe am Kopf platziert, wo ein guter Überblick und grosse Beweglichkeit gewährleistet sind. So kann der Organismus rasch Orientierung gewinnen über die allenfalls existenziell wichtigen Fragen: Was passiert? Wo passiert es? Ist der Reiz für mich/meine Gemeinschaft bedrohlich? Muss ich handeln? Wie soll ich handeln? Wann soll ich handeln? Führt die Orientierungsreaktion zum Ergebnis, dass der Reiz nicht bedrohlich ist, wird der Organismus die Mobilisation abbrechen und die aufgebaute Energie wieder deaktivieren.

Wird der Reiz hingegen vom Gehirn aufgrund der blitzartigen Abklärung als bedrohlich oder nicht einschätzbar eingestuft, mobilisiert der Organismus über den Sympathikus innerhalb von Sekundenbruchteilen massiv mehr Energie und startet die Kampf- oder Flucht-Reaktion. Diese ist mit typischen Körperveränderungen verbunden: Atemfrequenz, Atemtiefe, Herzfrequenz und Blutdruck steigen an. Der Körper stellt der Peripherie so mehr Sauerstoff zur Verfügung. Die Durchblutung jener Muskeln, welche für eine Kampf- oder Flucht-Reaktion gebraucht werden, wird erhöht. Gleichzeitig wird die Durchblutung des Magendarmtrakts gedrosselt, denn Verdauung ist nicht wichtig, wenn es um Leben und Tod geht.

Der Organismus hat prinzipiell zwei Möglichkeiten der Bewegung in Bezug auf einen äusseren Reiz: Entweder bewegt er sich zur Reizquelle hin (Kontaktaufnahme, Kampf, Abwehr) oder von ihr weg (Kontaktvermeidung, Flucht). Bei gewissen Tieren ist die Präferenz in der Kampf-Flucht-Reaktion genetisch festgelegt. Antilopen sind z.B. reine Fluchttiere. Der Mensch hat grundsätzlich beide Möglichkeiten zur Verfügung. Seine Entscheidung wird vom zerebralen Bewertungssystem beeinflusst, welches die aktuelle Situation blitzschnell mit früheren Situationen vergleicht und sie so bezüglich ihrer Bedrohlichkeit einschätzt (Neurozeption). Länger dauernde, differenzierte Überlegungen werden nicht angestellt, denn die dadurch in Kauf genommene zeitliche Verzögerung könnte die Überlebenschancen entscheidend verringern.

Mit einer erfolgreichen Bewältigung des bedrohlichen Reizes durch Kampf oder Flucht verbraucht der Organismus die mobilisierte Energie durch Bewegung. Allfällige Restenergie kann er danach spontan entladen, beispielsweise durch Zittern. Erfolgreiche Stressbewältigung durch Kampf kann zu einer wichtigen Ressource für künftige Herausforderungen werden. Sie vermittelt ein Gefühl von Erleichterung, Stärke, Kraft, Sicherheit und Zuversicht. Eine gefährliche Situation durch eigene Kraft bewältigt zu haben, stärkt das Selbstvertrauen und das Gefühl von Selbstwirksamkeit. Es können sich positive Glaubenssätze bilden wie: „Ich schaffe es! Ich kann mir selber helfen.“ (Fischer, 2008)

7.1.7 Immobilisation

Gelingt die Stressbewältigung mittels Kampf-Flucht-Reaktion nicht oder schätzt der Organismus die Situation von vornherein als aussichtslos ein, werden über den Sympathikus die letzten Energiereserven mobilisiert. Damit verbunden treten Gefühle von Panik, Terror, Entsetzen und Verzweiflung auf. Der Organismus kommt an die Grenze seiner Bewältigungskapazität und tritt vom Bereich der Herausforderung in jenen der Überforderung über. Typische Gefühle in dieser Situation sind Ohnmacht, Hilflosigkeit, Hoffnungslosigkeit, Resignation und schliesslich Hingabe an das Unvermeidliche.

Für überfordernde Stresssituationen steht dem Organismus eine dritte Strategie zur Verfügung, die Immobilisations- oder Dissoziationsreaktion. Diese Bewältigungsstrategie wird vom dorsal vagalen Komplex vermittelt, und zwar über unmyelinisierte, langsam leitende Nervenfasern. Über den dorsalen Vagus werden die inneren Organe innerviert. Bei Lebensbedrohung sinken Puls und Blutdruck; Atmung und Stoffwechselumsatz werden massiv reduziert. Der Körper bewegt sich nicht mehr, bei Tieren spricht man darum vom Totstellreflex (Fischer, 2008).

Die temporäre Dissoziation bei nicht entrinnbarem, hohem Stress ist ein natürlicher Schutzmechanismus. In einer überwältigenden Bedrohungssituation bietet diese wertvolle Überlebensstrategie einen Notausstieg und verschafft dem Organismus eine Spür- und Fühl-, zum Teil auch eine Denk- und Handlungspause. Diese funktionale Dissoziation umfasst ein weites Spektrum von Symptomen: emotionale und psychische Analgesie, Lähmung, Bewegungsstörungen, Wahrnehmungseinengung,

Depersonalisation, Derealisation, Bewusstseinsveränderungen und Amnesie.

Dissoziation hilft uns zwar, überfordernde Situationen zu überleben, aber sie verhindert durch die Abspaltung von Erlebensdimensionen und fehlender expliziter Erinnerungsbildung die Integration der Erfahrung. Die Situation wird nicht aktiv bewältigt, sondern passiv durchgestanden. Das führt zu Selbstunsicherheit, das Selbstvertrauen wird untergraben und die Erfahrung fehlender Selbstwirksamkeit kann zu negativen Glaubenssätzen führen wie: „Ich schaffe es nicht. Ich bin hilflos. Ich bin ohnmächtig. Es hat keinen Sinn." Dissoziation ist laut verschiedenen Studien der wichtigste Langzeitindikator für die Entwicklung einer posttraumatischen Belastungsstörung (van der Kolk et al., 2000).

In der Regel tritt das Vollbild der Dissoziation nicht schlagartig auf. Erste Symptome zeigen sich bereits in der Kampf-Flucht-Phase der Reizregulation, beispielsweise körperliche Analgesie. Je mehr sich der Organismus der Überforderungsschwelle nähert, desto mehr bestimmen dissoziative Phänomene das Bild. Bei rezidivierenden Überforderungssituationen kann sich die temporäre Dissoziation aber als konditioniertes Antwortverhalten verselbständigen. Mit der Zeit kommt es dann bereits bei geringeren Stressoren automatisch zur Dissoziation (van der Kolk, 1999).

Von der temporären ist die strukturelle Dissoziation zu unterscheiden. Letztere wurde erstmals von Janet definiert als Spaltung zwischen „Systemen von Ideen und Funktionen, welche die Persönlichkeit ausmachen" (Janet, 1907, S. 332). Sie entsteht bei traumatischem Stress oder Vernachlässigung, wenn die Grundbedürfnisse eines Menschen so schwer verletzt werden, dass er die Erfahrung nicht verarbeiten kann. Wenn sich dissoziative Mechanismen strukturell verfestigen, kommt es zur Abtrennung von Persönlichkeitsanteilen, welche traumatische Erinnerungen beinhalten, von der Gesamtpersönlichkeit (van der Hart et al., 2006).

7.2 Störungen der Stressregulation

Eva Kaul, Markus Fischer

7.2.1 Der Einfluss der Kognition auf die Stressregulation

Die über Jahrmillionen evolutionär entstandene Stressreaktion hat zum Ziel, den Organismus rasch und adäquat auf Gefahrensituationen reagieren zu lassen und so sein Überleben zu sichern. Sie wird ausgelöst durch Stressoren, welche das innere Fliessgleichgewicht, die Homöostase, stören. Bei Tieren wird die Stressreaktion durch äussere (Bedrohung) oder innere (Hunger, Jagdtrieb, Sexualtrieb) Notwendigkeiten ausgelöst. Sobald der Reiz bewältigt wird, kehrt das Tier in die energetisch ökonomische Homöostase zurück.

Beim Menschen wird die Stressregulation zusätzlich durch kognitive Prozesse beeinflusst. Die Rolle des Denkens ist dabei zwiespältig. Einerseits ermöglichen uns unsere kognitiven Fähigkeiten, in unbekannten Situationen kreative neue Bewältigungsstrategien zu entwickeln. Auch wir Menschen beginnen das Leben zwar mit einer relativ beschränkten Anzahl von genetisch vererbten, im Stammhirn abgespeicherten stereotypen Verhaltensmustern. Zusätzlich entwickeln wir aber im Verlauf unseres Lebens durch Erfahrungen, Experimentieren, Auswählen, Verwerfen und sehr viel Üben nach dem Prinzip „Versuch und Irrtum" neue, individuelle Bewältigungsmuster. Diese Muster werden beeinflusst und selektioniert durch unsere Emotionen, Haltungen, Bewertungen, Gedanken, Erfolge und Misserfolge. Der Mensch hat von allen Spezies im Verhältnis zum Stammhirn den grössten Kortex. Darum haben wir so viele Möglichkeiten, neues Verhalten zu erlernen. Keine andere Spezies hat sich an so viele verschiedene Umgebungen anpassen können, hat so viele Fähigkeiten entwickelt oder eine solche Verschiedenartigkeit unter den einzelnen Individuen hervorgebracht.

Allerdings können unsere kognitiven Fähigkeiten die Stressregulation auch beeinträchtigen. Sie können sowohl den spontanen Ablauf der Stressreaktion unterbrechen, als auch unnötigerweise eine Stressreaktion auslösen. Die Unterbrechung führt zu einer unvollständigen Stressreaktion mit dauerhafter Restaktivierung des Organismus. Oft geschieht die Unterbrechung durch Kognitionen im abfallenden Teil der Stresskurve, wenn der Parasympathikus die Erholungs- und Integrationsphase vorbereitet. Wenn wir beispielsweise nach einem Auffahrunfall mit Schleudertorsion der Halswirbelsäule sofort zum nächsten Termin eilen („Es ist ja nichts Schlimmes passiert. Ich darf diese Sitzung nicht verpassen.“), wird die physiologische Stressregulation unterbrochen. Dies kann unter Umständen zu einer symptomatischen chronifizierenden Restaktivierung des Organismus führen (Fischer, 2008).

Kognitionen sind als Teil des zerebralen Bewertungssystems auch mitverantwortlich für das Auslösen einer Stressreaktion. Im günstigen Fall ermöglichen unsere Vorerfahrungen eine stimmige Bewertung der aktuellen Situation durch Amygdala und Neokortex und damit eine adaptive Reizantwort. Nährende frühkindliche Erfahrungen (stressarme Schwangerschaft, komplikationslose Geburt, fürsorgliche und eingestimmte Bezugspersonen, eine sichere Eltern-Kind-Bindung) begünstigen die Entwicklung eines adäquaten Reiz-Bewertungssystems. Schwere oder chronische Stressoren in der frühen Kindheit beeinträchtigen die Reizregulation, denn das Stressverarbeitungssystem ist bei der Geburt noch nicht vollständig ausgereift (Danese et al., 2017). Intrauteriner und frühkindlicher Stress führt zu einer Th1/Th2-Verschiebung (Schubert, 2014; Wilhelm, 2014). T-Helfer-Lymphozyten (Th-Zellen) sind wichtig in der Abwehr von Viren, Bakterien, Tumorzellen und Entzündungen. Neugeborene haben bei der Geburt vor allem Th2-Zellen, im Laufe der ersten Lebensjahre reift das Immunsystem aus und das Gleichgewicht verschiebt sich zugunsten der Th1-Zellen. Ist ein Kind chronisch erhöhtem Stress ausgesetzt, so bleibt die Aktivität der Th2-Zellen im Verhältnis zu hoch. Das Kind wird dadurch anfälliger für Viruserkankungen, Tumoren, Allergien, Wundheilungsstörungen und chronische Entzündungen. Das Stresssystem bleibt daueraktiviert, der Kortisolspiegel ist chronisch erhöht. Langanhaltende Überaktivierung der Hypothalamus-Hypophysen-Nebennierenachse führt schliesslich zu einem „Crash“ im Stressystem mit Unterfunktion dieser Achse und Hypocortisolismus und/oder einer Glucokortikoidresistenz. Weil Kortisol hemmend auf das Immunsystem und die Entzündungsreaktion wirkt, prädisponiert ein tiefer Kortisolspiegel zu entzündlichen und autoimmunen Erkrankungen (Schubert, 2014). Ein Zusammenhang mit frühkindlicher Traumatisierung lässt sich beispielsweise für die koronare Herzkrankheit, Krebs, chronische Lungenerkrankungen, Rheuma, Asthma, Morbus Crohn, Fibromyalgie und Lebererkrankungen nachweisen (Schubert, 2014; Wilhelm, 2014).

Die Störung in der Stressregulation führt zu einer lebenslangen dysfunktionalen Stressverarbeitung. Das Reiz-Bewertungs-System beurteilt alltägliche Erfahrungen rascher als bedrohlich, so dass die Stressreaktion häufiger und heftiger ausgelöst wird. Frühkindliche Belastungen können so die Vulnerabilität für psychische Krankheiten wie Depressionen, Stressfolgeerkrankungen, posttraumatische Belastungsstörungen und Substanzmissbrauch im Erwachsenenalter erhöhen (Brisch, 2013). Diese statistischen Zusammenhänge erlauben jedoch keine Voraussage für Einzelpersonen. Kinder mit hoher Resilienz können sich trotz multipler frühkindlicher Belastungen zu gesunden und leistungsfähigen Erwachsenen entwickeln (Werner & Smith, 2001).

Störungen der afferenten Seite der Reizregulation haben über Querverbindungen mit der Schaltzentrale Hypothalamus vielfältige und komplexe Auswirkungen auf vegetative Funktionen. Mögliche Organmanifestationen von chronischem Stress sind erhöhter Blutdruck, Verdauungsstörungen, Schlafstörungen, chronisch entzündliche Krankheiten oder Infektanfälligkeit.

Menschen mit Bindungsstress in ihrem Herkunftsszenario sind in der Stressregulation doppelt benachteiligt: Einerseits reagieren sie stärker auf Stress und andererseits sind ihre kommunikativen Fähigkeiten zur Stressbewältigung häufig aufgrund schwieriger Eltern-Kind-Interaktionen eingeschränkt.

Kognitionen können als Erinnerungen oder Phantasien auch ohne äusseren Stressor und innere Notwendigkeit eine Stressreaktion auslösen. Aus dem Nichts heraus tauchen manchmal Schreckensvorstellungen auf, was uns, unseren Liebsten oder der Welt geschehen könnte.

Mowrer bringt Segen und Fluch der menschlichen Kognition für die Stressbewältigung folgendermassen zum Ausdruck:

> „Diese Fähigkeit, sich von der blossen Aussicht auf traumatische Erlebnisse beunruhigen zu lassen, bevor sie wirklich eintreten (oder wieder eintreten), und sich dadurch motivieren zu lassen, realistische Vorkehrungen gegen sie zu ergreifen, ist fraglos ein ungeheuer wichtiger und nützlicher psychologischer Mechanismus, und die Tatsache, dass die vorausschauende, angsterregende Neigung beim Menschen höher entwickelt ist als bei niederen Tieren, ist vermutlich für viele der einzigartigen Leistungen des Menschen verantwortlich. Verantwortlich ist sie freilich auch für einige seiner ganz unübersehbaren Misserfolge. (zitiert in Ledoux, 2004, S. 250).

7.2.2 Das Modell der unvollständigen Stressreaktion

Dieses Modell hat die Integrative Körperpsychotherapie IBP aus der Traumatherapie nach Peter Levine übernommen und allgemein für offene Gestalten adaptiert. Es geht davon aus, dass der Organismus bei einem überfordernden Ereignis den Aktivierungs-Deaktivierungs-Zyklus des autonomen Nervensystems nicht vollständig durchlaufen kann (Levine, 2011; Payne et al., 2015). Die Bewältigungskapazität des Organismus kann überfordert werden, wenn das Ereignis zu schnell, zu heftig, zu stark oder zu lange anhaltend ist. Die für die Stressbewältigung mobilisierte Energie kann dann nicht vollständig deaktiviert werden und bleibt als Restaktivierung im Körper (Abbildung 7-5).

Ein Mensch mit einer Restaktivierung auf der Stufe der Alarmreaktion lebt dauernd mit einem latenten Gefühl von Bedrohung, Angst oder Verunsicherung. Er erkennt in der Regel nicht, dass der Alarmzustand seines Organismus nichts mit der Gegenwart zu tun hat und interpretiert darum die Aussenwelt als gefährlich. Er ist anhaltend auf der Hut und reaktionsbereit. Dieser Zustand ist sehr kräfteraubend und erschöpfend. Oft ist durch die anhaltende Aktivierung auch der Schlaf beeinträchtigt, so dass auch nachts keine Erholung möglich ist. Das Risiko, sich mithilfe von Alkohol, Drogen oder Schlafmitteln Linderung zu verschaffen, ist erheblich.

Eine Restaktivierung auf der Stufe der Kampf-Flucht-Reaktion führt zu einer hohen Grundaktivierung im Alltag. Diese äussert sich in den typischen Symptomen sympathikotoner Aktvierung: Hohe Herzfrequenz, hoher Blutdruck, hohe bis schmerzhafte Muskelanspannung, vermehrtes Schwitzen, Verdauungsstörungen, Nervosität, Reizbarkeit bis Aggressivität und Schlafstörungen. Schon geringe Reize können als quälend heftig, unerträglich oder existenziell bedrohlich erlebt werden. Je nach Geschlecht, Temperament und Vorerfahrung tendiert ein Mensch mit derart hoher Grundaktivierung eher zu chronischem Kampf- oder Fluchtverhalten. Die Kampfvariante kann sich durch verbale oder körperliche Aggression äussern, die Fluchtvariante besteht in der Regel in sozialem Rückzug und Vermeidungsstrategien.

Über die Dissoziationsreaktion kann der Organismus sich zwar vom Überforderungserleben abspalten, allerdings wird dadurch auch der Integrationsprozess unterbrochen. Verbleibt ein Organismus im Zustand der Dissoziation, fällt das manchmal der betroffenen Person und auch ihrer Umgebung kaum auf. Ein chronisch

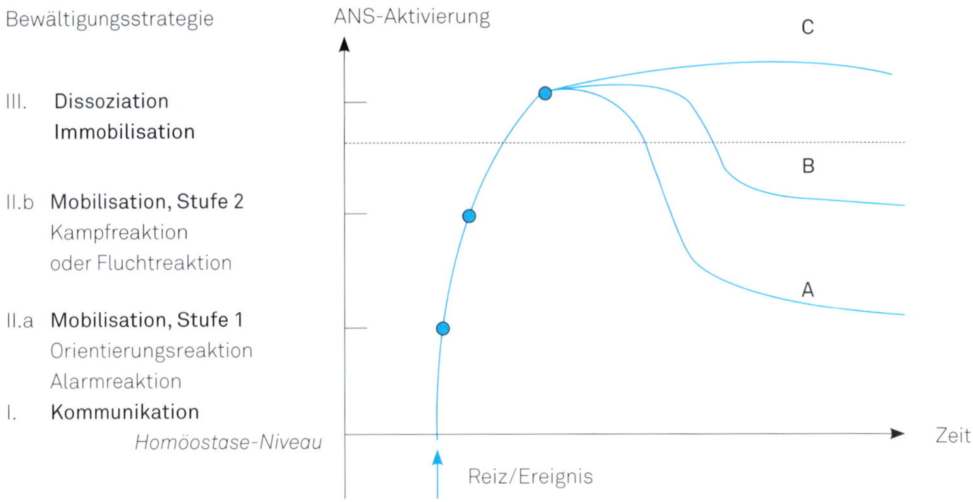

Abbildung 7-5: Unvollständiger Reiz-Regulations-Zyklus mit Restaktivierung auf Niveau Alarm (A), Kampf-Flucht (B) und Dissoziation-Immobilisation (C).

dissoziativer Zustand äussert sich eher durch eine Minussymptomatik, wie fehlender Kontakt zur Umwelt, ein Gefühl, wie im Nebel zu leben, emotionale und physische Gefühllosigkeit, innere Leere, depressive Stimmung.

Menschen mit einer Restaktivierung auf der Stufe der Kampf-Flucht-Reaktion können bereits durch geringe Stressoren in den Bereich der Überforderung gelangen und dementsprechend mit Immobilisation/Dissoziation reagieren. Dieses Hin- und Herkippen zwischen heftiger Plussymptomatik und wüstenartiger Leere ist beispielsweise typisch für Patienten mit einer Borderline-Persönlichkeitsstörung (Fischer, 2008).

7.2.3 Unvollständige Stressreaktion als offene Gestalt

Eine unvollständige Stressreaktion kann auch als offene Gestalt oder unerledigte Geschichte (*unfinished business*) verstanden werden. Die unter Stress erhöhten Kortisolspiegel hemmen die Aktivierung des Hippocampus, so dass die Erfahrung nicht als integrierte Erinnerung abgelegt werden kann. Sie bleibt als potenziell offene Gestalt bestehen.

Die Integrative Körperpsychotherapie IBP unterscheidet einfache und komplexe unerledigte Geschichten. Einfache unerledigte Geschichten haben keinen Einfluss auf das Alltagserleben und die Stressbewältigung der betroffenen Personen. Durch spezifische Trigger kann jedoch temporär eine Stressreaktion ausgelöst werden. Ausserhalb dieser spezifischen Situation kann der Organismus Stress adäquat regulieren.

Praxisbeispiel

Hakim wurde auf dem Fussgängerstreifen angefahren. Er erlitt Prellungen und Schürfwunden, von denen er sich gut erholte. Im Alltag fühlt er sich nicht beeinträchtigt. Sein Stresssystem wird jedoch jedes Mal aktiviert, wenn er auf dem Gehsteig läuft und ein Auto an ihm vorbeifährt. Dann reagiert er mit Schweissausbrüchen, Herzklopfen und Schwächegefühl. Die Symptome treten nur auf, wenn er mit der linken Körperhälfte der Strasse zugewandt geht und das Auto, wie beim Unfall, zuerst aus dem linken Augenwinkel wahrnimmt.

Komplexe unerledigte Geschichten entstehen bei anhaltender Restaktivierung des Sympathikus und der Amygdala. Es kommt zu den oben beschriebenen vegetativen und emotionalen Symptomen der unvollständigen Stressreaktion. Die hypothalamische Steuerung von Herz-Kreislauf-System, Atmung, Magendarmtrakt, Sexualität, Schlaf-Wach-Rhythmus, Essverhalten, Wärmehaushalt, Schmerzempfinden etc. kann beeinträchtigt sein. Auch kognitive Einschränkungen treten auf, beispielsweise Störungen von Erinnerung, Gedächtnis, Konzentration, Aufmerksamkeit, Wahrnehmung etc. Die Symptomatik von komplexen unerledigten Geschichten entspricht einer posttraumatischen Belastungsstörung. Aus klinischer Sicht ist es evident, dass nicht das auslösende Ereignis, sondern die Symptomatik für deren Diagnose entscheidend ist. Es gibt keine per se traumatisierenden Ereignisse. Die Wirkung eines Stressors hängt primär von der Struktur des Organismus ab, auf den er trifft (strukturdeterminierte Veränderung). Je vulnerabler eine Person, desto anfälliger ist sie auf Traumatisierung (s. auch Vulnerabilitäts-Stressmodell in Kap. 2.3.1). Menschen mit geringer Vulnerabilität respektive grosser Resilienz können ausserordentlich belastende Ereignisse ohne Restaktivierung und folglich ohne Symptombildung verarbeiten. Vulnerabilität und Resilienz sind Folge genetischer und erworbener Prägungen (Intelligenz, emotionale Intelligenz, soziale Beziehungen, Werte, Kultur).

7.3 Implikationen für die Psychotherapie

Eva Kaul, Markus Fischer

Das Aktivierungs-Deaktivierungs-Modell ist ein sensibles und hilfreiches Instrument zur Monitorisierung des therapeutischen Prozesses. Die Aktivierung des vegetativen Nervensystems kann im Navigieren zwischen therapeutischem Führen und Folgen als Wegweiser dienen. Wir Therapeut:innen streben einen mittleren Aktivierungsgrad im Toleranzfenster an (Kap. 3.3.2 in diesem Buch, Odgen & Minton, 2000), so dass die Klient:innen das auftauchende Erleben bewältigen können. Dazu achten wir auf Zeichen sympathikotoner Aktivierung, Präsenz, Containment und allfällige dissoziative Symptome. Die Intensität des Prozesses soll sorgfältig dosiert und besonders bei traumatisierten Klient:innen muss Überwältigung durch Emotionen und/oder Körpererleben unbedingt vermieden werden. Das Erleben von „zu viel, zu schnell, zu heftig" der ursprünglichen, überfordernden Erfahrung soll im therapeutischen Setting wohl dosiert, langsam und sanft aufgearbeitet werden. Menschen mit schweren Entwicklungstraumata haben oft kein Toleranzfenster im eigentlichen Sinne, sondern reagieren aus ihren Kompensationstrategien mit Hypo- oder Hyperarousal. Kain und Terrell bezeichnen bei diesen Menschen den Bereich ausserhalb des Toleranzfensters als Blindfenster (*fault window*) (Kain & Terrell, 2020).

Das in Kap. 3.3.3 beschriebene Modell des Pendelns eignet sich zur Steuerung der autonomen Aktivierung und zur Bearbeitung unerledigter Geschichten. Ursprünglich von Peter Levine für die Traumatherapie entwickelt, postuliert dieses Model ein spontanes Pendeln des Organismus bei gelingender Stressverarbeitung. Dieses organische Pendeln geschieht zwischen Sympathikus und System der sozialen Verbundenheit. Es läuft in einem gesunden Organismus spontan ab und dient der Selbstregulation und Selbstheilung. Dieser Prozess kann therapeutisch initiiert werden zur Behandlung von chronischem und postraumatischem Stress (simuliertes Pendeln). Während das organische Pendeln unbewusst abläuft, wird beim simulierten Pendeln die Aufmerksamkeit bewusst gelenkt.

Die Integrative Körperpsychotherapie IBP nutzt das simulierte Pendeln auch für die Bearbeitung offener Gestalten. Dazu unterstützt die Therapeutin den Klienten zuerst, sich mit einer Ressource zu verbinden. Eine solche Ressource kann ein bequemer Stuhl, ein persönlicher positiv besetzter Gegenstand (Schmuck, Kleidungsstück, Talisman etc.), der Blick aus dem Fenster oder die Verbindung mit einem inneren Bild sein, was immer der Klient im Moment gerade als wohltuend empfindet. Ein Gegenstand hat den Vorteil, dass er real über die Sinne erfahren werden kann und auch im Alltag als Ressource zur Verfügung steht. Durch bewusste Wahrnemung der viszeralen (Interozeption) und muskuloskelettalen (Propriozeption) Empfindungen sowie der Bewegungsimpulse (Kinästhesie) kann die Ressourcenerfahrung vertieft und ein entspannter Zustand induziert werden (Payne et al., 2015). Die Verankerung in der Ressource wird als Ausgangspunkt und sicherer Hafen genutzt, um zwischen Ressource und offener Gestalt hin- und herzupendeln. Die Integration der „unerledigten Geschichte" geschieht über Wahrnehmung der Erlebensdimensionen, Vervollständigen inkompletter Alarm-, Kampf- oder Fluchtimpulse und Ausdruck der entsprechenden Emotionen. Kommt schliesslich ein autonomer Selbstregulationsprozess in Gang, erfolgt ein spontanes Pendeln zwischen Ressource und offener Gestalt, die Klientin bleibt präsent und hat genügend Containment für auftauchende Gefühle und Körperempfindungen. Der Organismus bewegt sich von selbst in Richtung Integration und Heilung, so dass die Aufgabe der Therapeutin ab jetzt vor allem im Halten des Raums besteht (Fischer, 2008).

Wenn der Prozess des Pendelns stockt und die Klientin in den Sog des „Traumawirbels" gerät, zeigen sich Symptome zu hoher Aktivierung oder gar dissoziative Symptome, so ist direktives Vorgehen angezeigt, um sie wieder in die Präsenz und den Toleranzbereich zurückzuholen: „Bleiben Sie da!", „Spüren Sie den Boden unter Ihren Füssen!", „Schauen Sie im Raum herum und benennen Sie, was Sie sehen!". Ist die Klientin wieder präsent, kann die Verbindung zur Ressource erneut aufgebaut und von dort aus sorgfältig dosiert die unerledigte Geschichte weiter exploriert werden.

Menschen mit guter Selbststruktur und der Fähigkeit, Präsenz und Containment auch bei hoher Aktivierung zu halten, pendeln in der Regel spontan oder mit wenig Unterstützung zwischen Ressource und offener Gestalt. Dann kann sehr prozessorientiert gearbeitet werden. Bei Personen, welche rasch von ihren Gefühlen überwältigt werden, ist allenfalls wiederholt entschiedenes Eingreifen nötig, um sie in die Präsenz und zur Ressource zurückzuführen.

Das Arbeiten mit dem Pendel- und Wirbelmodell fordert vom Therapeuten eine gute eigene Selbstregulation, eine differenzierte Wahrnehmung von vegetativer Aktivierung, Präsenz und Containment seines Gegenübers und die Fähigkeit zum eingeschwungenen Führen und Folgen. So kann er einerseits erkennen, wann ein spontaner Selbstheilungsprozess in Gang kommt, diesem Raum geben und ihn nicht durch weitere Interventionen oder zu viel Nachfragen unterbrechen. Andererseits kann er rasch und klar einschreiten, wenn der Klient in den Sog des „Traumawirbels" gerät.

Praxisbeispiel

Aise wurde auf der Autobahn im stockenden Kolonnenverkehr von hinten angefahren und erlitt ein Schleudertrauma. Ihre Rechtsschutzversicherung setzt sich kaum für sie ein, so dass sie sich „über den Tisch gezogen", ungerecht behandelt und nicht gehört fühlt. Das Verhalten der Versicherung triggert ihre Grundstörung („Ich bin nicht wichtig. Ich bin nichts Besonderes."). In einer Therapiestunde pendelt sie zwischen dieser Kränkung und ihrer Ressource, einem Drachen. Aise imaginiert den Drachen rechts hinter ihr. Er legt seinen Kopf auf ihre Schulter und umarmt sie mit seinen grossen Flügeln. Sie fühlt sich geschützt, aufgehoben und spürt, dass sie sich auf ihren Drachen verlassen kann, was immer auch geschieht. Mit seiner Anwesenheit gehe die Sonne auf, ihr ganzer Körper werde entspannt. Beim Pendeln zur Kränkungssituation wird es dunkel in ihr, sie spürt eine Spannung in Rücken und Bauch, fühlt sich nackt, ausgeliefert und ohnmächtig, Tränen beginnen zu fliessen. Sie pendelt wieder zum Drachen, der zu ihr sagt: „Ich bin immer da." Sie fühlt sich daheim, beruhigt, als würde sie in ein riesengrosses, weiches Daunenkissen fallen. Dabei lehnt sie sich entspannt im Stuhl zurück. Beim erneuten Pendeln zur Kränkung wird ihr Körper nach vorne gezogen, sie nimmt eine Spannung im Kiefer wahr und spürt Mitgefühl mit sich selbst. Es taucht der Satz auf: „Ich darf mich wehren. Ich darf für mein Recht eintreten." Gleichzeitig wird sie nervös und angespannt, hat das Gefühl, sofort handeln zu müssen, und nimmt wieder die Dunkelheit wahr. Aise pendelt wieder zum Drachen, lehnt sich zurück, lässt sich tragen und entspannt sich. Der Drache sagt ihr: „Mach langsam." Auf der Ressourcenseite taucht eine orange Farbe auf. Schwarz und Orange beginnen ineinanderzufliessen, Aise nimmt sich selbst in der Mitte wahr, wo die beiden Farben aufeinandertreffen und sich vermischen. Sie fühlt sich zentriert, in der Achse ausgerichtet und bekommt plötzlich einen ganz klaren Kopf. Sie sagt: „Ich bin wichtig. Ich möchte, dass mir Recht widerfährt und ich setze mich dafür ein. Wenn ich keine Unterstützung von der Versicherung bekomme, dann kündige ich dort." Sie legt ihre Hände auf ihr Herz und fährt weiter fort: „Wenn ich gehe, dann nehme ich mich mit. Das ist nicht gegen die Versicherung gerichtet, sondern ein Entscheid für mich. Das Unrecht bleibt da, aber es kann bei mir nicht andocken."

8 Atem- und Körperarbeit

Eva Kaul

Die psychotherapeutische Arbeit an aktuellen körperlichen und vegetativen Anspannungszuständen und chronischen Haltemustern, seit ihren Anfängen ein Kerngebiet der Körperpsychotherapie, wird zunehmend auch in nicht körperorientierten Psychotherapieverfahren als wichtig angesehen. Ebenso wird der Körper als Instrument zur Ressourcenaktualisierung mehr und mehr wertgegeschätzt. Im wissenschaftlichen Diskurs etablierte sich auch im deutschsprachigen Raum der Begriff *Embodiment*, welcher eine Perspektive bezeichnet, die psychische und kognitive Phänomene als im Körper eingebettet versteht. Jede Psychotherapie basiert methodenunabhängig auf Selbstwahrnehmung und Selbstäusserung, Prozessen die *embodied* sind, im und mit dem Körper stattfinden (Tschacher & Storch, 2012; Fuchs, 2020).

Immer mehr Studien weisen einen signifikanten Effekt von Körperhaltung, Bewegung oder Mimik auf das affektive Erleben und Verhalten nach (Metaanalyse von Elkaer et al., 2022). Der Körper ist also nicht nur Spiegel der Seele, sondern umgekehrt ist die Seele auch Spiegel des Körpers. Da die körperliche Motorik im Gegensatz zu unserem emotionalen Erleben willkürlich verändert werden kann, eröffnet der Zugang über den Körper einen kraftvollen Ansatz zur Beeinflussung von Gefühlen und Stimmungen. Zudem werden über das Körpererleben manchmal Erinnerungen oder Gefühle zugänglich, die in einem rein gesprächstherapeutischen Ansatz verborgen bleiben. Heute werden Achtsamkeits- und Entspannungsübungen, Atemtechniken, Wahrnehmung, Verlangsamen, Wiederholen und Spiegeln von Bewegungen in vielen Therapierichtungen zur Förderung der Achtsamkeit und der Vertiefung des emotionalen Erlebens eingesetzt (Langlotz-Weis, 2006; Klinkenberg, 2013). Was Körperpsychotherapeut:innen seit Jahrzehnten praktizieren, findet zunehmend Eingang in die Wissenschaft, wird in Studien erforscht und als wirksam nachgewiesen.

In diesem Kapitel werden die historischen Wurzeln der Körperarbeit in der Körperpsychotherapie beschrieben. Der Atem, Spiegel von und Tor zu unserem vegetativen und emotionalen Zustand, wird aus der biologischen Perspektive beleuchtet und die Atem- und Körperarbeit in der Integrativen Körperpsychotherapie IBP theoretisch sowie anhand von Übungen und Praxisbeispielen vorgestellt.

8.1 Historisches

Eva Kaul

Die Wurzeln der direkten Arbeit mit Atem und Körper innerhalb des körperpsychotherapeutischen Prozesses finden sich zu Beginn des 20. Jahrhunderts, einerseits in der Psychoanalyse, andererseits in der Reformgymnastik. Beide Quellen werden in diesem Kapitel vorgestellt. Die dritte Quelle der Körperpsychotherapie, die humanistische Psychologie, wird in Kap. 1 behandelt.

8.1.1 Psychoanalyse

Bereits Sigmund Freud (1856–1939) versuchte, seine Libidotheorie biologisch zu untermauern und verwendete daher Begrifflichkeiten, welche er den grossen naturwissenschaftlichen und technischen Entdeckungen des beginnenden 20. Jahrhunderts entnahm, dem Magnetismus, der Elektrizität und der Dampfmaschinentechnik. Er glaubte, dass psychische Krankheiten durch „Entladung von Energie“ als Affektausdruck verhindert werden könnten. Im Jahr 1894 sprach er von Quantitäten der Erregung, welche abnehmen, zunehmen, verschoben und entladen werden. Er postulierte, dass diese Quantitäten als elektrische Ladung auf der Körperoberfläche messbar seien. Libido verstand er als sexuelle Spannung und vermutete angestaute sexuelle Energie als Ursache mancher Formen neurotischer Angst (Büntig, 2006).

Freuds Schüler Wilhelm Reich (1897–1957) führte im Jahr 1924 den Begriff der „orgastischen Potenz“ ein, definiert als Fähigkeit zur vollkommenen Hingabe an den sexuellen Energiefluss und zur vollständigen Entladung der sexuellen Erregung durch unwillkürliche, lustvolle Muskelkontraktionen. Reich entwickelte die Spannungs-Ladungs-Formel: Spannung – Ladung – Entladung – Entspannung. Ursprünglich bezog er sich damit auf den Verlauf sexueller Erregung, in späteren Schriften wandte er die Formel allgemein auf den Prozess vegetativer Erregung an. Störungen dieses Prozesses beschrieb er als energetische Stauung oder Stasis (Büntig, 2006).

Reich erkannte als erster, dass die Abwehrmechanismen des Ichs, welche in der Analyse als Widerstände auftreten, sich auch körperlich manifestieren. Ab 1927 bezeichnete er die spezifischen Widerstandsmuster oder Charakterstrukturen seiner Patient:innen als Charakterpanzer. Der Charakterpanzer ist als „eingefrorene Geschichte“ gemäss Reich das körperliche Ergebnis der Auseinandersetzung des Ichs mit den Trieben und der Realität und somit die Summe aller ungelösten Konflikte eines Individuums. Er dient der unbewussten Abwehr von Trieben und Emotionen und zeigt sich als Starre von Haltung, Verhalten und Ausdruck. Chronifizierte Abwehrvorgänge verfestigen den Charakterpanzer zu einem chronischen Haltemuster. Getreu seiner Vorstellung von der Einheit von Psyche und Körper erforschte Reich den Zusammenhang zwischen seelischen und körperlichen Abwehrprozessen. Er erkannte, dass sich der menschliche Organismus, trotz seiner grossen Differenziertheit, als Ganzes gesehen wie eine Amöbe verhält: Er reagiert auf Unlust mit Kontraktion, auf Lust mit Expansion. Mit der Messung der elektrischen Spannung an der Hautoberfläche wies Reich zunehmende Ladung bei Schwellung (Expansion) und abnehmende Ladung beim Abschwellen (Kontraktion) des Gewebes nach. Dies bestätigte ihn in der Annahme, dass jede Abwehr von schmerzhaften oder schambesetzten Emotionen und Trieben von einer „muskulären Verkrampfung“ als körperlicher Manifestation des Verdrängungsvorgangs begleitet wird. In seiner „Vegetotherapie“ bezog Reich direkte Körperberührung und Atemarbeit in die psychotherapeutische Behandlung ein (Boadella, 2013). Er postulierte die „Atembremsung“ als zentralen Mechanismus der Affektunterdrückung und ging davon aus, dass alle neurotischen Menschen aufgrund einer tonischen Zwerchfellkontraktion flach und abgehackt atmen. Durch direkte Arbeit am Körper mittels Berührung versuchte er, bei seinen Patient:innen diese Blockaden zu lösen und die darin festgehaltene „vegetative Energie“ freizusetzen. Zugleich galt ihm die Arbeit an körperlichen Haltemustern auch als Königsweg zu den Erinnerungen an jene Situationen, welche zur Triebunterdrückung geführt hatten. „Jede muskuläre Verkrampfung erhält den Sinn und die Geschichte ihrer Entstehung.“ (zit. in Geuter, 2015, S. 34).

In seinen Experimenten mit Kulturen lebender einzelliger Organismen entdeckte Reich eine Strahlung und kam zum Schluss, dass diese Auswirkung einer bisher nicht entdeckten Energieform sei. Die von ihm beschriebenen

Phänomene wurden später von anderen Wissenschaftlern bestätigt. Reich nannte die von ihm postulierte Energie Orgon. Er war überzeugt, eine neue, schöpferische, allen Lebensphänomenen zugrundeliegende Energieform gefunden zu haben. Mit komplizierten Apparaten versuchte er, die Orgonenergie zu messen, und baute sogenannte Orgonakkumulatoren, die er insbesondere für die Behandlung von Krebspatient:innen einsetzte. Er beschrieb eindrückliche Verbesserungen der Symptome seiner Patient:innen. Zu diesem Zeitpunkt trennte er in seinen Arbeiten Fakten und Interpretationen nicht mehr deutlich voneinander, was mit dazu führte, dass sein Werk in wissenschaftlichen Kreisen abgelehnt wurde (Büntig, 2006).

8.1.2 Reformgymnastik

Die Lebensreformbewegung setzte sich zu Beginn des 20. Jahrhunderts in verschiedenen Lebensbereichen mit der Frage auseinander, wie in der modernen Zivilisation natürliche Lebendigkeit und gesunde Entwicklung des Menschen unterstützt werden können. Die möglichst natürlichen Atem- und Körperübungen stellten im Gegensatz zur ärztlichen Atemgymnastik und der Körperertüchtigung in Vereinen das subjektive Erleben und Erforschen von Atem und Bewegung in den Mittelpunkt des Übens.

Prägende Figur der Reformgymnastik und „Grossmutter" der Körperpsychotherapie war Elsa Gindler (1885–1961). In ihrem Seminar für harmonische Körperausbildung, welches sie ab 1917 in Berlin anbot, unterrichtete Gindler bewusst keine Methode mit vorgegebenen Übungen, sondern leitete die Schüler:innen an, die eigene Aufmerksamkeit auf das innere Erleben zu richten, „ihre Arbeit mit Bewusstsein zu verfolgen und zu durchdringen" (Gindler, in Johnson, 2012, S. 31), und so die eigene Spürintelligenz zu mehren.

Da sie jede vorgegebene Bewegungssequenz als begrenzend empfand, ersetzte sie den Begriff Übung durch Experiment und lud ihre Seminarteilnehmenden ein, die Zusammenhänge zwischen körperlichem und psychischem Erleben achtsam zu erforschen: „Ermitteln, was einem beim Probieren widerfährt." Atem, Anspannung, Entspannung, Verlangsamung, Schwerkraft, und das Forschen mit verbundenen Augen waren zentrale Elemente, die sie nutzte, um das Spürbewusstsein zu vertiefen. Dabei ging es ihr nicht nur um die Wahrnehmung des körperlichen Ist-Zustandes, sondern auch um das Erforschen des Prozesses, der zu diesem Zustand führt: Wie wird eine bestimmte Spannung hergestellt? Im Erspüren und Erkunden ihrer „Verkrampfung", insbesondere der eingeschränkten Atmung, fanden die Schüler:innen zurück zum natürlichen, offenen Atem und zu einem lebendigen Schwingen zwischen Spannung und Entspannung. Gindler unterrichtete nur in Gruppen und der Erfahrungsaustausch zwischen den Teilnehmenden hatte einen hohen Stellenwert. Laura Perls (Partnerin von Fritz Perls), Elsa Lindenberg (Partnerin von Wilhelm Reich), Klara Nathanson (Partnerin von Otto Fenichel), Carola Spitz und Charlotte Selver lernten alle bei Elsa Gindler. Gindler hat selbst kaum Schriftliches hinterlassen, doch ihre Arbeit fand durch ihre Schüler:innen den Weg in die Psychotherapie.

Spitz und Selver emigrierten beide in die USA, wo sie zusammen in New York ein Studio für Atemarbeit gründeten. Spitz unterrichtete Ruth Cohn, die Begründerin der themenzentrierten Interaktion (TZI), Selver Laura und Fritz Pearls sowie Erich Fromm. Selver begründete *sensory awareness* und leitete 1963 den ersten erfahrungsorientierten Workshop am *Esalen Institut*. Der in der Gestalttherapie so zentrale Begriff des Gewahrseins geht auf sie zurück.

8.1.3 Kritische Reflexion des Energiemodells

Freud und Reich beschrieben die Regulation von Trieben, Affekten, Erregung, Lust und Unlust als Energie, die fliessen, sich aufbauen, sich entladen, gestaut oder blockiert sein kann. Diese Begriffe waren nicht nur metaphorisch gemeint, sondern entsprangen der Vorstellung, dass psychischem Erleben physikalische Prozesse zugrunde liegen. Die Gleichsetzung von subjektiv erlebbaren Phänomenen mit dem physikalischen Energiebegriff ist jedoch naturwissenschaftlich nicht haltbar. Die Verwendung des Energiebegriffs und seine theoretische Untermauerung bringt die Körperpsychotherapie immer wieder in einen Erklärungsnotstand. Was meinen Körperpsychotherapeut:innen, wenn sie Begriffe wie Energie oder energetisch verwenden? Therapieformen, die auf einem Energiemodell basieren, haben besonders Mühe, sich als wissenschaftlich ernst zu nehmende Methode zu positionieren und werden rasch als „esoterisch" wahrgenommen. Eine Arbeitsgruppe des EABP-CH hat daher 17 Körperpsychotherapeut:innen in einem einstündigen Interview zu ihrem theoretischen Verständnis des Energiebegriffs befragt. Es zeigte sich, dass nicht nur zwischen den einzelnen Körperpsychotherapieschulen, sondern auch innerhalb derselben, ja sogar bei den einzelnen Befragten sehr unterschiedliche Konzepte vorhanden waren. Viele dieser Konzepte waren unscharf und vermischten mehrere Ebenen und Erfahrungsbereiche (Juchli, 1999).

Die Mehrdeutigkeit des Energiebegriffs ist schon in Reichs Verständnis der Orgonenergie auszumachen. Einerseits versuchte er, mit seinen Messungen Orgonenergie und deren Wirkung quantitativ nachzuweisen, andererseits verstand er sie als fundamentale kosmische Kraft, als Lebenskraft und einheitlichen Urgrund. Diese doppelte Verortung in Naturwissenschaft und Spiritualität hat mit zum heutigen Wirrwarr von Begriffen und Definitionen beigetragen (Wehowsky, 2006).

Das Konzept der Lebensenergie hat in östlichen Traditionen einen zentralen Platz (Qi, Prana) und Eingang in verschiedene gesundheitsfördernde und meditative Praktiken gefunden. Viele körperpsychotherapeutische Schulen haben sich östlicher Praktiken und Philosophien bedient und sie in ihre eigenen Konzepte integriert. Schliesslich existiert im komplementärmedizinischen Bereich eine Vielzahl von Studien und Hypothesen, welche sich mit energetischen Phänomenen von Lebewesen befassen. Die meisten genügen naturwissenschaftlichen Anforderungen nicht. Sie liefern jedoch einen grossen Fundus, in dem Körperpsychotherapeuten Daten und Theorien finden, welche ihre Vorstellungen von Energie untermauern.

Pointiert könnte man also formulieren, dass es wahrscheinlich so viele Energiekonzepte wie Therapeut:innen gibt. Der Energiebegriff wurde durch seine globale Verwendung überstrapaziert und sinnentleert, weil er letztlich alles meinen kann. Geuter sieht die grundlegende Schwäche eines körperpsychotherapeutischen Energiemodells darin, dass Energie zu einer Substanz verdinglicht wird und subjektiv erlebte Phänomene sowie objektiv beobachtbare Prozesse als Wirkungen dieser Substanz interpretiert werden (Geuter, 2015). Er schlägt anstelle des Energiemodells eine dynamisch-systemische Theorie des Lebendigen vor, basierend auf Maturana und Varela (Maturana & Varela, 1984). Deren Theorie charakterisiert lebendige Systeme durch folgende Eigenschaften: Autopoietische Organisation und Bildung autonomer Einheiten, Regulation der Beziehung zur Umwelt sowie Entwicklung komplexer Formen und Fortpflanzung.

Im Gegensatz zur theoretischen Fundierung kann für das praktische therapeutische Arbeiten die Verwendung des Energiebegriffs durchaus hilfreich sein. Viele Menschen verwenden das Wort spontan in der Beschreibung ihres Erlebens: „Ich spüre Energie fliessen.", „Meine Energie staut sich im Kopf." Auf dieser phänomenologischen Ebene kann der Energiebegriff helfen, Empfindungen zu beschreiben, für die wir keine anderen Worte finden. Auch physikalische Metaphern wie Spannung, Fliessen, Strömen, Stocken, Stauung, Druck, Schwingung, Vibration, Resonanz, Ausdehnung usw. helfen, das eigene Erleben für andere nachvollziehbar zu beschreiben. Die phänomenologische Verwendung des Wortes „Energie" ist jedoch nicht zwingend an die Verortung in einem Energiemodell gebunden.

8.2 Biologie der Atmung

Eva Kaul

Als Schnittstelle zwischen unwillkürlichem und willkürlichem Nervensystem ist der Atem das Tor zur Beeinflussung vegetativer und damit auch psychischer Prozesse. Das Atemminutenvolumen (Atemfrequenz mal Atemzugvolumen) passt sich natürlicherweise optimal an die jeweilige Situation an. Unter Belastung (Sport, Stressreaktion) atmen wir schneller, das Atemzugvolumen steigt an und wir atmen vor allem in den oberen Brustkorb. Sind wir hingegen entspannt und in Ruhe, verlangsamt sich unser Atem, insbesondere die Ausatmung verlängert sich und die Atembewegung geschieht vor allem im Zwerchfell, was sich im atemsynchronen Heben und Senken unserer Bauchdecke zeigt. Auch Emotionen können unseren Atem beeinflussen, sowohl situativ („Angst, die einem den Atem verschlägt") wie chronisch (eingeschränkte Atmung als Teil eines körperlichen Schutz- und Haltemusters). Wir können unsere Atmung im Gegensatz zu anderen inneren Organsystemen jedoch auch willkürlich steuern, indem wir Atemfrequenz oder Atemzugvolumen verändern. Dadurch können wir wiederum körperlichen Spannungszustand, emotionale Befindlichkeit und vegetative Aktivierung beeinflussen. Weil der Atem im Zusammenspiel von körperlichen und psychischen Phänomenen eine Schlüsselfunktion einnimmt, sind Kenntnisse über die Physiologie der Atmung für Körperpsychotherapeutinnen unabdingbar.

8.2.1 Anatomie von Brustkorb und Atemmuskulatur

Der knöcherne Brustkorb (Thorax) besteht aus zwölf Brustwirbeln mit den sie verbindenden Bandscheiben und Bändern, den zwölf Rippenpaaren und dem Brustbein (Sternum). Dank der gelenkigen Verbindungen zwischen Wirbelsäule und Rippen sowie Rippen und Brustbein ermöglicht der Brustkorb sowohl elastischen Schutz von Lunge und Herz als auch die dynamische Schwingung zwischen Ein- und Ausatmen.

Das Zwerchfell, unser wichtigster Atemmuskel, trennt Brust- und Bauchhöhle. Mit seinen beiden Kuppeln reicht es tief in die Brusthöhle hinein. Die aktive Anspannung der Zwerchfellmuskulatur bei der Einatmung bewirkt eine Abflachung der Zwerchfellkuppen. Beim Ausatmen werden die Zwerchfellkuppen durch die Retraktionskraft der Lungen und den Füllungsdruck des Magendarmtrakts durch Luft und Nahrung passiv vorgewölbt (Rauber & Kopsch, 1987a).

8.2.2 Atemmechanik

Bei der Einatmung erweitert sich der Durchmesser des Brustkorbs durch Anheben von Rippen und Brustbein und Senkung des Zwerchfells in alle Dimensionen des Raums (Abbildung 8-1). Für diese Erweiterung des Brustkorbs ist Muskelkraft nötig, da Schwerkraft und elastische Spannung von Brustkorb und Lunge überwunden werden müssen. Die Ausatmung hingegen geschieht in Ruhe passiv, durch Entspannung der für die Einatmung benötigten Muskeln.

Bei der Bauchatmung wird der Brustraum vor allem durch die Bewegung des Zwerchfells erweitert oder verkleinert. Die Bauchatmung ist also eigentlich eine Zwerchfellatmung. Das Zwerchfell senkt sich beim Einatmen um ca. vier Zentimeter, die Bauchmuskeln geben nach, und der Bauch wölbt sich vor. Wird das Volumen des Brustkorbs primär durch Rippenbewegungen verändert, so spricht man von Rippen- oder Brustkorbatmung (Rauber & Kopsch, 1987b).

Wenn wir in diesem Text von tiefer Atmung sprechen, dann verstehen wir darunter „in die Tiefe atmen", eine ruhige Zwerchfellatmung

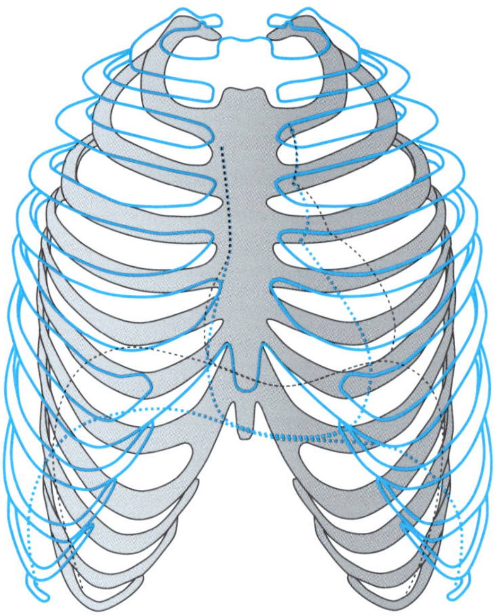

Abbildung 8-1: Brustkorb, Zwerchfell und Herz bei Inspiration (blau) und bei Exspiration (schwarz). Illustration: Angelika Kramer, Stuttgart.

mit Fokus des Gewahrseins auf Beckenraum und Unterbauch. Was in der Alltagssprache unter tiefer Atmung verstanden wird, nämlich das Atemzugvolumen zu vergrössern, bezeichnen wir als „viel atmen".

Der natürliche Atemrhythmus ist dreiphasig: Einatmen – Ausatmen – Atempause. Diese Pause in der Atemleere ist um so länger, je entspannter der Organismus ist. Unter chronischem Stress entwickelt sich bei vielen Menschen ein zweiphasiges Atemmuster, bei welchem das Einatmen unmittelbar auf dsd Ausatmen folgt.

8.2.3 Nasen- versus Mundatmung

Natürliche, entspannte Ruheatmung ist eine geräuschlose Nasenatmung mit sanftem, langsamem Atemfluss (6–14 Atemzüge/min) und vorwiegend Zwerchfelltätigkeit, was sich in einem leichten Heben und Senken der Bauchdecke zeigt. In Laotses Worten: „Der weise Mensch atmet, als ob er nicht atmen würde." Auch bei körperlicher Anstrengung ist die Sauerstoffverwertung im peripheren Gewebe und damit die Leistungsfähigkeit höher, wenn wir durch die Nase atmen. Dies hat mit dem in Kap. 8.2.4 erläuterten Bohr-Effekt zu tun. In unserer modernen Zivilisation findet sich jedoch eine zunehmende Anzahl Menschen, die durch den Mund atmen. Chronische Mundatmung führt zu latenter Hyperventilation und hat verschiedene negative körperliche Folgen. Sie lässt die Nasen- und Nasennebenhöhlenschleimhaut anschwellen, was subjektiv als verstopfte Nase erlebt wird und zu noch mehr Mundatmung führt. Die verstopfte Nase verstärkt nächtliches Schnarchen und Schlaf-Apnoe-Symptomatik oder löst diese sogar aus. Folgen im Herz-Kreislauf-System sind erhöhter Blutdruck, erhöhte Herzfrequenz und verminderte Herzratenvariabilität. Letztere ist ein Mass für die Parasympathikusaktivität und damit für die Entspannung des Organismus. Paradontose, Mundgeruch und Karies sind weitere negative Folgen. Kognitive und emotionale Auswirkungen chronischer Mundatmung können Konzentrationsstörungen, Präsenzminderung und Stimmungstiefs sein.

Nasenatmung hingegen erweitert sowohl die oberen Atemwege (Nasen-, Nasennebenhöhlen- und Rachenraum) als auch die Bronchien. Nasenatmung erhöht den Stickstoffmonoxid-Spiegel (NO-Spiegel) im Blut. Dieses in den Nebenhöhlen produzierte Molekül hat eine Vielzahl positiver Auswirkungen: Es wirkt lokal desinfizierend, erweitert die Blutgefässe, fördert die periphere Sauerstoffwertung und stärkt das Immunsystem (McKeown, 2010).

8.2.4 Atemgase und Hyperventilation

Als Körperpsychotherapeut:innen achten wir auf das Atemmuster der Menschen, mit denen wir arbeiten. Da eine latente chronische Hyperventilation zu den oben genannten psychischen und kognitiven Symptomen führen kann, ist es wichtig, dass wir ein solches Atemmuster erkennen und über die physiologischen Prozesse Bescheid wissen, die damit verbunden sind.

Atmung dient primär dem Gasaustausch: Von den Lungenalveolen diffundiert Sauerstoff in die Blutkapillaren und umgekehrt diffundiert Kohlendioxid aus den Blutkapillaren in die Alveolen. Sauerstoff wird im Blut überwiegend in den roten Blutkörperchen transportiert, gekoppelt an das Eiweissmolekül Hämoglobin. Bei gesunden Menschen ist das Hämoglobin bereits bei Ruheatmung zu nahezu 100 % mit Sauerstoff gesättigt, egal wie rasch oder langsam, wie oberflächlich oder viel man atmet. Eine Erhöhung des Atemminuntenvolumens durch höhere Atemfrequenz oder grösseres Atemzugvolumen verändert daher den Sauerstoffgehalt des Blutes kaum.

Kohlendioxid ist nur zu einem geringen Teil an Hämoglobin gebunden. Der überwiegende Anteil geht eine chemische Reaktion mit Wasser ein und wird zu Kohlensäure hydratisiert, welche sofort zu Bikarbonat und Protonen dissoziiert. Die entstehenden Protonen werden durch Hämoglobin gepuffert, so dass sich der pH-Wert des Blutes bei Ruheatmung nicht verändert. Anders ist es bei der Hyperventilation: Durch Erhöhung von Atemfrequenz oder Atemzugvolumen wird viel Kohlendioxid abgeatmet, ohne dass durch entsprechende Muskelarbeit mehr davon produziert würde. Dadurch sinkt der Kohlendioxidgehalt im Blut und der pH-Wert steigt (respiratorische Alkalose). Sinkt der arterielle Kohlendioxidpartialdruck pCO_2 unter 35 mmHg (normal sind 40 mmHg), spricht man von Hyperventilation (Schmidt & Thews, 1990). Das Atemminutenvolumen gesunder Menschen in Ruhe lag vor dem zweiten Weltkrieg bei 6 l/min und hat danach bis zur Jahrtausendwende auf 12 l/min zugenommen (Rakhimov, 2013). Bis zu einem Viertel der heutigen Bevölkerung atmet chronisch zu viel, bis hin zu einer versteckten Hyperventilation (Nestor, 2022). Die Ursachen dieser übermässigen Atmung sind vielfältig: Mangelnde Bewegung, Mundatmung, Ernährung, übertemperierte Räume, viel Sprechen, Stress und die Überzeugung, viel atmen sei gesund (McKeown, 2010).

Die Vorstellung, dass mehr Atmen zu einer besseren Sauerstoffversorgung des Gewebes führt, ist nicht nur falsch, sondern das Gegenteil ist der Fall: Die Abgabe von Sauerstoffmolekülen aus den roten Blutkörperchen ins Gewebe ist abhängig vom pH und vom CO_2-Partialdruck. Bei tieferem CO_2-Partialdruck und hohem pH-Wert bleibt der Sauerstoff stärker an das Hämoglobin gebunden, das Gewebe ist also schlechter mit Sauerstoff versorgt (Bohr-Effekt). Dass sich ein voller Einatemzug so gut anfühlt, hat vor allem mit der Dehnung des Brustkorbs und der Atemmuskulatur zu tun.

Über die Alkalose führt Hyperventilation zu verschiedenen physiologischen Veränderungen: Die Hirndurchblutung wird hauptsächlich über den pH-Wert gesteuert. Bei tiefem (saurem) pH werden die Hirnarteriolen weiter, bei hohem (basischem) pH-Wert enger. Da Hyperventilation zu einer Erhöhung des pH-Werts führt, sinkt die Hirndurchblutung. Sinkt der arterielle pCO_2 unter 20 mmHg, so vermindert sich die Hirndurchblutung bei gesunden, nicht hyperventilationsgeübten Probanden um etwa 40 % (Mahler, 2005; Nestor, 2022). Subjektiv wird eine verminderte Hirndurchblutung als Schwindel, Benommenheit, Druck im Kopf oder verschwommenes Sehen wahrgenommen. Sassinek wies in einer Studie mit der Methoder der funktionellen Magnetresonanztomographie nach, dass bei Proband:innen mit langjähriger Erfahrung in Hyperventilation (holotropes Atmen) die Auswirkungen des pH-Werts auf die Hirndurchblutung nur gering ist (Sassinek, 2010). Es scheint also durch regelmässige Hyperventilation eine Adaptation an die biochemischen Veränderungen zu geben.

Die Durchblutung der Haut nimmt durch die hyperventilationsbedingte Erhöhung des peripheren Gefässwiderstandes ab, was zu kalten, blassen Händen und Füssen führt. Ebenso sinkt durch Verengung der arteriellen Blutgefässe die Durchblutung des Magendarmtrakts, was manchmal subjektiv mit Übelkeit verbunden ist. Die Nierendurchblutung nimmt zu, weil der Körper Bikarbonat über den Urin ausscheidet, um den Blut-pH wieder zu senken. Das führt zu Harndrang.

Um die respiratorische Alkalose zu puffern, werden an Hämoglobin angelagerte Protonen ins Blutplasma abgegeben. Die dadurch freigewordenen Bindungsstellen werden von Kalziumionen besetzt. Das führt zu einer funktionellen Hypokalzämie, welche die Natriumkanäle der Muskelmembran destabilisiert und so die neuromuskuläre Erregbarkeit erhöht. Lange postulierte man diese peripheren Veränderungen als Ursache für Zittern, Muskelzuckungen und Tetanie bei Hyperventilation. Untersuchungen zeigen jedoch, dass Hyperventilation auch kortikale Exzitabilitätsveränderungen induziert und es zu einer globalen Steigerung der Hirnrindenerregbarkeit kommt (Huttunen et al., 1999). Dies bedeutet, dass nicht nur die motorische, sondern auch die sensorische Reizschwelle herabgesetzt wird. Die Steigerung der kortikalen Exzitabilität erfolgt wahrscheinlich über zwei Mechanismen: Einerseits öffnen sich Natriumkanäle der Nervenzellen, andererseits wird postuliert, dass die blutchemischen Hyperventilationseffekte mit der Transmission von GABA, dem wichtigsten inhibitorischen Neurotransmitter, interferieren (Sparing et al., 2007). Auch Studien mit Elektroenzephalographie und Magnetenzephalographie zeigen, dass Hyperventilation globale Veränderungen im Gehirn bewirkt (Liberson & Strauss, 1941; Carbon et al., 2000).

Nach Beenden der Hyperventilation klingen die Symptome meist innerhalb weniger Minuten ab, die Exzitabilitätsveränderungen im Kortex normalisieren sich innerhalb von zehn Minuten (Sparing et al., 2007).

Von der atemphysiologisch über den pCO_2-Wert definierten, nicht zwingend symptomatischen Hyperventilation ist das klinische Hyperventilationssyndrom zu unterscheiden. Letzteres beinhaltet subjektiv empfundene Atemnot, thorakales Engegefühl, Angst oder Panik, Kribbeln in Händen und Mundregion und allenfalls pfötchenartige Verkrampfung der Handmuskulatur.

Merke

Mögliche Symptome bei Hyperventilationssyndrom:

- Schwindel, Druck im Kopf, Benommenheit, Kopfschmerzen
- verschwommenes Sehen, Ohrenrauschen
- Kribbeln, Zittern
- verwaschene Sprache
- kalte Extremitäten, Blässe
- Übelkeit
- Harndrang

8.3 Atempraxis in der Integrativen Körperpsychotherapie IBP

Eva Kaul

8.3.1 Nasenatmung

Als Körperpsychotherapeut:innen achten wir bei unseren Klient:innen auf Hinweise für chronische Mundatmung oder chronische Hyperventilation. Wir können z. B. beobachten, dass unser Gegenüber hörbar atmet, mit offenem Mund atmet, beim Sprechen häufig Luft holt, häufig seufzt oder gähnt, schnell atmet, vor allem im oberen Brustkorb atmet oder unregelmässig atmet. Da chronische Hyperventilation aufgrund der verkürzten Ausatmungszeit zu einer Destabilisierung des vegetativen Nervensystems mit stärkerer Aktivierung des Sympathikus und Abschwächung des Parasympathikus führt, hat sie erhebliche Folgen auf den Gesamtzustand einer Person. Weniger atmen kann für diese Menschen bereits zu einer deutlichen Symptomentlastung führen. Die aus der Yogapraxis stammende Wechselatmung kann sehr hilfreich dabei sein, langsame, ruhige Nasenatmung zu unterstützen.

Übung

Wechselatmung

Nehmen Sie eine aufrechte und bequeme Sitzhaltung ein und schliessen Sie Ihre Augen.

Legen Sie den Zeigefinger und den Mittelfinger der rechten Hand in die Handfläche. Verschliessen Sie mit dem Daumen der rechten

Hand mit sanftem Druck den rechten Nasenflügel. Atmen Sie durch das linke Nasenloch aus und wieder ein.
Verschliessen Sie nun mit dem Ringfinger der rechten Hand den linken Nasenflügel und lösen Sie den Daumen. Atmen Sie durch das rechte Nasenloch aus und wieder ein.
Wiederholen Sie diese Abfolge mindestens zehn Mal. Versuchen Sie mit der Zeit, den Ausatem zu verlängern, indem Sie z.B. drei Sekunden ein- und sechs Sekunden ausatmen.
Hinweis: Diese Übung befreit die Nasenatmung und wirkt beruhigend und ausgleichend auf vegetatives Nervensystem, Atmung, Körper, Emotionen und Denken. Wenn ein Nasenloch verstopft ist, kann die Übung auch rein imaginativ durchgeführt werden.

8.3.2 Parasympathische Bauchatmung

Wir bezeichnen die Bauchatmung auch als parasympathische Atmung, da die Atembewegung bei den meisten Menschen in entspanntem Zustand am Bauch deutlicher sicht- und spürbar ist als am Brustkorb und die Bauchatmung eine beruhigende, erdende und stabilisierende Wirkung hat. Diese Wirkung erfolgt über die Aktivierung des Parasympathikus infolge verlängerter Ausatmung und Entfaltung vor allem der basalen Lungenabschnitte. Als Folge der Parasympathikusaktivierung verlangsamt sich die Herzfrequenz, was auch zu einer Beruhigung von Denken und Emotionen führt. Die Herzratenvariabilität (HRV), die Fähigkeit des Organismus, den zeitlichen Abstand zwischen zwei aufeinanderfolgenden Herzschlägen an die aktuelle Situation anzupassen, erhöht sich. Grössere Schwankungen der Herzfrequenz korrelieren mit einer besseren vegetativen Regulationsfähigkeit. Eine optimale Synchronisierung von HRV und Atemfrequenz erreicht man mit der 4:6-Takt-Atmung: Vier Sekunden einatmen, sechs Sekunden ausatmen, entsprechend einer Atemfrequenz von 6/min (Orosz, 2019). Dies ist deutlich langsamer, als die meisten Menschen spontan atmen (12–20/min). Therapeutisch wird diese Atmung vor allem angeleitet, wenn Klient:innen in einem stark aktivierten Zustand sind, der sie überfordert. Sie hilft auf physiologischer Ebene, das *Window of Tolerance* für Emotionen und Stress zu erweitern. Regelmässig praktiziert, kann sie ebenso wie die Wechselatmung Menschen darin unterstützen, ein neues Atemmuster zu entwickeln. Diese Indikation gilt für Menschen, welche zu viel, zu schnell oder unregelmässig atmen.

Die parasympathische Bauchatmung muss sorgfältig instruiert werden. Wenn Klient:innen einfach aufgefordert werden, „tief in den Bauch" zu atmen, so erhöhen sie ihr Atemzugvolumen. Falls sie nicht gleichzeitig die Atemfrequenz senken, wird ihr Atemminutenvolumen erhöht und sie atmen mehr Kohlendioxid ab. Menschen mit einer hohen Sensibilität auf den CO_2-Partialdruck wird schon nach wenigen Atemzügen schwindlig. Bei der Instruktion sollte also darauf geachtet werden, dass die Klient:innen langsam und nicht zu viel atmen (Atemfrequenz <10/min). Die Einatmung erfolgt durch die Nase, um den Atemwegswiderstand zu erhöhen. Ausatmung durch den Mund unterstützt über Loslassen der Kau- und Rachenmuskulatur die Entspannung des Gesamtorganismus. Wird durch die Nase ausgeatmet, ist es aufgrund des erhöhten Atemwegswiderstandes einfacher, den Ausatem zu verlängern. Durch Verlängerung der Ausatmungszeit wird, sofern man nicht aktiv darauf achtet, den Atemfluss zu drosseln, das Atemzugvolumen durch Anzapfen der Ausatmungsreserve vergrössert (Abbildung 8-2). Das kann zu Hyperventilation führen. Falls bei langsamer und tiefer Bauchatmung Hyperventilationssymptome auftreten, kann dem entgegengewirkt werden, indem man weniger Atemvolumen bewegt oder Atempausen einbaut, wie bei der vierzeitigen Atmung (s. Übung). Für das Üben zuhause kann die gewünschte Atemfrequenz mithilfe einer App (z.B. *BreathPacer*) vorgegeben werden.

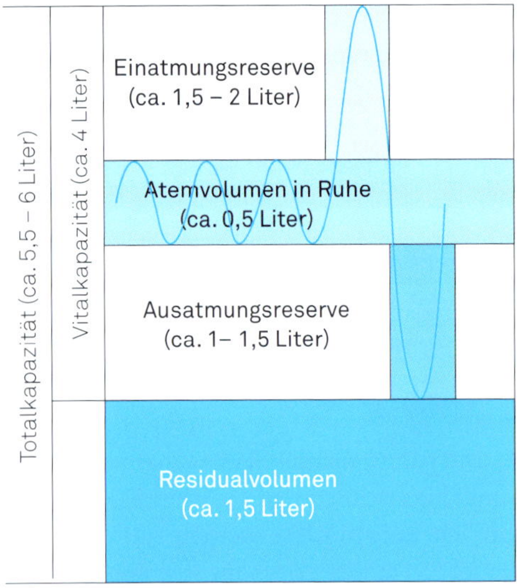

Abbildung 8-2: Atemvolumina.

Übung

Parasympathische Atmung im Liegen

Legen Sie sich auf den Rücken, lassen Sie Ihre Hände auf dem Bauch ruhen und nehmen Sie die Atembewegung der Bauchdecke wahr ... Atmen Sie ohne Anstrengung durch die Nase ein und langsam durch den offenen Mund wieder aus. Atmen Sie etwa doppelt so lange aus, wie Sie einatmen ... Wenn Sie möchten, können Sie den Ausatem mit einem Seufzer oder Ton begleiten. Spüren Sie mit Ihren Händen, wie Ihr Atem sich den Raum nimmt, den er braucht.

Hinweis: Für Menschen, die ihre Atembewegung kaum spüren, kann als Variation statt der Hände auch ein Softball oder ein kleines Kissen auf den Bauch gelegt werden. So kann die Atembewegung visuell an den Auf-und-ab-Bewegungen des Gegenstandes auf dem Bauch wahrgenommen werden.

Vierzeitige Atmung

Lassen Sie den Atem in sich einströmen wie die Flut, aus sich ausströmen wie die Ebbe. Lassen Sie den Atem geschehen als ein Geschenk ... Es atmet Sie ... Nun verweilen Sie nach der Einatmung unangestrengt in der Atemfülle, bis der Atem wie von selbst wieder aus Ihnen herausströmt ... Dann verweilen Sie in der Atemleere, bis der Atem wieder in Sie hineinströmt ... Erlauben Sie dem Atem, sich zwischen dieser oberen und unteren Atempause zu entfalten ... Schauen Sie zu, wie der Atem sich gestaltet ... Sie können darauf vertrauen, dass er sich holt, was er braucht ....

Hinweis: Die Atempause senkt die Atemfrequenz und unterstützt so die beruhigende Wirkung der Bauchatmung.

Summatmung

Nehmen Sie eine aufrechte und bequeme Sitzhaltung ein und schliessen Sie Ihre Augen. Schliessen Sie die Lippen und legen Sie die Zunge leicht an den Gaumen.

Atmen Sie sanft durch die Nase ein und aus, ausatmend summen sie mit geschlossenem Mund, bis die ganze Luft draussen ist. Spüren Sie die Vibrationen im Körper. Nehmen Sie am Ende der Ausatmung die kleine Atempause wahr.

Sie können Tonhöhe und Lautstärke variieren und spüren, was sich damit verändert. Summen Sie während ca. fünf Minuten.

Hinweis: Summen aktiviert den Parasympathikus und wirkt beruhigend, stimmungsaufhellend und herzöffnend. Vor dem Einschlafen durchgeführt, fördert die Summatmung einen tiefen und ruhigen Schlaf.

Praxisbeispiel

Der 35-jährige Marco spürt zwei Monate vor Therapiebeginn aus heiterem Himmel ein Kribbeln im ganzen Körper, verbunden mit Druck auf der Brust. Er sucht die Notfallstation auf, wo bis auf eine Hyperventilation kein pathologischer Befund erhoben wird. Marco ist beunruhigt und befürchtet eine Herz-Kreislauf-Erkrankung. Immer häufiger treten Attacken mit Kribbeln, Schweissausbrüchen, Schwächegefühl und thorakalem Druck auf. In der Folge werden beim Hausarzt regelmässig erhöhte Blutdruckwerte gemessen, was als „Weisskittelhypertonie“ beurteilt wird. Der Befund verstärkt die Angst des Patienten vor

einem kardialen Ereignis. Insbesondere fürchtet er, ein Blutgefäss könnte platzen und er würde verbluten. Mit der Verdachtsdiagnose Angststörung wird er zur Psychotherapie zugewiesen.
In der Therapie lernt Marco, während seiner Attacken gezielt den Fokus auf die Ausatmung zu lenken, die Atmung zu verlangsamen und sich mithilfe des inneren Beobachters von seinen Befürchtungen zu distanzieren. Bei einem Hyperventilationsversuch kann er seine Symptome selbst auslösen und mit langsamer Bauchatmung rasch wieder abflauen lassen. Dies gibt ihm ein Gefühl von Sicherheit und Selbstwirksamkeit.

8.3.3 Sympathikotone Brustkorbatmung

Die rasche forcierte Atmung in den oberen Brustkorb wird in der Integrativen Körperpsychotherapie IBP gezielt eingesetzt, um die Präsenz und den Kontakt mit dem inneren Erleben zu verstärken. Der Einsatz der Atemhilfsmuskulatur und das Atmen durch den offenen Mund erhöhen das Atemzugvolumen durch Anzapfen der Einatmungsreserve (Abbildung 8-2). Erhöhung von Atemzugvolumen und Atemfrequenz führen zu einer vermehrten Abatmung von Kohlendioxid, also zu einer Hyperventilation. Weil diese Atemtechnik zu einer Herz-Kreislauf-Aktivierung und grösserer Wachheit führt und von den Menschen als energetisierend erlebt wird, bezeichnen wir sie als sympathikotone Atmung.

Die sympathikotone Atmung, in der Körperpsychotherapie seit Willhelm Reich genutzt, ist neuerdings unter der Bezeichnung *Breathwork* oder *Wim Hof-Atmung* auch in breiteren Kreisen bekannt geworden.

Die therapeutische Arbeit mit sympathikotoner Atmung muss langsam aufgebaut werden. Sensible Klient:innen reagieren bereits bei wenigen tiefen Atemzügen mit Hyperventilationssymptomen, am häufigsten mit Schwindel, Benommenheit, Druck im Kopf, verschwommenem Sehen oder kalten Händen. Unsere klinische Erfahrung und Forschungsresultate mit hyperventilationserfahrenen Proband:innen (Sassinek, 2010) und Patient:innen mit Angststörung zeigen jedoch, dass bei wiederholtem Üben der sympathikotonen Atmung die unangenehmen Symptome abnehmen, auch wenn die physiologischen Parameter (Atemfrequenz, CO_2-Partialdruck) unverändert bleiben (Compernolle et al., 1979). Dies spricht für einen Gewöhnungseffekt.

Auch bei regelmässigem Praktizieren führt die sympathikotone Atmung zu einer Hyperventilation mit respiratorischer Alkalose. Bei einigen körperlichen Erkrankungen ist sie daher kontraindiziert: Da die respiratorische Alkalose zu einer Verengung der Bronchien führt, kann diese forcierte Atmung bei Menschen mit aktivem Asthma einen Asthmaanfall auslösen. Eine Verengung der Herzkranzgefässe kann bei prädisponierten Patient:innen Angina pectoris auslösen, bei Patient:innen mit koronarer Herzkrankheit wurden Herzrhythmusstörungen beschrieben. Weil Hyperventilation bei Epileptiker:innen das Anfallsrisiko erhöht, ist sie bei bekannter Epilepsie absolut kontraindiziert. In der Rekonvaleszenz nach Operationen oder schweren körperlichen Krankheiten, bei beginnender Erkältung oder Grippe soll die Heilung eher durch parasympathische Atmung unterstützt werden, aktivierende Atmung ist da nicht hilfreich. Weil viel Atmen Körperempfindungen und Gefühle verstärken kann, ist forciertes Atmen bei allen psychischen Zuständen oder Erkrankungen kontraindiziert, bei denen eine Überforderung durch die Intensität der Gefühle, Verstrickung in Gefühle mit ungenügender Fähigkeit zur Distanzierung oder schwerere Einschränkungen in der Affekt- und Impulsregulation bestehen. Dazu zählen Fragmentierung, frisches Trauma, posttraumatische Belastungsstörung und eine geringe oder desintegrierte Selbststruktur. In der Frühschwangerschaft kann Hyperventilation ein verstärktes Kopfwachstum des Fötus verursachen, in der Spätschwangerschaft können Wehen ausgelöst werden. Wir wenden bei schwangeren Frauen daher nur parasympathische Atmung an. Um allfällige Kontraindikationen für die sympathikotone Atmung bei Patient:innen zu erfassen, sollten körperliche Krankheiten und Symptome anamnestisch erhoben werden.

Bei regelmässigem Üben der sympathikotonen Atmung wird deren Wirkung zunehmend als positiv erlebt: Der Körper fühlt sich belebt und vital an und ist deutlicher spürbar. Klient:innen beschreiben oft Empfindungen von Fliessen, Prickeln, Wärme, Leichtigkeit, angenehmer Schwere oder Ausdehnung. Sie fühlen sich präsenter, klarer im Kopf und konzentrierter. Sie nehmen ihre Emotionen deutlicher wahr oder haben Zugang zu Emotionen, die vorher nicht spürbar waren. Ebenso können bisher unbewusste Erinnerungen auftauchen. Manchmal werden auch Zustände tiefster Entspannung, starke innere Bilder, ein Gefühl von Zeitlosigkeit sowie Erfahrungen von Verbundenheit und Transzendenz beschrieben. Menschen mit viel Praxis in Körperwahrnehmung oder Meditation können die beschriebenen Empfindungen auch bei Ruheatmung spüren, z.B. ein ganz intensives Gefühl von Frieden, Glück und Auflösung der Körpergrenze während der Meditation. Sympathikotone Atmung unmittelbar vor oder während der Meditation kann solches Erleben verstärken und vertiefen. Es lässt sich also vermuten, dass Hyperventilation Phänomene deutlicher spürbar macht, die sowieso vorhanden sind.

Wir postulieren zwei physiologische Ursachen für diese Verstärkung der Selbsterfahrung in allen Erlebensdimensionen. Einerseits vermindert Hyperventilation unmittelbar die Durchblutung der meisten Organsysteme. Im Gehirn sind von dieser Minderdurchblutung vor allem Hippocampus und die Hirnrinde des Frontal-, Okzipital- und Parietallappens betroffen, also jene Hirnareale, wo die Verarbeitung von Sinneseindrücken, Zeitgefühl, Erinnerung und Selbstgefühl lokalisiert sind (Nestor, 2022). Nach Beendigung der Hyperventilation kommt es jedoch zu einem Reboundeffekt. Weil wir vor allem das deutlich wahrnehmen, was sich verändert, empfinden wir diese Zunahme der Durchblutung viel stärker als den Zustand normaler Durchblutung. Je grösser die relative Veränderung zum Ist-Zustand, desto intensiver ist die Wahrnehmung. Weiterhin führt Hyperventilation, wie oben beschrieben, zu einer allgemeinen Erhöhung der neuronalen Erregbarkeit. Dies verstärkt die Wahrnehmung von sensorischen Phänomenen zusätzlich.

Wir setzen in der Therapiestunde sympathikotone Atmung gezielt zur Steigerung von Präsenz, Zentrierung und Verankerung im Selbst ein. Ebenso ist die Anwendung unterstützend bei Konzentrationsstörungen oder Müdigkeit. Weil diese Atmung öffnend und verstärkend auf die Wahrnehmung von Körperempfindungen und Gefühlen wirkt, kann sie als Instrument zur Vertiefung des Therapieprozesses genutzt werden. Je nach Thema der Sitzung, aktuellem Zustand, Strukturniveau, Sicherheit der therapeutischen Beziehung und Containment kommen die Klient:innen über sympathikotone Atmung in Kontakt mit ihrem Kernselbst, mit ihren Kompensationsstilen oder mit den zugrundeliegenden Szenarioverletzungen. Körperlich manifestieren sich die kompensatorischen Schichten als sogenannte Blockaden. Die Therapeutin unterstützt dann als präsente und empathische Begleiterin den Klienten darin, im Kontakt mit der Blockade präsent und offen für die zugrundeliegenden Gefühle zu bleiben. Kommt der Klient in Kontakt mit Szenariogefühlen, so können diese durchgearbeitet werden. In Kap. 8.9 wird näher auf diese prozessorientierte Körper- und Atemarbeit eingegangen.

Bei Personen mit einer Angststörung kann sympathikotone Atmung, wie oben beschrieben, desensibilisierend wirken. Auf biochemischer Ebene erweitert sich die Flexibilität der Chemorezeptoren im Hirnstamm, so dass diese stärkere Schwankungen des CO_2-Spiegels tolerieren, ohne dass die Person in Panik kommt. Auch bei anderen Stressfolgeerkrankungen kann sympathikotone Atmung sinnvoll sein. Wenn Menschen lernen, durch forcierte Atmung das Stresssystem bewusst zu aktivieren, können sie auch unmittelbar spüren, wie der Wechsel zu ruhiger langsamer Bauchatmung das vegetative Nervensystem wieder beruhigt. Das Pendeln zwischen Stress simulierender sympathikotoner Atmung und beruhigender parasympathischer Atmung macht den Organismus anpassungsfähiger, flexibler und resilienter. Die Menschen lernen, dass die erlebten physiologischen Reaktionen beeinflussbar sind. Sie erlangen ein Gefühl von Selbstwirksamkeit, vertrauen mehr auf ihre Kompetenz in Stressregulation und erweitern das *Window of Tolerance* für intensives körperliches und emotionales Erleben. In der Integrativen Körperpsychotherapie IBP bezeichnen wir das auch als Erweiterung des Containments.

Neben der Anwendung während der Therapiestunde nutzen wir diese Atmung auch als gesundheitsfördernde Alltagsübung. Die in Kap. 8.7 beschriebenen Übungssequenzen sind Abläufe, welche wir Therapeut:innen die Klient:innen häufig lehren und zur Selbstanwendung empfehlen.

Bei Müdigkeit, Erschöpfung, Antriebsschwäche und depressiver Symptomatik kann regelmässig angewendete sympathiktone Atmung helfen, wieder mehr Kontakt zu Gefühlen, Kraft und Lebendigkeit zu bekommen. Die regelmässige Praxis vergrössert die Lungenkapazität. Letztere ist der sicherste Indikator für Lebenserwartung, besser als Ernährung oder tägliche Bewegung. Allerdings ist die Lungenkapazität auch abhängig von der Bewegung. Mässige Bewegung wie Spazierengehen oder Radfahren steigert die Lungenkapazität um bis zu 15 % (Nestor, 2022).

Übung

Sympathikotone Atmung

Setzen Sie sich aufrecht hin. Legen Sie eine flache Hand auf den Brustkorb, so dass Ihre Finger das obere Brustbein berühren. Atmen Sie mit offenen Augen ohne Anstrengung grosszügig durch den Mund in den oberen Brustkorb ein. Sie spüren dabei, wie sich das Brustbein unter Ihren Fingern deutlich anhebt. Lassen Sie die Luft passiv wieder ausströmen. Nehmen Sie fünfmal hintereinander einen solchen Atemzug. Atmen Sie aktiv ein und lassen Sie den Ausatem passiv geschehen, so dass die Betonung auf der Einatmung liegt. Achten Sie darauf, dass Ihre Kiefermuskulatur locker und die Lippen entspannt sind.

Verweilen Sie nach dem fünften Atemzug so lange in der Atemleere, wie es unangestrengt möglich ist. Spüren Sie dabei in ihren Körper hinein und nehmen Sie die Empfindungen in Ihrem Inneren wahr.

Hinweis: Je nach körperlicher Reaktion kann die Anzahl Atemzüge erhöht werden. Menschen, die rasch Schwindel oder Druck im Kopf verspüren, üben am besten zu Beginn mit Sets à dreimal fünf Atemzügen mit je einer Pause dazwischen. Mit der Zeit entsteht im Organismus eine Gewöhnung und man kann auf 30–40 Atemzüge steigern.

Praxisbeispiel

Erika, eine 28-jährige Sozialarbeiterin, wird wegen depressiver Symptomatik zugewiesen. Sie berichtet, im Gespräch mit Klient:innen häufig Bauchschmerzen zu spüren. Sie merke jeweils auch, dass sie nur noch ganz oberflächlich atme und das Gefühl habe, zu wenig Luft zu bekommen. In der Therapiesitzung, mehrere Stunden nach dem letzten Klientenkontakt, spürt Erika noch immer einen Druck im Bauch.

Unter aktivierender Atmungsarbeit verstärken sich die Bauchschmerzen zu heftigen Krämpfen. Erika windet sich am Boden und empfindet die tiefe Atmung als enorm anstrengend. Es sei, als müsse sie gegen einen starken Widerstand atmen. Sie fühlt sich bedrängt und beengt. Ihr Impuls ist, sich Raum zu verschaffen. Sie entwickelt diesen Impuls zu einer Geste, indem sie mit beiden Händen seitwärts einen imaginären Widerstand wegstösst und dazu sagt: „Weg! Das ist mein Raum." Sie wiederholt Geste und Worte mehrmals und die Schmerzen verschwinden. Erika erkennt ihre Beschwerden als Überflutungsreaktion und ihr wird bewusst, dass die Symptome vor allem bei Klient:innen auftreten, die sie als fordernd und besonders redselig erlebt.

Kommentar: Bei Erika hat die sympathikotone Atmung ein bereits vorhandenes Körpersymptom deutlich verstärkt. Dadurch kam sie in Kontakt mit der emotionalen Dimension des Erlebens, die ihr vorher nicht bewusst war. Das Spüren der Emotion (Überflutungsgefühl) half ihr, ihr Bedürfnis nach Eigenraum besser zu spüren und auszudrücken.

Praxisbeispiel

Der 35-jährige Tobias, Lehrer, hat eine mittelschwere depressive Episode, welche unter medikamentöser Therapie aktuell in Teilremission ist. Sein Ursprungsszenario ist geprägt von einer Atmosphäre der Entwertung, Beschämung und Missachtung seiner Person. Tobias berichtet zu Beginn einer Therapiestunde, er fühle sich seit einer Woche etwas verloren, funktioniere und empfinde das Leben als langweilig. Der Therapeut fragt nach den Dimensionen des Erlebens. Tobias spürt seinen Körper leer, unbewohnt, grau, diffus, neblig und nicht lebendig. Emotional nehme er Gleichgültigkeit wahr, sein Geist sei am Rattern wie eine Maschine, Impulse spüre er keine. Nach einer Sequenz *Cross Crawl* (sympathikotone Atmung in Verbindung mit Bewegung) kommen ihm plötzlich die Tränen und er spürt eine grosse Trauer.

Er kann mit diesem Gefühl in Kontakt bleiben und erinnert sich an ein Eltern-Schüler-Gespräch, das er diese Woche geführt hat. Der sonst sehr quirlige Junge habe sich in Gegenwart seiner Mutter aufgeführt wie ein angepasster Roboter. Tobias hat in dem Jungen sich selbst und seine eigenen kindlichen Fühl- und Verhaltensmuster wiedererkannt. Er erzählt dem Therapeuten eine Szene aus seiner Kindheit, bei der er sich ängstlich angepasst verhalten, innerlich aber wie ein Rebell gefühlt habe. Es folgt eine Sequenz Szenarioarbeit mit Fokus auf Selbstmitgefühl. Am Ende der Stunde fühlt sich Tobias ruhig und traurig.

Kommentar: Tobias hat in seiner Kindheit gelernt, sich von schwierigen Gefühlen abzuspalten und zu funktionieren (defensiver Kompensationsstil). Als das Eltern-Schüler-Gespräch eigene Kindheitsgefühle aktivierte, wurde automatisch sein Kompensationsstil aktiviert. Im Gegensatz zur Kindheit konnte er nun aber deutlich den Preis spüren, den er für seinen vermeintlichen Schutz bezahlte: Er fühlte sich leer, grau, gleichgültig. Über die Atemarbeit konnten die unter der Schutzschicht liegenden Gefühle kontaktiert und bearbeitet werden.

8.4 Containment in der Atem- und Körperarbeit

Eva Kaul

Ryan und Frederick erforschten die subjektive Vitalität, definiert als bewusstes Erleben von positiver, durch das Selbst regulierbarer Energie, durch Befragung gesunder und kranker Proband:innen (Ryan & Frederick, 1997). Sie konzeptualisierten Vitalität, Lebendigkeit als dynamische Grösse, welche sowohl das körperliche als auch das psychische Befinden des Menschen reflektiert. Psychologische Faktoren, welche das Empfinden von Vitalität beeinflussen, sind insbesondere Selbstaktualisierung (nach Rogers, 1978, das Bedürfnis nach Wachstum, Ausdehnung und Autonomie) und intrinsisch motiviertes Handeln (Selbsturheberschaft). Hochaktivierte Zustände, welche vom Organismus nicht regulierbar sind, werden nicht als Vitalität erlebt. Dazu gehören z. B. Angstzustände, unkontrollierbare Wutanfälle, manische Episoden, also jede den Organismus überfordernde Aktivierung des vegetativen Nervensystems. Ryan und Frederick untersuchten auch den Einfluss körperlicher Gesundheit auf die subjektive Vitalität. Dabei zeigte sich, dass weniger die körperlichen Symptome an sich, sondern deren Bedeutung für den Menschen und die damit verbundenen Gefühle das Ausmass der subjektiven Lebendigkeit beeinflussten.

Setzen wir die Forschungen von Frederick und Ryan in Bezug zu unserem Persönlichkeitsmodell, so lässt sich festhalten: Wir fühlen uns lebendig und vital, „energetisiert“, wenn wir in

Kontakt mit unserem Kernselbst sind und dieses zum Ausdruck bringen. Kann der Organismus die auf innere oder äussere Reize hin mobilisierte vegetative und emotionale Aktivierung nicht regulieren, so müssen andere Strategien eingesetzt werden. Diese werden in unserem Persönlichkeitsmodell den beiden Kompensationsstilen zugeordnet und schränken unser Gefühl von Lebendigkeit und innerer Geräumigkeit ein.

Körperwahrnehmungsübungen können helfen, den gefühlten Innenraum auszudehnen und das Containment zu erweitern. Jede Spannung, jedes Halten auf körperlicher Ebene engt unseren inneren Wahrnehmungsraum und unser Bewusstsein ein. Und umgekehrt sind unsere Anspannungsmuster Spiegel unserer mentalen Muster und Grundüberzeugungen. Mithilfe unseres fokussierten Gewahrseins und des Atems können wir uns in körperliche Spannung oder Verdichtung sozusagen hineinschmelzen lassen und so die Barrieren unserer Erfahrung aufweichen. Es ist ein natürlicher Prozess: Der Körper antwortet auf unsere Präsenz mit Entspannung.

Übung

Körperwahrnehmung

Legen Sie sich auf eine Matte, in bequemer Rückenlage. Sie können gerne die Beine anstellen und die Knie zusammenfallen lassen. So ist Ihr unterer Rücken entlastet. Lassen Sie Ihr Gewahrsein durch den Körper schweifen und wählen Sie eine Stelle aus, die sich angespannt, schmerzhaft, eng oder einfach dichter anfühlt. Verweilen Sie dort, geduldig und absichtslos.

Wann immer wir einem Körperteil geduldig und absichtslos Aufmerksamkeit schenken, kommt dort ein Prozess von Öffnen und Loslassen in Gang. Es ist, als würden wir diesem Ort in unserem Körper eine offene Hand hinhalten, eine Hand, die sieht und hört und so die Botschaften des Körpers empfängt. Und wie wir Menschen auch, reagiert der Körper mit Entspannung, wenn er gesehen und gehört wird. Sie können diesen Prozess weiter unterstützen, indem Sie Ihren Atem miteinbeziehen. Einatmend verbinden Sie sich mit der Spannung oder Dichte, lassen sich dort hineinsinken und verweilen, ausatmend arbeiten Sie mit der Vorstellung, dass alle Spannung mit dem Atemstrom in die Erde unter Ihnen abfliesst. Anfänglich werden Sie vielleicht kaum etwas von dieser Entspannung spüren, doch Sie können darauf vertrauen, dass der Körper erwachen und antworten wird, wenn Sie die Übung regelmässig praktizieren.

Sympathikotone Atmung führt zu einer Intensivierung der Selbstwahrnehmung auf körperlicher Ebene und, weil Gefühle sich immer auch über Körpersensationen zeigen, auch zu einer Intensivierung der Gefühle. Diese intensivere Wahrnehmung von Erlebensinhalten geschieht nicht selektiv, sondern es werden Gefühle und Körperempfindungen deutlicher, die vorher unter der Bewusstseinsschwelle lagen.

Ist unser Körper offen und durchlässig und können wir auch mit intensivem Erleben präsent bleiben und das Containment halten, dann spüren wir nach aktivierender Brustkorbatmung häufig die oben beschriebenen Phänomene wie Kribbeln, Fliessen, Wärme und Ausdehnung. Das subjektive Empfinden von Ausdehnung und vermehrter Lebendigkeit entspricht einer Erweiterung des Containers. Lebendigkeit ist aber nicht gleichzusetzen mit Wohlbefinden im umgangssprachlichen Sinne. Der von Rosenberg benutzte Begriff *sense of wellbeing* wird missverstanden, wenn man ihn auf das Vorhandensein „positiver" Gefühle beschränkt. *Sense of wellbeing* bezeichnet einen Zustand des Wohlseins mit dem, wie immer sich Lebendigkeit jetzt gerade in unserem Körpergefäss zeigt. Das kann Freude, Trauer, Wut oder Schmerz sein. Wir erleben uns in uns selbst beheimatet und können angstfrei allen Empfindungen und Gefühlen Raum geben, im Wissen, dass sie vorübergehend sind und wir selbst mehr sind als unsere Erlebensinhalte.

Sowohl parasympathische als auch sympathikotone Atmung erweitern das Containment.

Besonders hilfreich ist es, zwischen diesen beiden Atemtechniken zu pendeln. Im Wechsel zwischen aktivierender und beruhigender Atmung kann das eigene Erleben intensiviert und in einem weiten Raum gehalten werden. In der Verbindung von Sympathikus und Parasympathikus können Zustände von hoher Lebendigkeit, Wachheit und geistiger Klarheit und gleichzeitig tiefer Ruhe und Entspannung erlebt werden. Spontan finden wir diese Vereinigung beider Schenkel des vegetativen Nervensystems beim Flowerleben, z.B. im Sport oder in der begeisterten Hingabe an eine Tätigkeit, aber auch bei spirituellen Gipfelerlebnissen oder in der Sexualität. Voraussetzung dafür, dass die Verbindung von Sympathikus und Parasympathikus als selbstreguliert, weit und lebendig erlebt wird, ist die Aktivierung des *social engagement systems* (Kap. 7). Dieses vermittelt ein Gefühl von Sicherheit und Geborgenheit. Bei fehlender Aktivierung dieses Systems löst Sympathikusaktivierung eine Stressreaktion aus mit Kampf-/Fluchtreflex und Parasympathikusaktivierung die Erstarrungsreaktion.

Übung

Mehrstufige Atmung

Setzen Sie sich aufrecht und bequem hin und nehmen Sie wahr, wie und wo Ihr Körper jetzt gerade atmet, wenn Sie den Atem nicht verändern. Atmen Sie nun normal aus, halten Sie kurz inne, atmen Sie aktiv weiter aus, halten Sie wieder inne, pressen Sie nun das letzte bisschen Atemluft mithilfe der Bauchmuskeln heraus und halten Sie nochmals inne.

Lassen Sie nun den Einatem passiv in sich hineinströmen. Halten Sie kurz inne und atmen Sie aktiv weiter ein. Halten Sie wieder inne und atmen Sie nochmals ein, so viel wie es Ihnen noch möglich ist. Halten Sie nochmals inne.

Fahren Sie ohne Unterbruch fort, immer in drei Stufen aus- und einzuatmen. Beenden Sie die Übung nach drei Zyklen und atmen Sie ganz entspannt und natürlich weiter. Nehmen Sie wahr, wie sich der Atem verändert hat.

Hinweis: Diese Übung sensibilisiert für den Möglichkeitsraum, den uns die Atmung bietet. Sie stimuliert und löst das Zwerchfell. Über die Erweiterung des gefühlten Körperinnenraums unterstützt sie die Erweiterung des Containments.

Atemsee

Setzen Sie sich bequem und aufrecht hin, so dass Ihre Füsse auf dem Boden stehen, falls Sie auf einem Stuhl sitzen, oder Ihre Knie stabil auf dem Boden aufliegen, falls Sie auf einem Sitzkissen sind. Finden Sie über leichtes Kreisen des Oberkörpers eine Beckenposition, in welcher der untere Rücken sich lang anfühlt und die Hüftgelenke offen sind. Lassen Sie Ihre Wirbelsäule in eine entspannte, würdevolle Aufrichtung finden, das Kinn leicht zum Brustbein gesenkt, so dass der Nacken lang ist.

Legen Sie ihre Hände auf den Unterbauch und atmen Sie in die Tiefe mit langsamen, sanften Atemzügen. Legen Sie den Fokus Ihrer Aufmerksamkeit auf die Ausatmung und versuchen Sie, diese mindestens doppelt so lang werden zu lassen wie die Einatmung.

Nehmen Sie nun zehn volle Atemzüge mit sympathikotoner Atmung.

Kehren Sie zurück zur parasympathischen Atmung. Vielleicht spüren Sie, dass Sie nun noch viel länger ausatmen können, ohne dass Sie dazu das Atemvolumen erhöhen müssen.

Nehmen Sie weitere zehn sympathikotone Atemzüge.

Kehren Sie zurück zur parasympathischen Atmung. Achten Sie sich nun auf die Pause, die natürlicherweise am Ende jeder Ausatmung auftritt ... Dieser Ort, wo die Ausatmung zu Ende und die Einatmung noch nicht nötig ist ... ein Ort der Ruhe und Entspannung, an welchem Sie gar nichts tun müssen, nicht einmal atmen ... Sie können sich nach jeder Ausatmung dort ankommen und zur Ruhe kommen lassen, als würden Sie sich in eine Hängematte legen ... Die Pause kann immer länger werden. Nun nehmen Sie weitere zehn sympathikotone Atemzüge.

Kehren Sie zurück zur parasympathischen Atmung. Vielleicht merken Sie, dass nach so viel intensiver Atmung nun Ihre Atmung ganz fein und ruhig werden kann ... Es ist, als würde Ihr Körper kaum noch Atem benötigen. Sie können den Atemfluss so fein werden lassen, dass Sie kein Strömen der Luft mehr spüren in Ihren Nasenlöchern ... Vielleicht merken Sie gar nicht mehr, ob Sie gerade einatmen, ausatmen oder in der Atempause sind ... Der Atemfluss wird zu einem Atemsee.

Lassen Sie sich spüren, in welchen Zustand Sie diese Atmung bringt: Wie fühlt sich Ihr Körper an? Wie geht es Ihnen emotional? Wie ist gerade die Aktivität Ihres Denkens?

Hinweis: Diese Übung kann sowohl in den Prozess einer Therapiesitzung eingebaut als auch als regelmässige Praxis für zu Hause angewandt werden. Sie führt bei den meisten Menschen zu einer tiefen Beruhigung aller Erlebensdimensionen, verbunden mit einem Gefühl von Weite und Lebendigkeit und erweitert das Containment.

8.5 Blockaden und Körpersegmente

Eva Kaul

8.5.1 Blockaden

Wilhelm Reich postulierte bereits 1929, dass Erinnerungen nicht nur im Gehirn, sondern als Haltemuster auch in den Muskeln gespeichert werden. So manifestiert sich die eigene Geschichte in Atem, Gangbild, Körperhaltung und in der Sexualität. Während zerebral der Inhalt der Erinnerung gespeichert wird (deklaratives Gedächtnis), spiegelt der Körper unsere Reaktionen auf diesen Inhalt.

Kann ein Mensch mit den erlebten Empfindungen und Gefühlen präsent, offen und in Kontakt sein und sie halten (Containment), so wird die Erfahrung integriert. Integrierte Lebenserfahrungen halten den Körper elastisch, adaptationsfähig und stressresilient. Ist der Mensch dagegen von seinem Erleben überfordert (ungenügendes Containment aufgrund ungenügender Regulationsmöglichkeit des Selbst), wird er unbewusst versuchen, den Kontakt zu Empfindungen und Gefühlen zu unterbrechen. Dazu hat er drei Möglichkeiten: Übersteuerung, Untersteuerung und Präsenzverlust (Kaul, 2018; Abbildung 8-3).

Bei der Übersteuerung besteht eine verminderte Toleranz für Gefühle und Impulse. Diese werden abgewehrt und können daher nur eingeschränkt oder gar nicht wahrgenommen und auch nicht als handlungsleitender Kompass genutzt werden (Arbeitskreis OPD, 2023). Weil Gefühle im Körper erfahren werden, ist das somatische Korrelat der Übersteuerung ein lokal oder generalisiert erhöhter Tonus von Muskulatur und Bindgewebe, der Reich'schen Panzerung entsprechend. Diese Anspannung hält die überfordernden Gefühle, Empfindungen und Impulse unter Kontrolle und so vom bewussten Erleben fern. Das wird in der Integrativen Körperpsychotherapie IBP als Blockade mit Plus-

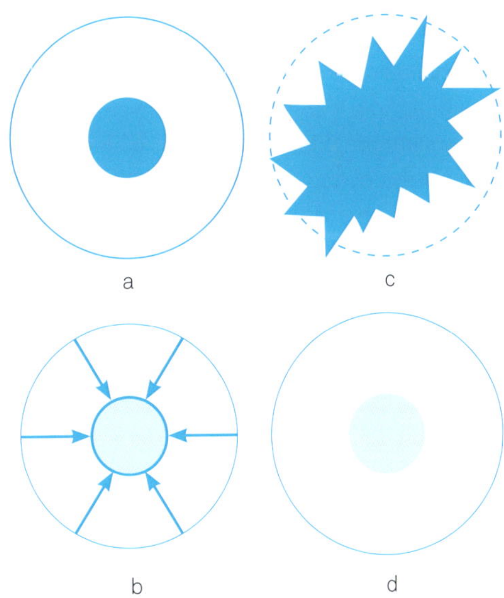

Abbildung 8-3a-d: a Containment: Ich habe eine Emotion. b Übersteuerung: Ich kontrolliere die Emotion. c Untersteuerung: Ich bin die Emotion. d Präsenzverlust: Ich bin nicht da.

symptomatik bezeichnet (Abbildung 8-3b). Eine solche Blockade trennt uns sowohl vom emotionalen als auch vom körperlichen Erleben.

Bei der Untersteuerung werden Gefühle und Impulse als so überflutend erlebt, dass sie weder reguliert noch abgewehrt werden können und stattdessen ausagiert werden (Arbeitskreis OPD, 2023). Das Selbst als regulierende Instanz ist nicht mehr funktionsfähig und die Person vollständig identifiziert mit ihrer überwältigenden Wut, Verzweiflung oder Angst (Abbildung 8-3c). In der körperpsychotherapeutischen Tradition nach Reich wurde das als Entladung (*discharge*) bezeichnet. Untersteuerung kann sich als unkoordinierte Bewegung, Weinen, Lachen, Gähnen, unkontrolliertes Ausagieren von Gefühlen und Impulsen oder Reden ausdrücken. Oberflächlich betrachtet könnte man argumentieren, in der Untersteuerung sei der Mensch doch durchaus in Kontakt mit seinen Gefühlen und bringe sie zum Ausdruck. Dies ist jedoch nicht der Fall. Denn Kontakt setzt eine Kontaktgrenze voraus und damit Abstand. Bei der Untersteuerung besteht dieser Abstand nicht. Der Mensch verschmilzt mit seinen Gefühlen und kann somit nicht mehr frei wählen, ob er sie zum Ausdruck bringen will oder nicht.

Sowohl bei der Abspaltung (Übersteuerung, Plus-Blockade) wie auch bei der Verschmelzung (Untersteuerung) kommt es also zu einer Kontaktunterbrechung. Kontakt bedingt Präsenz und Containment. Wenn ein Mensch präsent mit sich selbst in Kontakt ist und über ein genügend grosses Containment für sein Erleben verfügt, hat er die freie Wahl, ob er dieses zum Ausdruck bringt oder für sich behält.

Präsenzverlust führt zu Blockaden mit Minussymptomatik. Präsenzverlust kann den gesamten Organismus oder gewisse Körperteile betreffen. Wenn die wahrnehmende Instanz aus der Präsenz fällt und verschwindet, dann ist auch das überfordernde Erleben nicht mehr spür- und fühlbar (Abbildung 8-3d).

Alle drei Strategien, Übersteuerung, Untersteuerung und Präsenzverlust, können in überfordernden Situationen helfen zurechtzukommen. Sie werden aber dann zu einem Problem, wenn sie sich zu chronischen Mustern entwickeln und reflektorisch bei unangenehmen Gefühlen eingesetzt werden.

Merke

Beispiele für Symptome von Blockaden:

- Plussymptome: muskuläre Anspannung (Hypertonus), Schmerz, Hitze, Schwitzen, Zucken, Zittern, Krampf, Druck, Brennen, Enge, Stechen, Starre, Blockierungsgefühl, Kloss
- Minussymptome: muskuläre Schlaffheit (Hypotonus), Empfindungslosigkeit, Taubheit, Leere, Nebel, Energielosigkeit, Kälte, Blässe

In unserem Persönlichkeitsmodell sind Blockaden den Kompensationsstilen zuzuordnen. Wir sehen Blockaden als Manifestation nicht integrierter Erfahrungen. Blockaden helfen, den Organismus auf einem limitierten Niveau im Gleichgewicht zu halten und schränken so die subjektive Lebendigkeit ein. Blockaden können vorübergehender Natur sein (z. B. oberflächliche Atmung bei belastendem Thema) oder sich chronisch verfestigen (z. B. chronische Zwerchfellblockade).

Als Therapeut:innen können wir Blockaden an Auffälligkeiten von Blick, Mimik, Haltung, Bewegung, Gangbild, Muskeltonus, Atmung, Stimme und Haut erkennen.

Merke

Beispiele objektiver Zeichen von Blockaden:

- Blick: verschleierter, abwesender Blick, ruckartige Augenbewegungen, lebloser, leerer Blick, starrer, stechender Blick
- Mimik: angespannte Kiefermuskulatur, verkniffener Mund, Tics
- Haltung: eingezogener Kopf, Schulterhochstand, nach vorne fallende Schultern, durchgedrücktes Kreuz, vorgeschobenes Becken

- Bewegung: fahrige, abgehackte, spärliche Bewegung
- Gangbild: kleinschrittig, unkoordiniert, steif, wenig Mitbewegung der Arme
- Muskeltonus: hoher oder schlaffer Tonus
- Atmung: hohe Atemfrequenz, oberflächliche Atmung, Nebengeräusche, gepresster Atem, reine Brustkorbatmung
- Stimme: auffällige Tonlage, wenig Volumen, Räuspern, gepresste Stimme
- Haut: Blässe, Rötung, Kühle, Wärme, Schwitzen

Praxisbeispiel

Die 28-jährige Nele berichtet über Schmerzen beim Geschlechtsverkehr. In ihrer Körpergeschichte fällt auf, dass sie als Kind lange einnässte. Im Kindergarten habe sie jeweils mit nasser Hose in der Ecke stehen müssen. Wenn sie zu Hause nachts einnässte, wagte sie aus Angst vor Bestrafung nicht, ihre Mutter zu wecken und blieb den Rest der Nacht im kalten nassen Bett liegen. Der Therapeutin fällt auf, dass Nele beim Gehen eine hohe Gesässspannung aufweist. In Körperwahrnehmungsübungen zeigt sich, dass Nele sitzend ihre Sitzbeinhöcker nicht wahrnimmt, da sie ihre Gesässmuskeln chronisch anspannt. Sie kann Beckenboden- und Gesässmuskeln nicht unabhängig voneinander anspannen und loslassen. Offensichtlich hat sie als Kind gelernt, Einnässen durch Anspannen der Gesässmuskeln zu verhindern und daraus ein chronisches Haltemuster entwickelt, welches nun zu Schmerzen beim Geschlechtsverkehr führt.

8.5.2 Körpersegmente nach Wilhelm Reich

In Anlehnung an Wilhelm Reich teilen wir den Körper zur Diagnose von Haltemustern in sieben Segmente ein. Die in Tabelle 8-1 den jeweiligen Segmenten zugeordneten psychologischen Themen sind körperpsychotherapeutisches Erfahrungsgut. Sie sollen Therapeut:innen jedoch keinesfalls dazu verleiten, Blockaden zu deuten. Die Sinnhaftigkeit einer Blockade in Bezug auf die individuelle Lebensgeschichte, die zugehörigen Themen, Gefühle und Glaubenssätze sollen immer gemeinsam mit den Klient:innen hinsichtlich subjektiver Bedeutung erforscht und auf ihre subjektive Stimmigkeit geprüft werden.

Auch wenn wir zur Einteilung der Blockaden und Entspannungstechniken das Segmentsystem verwenden, behalten wir bei der direkten Arbeit an Blockaden immer den ganzen Körper im Blick. Der Einbezug benachbarter und assoziierter Segmente hilft, die neu gewonnene Offenheit zu unterstützen und das Springen der Blockade vom behandelten zu einem anderen Segment rasch wahrzunehmen. Es ist für Therapeut:innen hilfreich, folgende Verbindungen immer präsent zu haben:

- Je präsenter wir sind (Augensegment), desto besser ist auch unsere Erdung (Beckensegment) und umgekehrt. Präsenz und Erdung sind Grundvoraussetzungen für integrierende Körperarbeit. Häufig ist es darum sinnvoll, zuerst mit dem Augensegment oder mit Erdungsübungen zu arbeiten.
- Hals- und Beckensegment sind reziproke Segmente. Wie die beiden Seilpartner einer Zweierseilschaft über das Seil, sind Schulter- und Beckengürtel über die Wirbelsäule miteinander verbunden. Die Arbeit an einem dieser Segmente hat somit immer auch einen Einfluss auf das andere. Diese Wirkung kann öffnend und lösend oder verschliessend und blockierend sein.
- Gewisse Haltemuster umfassen den gesamten Körper, beispielsweise die Spaltung Vorderseite/Rückseite, rechts/links, oben/unten (Rosenberg & Morse, 2006).

Praxisbeispiel

Rechts-links-Spaltung: Die 45-jährige Suzanna, eine Patientin mit einer bipolaren Störung Typ I, empfindet seit Jahren ihren Körper als gespalten in eine linke und eine rechte Hälfte. Die rechte Seite erlebt sie als stark, lebendig, deutlich spürbar, aktiv und nicht zur Ruhe kommend, die

Tabelle 8-1: Körpersegmente nach W. Reich

Körpersegment		Psychologische Themen
Augensegment	Band I: Stirn Band II: Augen	Präsenz, Kontakt, Bindung, Kontrolle
Mundsegment	Mund, Kinn	Bedürftigkeit, Ernährung, Lust, Kontakt, Aggression, Ausdruck
Halssegment	Nacken, Kehle, Schultergürtel	Aufnahme, Abgabe, verbaler Ausdruck
Brustkorbsegment	oberer Brustkorb, Arme, Hände, Herz, Lungen, oberer Rücken	Atmung, Austausch mit der Umwelt (etwas zu sich nehmen, etwas wegstossen), Hingabe, emotionale Verbundenheit, Offenheit, Liebe, Mitgefühl
Zwerchfellsegment	unterer Brustkorb, mittlerer Rücken, Zwerchfell	Bauchatmung, Atem- und Emotionskontrolle
Bauchsegment	Unterer Rücken, Magen, Darm	Entspannung, Ärger, Wut
Beckensegment	Gesäss, Anus, Genitalien, Beine, Füsse	Erdung, Standfestigkeit, Vertrauen, Sexualität, Vitalität

linke als bedürftig, wenig spürbar, passiv. Sie findet als Bild für ihre rechte Körperseite ein Äffchen, das immerzu von Ast zu Ast hüpft, für ihre linke eine Schildkröte, die sich nach der Sonne sehnt. Sie ordnet ihre rechte Seite dem Tun zu, ihre linke dem Sein. Diese beiden Qualitäten erlebt sie bei sich als „entweder-oder", sie wünscht sich mehr Balance und eine spürbare Mitte.

8.6 Entspannungstechniken

Eva Kaul

8.6.1 Stellenwert von Entspannungstechniken in einem integrativen Ansatz

Rosenberg verwendete für diese Übungen den Begriff Release-Techniken. Das Wort *release* bedeutet „lösen" oder „freisetzen" und bezieht sich auf das Lösen von Blockaden. Es geht bei diesen Techniken also nicht nur um Entspannung, sondern um die Integration von im Körper festgehaltenen Gefühlen, Glaubenssätzen und Lebenserfahrungen. Jede Erfahrung ist in sich ganzheitlich, kann jedoch aus didaktischen Gründen in Körperempfindungen, Gefühle, Gedanken, Impulse und innere Bilder aufgegliedert werden. Blockaden als körperliche Manifestation einer nicht integrierten Erfahrung können grundsätzlich über jede Dimension angegangen werden. In diesem Kapitel beschreiben wir die Arbeit über den Körper. Sie umfasst verschiedene Techniken wie Wahrnehmung, Atmung, Druck, Massage, Bewegung, Dehnung, Schütteln etc. Entsprechend unserem Integrationsmodell werden in der Praxis die anderen Dimensionen auch bei der Körperarbeit miteinbezogen: die emotionale Dimension über Empathie, Zuwendung, Anerkennung, Akzeptanz, adäquate Spiegelung und Ausdruck von Gefühlen, die kognitive über Erkennen, Benennen, Klären, Verstehen, Orientierung gewinnen. Das Erfragen innerer Bilder kann helfen, Zugang zu Gefühlen oder Erinnerungen aus der eigenen Geschichte zu finden.

Je nachdem, was der Klient uns präsentiert, steigen wir Therapeut:innen über ein Körpersymptom in den Prozess ein und versuchen, die darunterliegenden Gefühle, Glaubenssätze und Erfahrungen auszuloten oder wir erfragen zu einer Geschichte oder einem Gefühl die Körperempfindung. So unterstützen wir auch bei primär auf Körperarbeit fokussierenden Sitzungen die emotionale und kognitive Integration des Materials, das durch die Arbeit an einer Blockade auftaucht. Körperarbeit ist nicht einfach Vermitteln von Übungen, sondern wird eingebettet in die intersubjektive Beziehung zwischen Therapeut und Klientin. Präsenz, Selbstkontakt und Kontakt mit dem Therapeuten helfen der Klientin, auch für hohe vegetative Aktivierung und starke Emotionen genügend Containment aufzubauen.

Allein auf die „Befreiung von Energie“ ausgerichtete Arbeit, wie sie in den 1960er Jahren üblich war, kann zwar temporär zu spektakulären Gefühlen von Freiheit und Entspannung führen. Fehlt jedoch die Bearbeitung der mit der Blockade verbundenen Narrative, Gefühle und Glaubenssätze und die sinnstiftende Verbindung mit der eigenen Lebensgeschichte, so bilden sich die Blockaden oft erneut. Weil die defensive Reaktion des Körpers unterlaufen wurde, ohne dass der Mensch stabil genug wäre, auf diesen Schutz zu verzichten, können sich die Blockaden anschliessend sogar verstärken. Die Arbeit mit Entspannungstechniken und das Öffnen von Blockaden nutzen wir daher in Verbindung mit und nicht als Ersatz für die Arbeit an der Persönlichkeit.

8.6.2 Einteilung von Entspannungstechniken

Die grundlegendste Entspannungstechnik ist die wertfreie Wahrnehmung. Wir gehen mit der Realität des Hier und Jetzt in Kontakt, ohne etwas verändern zu wollen. Weder versuchen wir, unser Erleben kleiner zu machen, indem wir es bekämpfen (Abwehr, Übersteuerung) noch machen wir es grösser, indem wir mit ihm verschmelzen (Identifikation, Untersteuerung). Wertfreies Gewahrsein und Benennen der Realität des Hier und Jetzt kann bereits eine lösende und integrierende Wirkung haben. Perls pflegte zu sagen, dass rein durch Gewahrsein Veränderung initiiert wird.

Wir können die Realität des Hier und Jetzt in unserem Körpergefäss aber auch über Atmung, Bewegung und Berührung kontaktieren. Bei diesen Entspannungstechniken unterscheiden wir Techniken zur Selbstanwendung (Selbstentspannungstechniken) von solchen, die Therapeut:innen an den Klient:innen durchführen. Beide Formen können mit beruhigender Bauchatmung, aktivierender Brustkorbatmung, sanften Berührungen oder Druck verbunden werden. Die in der Integrativen Körperpsychotherapie IBP verwendeten Entspannungstechniken stammen aus ganz verschiedenen Quellen. Rosenberg hat während seiner Ausbildungs- und Lehrtätigkeit am *Esalen-Institut* Erfahrungen mit Bioenergetik, Feldenkrais, Rolfing, Yoga, Akupressur und Tantra gemacht und liess sich davon für seine körperpsychotherapeutische Arbeit inspirieren. In Tabelle 8-2 ist eine Auswahl von Selbstentspannungstechniken für jedes Körpersegment zusammengestellt. Diese Auswahl soll als Inspiration dienen. Je nach körperlichem Erleben oder aktuell zu bearbeitendem Thema kann eine passende Entspannungstechnik ausgewählt, variiert oder neu kreiert werden. Selbstentspannungstechniken können bei entsprechender Symptomatik den Patient:innen auch als regelmässige Alltagspraxis mitgegeben werden.

Praxisbeispiel

Antonia spürt in Körperwahrnehmungsübungen oft schmerzhaft verkrampfte Kaumuskulatur. Abends, besonders nach langer Bildschirmarbeit, habe sie meist starke Schmerzen im hinteren Kieferbereich. Der Therapeutin fällt auf, dass der Massetermuskel deutlich sichtbar angespannt ist. Sie zeigt Antonia Massage- und Lockerungsübungen für die Kaumuskulatur. Die Klientin richtet sich an ihrem Computer einen halbstündlichen Klingelton ein, der sie an ihre Übungen erinnert. Nach einem Monat sind die Schmerzen verschwunden.

Tabelle 8-2: Selbstentspannungstechniken

Körpersegment	Entspannungstechniken
Augensegment, Band I	Haarboden mit Fingerbeeren massieren oder ausstreichen. Stirn runzeln und wieder entspannen. Stirn von der Mitte her mit den Fingern zu den Schläfen hin ausstreichen. Stirn mit Handballen massieren; Ohren mit Handballen massieren. Ohrmuschelrand kneten.
Augensegment, Band II	Augen rasch im Raum bewegen. Augen bis zur Endstellung nach oben, unten und seitlich bewegen. Hände aneinander reiben und Handflächen wie Schalen über die Augen halten. Weinen. Rand der Augenhöhle massieren. Dellen der Nervenaustrittspunkte am oberen und unteren Rand der Augenhöhle massieren. Schläfenmuskel mit Handballen massieren. Muskelansatzlinie an der Schädelbasis von der Mitte nach aussen massieren. Mundsegment: Gähnen; rund um den Mund massieren. Kaumuskel massieren, ausstreichen oder abklopfen. Auf Gegenstand oder Fingerknöchel beissen. Lippen beim Ausatmen mit Ton vibrieren lassen (Schnauben); Grimassieren. Saugen an Daumen oder Handballen. Löwenatmung (Zunge rausstrecken beim Einatmen); Kinn massieren.
Halssegment	Tönen, seufzen, Geräusche machen. Kehlkopf mit zwei Fingern sanft schütteln; Nackenmuskeln kneten. Kopf langsam drehen, dabei den Nacken mit einer Hand stützen. Kopf seitlich neigen, gegenseitigen Arm zum Boden ziehen. Hände hinter dem Kopf verschränken, Kinn zur Brust ziehen.
Brustkorbsegment	sympathikotone Atmung. Arme einatmend parallel über den Kopf heben, ausatmend wieder zurückbringen. Arme seitlich ausstrecken, einatmend Daumen nach oben rollen, ausatmend nach unten. Ausatmend mit der flachen Hand oder mit der Faust auf das Brustbein drücken.
Zwerchfellsegment	Explosive Töne machen: Ha! Tscha! Zwischenrippenmuskeln massieren. Ausatmend mit den Handflächen auf die Rippenbogen drücken. Zwerchfellansatz unter dem Rippenbogen massieren. Würgreflex auslösen durch Finger in den Mund stecken. mehrstufige Atmung.
Bauchsegment	Bauchatmung; Bauchatmung mit Tönen auf Wuuu. Bauch im Uhrzeigersinn kreisend massieren. Knie anziehen und umgreifen, ausatmend zum Bauch hin ziehen, einatmend Raum geben.
Beckensegment	Imaginativ durch Beckenboden oder Genitalien ein- und ausatmen; Beckenschaukel. In Rückenlage Becken anheben und auf die Unterlage fallen lassen. Beckenboden anspannen und loslassen; Fusssohlen aneinander legen, einatmend Knie öffnen, ausatmend schliessen (Schmetterling). Auf den Boden stampfen; Füsse massieren.

Pseudoentspannungstechniken führen zwar zu einer subjektiven Entspannung, jedoch nicht durch Lösen von Blockaden, sondern über Dämpfung der Eigenwahrnehmung. In unserer Gesellschaft weit verbreitet und akzeptiert sind beispielsweise Medikamente, Nikotin, Drogen, Alkohol, Essen, Internet und soziale Medien.

8.6.3 Voraussetzungen für den Einsatz von Entspannungstechniken

Das psychotherapeutische Arbeiten mit dem Körper bietet einen unmittelbaren Zugang zum Erleben der Klienten. Die meisten Menschen haben im Laufe ihres Lebens eine gewisse Fertigkeit erlangt, über ihre Probleme zu sprechen. Im Verbalisieren ordnen wir unsere Innenwelt, schaffen Zusammenhänge und Abläufe. Sprache ermöglicht immer auch Distanz, Schutz und Kontrolle. Wir wählen aus, was wir sagen und was wir verschweigen.

In der Regel sind wir weit weniger gewohnt, unsere Themen im Körper zu spüren. Wir können nicht auswählen, manchmal nicht einmal beeinflussen, was unser Körper sagt. Der Körper zeigt Klient:innen und Therapeut:innen unmittelbar und ungeschützt, was die Hier- und Jetzt-Resonanz zu einem Thema ist. Der Einbezug des Körpers in die Therapie macht das Arbeiten intimer. Darum ist eine stabile, sichere therapeutische Beziehung Grundvoraussetzung für den Einsatz von Entspannungstechniken. Die Klient:innen müssen sich mit ihren Therapeut:innen wohl fühlen und ihnen vertrauen. Sie sollten grundsätzlich offen und interessiert sein an Körperarbeit. Es ist hilfreich, in der Auftragsklärung zu Therapiebeginn die Sinnhaftigkeit von Körperarbeit an einem zentralen Anliegen der Klient:innen aufzuzeigen.

Eine sorgfältige Anamnese bezüglich früherer körperlicher Erkrankungen, Grenzverletzungen und Übergriffe sowie Kenntnis von aktuellen körperlichen Beschwerden und medikamentösen Therapien erlaubt den Therapeut:innen, individuell angepasste Entspannungstechniken auszuwählen und allfällige Kontraindikationen zu berücksichtigen. Insbesondere sollten alle Kontraindikationen für sympathikotone Atmung vor deren Einsatz ausgeschlossen werden.

Entspannungstechniken wirken körperlich und emotional öffnend. Wenn der Therapeut wahrnimmt, dass eine Klientin die Präsenz verliert oder von ihren Gefühlen so überwältigt wird, dass sie ihre Beobachterinstanz nicht mehr halten kann, ist die Entspannungstechnik abzubrechen. Die Klientin soll unterstützt werden, Präsenz und inneren Beobachterplatz wiederzuerlangen. Menschen mit einer geringen Selbststruktur können während Körperwahrnehmungsübungen oft nur kurz oder gar nicht präsent bleiben. Dementsprechend muss das Arbeiten mit Entspannungstechniken sorgfältig dosiert und erst vertieft werden, wenn mehr Containment vorhanden ist.

Selbstentspannungstechniken zeigt die Therapeutin den Klienten am besten an sich selbst vor. Dabei kann sie auch auf Besonderheiten und Risiken hinweisen. Zudem verstärkt das spiegelneuronale Arbeiten die somatische Resonanz und die Verbundenheit zwischen Therapeutin und Klientin. Der Einsatz von Entspannungstechniken durch die Therapeutin am Klienten bedingt viel eigene Selbsterfahrung, damit die Therapeutin mit deren Anwendung und Wirkung vertraut ist und so andere Menschen kompetent begleiten kann.

Vom Therapeuten durchgeführte Entspannungstechniken haben historisch eine grosse Bedeutung in der Integrativen Körperpsychotherapie IBP. Rosenberg hat oft und gerne mit diesen Techniken gearbeitet. Im Laufe der Jahre hat er wegen der damit verbundenen Risiken den Fokus zunehmend auf Selbstentspannungstechniken gelegt. Diese Risiken umfassen insbesondere eigene Bedürftigkeit der Therapeut:innen, Machtmissbrauch, Grenzüberschreitung und Abhängigkeitspotenzial.

IBP Therapeut:innen arbeiten heute primär mit Selbstentspannungstechniken. Bei deren Anwendung kann die Therapeutin als Modell dienen und es besteht keine Gefahr von Grenzüberschreitung. Der Klient lernt eine Übung, die er selbst zu Hause anwenden kann. So wird die Selbstwirksamkeit und Eigenverantwortung gefördert. Wenn Selbstentspannungstechniken nicht den gewünschten Erfolg haben, z.B. bei starker chronischer Muskelpanzerung, kann die Therapeutin manuelle Unterstützung anbieten. Manchmal ist eine ergänzende Körpertherapie sinnvoll, um Blockaden auf somatischer Ebene aufzulösen (Shiatsu, Rolfing, Massage). Eine einmalige Demonstration einer Entspannungstechnik mit manueller Unterstützung durch die Therapeutin erlaubt es manchmal, die Klientin einen neuen Referenzwert spüren zu lassen, indem sie beispielsweise erstmals die Erfahrung eines vollen, unbehinderten Atemzugs macht.

Im Gruppensetting ist das Arbeiten mit Berührung unproblematischer. Die Klient:innen können beide Rollen einnehmen, jene der behandelnden und jene der behandelten Person. Die Gefahr von Abhängigkeit und Grenzüberschreitung ist im Gruppensetting weniger vorhanden. Einen anderen Menschen mit Berührung zu unterstützen, stärkt zudem oft das eigene Selbstwertgefühl. Die Teilnehmer:innen erleben sich selbst und ihre Handlung als bedeutsam und sinnvoll.

8.6.4 Atemarbeit bei Blockaden

Atem und Körperhaltung bedingen sich gegenseitig. In muskulären Haltemustern spiegelt sich unser Atemmuster und umgekehrt.

Sympathikotone Atmung kann bei einem durchlässigen Organismus zu einem wohligen Gefühl von innerer Weite und strömender Lebendigkeit führen. Ist der Organismus nicht durchlässig, zeigen sich die Hindernisse, welche diesem Strömen im Weg stehen. Körperliche Blockaden können also bei stärkerer Atmung mehr oder überhaupt erst spürbar werden. Je präsenter wir sind und je mehr wir in einer Anspannung bzw. Blockade anwesend sind, desto eher können wir die Spannung loslassen. Denn wir können nichts loslassen, von dem wir getrennt sind. Womit wir in Kontakt sind, damit können wir arbeiten; was uns nicht bewusst ist, das kontrolliert uns. Das gilt sowohl für unser Körpererleben als auch für unsere Gefühle und unsere Denkmuster.

Als Therapeut:innen können wir anhand der Durchlässigkeit des Körpers für Atem und organische Bewegung Blockaden wahrnehmen. Kann die Klientin die nach sympathikotoner Atmung verstärkte Intensität des Erlebens halten, präsent und in Kontakt mit ihren Wahrnehmungen bleiben, so können mit der Blockade verbundene Gefühle, Glaubenssätze, Bilder oder Erinnerungen auftauchen. Im Sinne einer Vervollständigung der offenen Gestalt wird das manifeste Thema nun bearbeitet. Kann die offene Gestalt vervollständigt werden, besteht die Möglichkeit, dass die Blockade sich auflöst. Insbesondere chronische Blockaden bedürfen aber oft mehr als einer Sitzung, allenfalls auch einer begleitenden Körpertherapie.

Die Auflösung von Blockaden führt zu Entspannung und Erweiterung des Körpergefässes. Eine Auflösung von Blockaden geht also mit einer Erweiterung des Containments einher.

Merke

Körperliche Zeichen einer erfolgreichen Auflösung von Blockaden:

- Muskulatur: Entspannung, Vibrieren, Zittern, spontane Bewegungen
- Haut: Kribbeln, Strömen, Fliessen, Wärme, angenehme Hitze
- Augen: Präsenz, Wachheit
- Magendarmtrakt: Zunahme der Darmgeräusche, Hunger
- Allgemein: Lebendigkeit, Gähnen, Wohlgefühl, Ausdehnungsgefühl

Wenn nach sympathikotoner Atmung das Containment für das intensivere Erleben nicht ausreicht, so wird der Organismus unwillkürlich versuchen, die Intensität wieder zu reduzieren. Das kann durch Reden, Kichern, Schütteln, Weinen oder unkontrolliertes Zucken geschehen.

8.7 Übungssequenzen mit Selbstentspannungstechniken

Eva Kaul

Die hier vorgestellten Übungssequenzen können in der Einzeltherapie, in Gruppen oder von den Klient:innen selbständig eingesetzt werden. In der Einzeltherapie wird in der Regel mit einzelnen Elementen aus der Gesamtsequenz thematisch gearbeitet, wobei die Elemente an die Klient:innen, das Thema und den Prozess angepasst werden. Beide Übungsabläufe unterstützen den Aufbau von Selbstkontakt, erweitern das Containment und das *Window of Tolerance* und steigern bei regelmässigem Praktizieren das subjektive Erleben von Lebendigkeit.

8.7.1 Übungssequenz zur Selbstintegration

Diese Übungssequenz wurde von Jack Lee Rosenberg entwickelt. Es handelt sich dabei um eine Zusammenstellung von Selbstentspannungstechniken, welche mehrere Segmente einbeziehen und mit aktivierender Brustkorbatmung verbunden werden. Die Übungssequenz zur Selbstintegration hat zum Ziel, Präsenz, Selbstwahrnehmung und subjektive Lebendigkeit zu steigern (Abbildung 8-4). Blockaden und Konflikte, die sich zeigen, können in der Therapiestunde in der erhöhten Präsenz bearbeitet werden.

Zu Hause eingesetzt, liegt der Fokus dieser Übungsfolge auf der Verankerung am „Ich-bin-Ort“. Dies ist die unmittelbare Erfahrung des eigenen Daseins, ein somatosensorisch erfahrbares Empfinden der eigenen Lebendigkeit („Ich bin“) und des „Zu-Hause-Seins“ in sich selbst. Rosenberg spricht vom *sense of wellbeing*, einem Zustand des Wohlbefindens in sich und mit sich selbst. Dieser Zustand ist unabhängig von den aktuellen Gefühlen kontaktierbar, also auch bei subjektiv schwierig erlebten Emotionen wie Trauer oder Wut. In unserem Persönlichkeitsmodell wird er der Verbundenheit mit dem Kernselbst zugeordnet. Das Kernselbst ist eine unmittelbar erfahrbare, nonverbale körperliche Gewissheit, welche die Basis bildet für das kognitive Selbstkonstrukt. Indem wir uns immer wieder am „Ich-bin-Ort“ spüren, vertiefen wir das Bewusstsein von Kohärenz und Konstanz unseres Selbst. Derart in uns selbst verankert können wir den unvermeidlichen emotionalen Stürmen in unserem Leben gelassener begegnen.

Das Erleben des „Ich bin“ ist nur sehr schwer in Worte zu fassen. Wenn wir dem Wesentlichen so nahekommen, werden wir oft sprachlos. Intuitiv erfassen wir, dass Sprache diesem Ort nie gerecht werden kann. Indem wir Kernselbstempfinden verbalisieren, wird es zwar kommunizierbar und damit interpersonell teilbar, aber in der Versprachlichung geschieht auch Beschränkung und Distanzierung vom Erleben. Poesie und Paradox helfen manchmal, sich der Kernselbstwirklichkeit verbal anzunähern. Hier einige Zitate, die das Erleben am „Ich-bin-Ort“ vielleicht etwas spürbar machen:

> Den Puls des eigenen Herzens fühlen. Ruhe im Innern, Ruhe im Äussern. Wieder Atem holen lernen. Das ist es. (Christian Morgenstern)

> Durchpulst, belebt, bewegt … Annehmen statt Bekämpfen … Gnade.

> Ich bin ganz dicht, kompakt und präsent – und gleichzeitig ist es, als ob die Haut als physische Körpergrenze sich auflöst. Der Übergang von mir zur Welt ist fliessend. Ich bin Teil des Ganzen.

> Da ist ein Kribbeln in der Haut, das fühlt sich ganz lebendig an. In der Tiefe ist ein Strömen oder Schwingen, ich weiss nicht, wie ich es beschreiben soll. Diese Bewegung in der Tiefe ist jedenfalls sehr beruhigend und gleichzeitig unglaublich mächtig. Ein stilles Dröhnen. Ich fühle mich ganz ruhig, still und unglaublich kraftvoll. Bereit.

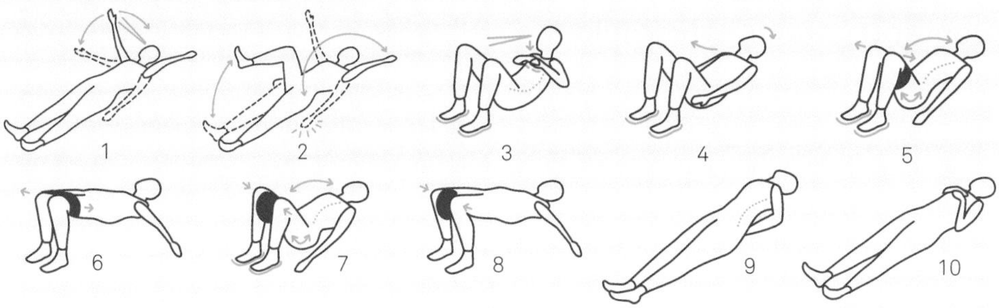

Abbildung 8-4: Übungssequenz zur Selbstintegration.

Übung

Übungssequenz zur Selbstintegration (Abbildung 8-4)

1. Grosszügiges Ein- und Ausatmen durch den offenen Mund. Einatmend einen Arm im Halbkreis über den Kopf nach hinten bis zum Boden schwingen, ausatmend wieder zurückführen. Die Augen folgen der Hand. Der Kopf bleibt ruhig liegen. (10-mal mit jedem Arm).
2. Wie im ersten Bild. Zusätzlich mit dem Einatmen das Bein der Gegenseite angewinkelt anziehen. (10-mal pro Seite).
3. Beine hüftbreit aufstellen. Beim Ausatmen mit übereinandergelegten Händen auf den Brustkorb drücken und Füsse in den Boden stemmen, so dass das Becken kippt und die Lendenwirbelsäule Kontakt zum Boden bekommt. Gleichzeitig den Kopf anheben und zu den Knien schauen. (15-mal).
4. Beim Ausatmen Arme mit nach oben gedrehten Handflächen seitlich entlang der Oberschenkel ausstrecken. Kopf passiv in den Nacken fallen lassen. (15-mal).
5. Gurt oder Klettband um die Oberschenkel fixieren. Beim Ausatmen Beine gegen den Gurt nach aussen drücken und gleichzeitig die Füsse in den Boden stemmen, so dass das Becken kippt und die Lendenwirbelsäule Kontakt zum Boden bekommt. Einatmend den Druck lösen, die Lendenwirbelsäule hebt sich mit der Vorwölbung der Rumpfvorderseite vom Boden ab. (10-mal).
6. In der Schulterbrücke 10-mal schnell in den oberen Brustkorb atmen, gleichzeitig das Becken oben halten und Druck gegen den Gürtel nach aussen geben. Diese Übung abwechslungsweise mit Übung 5 durchführen. (3-mal).
7. Ball zwischen den Knien halten. Beim Ausatmen Beine gegen den Ball nach innen drücken und gleichzeitig die Füsse in den Boden stemmen, so dass das Becken kippt und die Lendenwirbelsäule Kontakt zum Boden bekommt. Einatmend den Druck lösen, die Lendenwirbelsäule hebt sich mit der Vorwölbung der Rumpfvorderseite vom Boden ab. (10-mal).
8. In der Schulterbrücke 10-mal schnell in den oberen Brustkorb atmen, gleichzeitig das Becken oben halten und Druck gegen den Ball nach innen geben. Diese Übung abwechslungsweise mit Übung 7 durchführen. (3-mal).
9. Fischposition einnehmen: Sich auf die Unterarme stützen, Handflächen im Kreuzbereich auf den Boden legen, Rumpf, Beine und Füsse gestreckt halten, Kopf nach hinten fallen lassen. Eventuell eine zusammengerollte Wolldecke unter die Schulterblätter legen. 30- bis 60-mal kurz und schnell in den oberen Brustraum atmen.
10. Vollständig ausatmen und dann in der Atempause verweilen. Die eigene Lebendigkeit im Körper spüren. Hände übereinander an die Körperstelle legen, wo die eigene Lebendigkeit am stärksten wahrgenommen wird. Langsam und tief ein- und wieder ausatmen. In der Atempause verweilen mit dem Satz: „Ich bin“. Den Atem geschehen lassen, so wie er sich gerade selbst gestaltet.

8.7.2 Ondulierende Atemwelle

Sarah Radelfinger hat eine weitere Übungssequenz entwickelt, welche auch parasympathikotone Bewegungen und Atmung miteinbezieht. Die ondulierende Atemwelle pendelt zwischen aktivierenden Sequenzen und lösenden, integrierenden Sequenzen (Abbildung 8-5). Im Gegensatz zur oben beschriebenen Übungssequenz zur Selbstintegration, bei welcher erst in der letzten Übung („Ich-bin-Ort") in den Parasympathikus übergeleitet wird, geschieht dieser Wechsel in der ondulierenden Atemwelle mehrfach während des gesamten Bewegungsablaufs. Der Wechsel von Aktivierung und Entspannung unterstützt die vegetative Regulationsfähigkeit und Flexibilität des Organismus. Übende lernen, das autonome Nervensystem bewusst anzusteuern und zu regulieren. Im Nachspüren am „Ich-bin-Ort" vereinigen sich oft sympathische und parasympathische Empfindungen: grosse Wachheit, Präsenz und Lebendigkeit und tiefe Entspannung und Gelöstheit.

In der therapeutischen Anwendung wird das Pendeln an den Prozess angepasst. Je stärker mit aktivierender Atmung und Bewegung gearbeitet wird, desto mehr Öffnung geschieht und desto eher werden sich Emotionen, Blockaden und Konflikte zeigen. Je mehr parasympathische Atmung und Bewegung betont werden, desto mehr Raum für Lösung, Entspannung und Integration entsteht. So können über Struktur und Dynamik des Übungsablaufs bearbeitete Themen Veränderung und Integration erfahren.

Übung

Ondulierende Atemwelle

1. Ankommen: Die Auflagefläche spüren, das eigene Gewicht dem Boden abgeben, obere (Schultergürtel) und untere (Becken-)Schaukel wahrnehmen.
2. Raum einnehmen: Den oberen Raum mit einer halbkreisförmigen Armbewegung einnehmen.
3. Den oberen Raum in der dritten Dimension mit einer halbkreisförmigen Armbewegung entlang der Körperachse einnehmen.
4. Die eigene Länge und Ausrichtung in der Achse spüren. Den Ausatem bis zu den Füssen fliessen lassen.
5. Den unteren Raum mit einer seitlichen Scheibenwischerbewegung der Beine einnehmen, abwechslungsweise links und rechts. Die Ferse zeichnet die Grenze.
6. Ein Bein im Hüftgelenk ausdrehen und parallel zur Längsachse hochziehen („Froschschenkel"), den Fuss anstellen, verankern und ausgleiten lassen, abwechslungsweise links und rechts, dann beide Beine gleichzeitig. Die Bauchdecke bleibt locker.
7. Den unteren mit dem oberen Raum verbinden, nachspüren. Den empfundenen Raum mit dem Bild des inneren Geborgenheitsortes verbinden.
8. Grundposition einnehmen: Die Füsse sind hüftbreit und parallel aufgestellt. Die parallelen Linien (Schulter-, Hüft-, Knie- und Fussgelenke) und die eigene Achse wahrnehmen.
9. Die Füsse treten den unteren Raum ein. Zur Grundposition zurückfinden und das Gewicht gleichmässig über die Fusssohlen verteilen.
10. Ondulieren untere Schaukel: Über Fussdruck asymmetrisch die Beckenschaukel lösen, das Becken kreisen und schlängeln lassen.
11. Ondulieren obere Schaukel: Die obere Schaukel übernimmt die kreisenden Bewegungen, die Arme greifen aus, den Schultergürtel lösen. Sich mit dem ganzen Körper ein Sandbett graben.
12. *Cross Crawl*: Den Arm abwechselnd einatmend nach hinten schwingen, ausatmend zurückführen. Das Auge folgt der Handbewegung, tief in den oberen Brustkorb atmen.
13. *Cross Crawl*: Arm und Gegenbein bewegen sich im Wechsel nach oben. Das Auge folgt der Handbewegung. Geschwindigkeit und Intensität der Atmung dosieren.
14. Obere Schaukel: Locker gestreckte Arme tief einatmend parallel nach hinten und ausatmend wieder zurückführen.
15. Untere Schaukel: Hohles Kreuz beim Einatmen, rundes Kreuz beim Ausatmen, die Hände klopfen auf die Unterlage, verbunden mit einem Stimmakzent.

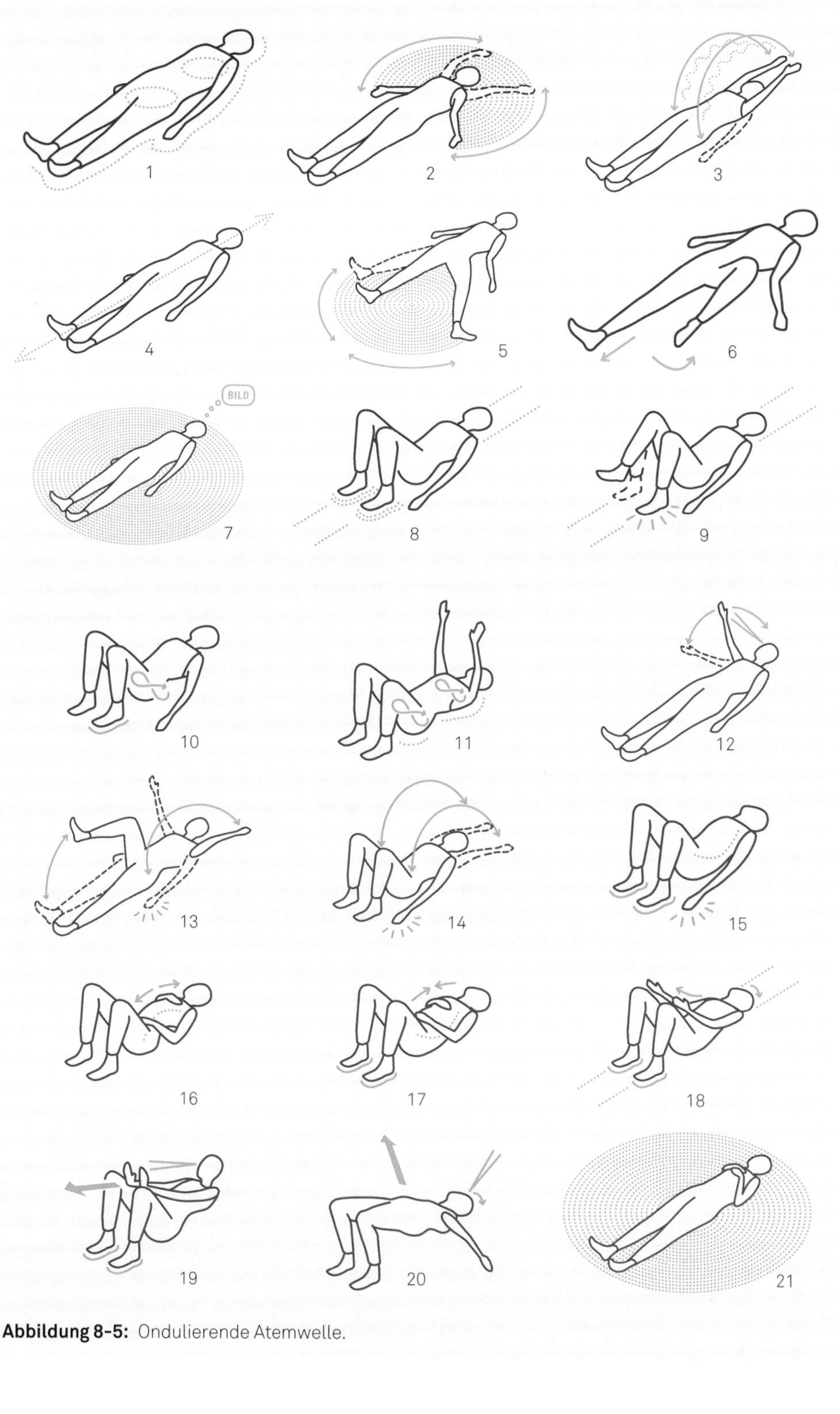

Abbildung 8-5: Ondulierende Atemwelle.

16. Doppelte Schaukel: Hände auf Unterbauch und Brustbein legen, dem Atem zuhören. Der Körper folgt der Atembewegung, die Vorderseite fächert sich bei Einatmen auf, das Kreuz wird hohl. Die Hände bewegen sich durch die Rumpfbewegung voneinander weg.
17. Doppelte Schaukel: Durch Fussdruck wird die Lendenwirbelsäule beim Ausatmen rund und legt sich auf den Boden ab. Die Hände bewegen sich durch die Rumpfbewegung aufeinander zu, der Kopf fällt passiv in den Nacken.
18. Kernatemwelle: Die Hände auf den Brustkorb legen, einatmen. Ausatmend streichen die Hände über den Körper Richtung Geschlecht und Oberschenkel, die Handflächen öffnen sich zur Decke hin, einatmend streichen die Hände über die Flanken wieder zurück zum Herz, das Kreuz legt sich durch den Fussdruck auf die Matte ab. Ondulieren miteinfliessen lassen.
19. Mut zur Entscheidung: Eine weiche Faust auf die Brust legen, die lose Hand darüber, drei volle Atemzüge in den Kontakt zu den Händen nehmen. Mit sich öffnenden Handflächen und starkem Ausatemstoss die Kraft in Richtung Becken schieben. Die Augen fokussieren messerscharf einen Punkt zwischen den Knien, die Füsse bleiben geerdet. Die Bewegung mit einem Ton oder Wort verbinden.
20. Verankerung: Beine anstellen und Füsse nahe am Gesäss positionieren, sich in die Schulterbrücke heben. Die Finger unterhalb der Schlüsselbeine hinlegen und kräftig zu den Fingern hochatmen, dabei den Kopf in den Nacken legen, die Zunge locker rausstrecken und mit den Augen nach hinten blicken.
21. „Ich-bin-Ort“: Beine ausgleiten lassen, den Atem kommen und gehen lassen, ihm zuhören, die obere und untere Atempause wahrnehmen. Die Verbindung zu sich selbst spüren. Die Hände dort auf den Körper legen, wo man sich am besten spürt. Den Eigenraum und das Bild des Geborgenheitsortes vergegenwärtigen.

8.8 Arbeit mit Berührung

Eva Kaul

Unsere Kultur ist im Vergleich zu anderen eher berührungsarm. In der Öffentlichkeit beschränkt sich taktile Berührung unter Erwachsenen in der Regel auf Begrüssungsrituale; im privaten Bereich wird Berührung vorwiegend in klar definierten Rollenkonstellationen gelebt (Eltern-Kind, Partnerschaft). In der psychotherapeutischen Praxis begegnen uns immer wieder Menschen, die seit Jahren keine liebevolle Berührung bekommen haben.

Dieser Mangel an Berührung in unserem Alltag steht in eklatantem Gegensatz zu der grossen Bedeutung, welche Berührung für das körperliche und emotionale Wohlbefinden hat, was mittlerweile auch durch eine Vielzahl von Studien belegt ist: Sensorische Deprivation bei Kindern führt zu Wachstumsretardierung, Infektanfälligkeit, verzögerter motorischer Entwicklung und Apathie (Juhan, 2003). Patient:innen erleben eine Arztvisite als doppelt so lang, wenn sie dabei berührt wurden. Die Medikamentencompliance ist höher, wenn Ärzt:innen ihre Patient:innen berühren, wenn sie über das Medikament informieren (Guéguen & Vion, 2009). Proband:innen liefern nach einer unterstützenden Berührung bessere Testergebnisse. Paare, die einander regelmässig berühren, fühlen sich wohler und haben mehr positive Gefühle (Debrot et al., 2013).

Der Umgang mit Berührung im psychotherapeutischen Setting ist je nach Schule unterschiedlich. Freud hat zu Beginn seiner Tätigkeit mit Hypnose gearbeitet und seine Patient:innen am Kopf berührt. Später verzichtete er zugunsten der Abstinenz völlig auf Berührungen. Yalom schildert eine psychoanalytische Fall-Konferenz, in der ein Therapeut, welcher einer alten Patientin nach der Sitzung in den Mantel half, heftig für diese Verletzung der Abstinenz kritisiert wird (Yalom, 2002). Doch auch Psychoanalytiker, beispielsweise Ferenczi, Reich, Rank und Balint haben mit

Berührung gearbeitet. In der Körperpsychotherapie wird Berührung im Gegensatz zu anderen Therapieformen nicht explizit ausgeschlossen, ist aber auch nicht zwingend Teil einer Therapie. Während der 1960er Jahre wurde Berührung vor allem als Öffnungstechnik in kathartischen Prozessen eingesetzt. Heute erfolgt die Indikation differenzierter und unter Berücksichtigung des Beziehungsgeschehens.

Das Berührungsorgan, die Haut, ist einerseits als Körperhülle Grenze und Schutz. Andererseits dient sie dem Austausch und Kontakt mit der Lebenswelt. Die taktile Interaktion mit der Umgebung ist die Grundlage für die Entwicklung des eigenen Körperbildes und Selbstempfindens. Das Empfinden für unsere Körpergrenze ist oft vage. Erst wenn wir berühren, erhalten wir deutliche Informationen über unsere körperliche Ausdehnung, wir „begreifen“ uns. So liefert uns Berührung immer zweierlei Information: über das Objekt, das wir berühren und über uns selbst. Im physischen Kontakt erfahren wir die Welt und uns selbst (Juhan, 2003). Entwicklungspsychologisch betrachtet steht das Kontaktorgan Haut von Geburt an im Dienste des Bindungs- und des Explorationssystems. Der früheste Bindungsdialog mit den versorgenden Bezugspersonen besteht vor allem aus Berührungen (Montagu, 1974), und über die taktile, begreifende und aneignende Interaktion mit der Welt entwickelt das Kind Autonomie und Selbständigkeit.

Von den meisten Menschen wird Berührung als beruhigend, wohltuend, stärkend und zentrierend erlebt und unterstützt sie darin, in Kontakt mit Körpererleben und Emotionen zu kommen. Berührung hilft, die Aufmerksamkeit auf das Hier und Jetzt zu richten und präsent zu werden. Die positiven Wirkungen von Berührung werden durch verschiedene Hormone und Neurotransmitter vermittelt, wobei Oxytocin die grösste Bedeutung zukommt. Oxytocin wirkt angstlindernd, beruhigend, vertrauensfördernd und schmerzlindernd, unterstützt Lernen und Kontaktaufnahme und hemmt die Produktion von Kortisol. Diese Wirkungen entsprechen der alltagspraktischen Wahrnehmung, dass Berührung Ängste verringert, eine Atmosphäre von Behagen und Vertrauen fördert, den Kontakt stärkt und das Containment für intensive Gefühle erhöht (Marcher et al., 2006).

In der Arbeit mit Berührung können menschliche Grundthemen und Polaritäten unmittelbar und in der Beziehung zu den Therapeut:innen erlebt werden: Nähe-Distanz, Abhängigkeit-Autonomie, Vertrauen-Angst, Schutz, Grenzen, Kontakt, Scham, Widerstand, Aggression. Im Wechsel zwischen verbaler und Berührungsarbeit können diese Themen oft tiefer erforscht und erlebt werden als durch rein verbale Exploration. Es gibt nicht „die“ gute oder hilfreiche Berührung, sondern viele Möglichkeiten von Berührung, die je nach Intention, Kontext und Art unterschiedliche Indikationen haben. Geuter unterscheidet drei Funktionen von Berührung (Geuter, 2019): Sondieren, aufwecken/aufdecken sowie schützen und eindämmen.

8.8.1 Sondierende Berührung

Sondierende Selbstberührung ebenso wie sondierende Berührung durch die Therapeutin ermöglicht eine Vertiefung der Selbstwahrnehmung. Sie führt die Patientin ins Hier und Jetzt und kann helfen, mit dem körperlichen oder emotionalen Erleben (tiefer) in Kontakt zu kommen. Über Berührung lässt sich die eigene Körpergrenze deutlicher oder überhaupt erst wahrnehmen und es entsteht ein Gefühl für den eigenen Körperinnenraum. Berührung wirkt aufmerksamkeitsleitend und unterstützt so, in Kontakt mit der berührten Stelle zu kommen. Die Berührung der Haut gibt der Person einen Fokus, so dass sie die berührte Stelle von innen her mit ihrer Aufmerksamkeit und ihrem Atem berühren kann. Berührung kann auch helfen, den Atem zu erforschen, zu leiten und zu vertiefen (Geuter, 2019).

8.8.2 Aufweckende und aufdeckende Berührung

Hier wird Berührung mit der Absicht eingesetzt, dem Klienten einen Zugang zu unbewussten Gefühlen und Erinnerungen zu ermöglichen. Lösende Selbst- oder Fremdberührung hilft, den Körperinnenraum zu erweitern. Über Druck, Massage oder Vibration können Gewebespannungen angesprochen und manchmal aufgeweicht werden. Dank der Berührungsbegegnung mit der körperlichen Spannung wird Kontakt zu damit verbundenen Gefühlen, Geschichten und Glaubenssätzen möglich. Kommen diese ins Bewusstsein, so werden sie der Bearbeitung zugänglich.

Widerstand gebende Berührungen, Berührungen zum Thema führen und folgen oder auch Berührungen zur symbolischen Beziehungsverkörperung finden in der Regel in der therapeutischen Dyade statt und helfen, Themen der therapeutischen Beziehung auszuleuchten oder überhaupt erst ins Bewusstsein zu bringen, z.B. Nähe-Distanz, Vertrauen-Angst, Kontakt, Übertragungsgefühle (Geuter, 2019).

Praxisbeispiel

Die 32-jährige Flavia hatte als Kind eine symbiotische Mutterbeziehung. Sie sei ein und alles für ihre Mutter gewesen und habe diese heiss geliebt. Die Mutter starb an einem Krebsleiden, als Flavia 16-jährig war. Gegenüber der Therapeutin äussert Flavia immer wieder Frustration und Ärger. Sie fühle sich nicht gesehen und nicht verstanden. Um die therapeutische Beziehung erfahrungsorientiert zu erforschen, bietet die Therapeutin Flavia eine Berührungsintervention an, bei der sich beide gegenüberstehen, einander über die Handflächen berühren und die Hände bewegen. Dabei führt jede mit der rechten Hand und folgt mit der linken. Flavia nimmt das Angebot an. Im Kontakt fällt der Therapeutin ein hoher Muskeltonus in Flavias Handgelenken auf. Diese wünscht deutlich mehr Druck von der Therapeutin. Sie müsse einen Widerstand spüren, sonst habe sie das Gefühl, der Kontakt könne jederzeit verloren gehen. Als die Therapeutin den entsprechenden Druck anbietet, fühlt sich Flavia im Kontakt sicher und es entsteht ein geschmeidiger Tanz, in welchem beide Partnerinnen gleichberechtigt führen und folgen. Flavia empfindet den Kontakt als so sicher und verlässlich, dass sie zwischendurch ihre Hände löst, ganz eigene Bewegungen macht, um dann wieder auf den Händen der Therapeutin zu landen. Plötzlich bricht sie die Bewegung ab und spricht ihre Mutterbeziehung an. Ihr sei gerade klargeworden, dass sich im immer wieder aufgetretenen Ärger über die Therapeutin die Wut auf ihre Mutter gespiegelt habe. Die Mutter habe sie vereinnahmt und ihr keine Eigenständigkeit erlaubt. Aufgrund der Krebserkrankung habe sie der Mutter gegenüber keinen Ärger ausdrücken und sich nicht von ihr lösen können.

Kommentar: Flavia hat in ihrer Mutterbeziehung ein Übermass an Nähe und Vereinnahmung erlebt. Ihre Autonomiebestrebungen wurden nicht unterstützt. In der therapeutischen Beziehung sehnt sie sich einerseits nach symbiotischer Nähe und hat andererseits grosse Angst vor Manipulation. Sie hat eine negative Mutterübertragung entwickelt und spürt und lebt gegenüber der Therapeutin die aggressiven Gefühle, welche in der Mutterbeziehung nicht möglich waren. Über die Berührungsintervention kann sie eine Erfahrung machen, welche sowohl sichere Bindung als auch Autonomie erlaubt. Dies ermöglicht ihr, sich ihrer bisher uneingestandenen Wut auf die Mutter bewusst zu werden.

8.8.3 Schützende und eindämmende Berührung

Diese Form von Berührung nutzt den körperlichen Kontakt innerhalb der therapeutischen Beziehung, um der Patientin ein Gefühl von Sicherheit zu vermitteln. Die Therapeutin unterstützt die Patientin in ihrer Emotionsregulation nicht nur durch ihre warme, verständnisvolle und empathische Präsenz, sondern sie bietet neben dem emotionalen auch körperlichen Halt an. Haltende Berührung greift den frühesten Bindungsdialog zwischen Eltern und Säuglingen auf, in welchem Schaukeln, Streicheln, Halten und Tragen dem weinenden Baby Trost, Sicherheit und Beruhigung anbieten. Wenn die Eltern in einer stabilen sicheren Selbstanbindung ruhen, können sie ihrem Kind über Resonanz eine Reduktion des Erregungsniveaus ermöglichen. Analog wird die Therapeutin zum *self-regulating other* (Stern, 1992) und unterstützt die Patientin, sich dem eigenen emotionalen Erleben zu öffnen und es zu regulieren. Gehalten von der Therapeutin lernt sie, ihre Gefühle selbst zu halten. Genau wie in der Entwicklungspsychologie ist auch in einem psychotherapeutischen Prozess Koregulation in der Beziehung die Vorstufe zur Reifung der Selbstregulation (Geuter, 2019).

Praxisbeispiel

Die 54-jährige Monika kommt im Laufe der Therapie mit einer sehr frühen Schamthematik in Kontakt. Als ungewolltes Kind, das zwei Abtreibungsversuche überlebte, hat sie nie Existenzberechtigung zugesprochen bekommen. In einer Therapiesitzung wendet sie sich der neugeborenen Monika zu, welche durch eine Babypuppe symbolisiert wird. Die erwachsene Monika hält die Puppe liebevoll im Arm und spricht zärtlich zu ihr. Es taucht irgendwann spontan der Satz auf: „Du bist unschuldig." Als sie diesen Satz ausspricht, beginnt Monika bitterlich zu weinen. Verschiedene Erinnerungen kommen ihr in den Sinn, wie sie von ihren Eltern beschuldigt und verantwortlich gemacht wurde. Sie wird von Trauer und Verzweiflung überflutet. Die Therapeutin bietet Monika an, sie zu halten. Gemeinsam gestalten sie das Setting: Die Therapeutin sitzt am Boden, an die Wand gelehnt, Monika sitzt vor ihr, kann mit ihrem ganzen Körper anlehnen und hält ihrerseits die Babypuppe. Gehalten von der Therapeutin kommt Monika in eine tiefe Ruhe und kann den Schmerz und die Scham ihres kindlichen Selbst mitfühlend halten.

8.8.4 Praktische Durchführung und Kontraindikationen

Gerade weil Berührungsarbeit ermöglicht, unbewusste Sehnsüchte und Widerstände erfahrbar zu machen, muss die Indikation sorgfältig und unter Berücksichtigung möglicher Beziehungsfallen, speziell des Übertragungsgeschehens, gestellt werden. Nicht für alle Klient:innen und nicht in allen Situationen ist Berührung hilfreich. Haltgebende und tröstende Berührung ist regressionsfördernd und verstärkt die Ungleichheit von Therapeutin und Klientin. Je nach Persönlichkeitsstruktur der Klient:innen, aktuellem Prozess und Übertragungsgeschehen kann eine solche Berührung hilfreich sein oder nicht.

Merke

Grundsätze im Umgang mit Berührung:

- Das Berührungsangebot soll kongruent mit dem Thema des Klienten sein.
- Die Berührung wird angeboten; der Klient entscheidet, ob er die Berührung annehmen möchte. Dabei achtet die Therapeutin auf Kongruenz von verbaler und nonverbaler Kommunikation.
- Vor der Berührung zentriert sich der Therapeut und richtet sich so ein, dass er bequem sitzt oder steht.
- Die Berührung wird aufgrund der Rückmeldungen des Klienten angepasst (Ort, Druck, Bewegungsart).
- Die Therapeutin achtet aufmerksam auf die Reaktionen des Klienten.
- Keine Berührung von Genitalien und Brüsten.
- Das Lösen der Berührung wird angekündigt.
- Das Erleben der Berührung, insbesondere die emotionale Wirkung, wird im Gespräch reflektiert.

Praxisbeispiel

Der Therapeut nimmt bei Julian im Rücken seitenunterschiedliche Atembewegungen wahr. Er benennt seine Wahrnehmung und bietet eine Berührung an: „Ich würde Ihnen gerne meine Hände auf den mittleren Rücken legen, links und rechts von der Wirbelsäule, damit Sie die Atembewegung besser spüren können. Möchten Sie das ausprobieren?“ Als Julian zustimmt, legt der Therapeut sorgfältig und bestimmt seine Hände auf die Rippenbogen und fragt: „Wie fühlt sich die Berührung an?“, „Ist der Druck der Hände angenehm oder soll ich ihn verändern?“, „Können Sie in den Kontakt zu meinen Händen atmen?“ Er nimmt wahr, wie sich Julians Atmung verändert und spiegelt ihm das. Er kündigt an: „Ich nehme jetzt meine Hand langsam wieder weg. Wie fühlt sich das an?“

Im Unterschied zu einer Körperbehandlung, z. B. einer Massage, ist Berührung in einer Psychotherapie integraler Bestandteil des therapeutischen Prozesses und steht im Dienste der Reifung von Selbstwahrnehmung, Selbstregulation und Beziehungsfähigkeit der Klient:innen. Therapeut:innen berühren den Menschen, nicht nur einen Körper. Berührung geschieht innerhalb der therapeutischen Beziehung, zwischen zwei Menschen, die beide je berühren und berührt werden. Die Qualität der Beziehung beeinflusst, wie Berührung erlebt wird. Die gleiche Berührung kann je nach Beziehungskonstellation nährend und unterstützend oder grenzüberschreitend erlebt werden. Berührung ist somit nie eine rein technische Intervention und kann auch nicht manualisiert werden. Die Indikation zur Berührung wird unter Berücksichtigung des Beziehungsgeschehens gestellt. Jede Berührung ist einzigartig und einmalig, abgestimmt auf das aktuelle Thema, die Beziehungsqualität, den aktuellen Zustand des Klienten und die Resonanz des Therapeuten. Berührung ist Prozessarbeit und ein kreativer Akt. Indem beide beteiligten Personen ihre Wahrnehmung einbringen, entsteht ein gemeinsamer Tanz, ein Dialog über den Körper, welcher den verbalen Dialog um eine weitere Dimension ergänzt und damit vertieft. „Berührungen sind ein body-to-body-talk“ (Geuter, 2019, S. 253). Die Wirkung der Berührung in den drei Erlebensdimensionen wird erforscht und reflektiert: Wie erlebt die Klientin die Berührung? Wie reagiert ihr Körper? Welche Gefühle löst die Berührung aus? Tauchen Bilder oder Erinnerungen auf? Welche Bedeutung schreibt die Klientin der Berührung zu? Die aufkommenden Themen werden aufgenommen und bearbeitet. Diese Rahmung der Berührungsarbeit ermöglicht das Erkennen von eigenen Mustern und die Integration von neuen Erfahrungen.

Merke

Relative Kontraindikationen für Berührung vonseiten der Klient:innen:

- maligne Regression
- erotisierende Übertragung
- dissoziative Persönlichkeitsstruktur
- starke Verschmelzungswünsche
- ausgeprägte Schamthematik, negatives Körperbild
- traumatische Gewalt- und Missbrauchserfahrung
- Psychose

Alternativen zur Berührung durch die Therapeutin sind Selbstberührungen oder Berührung mit Gegenständen (Bälle, Tücher, Federn etc.). Besonders Menschen mit stark negativ besetztem Körperbild erleben Berührung von anderen und durch sich selbst als schambesetzt oder gar ekelerregend. Selbstberührung mit einem Gegenstand ist oft weniger problematisch und kann erste Erfahrungen von angenehmer Berührung ermöglichen. So kann z. B. ein warmes Kirschsteinsäckchen auf einer „tauben“ Körperstelle eine Erfahrung von Wärme und Wohlgefühl schenken. Oder das straffe Einwickeln in eine Decke kann ein Gefühl für die eigene Körpergrenze und den inneren Zusammenhalt geben. Eine weitere Alternative sind imaginierte Berührungen. Vorgestellte Berührungen können z. B. von traumatisierten Menschen als nährend erlebt werden, da sie selbst die volle Kontrolle über die Art und Weise der Berührung haben, während eine reale Berührung bereits als Bedrohung oder Grenzüberschreitung empfunden werden könnte.

Merke

Kontraindikationen für Berührung vonseiten der Therapeut:innen:

- ungenügende Selbsterfahrung mit Berührung, um diese mit der nötigen Selbstverständlichkeit anbieten zu können
- eigene Bedürftigkeit, Wünsche nach Nähe, narzisstische Befriedigung im Geben
- eigenes erotisch-sexuelles Interesse

Der Ressourcenaspekt von Berührung kann dazu verführen, diese vorschnell einzusetzen, um der Klientin eine nährende, „wieder gut machende" Erfahrung zu verschaffen. Dabei kann das Explorieren von unangenehmem Erleben zu kurz kommen. Letzteres ist aber wichtig, um Bewusstheit für den eigenen Mangel und Containment für negative Gefühle zu entwickeln, in Kontakt mit eigenen inneren Ressourcen zu kommen und Selbstwirksamkeit aufzubauen. Berührung soll nicht einfach emotionale Befriedigung bieten, sondern die Klient:innen darin unterstützen, sich dem Mangel in der eigenen Geschichte zu stellen, ihn zu spüren und eigene Wege zu einem erfüllten Leben zu finden.

8.9 Prozessorientierte Atem- und Körperarbeit

Eva Kaul

Körper- und Atemarbeit kann einerseits wie in den vorhergehenden Kapiteln beschrieben als isolierte Übung angeleitet und den Klient:innen zur regelmässigen Praxis im Alltag mitgegeben werden, wie z. B. das Einüben der parasympathischen Bauchatmung, eine Erdungsübung oder eine Selbstentspannungstechnik. Andererseits flechten Körperpsychotherapeut:innen Atem- und Körperarbeit themenbezogen in den Sitzungsprozess ein. Die Verknüpfung psychologischer Inhalte mit Atem und Körper ist das Kernelement der Integrativen Körperpsychotherapie IBP. Im erlebenden und bewegenden Körper werden Themen auf einer tieferen Ebene erfahr- und bearbeitbar. Dabei kann ein aktuelles Thema als Ausgangspunkt dienen oder wir beginnen die Sitzung mit Körper- oder Atemarbeit und holen das Thema ab, das sich daraus entwickelt. Indem während des Prozesses auf der Basis unseres Integrationsmodells kognitive, emotionale, körpersensorische und motorische Erlebensinhalte miteinander verwoben werden, findet ein ganzheitliches Lernen statt, welches nachhaltiger verankert und integriert werden kann.

8.9.1 Der erlebte und symbolisierte Atem

In der prozessorientierten Körperarbeit haben die Therapeut:innen immer den Atem ihrer Klient:innen im Blick. Denn im Atem spiegeln sich körperlicher Spannungszustand, emotionale Befindlichkeit und vegetative Aktivierung der Person. Als Schnittstelle zwischen unwillkürlichem und willkürlichem Nervensystem ist der Atem das Tor zur Beeinflussung vegetativer Prozesse. Der unwillkürliche Atem ist ein äusserst feiner Seismograph, der uns unmittelbar – von Atemzug zu Atemzug – etwas über den aktuellen Zustand unseres Gegenübers erzählt.

In der prozessorientierten Arbeit nutzen wir eine andere Sprache, als wenn wir Atemübungen instruieren, welche oft mit psychoedukativen Inhalten wie Anatomie oder Physiologie verknüpft werden. Die Sprache der Prozessarbeit ist erlebensnah und nutzt Bilder und Metaphern, z. B. Atem als Lebensodem oder Lebenskraft. Denn Leben heisst atmen. Das Verb atmen ist verwandt mit Atman (Seele, Hauch) – in der indischen Philosophie die Bezeichnung für den unsterblichen Wesenskern eines Menschen, der identisch ist mit dem Absoluten. In der Antike glaubte man, dass der Atem der Träger der Seele sei. Für Atem, Geist und Seele wurde oft dasselbe Wort verwendet (hebräisch ruach, griechisch pneuma, lateinisch spiritus). Homer bezeichnet den Atem als Psyche und versteht ihn als unsterbliches Lebensprinzip (Kaul, 2017). Thematisch wird der gespürte Einatem oft verbunden mit Lebendigkeit, Kraft, Lebensenergie, Fülle, Weite des inneren und Ausdehnung in den äusseren Raum. Im Ausatmen erleben die Menschen hingegen eher Weichheit, Entspannung, Hingabe, Loslassen, Erdung oder Vergänglichkeit.

Über den Atem stehen wir auch in immerwährender Beziehung zur Lebenswelt. Er ist Sinnbild unseres In-der-Welt-Seins, der Rhythmus, welcher den Raum in uns mit dem Raum um uns verbindet. Atmend umfassen wir die ganze Welt, denn alle Menschen, Tiere und Pflanzen sind Teil eines erdumspannenden Atemkreislaufs. Über unseren Atemfluss sind wir in wechselseitiger Verschränkung mit der Welt verbunden.

> „Was uns enthält, die Luft, wird zu dem, was in uns enthalten ist, und umgekehrt, was in uns enthalten war, wird zu dem, was uns enthält. Atmen bedeute das Einauchen in ein Milieu, das uns mit derselben Intensität durchdringt, wie wir es durchdringen" (Coccia, 2018, S. 23).

Atmen lässt uns leibhaft erfahren, dass der Raum in uns und der Raum um uns nicht zwei verschiedene Dinge sind, und kann uns auch daran erinnern, dass kein Unterschied besteht zwischen der Gesundheit der Erde und unserer eigenen Gesundheit.

8.9.2 Orientierung im prozesshaften Arbeiten mit Atem und Körper

Indem wir einen Fokus auf dem erlebten und beobachtbaren Atem haben, können wir besser einschätzen, in welchem vegetativen und emotionalen Zustand ein Mensch gerade ist und unsere Interventionen anpassen. Denn körperorientiertes Arbeiten wirkt öffnend und erlebnis-aktualisierend. Körperinterventionen können daher unter Umständen rasch starke Emotionen auslösen, für deren Containment und Regulation insbesondere Menschen mit geringer Selbststruktur oder mit Traumatisierung die Unterstützung der Therapeutin benötigen. Es ist daher wichtig, sich im Prozessverlauf immer wieder zu orientieren, ob der Klient sich noch im *Window of Tolerance* bewegt.

Merke

Für das Arbeiten mit dem Körper sollte die Therapeutin sich über folgende Punkte klar sein:

- Wie hoch ist die Person durch das aktuelle Thema aktiviert? Dies kann erfragt werden („Wie hoch, auf einer Skala von 1–10 ist die Belastung, wenn Sie mir davon erzählen?"), und ist objektiv beobachtbar an Zeichen der vegetativen und motorischen Aktivierung.
- Wie gross ist das Containment der Person? Kann sie starke Emotionen und hohe vegetative Aktivierung halten? Ist ihr „Körpergefäss" weit oder eng?
- Fühlt sich die Person in der therapeutischen Beziehung sicher, geborgen und unterstützt? Kann sie sich einem Prozess hingeben und darauf vertrauen, dass sie gut begleitet wird?
- Welche Ressourcen sind vorhanden? Sind imaginative Ressourcenfiguren in früheren Sitzungen installiert worden und abrufbar?
- Welches Strukturniveau (Achse IV, OPD) liegt vor?

Nach der Einschätzung dieser Orientierungspunkte können wir entscheiden, wie wir in die Körpersitzung einsteigen. Je höher die Aktivierung, je tiefer das Containment, je weniger stabil und erprobt die therapeutische Beziehung, je weniger Ressourcen vorhanden und je tiefer die Selbststruktur, desto eher fokussieren wir auf Stabilisierung und Beruhigung. Das heisst jedoch nicht, dass wir nur mit wenig aktivierten Klient:innen mit guter Selbststruktur und hohem Containment öffnend und auf körperlicher Ebene problemaktualisierend arbeiten können. Menschen mit guter Selbststruktur und Erfahrung in Körperarbeit können z. B. durchaus mit einer hohen Aktivierung, ohne vorhergehende Ressourcenaktivierung und mit einem Therapeuten, den sie noch wenig kennen, sympathikoton atmen. Bei Menschen mit tiefem Containment oder tiefem Strukturniveau nehmen wir uns hingegen zuerst viel Zeit für den Aufbau der therapeutischen Beziehung und die Erarbeitung von gut verankerten Ressourcen.

Während der Prozessarbeit überprüfen IBP Therapeut:innen immer wieder, ob die Klient:innen sich noch im *Window of Tolerance* befindet, in dem sie vegetative Aktivierung, Containment und Präsenz einschätzen. Dazu beobachten sie Veränderungen von Bewegung, Muskeltonus, Hautfarbe, Atem und Stimme und fragen die Klient:innen nach Körperwahrnehmungen, Gefühlen, Gedanken, inneren Bildern oder Impulsen. So lernen diese ihre subjektiven Zeichen von Präsenzverlust, tiefem Containment, hoher vegetativer Aktivierung, Über- oder Untersteuerung kennen. Aufgrund der eigenen Wahrnehmung und der Rückmeldungen der Klientin wählt der Therapeut die nächste Intervention. Dabei kann der Atem zur Prozesssteuerung genutzt werden. Indem Therapeut:innen die Klient:innen bitten, zu einer Körperempfindung oder einer körperlich spürbaren Emotion hinzuatmen, unterstützen sie sie darin, in Verbindung mit ihrem Erleben zu bleiben. Denn der Fokus der Aufmerksamkeit folgt dem Fokus des bewussten Atmens. Ist eher Stabilisierung und Beruhigung angezeigt, lassen wir Therapeut:innen die Klientin zur Empfindung hin ausatmen, mit einem langen, sanften Ausatem. Möchten wir den Klienten mehr in Kontakt zu seinen Emotionen bringen und das Erleben vertiefen, bitten wir ihn, zur Empfindung hin einzuatmen, mit etwas volleren Atemzügen. Mit der Zeit lernen unsere Klient:innen so, den Atem selbständig zur Emotions- und vegetativen Regulation zu nutzen. Der Atem wird zum sicheren Anker im Auf und Ab des alltäglichen Lebens und ermöglicht so ein wachsendes Containment auch für stärkere Wellen.

Neben unterschiedlichen Formen der Atmung können auch angeleitete Bewegungssequenzen in den Prozess eingeflochten werden. Auch hier unterscheiden wir zwischen eher öffnenden, aktivierenden und eher beruhigend und integrierend wirkenden Körperinterventionen.

Abbildung 8-6 stellt diesen Prozess des Pendelns zwischen Prozessieren und Integrieren

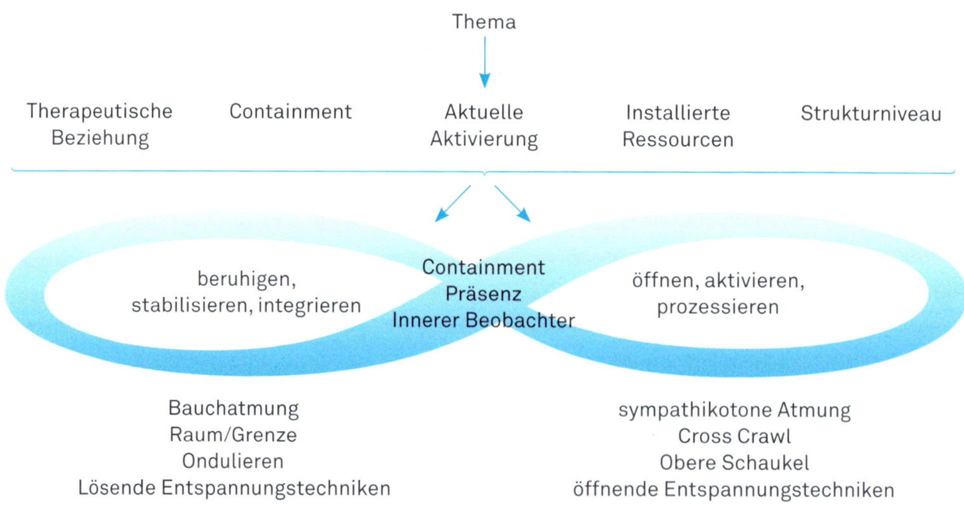

Abbildung 8-6: Orientierung im körperpsychotherapeutischen Prozessgeschehen.

dar. Im Schnittpunkt befinden sich die Kriterien, welche wir als Therapeut:innen laufend im Blick haben sollten.

Praxisbeispiel

Die 25-jährige Sina ist seit einem Jahr wegen einer Zwangssymptomatik in Behandlung. Ihre Eltern trennten sich, als Sina drei Jahre alt war, und sie wuchs bei der Mutter auf. Die Beziehung zur Mutter beschreibt sie als sehr eng, sie seien immer beste Freundinnen gewesen. Zum Vater sei sie nie gerne gegangen, er sei ein launischer und unberechenbarer Mensch. Sie habe Angst vor ihm gehabt und sich möglichst angepasst verhalten. Im Laufe der bisherigen Therapie ist die Patientin zunehmend in Kontakt mit Wut gegenüber ihrem Vater gekommen und hat diese in Gestaltdialogen ausgedrückt.

In dieser Therapiestunde spricht Sina darüber, wie wenig Resonanz auf ihre Lebendigkeit sie von ihrem Vater bekommen habe. Sie sei nur akzeptiert worden, wenn sie sich unauffällig im Hintergrund gehalten habe. Als Dirigent habe er an den Wochenenden oft Proben oder Auftritte gehabt. Sie sei dann jeweils hinter der Bühne (im Hintergrund!) gesessen und habe stundenlang auf ihn gewartet. Auf ihre Gefühle und Körperempfindungen während des Erzählens angesprochen, beschreibt Sina einen „Wutklumpen" im Oberbauch, eine zähe, brodelnde rotschwarze Masse, die herauswolle. Sie begleitet diese Worte mit einer vom Oberbauch zur Kehle reichenden Aufwärtsbewegung ihrer rechten Hand. Die Therapeutin lässt sie die Geste nach 15 sympathikotonen Atemzügen wiederholen. Sina begleitet die Geste nun mit dem Satz „NIE gebe ich dir meine Liebe" und spürt dabei in Schultergürtel und Armen einen Schlagimpuls. Die Therapeutin wechselt mit ihr in ein stehendes Setting und leitet sie nach erneutem Atmen an, mit einem Schaumstoffschläger auf einen Stuhl zu schlagen und dazu das Wort „nie" zu rufen. Dies fühlt sich für die Patientin befreiend und stark an. Sie wiederholt den Schlag mehrmals. Schliesslich verspürt sie Trauer. Die Therapeutin äussert Verständnis für diese Trauer. Sie benennt, dass die radikale Verweigerung der Liebe für ihren Vater ja ein Verlust für Sina sei, und fragt nach dem Bedürfnis unter der Wut. Sina findet den Satz „Nimm mich wahr!" und verbindet ihn mit sympathikotoner Atmung. Im Nachspüren beschreibt sie ein Körpergefühl, als würde sich etwas in ihr entfalten. Nach erneuter Atemsequenz entwickelt sich eine spontane Bewegung: Mit einem Vorwärtsschritt öffnet die Patientin ihre Arme und sagt strahlend dazu: „Jetzt komme ich." Die Therapeutin lässt sie Bewegung und Satz mehrmals wiederholen. Abschliessend verknüpft Sina die Bewegung mit dem Bild, wie sie aus dem Bühnenhintergrund hervortritt und sich in den Vordergrund stellt.

Kommentar: Diese Klientin war wenig in Kontakt mit dem Schmerz ihrer Verlassentheitsverletzung und der darunterliegenden Sehnsucht nach Liebe und Zuwendung. Sie hat gegenüber ihrem Vater als Kind Angst und als Erwachsene Wut verspürt. Über die öffnende Körper- und Atemarbeit und die Erlaubnis, ihre Wut auszudrücken, konnte Sina schliesslich ihre Trauer spüren und die Sehnsucht, vom Vater gesehen zu werden, „in den Vordergrund zu treten".

Praxisbeispiel

Die 48-jährige übergewichtige Petra ist nach der Trennung von ihrem langjährigen Partner und einer beruflichen Veränderung tief verunsichert, traurig und wütend. Sie hat sich in den letzten Therapiestunden vor allem mit ihrem defensiven Kompensationsstil auseinandergesetzt und ihr Übergewicht als Schutz erkannt. Ihr Körper sei dadurch gepanzert und unempfindlich gegen innen und gegen aussen. In der heutigen Sitzung arbeitet der Therapeut mit ihr im Liegen. Nach den Erlebensdimensionen befragt, benennt sie Gefühle von Unsicherheit, Angst und Traurigkeit. Alles in ihrem Leben verändere sich, sie spüre keinen Halt mehr. Ihren Körper nimmt sie als schwer, müde und zittrig wahr. Das Zittern sei in den Oberschenkeln am stärksten. Der Therapeut leitet eine Sequenz aus den Übungen zur Selbstintegration an: Petra fixiert ein Klettband um die Oberschenkel und verbindet die Bewegung der Beckenrolle mit Druck gegen das Band in der Ausatmung. Danach atmet sie in der

Schulterbrücke zehn sympathikotone Atmungszüge unter ständigem Pressen gegen das Band. Nach dieser Körperarbeit sind die Beine ruhig geworden, dafür nimmt Petra ein Zittern in den Händen wahr. Sie beginnt die Hände spontan zu bewegen und verstärkt dabei das Zittern aktiv. Die Bewegung fühlt sich sehr wohltuend an. Sie erinnert sich, dass sie als Kind sehr brav, angepasst und ruhig war. Nur ihre Hände seien immer unruhig gewesen, was ihre Mutter sehr verärgert habe. Sie spürt nochmals in ihre aktuelle Bewegung hinein und erlebt dabei die Hände als lebendig und kraftvoll. In den Händen sei sie wirklich sie selbst, ohne Panzer. Ihr kommt dazu ein Satz in den Sinn: „Ich packe es!" Nach erneuter sympathikotoner Atmung bittet der Therapeut sie, ihre Aufmerksamkeit auf den Übergangsbereich zwischen lebendigen Händen und gepanzertem Körper zu richten. Sie beschreibt die Lebendigkeit als inneren Lavakanal und um die Haut züngelndes warmes Feuer. Während sie der Empfindung Raum und Atem gibt, dehnt diese sich Richtung Rumpf aus. Ihr kommt die Idee, den Panzer von innen mit der Lava und von aussen mit dem Feuer schmelzen zu lassen. Sie verbindet dieses Bild wieder mit sympathikotoner Atmung. Nach zweimal 10 Atemzügen beginnt ihr ganzer Körper zu zittern, erst fein, dann immer stärker. Das Zittern dauert einige Minuten an, wobei die Intensität wellenförmig an- und abflaut. Nachdem ihr Körper wieder zur Ruhe gekommen ist, empfindet Petra sich als „ganz weich und lebendig", sie fühlt Vertrauen und hat den Gedanken: „Es kommt gut." Abschliessend verbindet sie zur Integration das neue Erleben mit einer Ankergeste: Sie legt sich beide Hände auf das Herz und verweilt mit ihrem Satz und dem Gefühl von Vertrauen.

8.9.3 Körperarbeit und Spiritualität

In der prozessorientierten Körperarbeit werden nicht integrierte Erfahrungen, abgelehnte Gefühle und unsere Abwehrmuster, mit welchen wir beides vom Erleben fernhalten, körperlich, emotional und kognitiv erlebbar. Die Menschen lernen im haltenden, sicheren und mitfühlenden Raum der therapeutischen Beziehung mehr und mehr, das zuzulassen, was sie bewusst oder unbewusst nicht spüren oder fühlen wollen. Mit dieser Öffnung für abgespaltene Gefühle, Erfahrungen, Gedanken und Persönlichkeitsanteile geschieht auch eine Erweiterung des Bewusstseinsraums. Denn alles, was abgespalten ist, schränkt unsere Bewusstheit ein. Je mehr Barrieren gegenüber Erfahrungen wir loslassen, je mehr wir bereit sind zu fühlen und zu spüren, was in uns ist, desto freier kann das Leben durch uns hindurchfliessen. Dieser Prozess braucht Zeit und kommt nie zu einem Ende. Mit jedem körperlichen, emotionalen oder geistigen Loslassen und Öffnen geschieht eine Erweiterung auch der anderen Erlebensdimensionen. Können wir körperlich loslassen und weit bleiben während einer Erfahrung, so können unsere Emotionen frei entstehen, sich entfalten und wieder abflauen. Können wir unsere fixen Ideen loslassen, so findet eine körperliche Öffnung statt.

Über den Körper entdecken wir so mit der Zeit, wer wir auch noch sind. Im erfahrungsorientierten Arbeiten erweitern und relativieren wir das kognitive Konzept unseres Selbstbildes. Dabei können sowohl einseitig negative als auch einseitig positive Selbstkonzepte aufgeweicht werden. Im Verlauf eines Persönlichkeitsentwicklungsprozess kann es geschehen, dass wir uns an einem übermenschlichen Idealbild orientieren und danach streben eine Person zu werden, die nur gut, rein und ohne Schattenseiten ist. Bezogen auf das IBP Persönlichkeitsmodell entspricht dies dem Wunsch, Grundstörung und Kompensationsstrategien „loszuwerden". Dieser Versuch, den schwierigen eigenen Gefühlen und Anteilen zu entfliehen, wird auch als spiritueller Materialismus oder *spiritual bypassing* bezeichnet (Ray, 2017). Man versucht dann, einen bestimmten Wunschzustand zu erreichen und vermeidet, sich mit den eigenen Abgründen auseinanderzusetzen. Spiritueller Materialismus kann dazu führen, dass man eben gerade nicht mehr mit dem Kernselbst verbunden ist, sondern in erster Linie seinen Kompensationsstil perfektioniert.

Der Weg der Körperprozessarbeit ist ein Weg hin zu mehr Ganzheit. Indem wir alles annehmen, was uns ausmacht, werden wir erst ganz Mensch. Es bleibt für uns alle eine lebenslange Herausforderung, immer wieder von Neuem mit offenem, liebevollem Gewahrsein anwesend zu sein für alle Aspekte unseres Menschseins und ihnen mit Freundlichkeit, Mitgefühl und Interesse zu begegnen. Wenn wir einen solchen Begegnungsraum in uns offenhalten können, findet Heilung statt: Heilung verstanden als Annehmen und Integrieren und nicht als Loswerden von Schwierigem.

Weil die Körperprozessarbeit stark öffnend wirkt, können Menschen dabei auch tiefe Erfahrungen machen, die über ihr Alltagserleben hinausgehen. Existenzielle oder spirituelle Themen können – manchmal ganz überraschend und intensiv – körperlich-emotional erlebbar werden. Die Aufgabe der begleitenden Therapeutin ist in diesem Prozess vor allem, angstfrei den Raum zu halten, Sicherheit zu vermitteln, und mittels offener Fragen die Person darin zu unterstützen, ihre eigene Deutung des Erlebens zu finden.

Schliesslich kann uns Körperprozessarbeit auch erfahren lassen, wie verbunden wir mit unserer Lebenswelt sind. Wenn wir Menschen ganz und gar in unserem Körper ankommen und ihn vollumfänglich bewohnen, dann wird uns auch bewussst, dass wir in die Welt eingebettet und Teil eines grösseren Ganzen sind. Denn verkörpert sein heisst, mit allem in Verbindung zu sein, mit allen Dimensionen unseres Selbsterlebens, mit anderen Lebewesen und der Welt. Wir würdigen das Leben in jeder Form, in uns und um uns. Damit einher geht ein tiefes Gefühl von Dankbarkeit, Demut und Verantwortung. Es wird uns zu einem Herzensanliegen, dem Leben zu dienen, in der Beziehung zu uns selbst, zu anderen Menschen und zur Umwelt. Dieser Wunsch, Verantwortung zu übernehmen, ist Teil des Reifeprozesses gelungener Individuation.

9 Phasen des therapeutischen Prozesses

Judith Biberstein, Eva Kaul

Dieses Kapitel beschreibt den therapeutischen Prozess als Reise mit den drei Etappen Anfangs-, Mittel- und Abschlussphase und die für die jeweilige Phase typischen thematischen Charakteristiken und Arbeitsschwerpunkte. Vieles in diesem Kapitel ist psychotherapeutisches Grundwissen und nicht spezifisch für die Integrative Körperpsychotherapie IBP. Wir weisen in der Besprechung der Phasen jeweils auf Besonderheiten der Integrativen Körperpsychotherapie IBP hin. Im Weiteren trägt dieses Kapitel dem Umstand Rechnung, dass sich die Psychotherapie weiter in die kurative Richtung entwickelt und mehr Psychotherapeut:innen ausschliesslich klinisch arbeiten. Als roter Faden zieht sich deshalb die grundlegende Unterscheidung zwischen der Arbeit mit Menschen mit bzw. ohne ausreichend ausgebildeten Selbstfunktionen durch. Zwei Fallgeschichten, die der 54-jährigen Tina, einer Patientin mit mässig bis gering integrierter Selbststruktur, und die des 42-jährigen Dario, eines Klienten mit gut bis mässig integrierter Selbststruktur, werden wiederholt aufgegriffen und stellen den Bezug zur Praxis her.
Wir sprechen in diesem Kapitel von Patient:innen, wenn es spezifisch um Personen mit psychiatrischen Störungsbildern geht.

Wie die Therapeutin sich auf der Reise orientiert und wie sie ihre Rolle versteht, ist geprägt von ihrem Menschenbild, ihrer persönlichen Entwicklung und ihrer therapeutischen Ausrichtung. Sie übernimmt die Leitung und Verantwortung für das Geschehen in der therapeutischen Beziehung. Für die Navigation nutzt sie unterschiedliche Werkzeuge (schriftliche Reflexion, Intervision, Supervision, Weiterbildung), in denen sie Resonanzphänomene, Übertragung und Gegenübertragung reflektiert und im Perspektivenwechsel Szenarien für die Prozesssteuerung erwägt.

Regelmässig nimmt sie Metapositionen ein und verschafft sich einen Überblick über den aktuellen Standort, das Woher und das Wohin. Sie antizipiert, rhythmisiert und portioniert Herausforderung. Für diese Metaperspektive nutzen IBP Therapeut:innen die in Kap. 3.3 beschriebenen Modelle und Konstrukte.

Die Orientierung anhand von Therapiephasen ist entsprechend der Zeitachse linear ausgerichtet. Sie hilft, die Eignung und Angemessenheit von Interventionen vor dem Hintergrund phasencharakteristischer Themen abzuschätzen. Die Dauer der drei Phasen ist individuell verschieden und davon abhängig, wie gut den Klient:innen ihre Selbstfunktionen zur Verfügung stehen. Die Arbeitsbeziehung verändert sich in den Phasen, wobei die Übergänge nicht scharf abgegrenzt sind. Allgemein nimmt die Interventionsfrequenz gegen Therapieende hin ab und die Prozessverantwortung verlagert sich von der Therapeutin zum Klienten. Eine zweite Orientierung bildet der zyklische Blick auf den Therapieprozess, der in Kap. 9.1.3 beschrieben wird.

Merke

Phasen einer Therapie

Anfangsphase

- Erstgespräch
- evtl. Krisenintervention
- Diagnostik (2–3 Sitzungen)
- Befunderhebung nach AMDP (Arbeitskreis für Methodik und Dokumentation in der Psychiatrie, 2022)
- Psychometrie
- Familienanamnese, Herkunftsszenario, persönliche Anamnese
- Sozialanamnese
- Substanzanamnese
- aktuelle Medikation
- somatische Abklärung
- diagnostische Beurteilung Selbststruktur nach OPD
- IBP Diagnostik (Ressourcen, Grundstörung, defensiver und offensiver Kompensationsstil)
- Zielvereinbarung und Arbeitsverträge/ Bündnis
- Psychoedukation zu Störungsbild, Persönlichkeitsmodell IBP, Stressmodell
- Aufklärung über mögliche therapiebegleitende Massnahmen: Selbsthilfegruppen, Apps, Familienangebote
- gemeinsames Erklärungsmodell und Therapieplanung

Mittelphase

- Planung, Auswahl und Durchführung spezifischer Methoden (Integrative Körperpsychotherapie IBP, schulenübergreifende Methoden, störungsspezifisches Vorgehen gemäss S3-Leitlinien)
- Vermitteln von Stabilisierungstechniken (Notfallkoffer, Skills)
- Ressourcen aufbauen oder aktualisieren
- Arbeit an der Selbstwahrnehmung (Integrationsmodell, innerer Beobachter)
- Vermittlung von Regulationstechniken (Erdungs-, Zentrierungs-, Präsenz-, Entspannungs-, Atemübungen)
- Arbeit an Eigenraum und Grenze
- Psychoedukation zu eingesetzten Modellen und Übungen
- Bearbeitung von Szenarioverletzungen, Grundstörung, defensivem und offensivem Kompensationsstil
- Bearbeitung der Übertragung
- Verlaufsmessung, Standortgespräche mit Evaluation
- Alltagstransfer

Abschlussphase

- Bearbeitung des Abschieds
- Evaluation des Therapieprozesses
- Rückfallprophylaxe, Notfallpläne
- Anschlussmöglichkeiten (Gruppen, Apps)

9.1 Anfangsphase

Judith Biberstein

9.1.1 Erstgespräch

In der ambulanten Praxis findet der Erstkontakt telefonisch oder per Mail statt. Dabei werden Fragen zum Setting (Kapazität, Frequenz, Finanzierung) geklärt. Es ergeben sich bereits Hinweise zur fachlichen und persönlichen Passung. Gründe, die gegen die Vereinbarung eines Erstgesprächs sprechen, sind fehlende Aufnahmekapazität, Rollenüberschneidungen, persönliche Verflechtungen und unabgeschlossene Therapien bei anderen Therapeut:innen, sofern diese nicht eine zweite, parallel laufende körperorientierte Psychotherapie empfohlen haben. Personen, welche ihre aktuelle Therapie abbrechen wollen oder schon abgebrochen haben, wird empfohlen, sich Zeit für einen Abschluss mit der aktuellen Therapeutin zu nehmen und sich dann wieder zu melden. Allenfalls können Therapeut:innen ein Angebot für ein Orientierungs- bzw. Triagegespräch machen.

Ziel des Erstgesprächs ist die Überprüfung und Herstellung der Passung und eine erste diagnostische Hypothese. Die Passung wird beeinflusst von Alter, Geschlecht, Lebenserfahrung, Themen und Übertragungs- respektive Gegenübertragungsbereitschaft von Klientin und Therapeut, von der spontanen Sympathie oder Antipathie, von Anliegen und Psychopathologie des Klienten und therapeutischer Kompetenz und Vorgehensweise des Therapeuten.

Merke

Themen des Erstgesprächs:

- aktuelle Situation, Anliegen
- Therapiemotivation
- frühere Therapieerfahrungen
- kurze Erhebung der Herkunftsgeschichte
- Erhebung des psychopathologischen Befundes nach AMDP
- aktuelle soziale Situation, Beziehungen
- aktuelle berufliche Situation
- Krankengeschichte
- Ressourcen, Bewältigungsstrategien und bisherige Lösungsversuche
- Suizidalität abklären, evtl. Notfallplan, Information/Adressen für Krisenintervention, evt. Klinikeinweisung
- Medikamente
- Suchtverhalten
- Fragen klären, Aufklärung über mögliche Wirkungen und Nebenwirkungen der Psychotherapie

Das Erstgespräch hat in der Regel die Form eines halbstrukturierten Interviews. Am Schluss des Gesprächs besteht eine erste Hypothese zu Diagnose, Selbststruktur, Grundstörung, Grundverletzung, defensivem und offensivem Kompensationsstil und Art der zu erwartenden Übertragung. Zur Erfassung des psychopathologischen Befundes nutzt die integrative Körperpsychotherapie das AMDP-System (Stieglitz et al., 2022) und ergänzend psychometrische Verfahren, welche die diagnostische Hypothesenbildung unterstützen. Die zusammengetragenen Informationen und die eigene Resonanz darauf helfen dem Therapeuten bei der Klärung, ob er sich für Anliegen und Thematik des Klienten fachlich kompetent und ausreichend motiviert fühlt. Dabei berücksichtigt er insbesondere auch seinen eigenen möglicherweise aktivierten Kompensationsstil. Grosser Leidensdruck und ein appellatives Übertragungsangebot können Therapeuten dazu verführen, sich trotz mangelnder zeitlicher Kapazität oder fachlicher Kompetenz auf eine Therapie einzulassen. Ist der Therapeut sich nicht klar über die Passung, sollte er wenig Bindungsangebote machen, bis die weitere Zusammenarbeit geklärt ist. Bis dahin gilt: „Primum nihil nocere" (Primär keinen Schaden zufügen) oder „You are a guest in a foreign land".

Der Klient ist möglicherweise durch seine Notlage, den generellen Mangel an verfügbaren Therapieplätzen oder durch die regressive Dynamik in der Entscheidungsfreiheit eingeschränkt, aber auch ihm sollten die ersten Sitzungen die Möglichkeit bieten, Person und Arbeitsweise der Therapeutin kennenzulernen und sich aktiv für oder gegen eine gemeinsame Arbeit zu entscheiden. Die Therapeutin kann schon bei ersten Zusammentreffen eine Erfahrungsmöglichkeit schaffen; so gibt sie Einblick in ihre Arbeitsweise und erleichtert ihrem Gegenüber die Prüfung der methodischen Passung. Geeignete Felder sind die Klärung der angenehmen Gesprächsdistanz oder eine erste Erfahrung von Eigenraum. Wenn Klientin und Therapeut am Ende des Erstgesprächs eine mögliche Zusammenarbeit in Erwägung ziehen, vereinbaren sie in der Regel eine Serie probatorischer Sitzungen.

Praxisbeispiel

Der 41-jährige Dario, ein grossgewachsener, jugendlich wirkender Mann, alleinstehend, in einer Führungsposition in der IT-Branche tätig, berichtet im Erstgespräch kohärent und geordnet. Er sei nach drei Schwestern als ersehnter Sohn seiner Mutter überbehütet aufgewachsen. Diese habe eine traumatische Kindheit in der Innerschweiz erlebt. Die Ehe der Eltern sei konfliktreich gewesen. Es sei unklar, ob er einer Aussenbeziehung entsprungen sei. Zum Vater habe er dennoch eine gute Beziehung. Vor zwei Jahren habe er sich in einigen Therapiesitzungen mit der Ablösung von der Mutter auseinandergesetzt. Eine gemeinsame Sitzung mit ihr habe Erleichterung gebracht. Er habe danach bewusst keinen direkten Kontakt zur Mutter mehr aufgenommen. Als Schlüsselsituation bezeichnet er sein Vorhaben, zum Muttertag eine Karte in ihren Briefkasten zu legen. Als er mit dem Auto am Elternhaus vorbeifuhr, trat eben die Mutter zur Tür heraus. Das tiefe körperliche Erschrecken, in das er danach fiel, macht ihn nachdenklich. Er möchte sein Verhältnis zur Mutter normalisieren, ohne jedoch einseitig dieses zu fokussieren. Dario wirkt im Erstgespräch verunsichert und verkrampft.

9.1.2 Beginn in akuter Krise

Meist wird im telefonischen Erstkontakt klar, ob eine Krisensituation vorliegt. Diese erfordert einen baldigen Termin, um im gemeinsamen Gespräch Situation, vorhandene Ressourcen sowie Stabilisierungsmöglichkeiten abzuschätzen. Das Erstgespräch in Krisensituationen fokussiert daher auf folgende Punkte:

- Anamnese zum aktuellen Leiden,
- Einschätzung der Funktionalität der Bewältigungsstrategien,
- Verfügbarkeit eines privaten und/oder professionellen Helfernetzes,
- Einschätzung der Suizidalität und des Strukturniveaus.

Die (Wieder-)Herstellung von Sicherheit im Aussen hat Priorität und ist manchmal nur über räumliche Distanzierung zur belastenden Alltagssituation möglich. Indikatoren für eine akutstationäre Versorgung sind akute Suizidalität, anhaltend belastende äussere Umstände, der Zusammenbruch äusserer Strukturen oder ein schon länger in sich geschlossenes schädliches System (z.B. Suchtthematik, Täterkontakt).

Bei gegebener äusserer Sicherheit und falls unter der kollabierten Struktur des Klienten ausreichend Selbstfunktionen vorhanden und verfügbar sind, kann die Therapeutin in den folgenden Sitzungen bereits körperorientierte Instrumente zur Stabilisierung und Wiederherstellung der inneren Sicherheit einsetzen.

Merke

Körperpsychotherapeutische Tools für Krisenintervention:

- Orientierung im Hier und Jetzt: Präsenzübungen
- Senkung des Aktivierungslevels: Erdungsübungen, parasympathische Atemübungen
- Etablieren einer Selbstgrenze: Grenzübungen
- Lösen aus der Verstrickung: Beobachterübung, Schritte aus der Fragmentierung

Falls trotz krisenbedingtem Einbruch eine ausreichend gute Selbststruktur vorhanden ist, helfen die „Schritte aus der Fragmentierung“, die regressive, destabilisierende Bewegung aufzuhalten (Kap. 5.8). Sie stärken die Beobachterposition, indem der bedrohliche Zustand eine Erklärung bekommt. Die systematische Arbeit mit der Anleitung strukturiert, regt zur Distanznahme an und gibt erste diagnostische Hinweise auf die Auslöser der Krise.

Ist die Krise hingegen Folge einer zusammengebrochenen Selbststruktur, braucht es in der Regel mehr Zeit, bis die Klientin in ihre Kompensation zurückfindet. Eine stützende und haltgebende therapeutische Beziehung wird zum Boden, auf dem sie wieder zur Ruhe kommen kann. Besonders wichtig ist in diesem Fall die interprofessionelle Vernetzung (Spitex, Hausarzt, ergänzende Therapien, Tagesklinik) sowie die Zusammenarbeit mit dem sozialen Umfeld der Person (Arbeitgeberin, Partner, Familienangehörige). Die Schritte aus der Fragmentierung sind dann oft nicht praktikabel. Hingegen hilft es auch hier, den Zustand zu benennen und seine grundsätzliche Reversibilität zu betonen, um Zuversicht zu vermitteln. Wenn das Selbst in seinen gewohnten Funktionsrahmen zurückgefunden hat, beginnt die reguläre therapeutische Zusammenarbeit.

Praxisbeispiel

Die 48-jährige Tina kommt zu spät zu ihrem Abklärungsgespräch in die Klinik, weil sie keinen Parkplatz gefunden hat. Ihr Kontaktstil ist hilfe- und ratsuchend. Ihr Bericht ist sprachlich kompetent, durchtränkt von tiefer Verzweiflung. Tina braucht gutes Zureden und gezieltes Nachfragen, um die nötigen Informationen bereitzustellen. Sie sei seit 25 Jahren verheiratet, befinde sich in einer aktuell verschärft konfliktreichen Paarsituation und habe drei Kinder im Teenageralter. Seit einiger Zeit schlafe sie im Bastelraum. Sie berichtet von einer seit Jahren bestehenden, schleichend progredienten depressiven Symptomatik mit Schlafstörungen. Das Angebot eines stationären Aufenthaltes kann Tina nicht annehmen, obwohl sie erkennt, dass dies gut wäre. Sie fühlt sich ausserstande, ihren Platz im Familiensystem zu verlassen und wünscht eine ambulante Therapie.

9.1.3 Diagnostik und Therapieplanung

Diagnostik im Zyklus von Befund, Diagnose und Therapieprozess

Diagnostische Systeme sind Konstrukte, die psychische Phänomene vereinfachen, ordnen, quantifizieren und klassifizieren. Damit erleichtern sie unter anderem die interdisziplinäre Verständigung und ermöglichen Forschung (Freyberger & Stieglitz, 2006). Diagnostik kann aber auch als (dis)qualifizierendes, einseitig pathologisierendes und festschreibendes Instrument missbraucht werden. Vor dem Hintergrund des humanistischen Menschenbildes bindet die Integrative Körperpsychotherapie IBP deshalb den diagnostischen Prozess in den therapeutischen Kontrakt und in die gemeinsame psychoedukative Beschäftigung mit Modellen ein. Dies ermöglicht einen respektvollen und individualisierten Umgang mit Diagnosen. Diagnostik ist also kein Urteil, sondern eine orientierende Metaebene. Sie bildet zusammen mit dem Befund und dem prozesshaften therapeutischen Arbeiten einen fortlaufenden Zyklus (Abbildung 9-1).

Die Einbindung der Diagnostik in die Phänomenologie stellt sicher, dass wir uns vor der Interpretation die Phänomene bewusstmachen. Damit ist Diagnostik kein Selbstzweck, sondern eine Momentaufnahme in einem sich immerwährend wiederholenden Zyklus. Es wäre deshalb korrekter, von vorläufigen Diagnosen oder diagnostischen Hypothesen zu sprechen. Diese werden handlungsleitend in den nächsten Zyklus mitgenommen und nach erneuter Beobachtung angepasst. Der Prozess von Greifen und Loslassen kann auch als „Zueinander von Ordnung und Chaos" oder als synergetische Selbstorganisation (Rahm et al., 1999, S. 43) verstanden werden, welche sämtliche organischen Veränderungsprozesse kennzeichnet. Stabilisierende (ordnen, strukturieren, verstehen) und labilisierende (öffnen, mitgehen mit dem Prozess) Phasen wechseln sich ab. Es ist die Verantwortung der Therapeutin, die Phasen von Bündeln und Öffnen angemessen zu rhythmisieren. Wir wenden uns nun den einzelnen Zyklusphasen zu, um diese genauer zu charakterisieren.

Wir beginnen mit der Phase der **Befunderhebung**. Zusätzlich zur Symptomerhebung im Erstgespräch mittels AMDP wird in der Integrativen Körperpsychotherapie IBP die *Brief Symptom Checklist BSCL* (Franke, 2017) zur Selbsteinschätzung eingesetzt. Bei Zwischene-

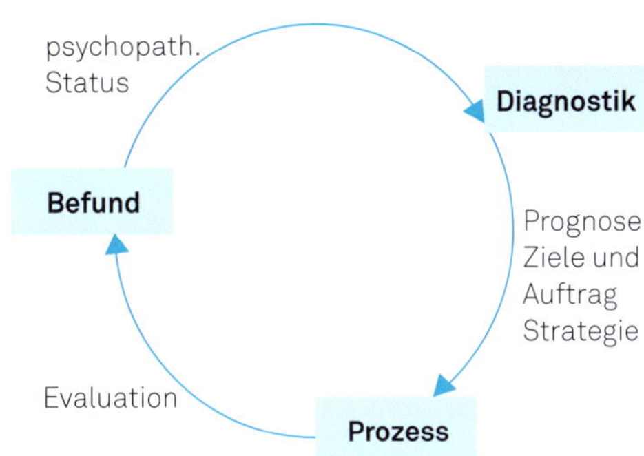

Abbildung 9-1: Der Zyklus von Befund, Diagnostik und Therapieprozess.

valuationen oder spätestens bei Therapieabschluss kann dessen Wiederholung Veränderungen des Symptombildes abbilden.

Die Befunderhebung findet nicht nur explizit durch Befragung statt, sondern fortlaufend im Prozess. Erfahrungsgemäss fällt uns die Interpretation von Phänomenen leichter als die reine Wahrnehmung derselben. Das menschliche Bedürfnis nach geschlossenen Gestalten komplettiert Leerstellen, stellt Vergleiche an, ortet Analogien, erspäht Muster, kommentiert und schafft fortwährend Zusammenhänge. Es braucht etwas Übung, um diesen Drang zur Seite zu stellen. Im absichtslosen Betrachten der Phänomene sammelt die Therapeutin verbale und nonverbale Informationen, sie stellt offene Fragen, betrachtet Konstrukte und hält sich für alle Wahrnehmungen offen. Dieses Sich-öffnen für das Wesen des Gegenübers unter Ausklammerung von Vorwissen, Deutung und Bewertung und das innere Ansprechen darauf gleicht der „Wesensschau", einem Kern der Phänomenologie nach Husserl, der wissenschaftlichen Methode der Existenzphilosophie (Quitmann, 1996). In der Körperpsychotherapie liegt der Fokus nicht auf dem „Was" (Inhalte), sondern auf dem „Wie" (Organisation dieser Inhalte). Hinweise auf „Embodiment" (Tschacher & Storch, 2012) genannte Cluster aus Mustern von Mimik, Gestik, Atmung, Haltung und Aktivierung sind wesentliche Grundlagen für das körperpsychotherapeutische Vorgehen. Diese Art der Befunderhebung ist von der ebenfalls wichtigen anamnestischen Arbeit zu unterscheiden. Die Geschichten der Klient:innen haben oft einen faszinierenden Sog und verleiten zur Nachfrage. Orientierung findet die Psychotherapeutin jedoch auf der generalisierten Ebene. Weitere Befunde erschliessen sich aus der erfahrungsdiagnostischen Anwendung der IBP Werkzeuge, z. B. Grenzübung oder Experimente mit Nähe und Distanz. Ausserdem beachtet die Therapeutin die eigene körperliche und emotionale Resonanz, aus der sie später mögliche Arbeitshypothesen ableitet. Sie entschliesst sich allenfalls, diese zum ihr adäquat erscheinenden Zeitpunkt zur Verfügung zu stellen. Die Fertigkeit, für Phänomene beschreibende Metaphern und Sprache zu finden, ist eine Grundlage für die Etablierung des inneren Beobachters (Kap. 6.1).

In der **diagnostischen Phase** werden aus den Befunden Hypothesen gebildet, überprüft und modifiziert. Es wird gerätselt, gewichtet, geordnet, interpretiert, verknüpft, analysiert. Befunde werden im Diagnosesystem eingeordnet und bekommen spezifische Bedeutung. Die Generalisierung und Normalisierung entlasten die Hilfesuchenden: Auch andere Menschen haben solche Beschwerden. Die Phänomene bekommen einen Namen. Werden Klient:innen am Prozess des Hypothetisierens beteiligt, schafft dies Transparenz und stärkt die therapeutische Allianz. Dabei soll immer im Bewusstsein bleiben, dass es sich bei diagnostischen Systemen jeglicher Art um Konstrukte und nicht um Wahrheiten handelt (Neimeyer, 2013). Dies gilt auch für die persönlichen Krankheitshypothesen der Klient:innen oder ihrer Angehörigen.

Neben den gängigen oben erwähnten Diagnosesystemen stützen sich IBP Therapeut:innen auf die von Jack Lee Rosenberg, Marjorie Rand und Beverly Kitaen Morse aus der Praxis heraus entwickelten Modelle, die das eigentliche Rückgrat der Methode der Integrativen Körperpsychotherapie IBP bilden. Dazu gehören das Persönlichkeitsmodell (Kap. 5), das Integrationsmodell menschlichen Erlebens (Kap. 2) und das im Folgenden beschriebene System zur Strukturdiagnostik. Alle Modelle dienen gleichsam als Landkarte für die gemeinsame Planung der therapeutischen Reise.

Hauptziel jeder Diagnostik ist, das enorm weite Spektrum möglichen therapeutischen Vorgehens einzugrenzen und Indikation vorzunehmen. Im Weiteren ist sorgfältige Diagnostik die Grundlage für die realistische Einschätzung von Zielen und Prognose. Der Diagnostik folgt das bewusst gewählte, hypothesengeleitete therapeutische Vorgehen (Rufer, 2013; Rufer & Flückiger, 2020).

Vor diesem Hintergrund treten Therapeut und Klient vertrauensvoll in die nachfolgende Labilisierung der **Phase des Prozesses** ein. Diese hat zuweilen durchaus chaotischen, ziellosen oder überraschenden Charakter. Der Boden der Metaposition ermöglicht den Therapeut:innen, unmittelbar und jenseits von Manualen zu reagieren, manchmal jenseits der Logik, intuitiv und kreativ. Wir Therapeut:innen gehen mit, tauchen ein, experimentieren, begleiten die Prozesse von Regression und Integration.

Der ständige Wechsel von Intention und Intuition, von Hypothesenkonstruktion und -verwerfung bildet den Grundrhythmus der Therapie. Wirkungserwartungen und -erfahrungen modifizieren und präzisieren ständig unsere Konstrukte der Wirklichkeit. Indem wir den diagnostischen Prozess transparent machen, wird dieser auch zu einem Modell für eine flexible Mentalisierung, bei der sich Wahrnehmung, Interpretation und Handlung ständig abwechseln.

Diagnostik des Selbst

Obwohl das Selbst bzw. seine Reifung ganz im Zentrum der Methode der Integrativen Körperpsychotherapie IBP steht, hat die Gründergeneration nur wenig zur diagnostischen Einschätzung des Selbst geschrieben. Rosenberg spricht an verschiedenen Stellen über Qualitäten und Fähigkeiten des reifen Selbst, beispielsweise im Rahmen der „Schritte der emotionalen Reifung" (Rosenberg & Kitaen-Morse, 2011, S. 207f.). Insgesamt bleiben die Aussagen zur diagnostischen Differenzierung des Selbst unscharf und sind ausschliesslich qualitativer Art. Oft werden von Rosenberg und seinem Team folgende Fähigkeiten mit Selbstkontakt in Zusammenhang gebracht: Kontaktaufnahme und Beziehung (zu sich selbst und Objekten), flexible Selbstgrenze, Affektregulation, Containment, Präsenz, Erdung, Gewahrsein, Bindung, Empathie, Liebe, Lebendigkeit, Selbstwert, Selbstvertrauen, Selbstfürsorge, Selbstwirksamkeit, Selbständigkeit (Autonomie), Authentizität, Kommunikation, Ablösung.

IBP Schweiz stützt sich in der Diagnostik des Selbst auf die Achse IV (Selbststruktur) der multiaxial aufgebauten Operationalisierten Psychodynamischen Diagnostik (Arbeitskreis OPD, 2023). Gerd Rudolf, der Leiter der ersten Arbeitsgruppe dieser Achse, räumte der psychotherapeutischen Arbeit an der Selbststruktur eine zentrale Position ein. Er formulierte eine „strukturbezogene Psychotherapie" (Rudolf et al., 2010). Diese schlägt insbesondere für die Arbeit mit Borderline-Patient:innen eine veränderte therapeutische Haltung vor. Rudolf entwickelte sie, nachdem er und andere psychodynamisch orientierte Kolleg:innen festgestellt hatten, dass gewisse psychiatrisch erkrankte Menschen von übertragungsorientierter Psychotherapie nicht nachhaltig profitieren konnten. Sie brauchen ein strukturiertes Setting mit einem proaktiven Gegenüber. Ausserdem laufen analytische Deutungen von Widerstand meist ins Leere. Man tut dieser Patientengruppe unrecht, wenn man ihnen unterstellt, sie würden sich nicht kooperativ verhalten wollen. Die Frage bei der Unterscheidung von struktureller versus grundstörungsorientierter Vorgehensweise ist, ob Menschen sich nicht auf einen Prozess einlassen wollen oder es nicht können. Strukturschwache Menschen entwickelten aufgrund von Bindungsdefiziten nur reduzierte Selbstfähigkeiten und brauchen lebenspraktische Anleitung.

Die Diagnostik der OPD Achse IV erfolgt klassischerweise im Interview, da sich die Selbstfunktionen in der Phänomenologie der Beziehung zu sich und anderen zeigen. Von diesen Phänomenen wird auf die Struktur rückgeschlossen, die von Rudolf wie folgt definiert wird:

> „Verfügbarkeit über intrapsychische und interpersonelle regulierende Funktionen, mit deren Hilfe die Person ihr inneres Gleichgewicht und ihre Beziehungsfähigkeit nach aussen sicherstellt. Alle strukturellen Elemente lassen sich, bezogen auf die Gesamtpersönlichkeit als „Fähigkeit zu" kennzeichnen (Rudolf et al., 2010, S. 6)."

Die Operationalisierung unterscheidet zwischen differenzierenden, integrierenden und regulierenden, strukturellen Selbstfähigkeiten. Die differenzierenden Fähigkeiten untersuchen Ganzheiten auf Unterschiede ihrer Teilelemente hin. Beispiele dafür sind Selbst-Objekt-Differenzierung, Affektdifferenzierung, Selbstreflexion. Die integrierenden Fähigkeiten verbinden unterschiedliche Elemente zu Ganzheiten. Beispiele sind die Fähigkeiten zur Schaffung und Aufrechterhaltung des Identitätsgefühls, zur ganzheitlichen Objektwahrnehmung, zur Internalisierung. Die regulierenden Fähigkeiten stellen Gleichgewichte (wieder) her. Beispiele von regulierenden Funktionen sind Impulsregulation, Affektregulation, Nähe-Distanz-Regulation, Selbstwertregulation.

Das Funktionsniveau einer Person beschreibt die Gesamtheit der Selbstfunktionen hinsichtlich Erleben und Regulation der Beziehung zum Selbst und zu wichtigen Objekten in den Dimensionen Wahrnehmung, Steuerung, emotionale Kommunikation und Bindung. Den Dimensionen sind beschreibende „Facetten" zugeordnet. Das quantitative Rating der Ausprägung von guter bis zu desintegrierter Selbststruktur erfolgt auf vier Niveaus bzw. deren Zwischenstufen. Checklisten und sog. Kernsätze helfen bei der Einschätzung (Arbeitskreis OPD, 2023, S. 201 ff.).

Es ist eine erfreuliche Entwicklung, dass die Autor:innen von OPD-3 in der revidierten Version dem Körper mehr Platz einräumen. Er erhält in der Dimension „Kommunikation nach innen" eine eigene Facette, die als „Körperselbst" bezeichnet wird. Die Kernsätze zum Körperselbst lenken den Blick auf die folgenden Konstrukte: Vitalität, Ganzheitlichkeit, Selbstgefühl, Aufmerksamkeitsfokussierung und Selbstfürsorge (Arbeitskreis OPD, 2023). In der dritten Revision der OPD wurde ausserdem die Dimension der Abwehr wieder aufgenommen, die in der ersten Version der OPD konzipiert wurde. Für die Integrative Körperpsychotherapie IBP ist sie weniger bedeutsam, da die Abwehr im Verständnis der Grundängste von Verlassenheit und Überflutung von der Gründergeneration in den Konzepten von defensivem und offensivem Kompensationsstil gut konzipiert wurde.

Analog zur Strukturdiagnostik der OPD stehen auch bei der Integrativen Körperpsychotherapie IBP nicht in erster Linie die Inhalte des Spürens, Fühlens und Denkens im Zentrum, sondern die Art und Weise deren Organisation. Das folgende mündlich überlieferte Rosenberg-Zitat verdeutlicht dies: „If you watch me working, you will notice, that I am not tracking the story of my client, I am mostly tracking his or her aliveness." Nützliche Bilder zur Beschreibung der inneren Struktur sind z. B. jenes eines psychischen Gerüsts oder haltgebenden Skelettes. Ebenfalls hilfreich ist Gerd Rudolfs Begriff des psychischen Binnenraums (Rudolf et al., 2010). In ihm können kognitive, emotionale und körperliche Wahrnehmungen gehalten werden, selbst wenn sie widersprüchlich oder unangenehm sind. In der Integrativen Körperpsychotherapie IBP nennen wir diese Fähigkeit Containment. Sie ermöglicht die Mentalisierung und Distanzierung von Inhalten.

Unter der Lupe: Diagnostik von Konflikt, Struktur, Trauma

Gerd Rudolf unterscheidet in der Behandlung psychischer Störungen drei unterschiedliche Foci (Rudolf et al., 2010): Konflikt, Struktur und Trauma. Diese Einteilung bildet auch in IBP Psychotherapien die indikatorische Navigation (Abbildung 9-2). Wer sie als Therapeut beachtet, kann sich und den Klient:innen im Prozess Umwege, Scheitern und Überforderung ersparen. Sie steht ausserdem im Einklang mit dem Auftrag des Gesundheitswesens nach wirtschaftlicher, zweckmässiger und wirksamer Behandlung.

Die drei Arbeitsweisen unterscheiden sich grundlegend in Haltung, Beziehungsgestaltung, Setting, Prognose und Interventionsplanung. Die Integrative Körperpsychotherapie IBP benennt sie als Arbeit an der Grundstörung, Nachreifung der Selbststruktur und Bearbeitung von traumatischen Erlebnissen. Selbstverständlich gibt es vielfältige Verschränkungen

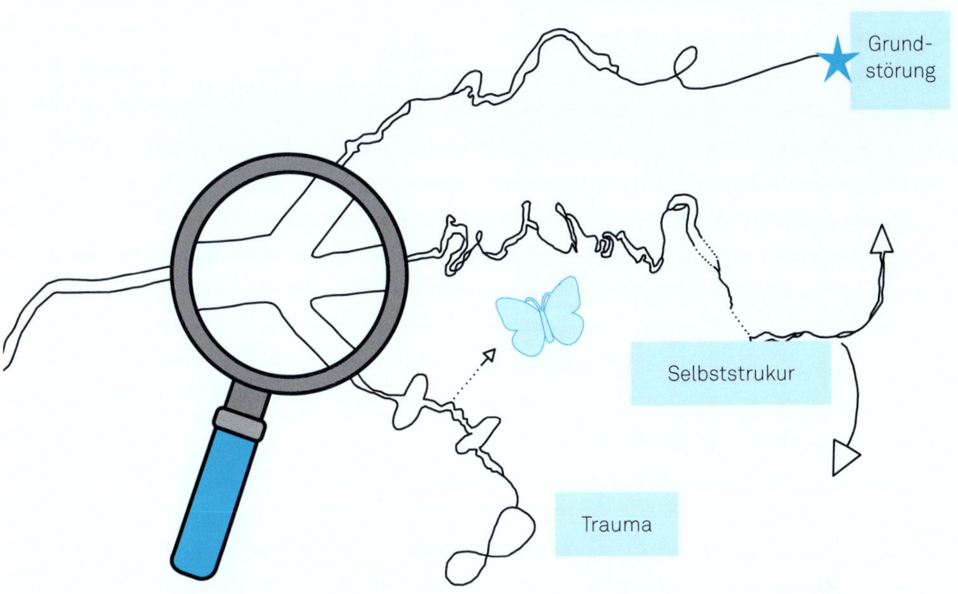

Abbildung 9-2: Der Blick durch die Lupe: Drei Foci in der Behandlung psychischer Störungen: Arbeit an der Grundstörung, Nachreifung der Selbststruktur und Bearbeitung von traumatischen Erlebnissen.

der drei Varianten. So geht es in vielen Fällen in der klinischen Arbeit eher darum, möglichst schon in der probatorischen Phase eine Reihenfolge festzulegen.

Vermutet der Therapeut, dass den Schwierigkeiten im Leben seines Klienten eine **ungenügend integrierte Selbststruktur** zugrundeliegt, leiden diese Menschen häufig an einer Störung der Bindungssfähigkeit, die als Persönlichkeitsstörung oder komplexe posttraumatische Belastungsstörung (kPTBS) diagnostiziert werden kann. Viele, aber nicht alle strukturell geschwächten Menschen blicken auf eine lange psychiatrische Vorgeschichte zurück. Manche können äusserlich durchaus den Ansprüchen des Alltags genügen, sich gesellschaftlich einfügen und sich beruflich erfolgreich entwickeln. Hinter der Fassade ist jedoch der Leidensdruck gross. Lebens- und Entwicklungsaufgaben in Übergängen überfordern die strukturellen Möglichkeiten dieser Menschen und führen sie in Therapie. Oft präsentieren sie ihre Anliegen chaotisch. Die Anzahl der Baustellen bringt den Therapeuten entweder in dieselbe Hilflosigkeit, der sich auch die Patientin ausgeliefert fühlt, oder er macht sich tatkräftig an die Arbeit und ersetzt in den Sitzungen die nicht vorhandene Struktur. Doch während er Lösungen vorschlägt, entzünden sich neue Brandherde. Unter dem Gefühl, am Arbeitsplatz ungerecht behandelt zu werden, dem schlechten Gewissen der alternden Mutter gegenüber, dem Kampf mit dem Übergewicht und der Zwickmühle mit der Aussenbeziehung liegt als gemeinsamer Nenner die Strukturschwäche mit nicht ausreichendend verfügbaren Selbstfunktionen.

Merke

Hinweise auf eine strukturelle Störung:

- Der Prozessbogen in der Therapiesitzung ist schwierig zu steuern.
- Der Patient zeigt heftige, oft wechselnde Gefühle oder ist chronisch dissoziiert.
- Die Therapeutin strukturiert ungewohnt viel durch Fragen, Erklären, Reden.
- Die Therapeutin fühlt sich verwirrt, verliert den Faden.

- Die Therapeutin hat Mühe, den Selbstkontakt zu halten.
- Es kann nicht an die Inhalte vorhergehende Sitzungen angeknüpft werden („Sieb“-Gefühl).
- Jedes Mal ist eine neue Krise da („Feuerwehr“-Gefühl).
- Jedes Mal wird stereotyp derselbe Inhalt präsentiert.
- Bezugspersonen erhalten in den Schilderungen kein Profil.
- Es wird eine Vielzahl offener konflikthafter Baustellen präsentiert („Flächenbrand“).
- Therapeutische Interventionen wirken nicht nachhaltig.

Praxisbeispiel

Weil Tina auf den ersten Blick über eine überzeugend wirkende Kompensation mit einem angenehmen Auftreten und einem freundlichen Erscheinungsbild, ausgeprägter Sprachkompetenz und vielen kreativen Ressourcen (Malen, Fotographieren, Arbeiten mit Ton) verfügt, ist ihre mässig integrierte Selbststruktur nicht sofort erkennbar. Tina leidet daran, dass ihr Umfeld die funktionierenden Kompensationsstrategien spiegelt und sie auf Unverständnis für ihre inneren und äusseren Nöte stösst.

Entschliesst sich die Therapeutin, die Qualität der Selbststruktur genauer einzuschätzen, stützt sie sich auf die von OPD-3 zur Verfügung gestellten Checklisten (Arbeitskreis OPD, 2023, S. 341). Die offene Gesprächssituation des nicht standardisierten Interviews zeigt ihr beispielhaft, wie die Patientin eine für sie neue Situation strukturiert und lässt aufgrund der entstehenden zwischenmenschlichen Dynamik mit ihren Übertragungs- und Gegenübertragungsphänomenen Rückschlüsse auf das Strukturniveau zu. Es werden möglichst offene Fragen zu Wahrnehmung, Regulation von Affekten und Impulsen, Kommunikation und Bindung gestellt, wobei wiederum nicht das „Was und Wann“, sondern das „Wie“ relevante Informationen liefert: Wie beschreibt sich die Klientin? Wie nimmt sie ihr Gegenüber wahr? Wie sieht sie die Position eines anderen im Konfliktfall? Wie geht sie mit heftigen Gefühlen um? Wie geht es ihr, wenn sie Unterstützung von anderen benötigt?

Ergänzend kann die Patientin anhand eines Fragebogens eine Selbsteinschätzung vornehmen (Ehrenthal et al., 2012).

Für die psychoedukative Vermittlung des Konzepts der Selbststruktur hilft das Modell des Schmetterlings (Abbildung 9-3). Die Metapher zeigt auf, dass die Fähigkeit zur Wahrnehmung, Regulation und Kommunikation nach innen und aussen erst das Fliegen ermöglicht. Ausserdem betont sie die Wichtigkeit der Fähigkeit zur Bindung nach innen und aussen. Ihr kommt in strukturell ausgerichteten Therapien eine Schlüsselrolle zu. Indem der Therapeut Metaüberlegungen teilt, ehrlich und offen Transparenz bezüglich seiner Beurteilung und möglichen Wegen schafft, wird die therapeutische Allianz vertieft. Gemeinsam setzen Therapeutin und Patientin einen Fokus. Zumeist startet die Arbeit mit der nach Innen gerichteten Seite und verlagert sich zu einem späteren Zeitpunkt zum interpersonalen Feld.

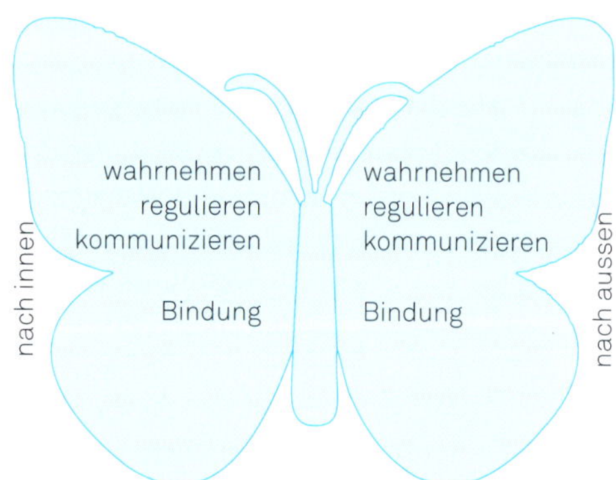

Abbildung 9-3: Modell des Schmetterlings zur Vermittlung des Konzepts der Selbststruktur.

Diagnostik der Grundstörung

Bei Menschen mit ausreichend integrierter Selbststruktur bewirken Schlüsselsituationen oft eine Reaktivierung der Grundstörung. Dies führt zu einem partiellen Verlust der grundsätzlich vorhandenen Selbstverbundenheit (Fragmentierung). Der Kontakt zum Kernselbst bricht ab, die Klientin ist auf ihre primären Prägungserfahrungen zurückgeworfen. Sie identifiziert sich mit den assoziierten Glaubenssätzen und reaktiven Schutz- und Kompensationsstrategien. Diese personalen und interpersonalen Strategien waren in der ursprünglichen Bedrohungssituation eine kreative, altersadäquate Reaktion. Sind sie der Situation im Hier und Jetzt nicht angemessen und versagen, wird die Grundstörung sichtbar.

Die Exploration von Schlüsselsituationen ist für die Befunderhebung bedeutsam. Oft werden dabei die Schlussfolgerungen deutlich, welche das Kind damals über sich selbst, andere und die Welt gebildet hat. Beispiele dafür sind: „Ich bin eine Last.“, „Ich schaffe es nie.“, „Ich darf nichts falsch machen.“. Bei der Erhebung des Herkunftsszenarios lassen sich bereits Hypothesen bilden, wie die Person diese Glaubenssätze gelernt hat. Die Glaubenssätze, ihre Verkörperung (Körpererleben, Impulse, habituelle Haltemuster) und die damit verbundenen Emotionen werden identifiziert, exploriert und später, in der Mittelphase der Therapie, bearbeitet.

Die weitere Exploration richtet sich darauf, wie die Person im Hier und Jetzt in ihren Beziehungen sich selbst und die ihr nahestehenden Menschen wahrnimmt, wie sie kommuniziert und wie sie das Beziehungsgeschehen reguliert. Kooperiert sie vorschnell? Kommt sie generell zu kurz? Scheitert sie regelmässig? Auf der Grundlage einer ausreichend gut integrierten Selbststruktur ist meist ein mehr oder weniger ausgeprägtes, sich wiederholendes Beziehungsmuster zu beobachten. Es zeigt sich typischerweise in nahen bzw. hierarchischen Beziehungen. Die psychoanalytische Terminologie spricht von einer Reinszenierung der Grundstörung in den aktuellen Beziehungen.

Die therapeutische Beziehung bildet deshalb ein ideales Feld für die Herausarbeitung und das Verständnis der Grundstörung. Wenn das Beziehungsgeschehen zwischen Therapeutin und Klient schon zu Therapiebeginn als wichtiges Experimentierfeld deklariert wird, können Übertragung und Gegenübertragung als diagnostisch wertvolle Erfahrungen genutzt und mit der Grundstörung in Zusammenhang gebracht werden. Es kann durchaus angezeigt sein, die Wiederholung der Grundverletzung in der therapeutischen Beziehung vorherzusagen und für diesen Fall einen Kontrakt zu schliessen. Die Therapeutin kann ihre Klientin antizipierend fragen, in welcher Form sie sich im Fall einer Verletzungswiederholung bemerkbar machen kann. Die Reinszenierung früher Beziehungserfahrungen ist kaum zu vermeiden. Offenes Ansprechen und zugewandtes Erforschen des damit verbundenen Erlebens können jedoch helfen, die Ängste vor Beziehungsabbruch oder Integritätsverlust zu mindern und eine alternative Erfahrung zu ermöglichen.

In der bündelnden Phase der Diagnostik werden diese Beziehungsmuster mit der Grundstörung in Zusammenhang gebracht und später wiederum als Schlüssel für die Arbeit an offenen Gestalten genutzt. Der gemeinsam gestaltete Prozess der Diagnostik ist integraler Bestandteil des Bewusstwerdungsprozesses. Die Suche nach einem stimmigen Narrativ hilft dem Klienten, seine Prägungen zu erkennen und zu akzeptieren, ohne sich mit ihnen zu identifizieren. Die Beobachterposition wird gestärkt und es entsteht gleichzeitig mehr Nähe (Anerkennen, Akzeptanz) und mehr Distanz (Desidentifikation) zur Grundstörung.

Praxisbeispiel

Dario arbeitet im Alltag mit den Anregungen aus den Sitzungen zu den Themen Regulation von Nähe und Distanz bzw. Eigenraum für die Herstellung von mehr Sicherheit. Seine vegetative Aktivierung sinkt und er wird flexibler. Die primären Beziehungen sind nicht über die diagnostische Beschäftigung mit der Herkunftsgeschichte hinaus Thema. Dennoch startet Dario gezielte Aktionen zur Neugestaltung seiner Beziehung zu den Eltern. Er veranlasst einen Vaterschaftstest und strukturiert kurze Begegnungen mit der Mutter von seiner Seite her klar und selbstbestimmt. Deren abfällige Bemerkungen nimmt er weniger persönlich. Weiterhin bestehen Einschränkungen im Umgang mit dem anderen Geschlecht. Dies berichtet Dario in verschlüsselter Sprache.

Diagnostik des defensiven und offensiven Kompensationsstils

Die Integrative Körperpsychotherapie IBP bietet eine reiche Palette an Instrumenten für die Befunderhebung und Diagnostik der Kompensationsstile. Sie werden in Kap. 6 beschrieben. Neben der Diagnostik dienen diese Interventionen der Psychoedukation und werden vor allem in der Anfangsphase der Therapie eingesetzt. In diagnostischen Experimenten erkundet die Klientin ihr Selbsterleben in allen drei Erlebensdimensionen. Sie lernt, körperliche Haltemuster, Schlüsselempfindungen und -gefühle sowie Glaubenssätze zu erkennen und den jeweiligen Schichten des Persönlichkeitsmodells zuzuordnen. Das subjektive Erleben von Interaktionen innerhalb und ausserhalb des therapeutischen Settings wird zur Diagnostik der Kompensationsstrategien beigezogen. Auch bietet die Therapeutin eine Realitätsüberprüfung an, indem sie ihr eigenes Erleben mitteilt und Vermutungen über das Erleben von Interaktionspartnern in anderen Beziehungen anstellt. Auf diese Weise unterstützt sie die Klientin, habituelle Sichtweisen zu relativieren, um sich von ihrem Kompensationsstil zu desidentifizieren. Indem sie ihren eigenen und den Schutzstrategien der Klientin mit Humor und Akzeptanz begegnet, ohne sich von ihnen manipulieren zu lassen, eröffnet sie einen Explorationsraum, der Identifikation, Scham- und Schuldgefühle relativiert. Dadurch hilft sie der Klientin, selbst einen reiferen Umgang mit dem defensiven und offensiven Kompensationsstil zu entwickeln.

Therapieplanung

Sich auf einen gemeinsamen Weg zu einigen, ist das Ziel der Initialphase, jeder Standortbestimmung und Teil des oben beschriebenen Befund-Diagnose-Prozess-Zirkels. Voraussetzung dafür sind Wahrnehmung und Benennung des Fokusproblems. Bei Menschen mit Strukturschwäche wird dieser Fokus im Bereich der Selbststrukturfunktionen liegen. Bei Menschen mit gut integrierter Selbststruktur kann bei kürzeren, lösungsorientierten Therapien die Bewältigung der aktuellen Situation im Fokus stehen, bei längeren, nachnährend ausgerichteten Therapien die Grundstörung. Liegen auf dem Hintergrund guter Selbststruktur traumatische Erfahrungen vor, wählt der Therapeut eine traumatherapeutische Vorgehensweise.

Bei Menschen mit unzulänglicher Selbststruktur fegen die Ereignisse des Alltags die generelle Orientierung immer wieder vom Tisch. Der Therapeut unterstützt die Fokussierung, indem er sich nicht länger als nötig in den schwächenden Erfahrungsfeldern aufhält. Es kann also besser sein, die Therapiesitzungen nicht mit der Befindlichkeitsfrage zu eröffnen. Diese fokussiert statt dem vereinbarten Entwicklungsbereich den Symptomdruck, welche die Patientin in Ohnmacht und Hilflosigkeit festhält. Mit Bezug zum gemeinsamen Therapieplan kann der Therapeut den vereinbarten Selbststrukturfokus immer wieder ansprechen. Vielleicht werden sie für diesen einen eigenen Begriff oder ein Bild finden. Sich immer wieder darauf zu beziehen, schafft Kontinuität und das Bewusstsein, am gleichen Strick zu ziehen. Die aktive Auseinandersetzung mit dem Fokus umfasst Anamnese, Exploration des Erlebens, verschiedene Interventionen aus dem individuellen Repertoire des Therapeuten, Hausaufgaben und das Ausprobieren neuer Verhaltensmöglichkeiten. Sie findet vor allem in der Mittelphase statt.

9.1.4 Auftrags- und Zielklärung

Nach der vertieften Diagnostik wird ein Therapieauftrag mit möglichst konkreten Zielen erarbeitet. Am Ende dieses Abschnitts blicken Therapeut und Klientin in einem Standortgespräch zusammen auf die zurückgelegte Wegstrecke, betrachten und klären ihre Zusammenarbeit, ergänzen die Zielkriterien, überprüfen die Vertrauenslage und entscheiden sich für oder gegen eine längerdauernde psychotherapeutische Zusammenarbeit.

Wer in eine Psychotherapie kommt, steht häufig unter erheblichem Leidensdruck. Entweder ist aufgrund mangelnder Selbstfunktionen durch eine überfordernde Entwicklungsaufgabe die Lebenssituation eskaliert oder ein repetitives Konfliktmuster hat das Fass zum Überlaufen gebracht. Die Person hat ihre persönlichen Lösungsbemühungen verstärkt und ist vom Kreisen im geschlossenen System erschöpft und resigniert. Die auslösende Situation, das Leiden daran und die selbst eingeleiteten Lösungsversuche werden exploriert, um Hypothesen zum Kompensationsverhalten zu generieren. Sie sind als überlebenssichernd ausdrücklich zu würdigen, auch wenn sie gescheitert sind. Der Wunsch der Hilfesuchenden an die Therapie ist in vielen Fällen, dass die Schwierigkeiten aufhören. Oft besteht keine klare Vorstellung darüber, wohin die Entwicklung gehen soll (konkretes Ziel), sondern vor allem, wovon sie wegführen soll (vom Problem).

An diesem Veränderungswunsch knüpft der Prozess der Auftragsklärung an. Er bietet Zugang zu verschiedenen Ingredienzen für den therapeutischen Prozess. Die ersten, oft unrealistischen Ziele bilden dabei eine Art Tür, durch welche die Klientin der Therapeutin erlaubt, in ihren persönlichen Raum einzutreten. Ist später der Raum vertrauensvoll, werden die Themen darin aufgefunden. Die Beschäftigung damit dient im Wesentlichen der Allianzbildung. Sie beteiligt den Klienten als aktiven Gestalter an seinem Prozess und richtet ihn auf die Zukunft aus. Die vom Therapeuten verspürte und vermittelte Zuversicht, dass die Zusammenarbeit für den Klienten zu einer Verbesserung der Situation führen wird, ist ein wichtiger Wirkfaktor für den Erfolg der Therapie (Locher, 2023).

Menschen mit beeinträchtigter Selbststruktur entdecken in der Regel keine punktuellen Verletzungsmuster. Weil ihre primären Bezugspersonen wenig strukturgebend und damit kaum aktivierungsregulierend wirkten, erleben sie eine allgemeine Verunsicherung. Ihre Selbststruktur ist nicht integriert, was sich auch daran zeigt, dass sie oft keine Ziele und Zielkriterien formulieren können.

Für Klient:innen mit guter Selbststruktur führt die Operationalisierung der Ziele über Zielkriterien zur Beschreibung von konkreten Veränderungsparametern. Allenfalls unterstützt die GAS (*Goal Attainment Scale*; Bortz & Döring, 2006) die Definition von Veränderungsindikatoren.

In der Anfangsphase der Therapie werden insbesondere Patient:innen mit strukturellen Schwächen immer wieder die drängenden Alltagskonflikte darstellen. Das damit verbundene Leiden soll ausreichend gespiegelt werden. Auch bei deutlichem Druck lässt sich jedoch der Therapeut nicht dazu verleiten, zu diesem Zeitpunkt schnelle Lösungen anzubieten. Stattdessen lädt er die Patientin für die Stabilisierung zu ersten erfahrungsorientierten Experimenten auf der Körperebene ein.

Praxisbeispiel

Tina spricht gut auf die stabilisierende Arbeit über den Körper an. Sie lernt die parasympathische Atmung zur Stressreduktion und wird in den Therapiestunden ruhiger. Sie fasst Vertrauen in die Therapeutin und beginnt, Hoffnung zu schöpfen, dass sich ihre Situation verbessern könnte.

Nach der initialen Stabilisierung wird die Therapeutin vorschlagen, gezielt Themen jenseits der Alltagsprobleme zu erkunden. Sie wechselt von der Klärungsperspektive zur Bewältigungsperspektive. Dafür legt sie der Patientin dar, warum sie sich möglichst wenig im schwächenden Strudel der Alltagsfrustrationen aufhalten will. Wenn sie dies nicht tut, findet sie sich in der Funktion einer Feuerwehr wieder, welche von Brandherd zu Brandherd eilt, statt sich zu fragen, woran sich die Brände entzünden.

Sobald die Brandherde verstanden worden sind, verschiebt sich der Hauptfokus der Auftragsklärung in IBP Therapien zur darunterliegenden Thematik. Diese steht im weitesten Sinn im Zusammenhang mit der Möglichkeit der Person, Selbstkontakt herzustellen und zu halten. Wenn es dem Therapeuten gelingt, diese Sichtweise ins Auftragsverständnis einzubinden, kann die Arbeit fokussierter werden.

Praxisbeispiel

Dario entspannt sich in der probatorischen Phase nach Experimenten mit Distanzregulierung und spürt zunehmend Traurigkeit. Eine vertiefte Auftragsklärung zeigt, dass er sich eigentlich eine Beziehung wünscht und sich auch Frauen für ihn interessieren würden. Beschämt berichtet er von sozialphobischen Tendenzen. Er bringe an Verabredungen mit gemeinsamem Essen kaum einen Bissen herunter. In seiner Dachwohnung lebe er wie in einem Adlerhorst und fühle sich gestresst, wenn er sich nur vorstelle, eine Frau nach Hause zu nehmen.

Therapeutin und Klient erforschen gemeinsam die Grundängste von Verlassenheit und Überflutung, die zum leidverursachenden Coping geführt haben. Wichtige Hinweise gibt die Schlüsselsituation, die zum Entscheid für die Inanspruchnahme von Therapie geführt hat.

Die therapeutische Fragestellung bekommt vor dem Hintergrund lebensphasentypischer Themen eine erweiterte Bedeutung. Die Auftragsklärung bezieht aus diesem Grund den Standort der Person in ihrem Lebenszyklus mit ein. Oft nehmen Menschen Therapie in Anspruch, wenn sie sich an einem Übergang befinden und dabei Orientierung suchen. Es stellt sich auch die Frage nach überfordernden oder aufgeschobenen Entwicklungsaufgaben, nach Lebensphasenthemen, die ausgespart werden. Solche Fragen können die geschilderten Symptome in einen erweiterten Sinnzusammenhang stellen. So wird sich bei derselben Symptomatik eine ganz andere Auftragslage ergeben, wenn die Klientin 18-jährig und am Ende ihrer Schulausbildung ist, als wenn sie 60-jährig ist und eben ihre Stelle verloren hat. Brüche im eigenen Lebensentwurf und Bilanzphasen werden nach der Beschäftigung mit existenziellen Themen des menschlichen Seins rufen. Lebensbedrohliche Diagnosen (eine eigene oder jene einer nahestehenden Person), unerfüllter Kinderwunsch, drohender oder plötzlicher Verlust von Bezugspersonen oder andere (traumatische) Erlebnisse von Kontrollverlust konfrontieren uns mit der Endlichkeit des menschlichen Seins und erschüttern auch Menschen mit gut integriertem Selbst in ihren Grundfesten.

Praxisbeispiel

In Tinas Lebensbeschreibung liest sich die Ausbreitung der depressiven Symptomatik wie ein wachsendes Crescendo parallel zum Grösserwerden der Kinder. Sie hatte die Entwicklungsaufgabe der Autonomie in der frühen Ehe und in der Rolle als aufopfernde Mutter vermieden. Als die Kinder das Haus verliessen, stand sie vor dem Vakuum dieser unerfüllbar scheinenden Lebensaufgabe. Der Druck des Ehemanns, sie solle eine Arbeit suchen, konfrontierte sie zusätzlich mit dem Thema Autonomie und führte zum Kollaps der kompensierenden Strukturen.

9.1.5 Arbeitsbündnis

Therapieaufsuchende erleben in der Regel vor dem Erstgespräch im Wartezimmer Stress. Ein Hauptziel der probatorischen Phase ist daher, die therapeutische Beziehung als einen sicheren Ort zu etablieren und einen Boden für ein vertrauensvolles Arbeitsbündnis zu schaffen.

Mit diesem Ziel arbeiten IBP Therapeut:innen zunächst mit der Trias von Präsenz, Grenzen und Kontakt. Diese drei Fähigkeiten sind ebenso Voraussetzung für wie Folge von Sicherheit. Wenn die Klientin sich sicher fühlt, wird die zentralnervöse Aktivierung absinken, Orientierung, Realitätsbezug, Zeugenschaft ihrer selbst sowie Kommunikation wird verbessert. Verlässliche Strukturen, wie regelmässige Sitzungsfrequenz, vertraute Sitzposition, wiederkehrende Übungen sowie klare Anfangs- und Schlussrituale, geben ein Gefühl von Berechenbarkeit, Orientierung, Kontrolle und Sicherheit. Je weniger Selbstfunktionen verfügbar sind, desto mehr profitieren Personen in dieser Prozessphase von ritualisierten Sitzungsstrukturen. Die Therapeutin übernimmt eine wichtige Vorbildfunktion, indem sie bei sich selbst Präsenz, Grenze und Kontakt nach innen und aussen kontinuierlich überprüft und reguliert.

Weil mit der Vertiefung des Prozesses und zunehmender Konfrontation mit unerwünschten Selbstanteilen immer wieder Gefühle von Unsicherheit, Bedrohung, Angst und Scham aufkommen, kann die Arbeit an Sicherheit und Vertrauen nicht hoch genug gewichtet werden. Die grosse Bedeutung der Allianz für die Wirksamkeit von Psychotherapien ist gut belegt (Puschner et al., 2008; Horvath et al., 2011; Wampold et al., 2018).

Wir Autor:innen verstehen das Arbeitsbündnis als Kontrakt zweier erwachsener, entscheidungs- und verantwortungsfähiger Personen. Als Menschen sind sie gleichberechtigt, gleichwertig und selbstverantwortlich. Durch ihre unterschiedlichen Rollen entsteht hingegen eine Asymmetrie der Verantwortlichkeiten und Rechte.

Die Therapeutin ist nebst der generellen Prozessnavigation für das Containment des Prozessraums verantwortlich. In der Prozesssteuerung erhält der Klient eine wichtige Rolle. Nimmt er sie wahr, werden Tendenzen zu Regression, Ohnmachtsgefühlen und Abhängigkeit reduziert. Dies ist meist eine korrigierende Erfahrung. Im Modell der Zusammenarbeit bildet Psychoedukation eine wichtige Brücke. Der Klient ist Experte für seine eigenen Phänomene und deren Integration in die Metakonzepte. Der Sprung auf die verallgemeinernde Ebene ermöglicht ihm Distanzierung der Symptomebene. Dies ermöglicht die Bildung eines inneren Beobachters. Er kann sich im Modell spiegeln, eigene Konstrukte einordnen und sie selbstverantwortlich flexibilisieren.

Merke

Folgende Konzepte werden in der Regel im Verlauf einer IBP Therapie den Menschen vermittelt:

- Integrationsmodell des Erlebens, innerer Beobachter
- Grenzkonzept
- Erdungskonzept
- Stressmodell
- Persönlichkeitsmodell
- Containment
- Fragmentierung und Schritte aus der Fragmentierung
- Selbststruktur-Funktionen (Schmetterling)

Bei wenig verfügbaren Selbstfunktionen wird der Therapeut vordringlich interprofessionelle Zusammenarbeit mit Spitex, Hausarzt, Psychiaterin, Invalidenversicherung, Sozialdienst usw. einrichten. Zuständigkeiten, Kommunikationswege sowie das Vorgehen bei Notfällen werden gemeinsam festgelegt. In einem Gespräch mit der Patientin und den Angehörigen können – Schweigepflichtsentbindung vorausgesetzt – fremdanamnestische Angaben eingeholt und Informationen zur Erkrankung und Behandlung vermittelt werden.

Praxisbeispiel

Bei Tina ist aufgrund latenter Suizidalität in der Initialphase eine enge Zusammenarbeit mit der Hausärztin wichtig. Es wird eine antidepressive, schlafregulierende Medikation verordnet. Ein Familiengespräch bietet Austausch mit den Kindern, welche die Trennung der Eltern befürworten. Sie leiden unter den jahrelangen Streitereien. Der Ehemann meint, Tina solle arbeiten gehen, dies würde sie aus dem Grübeln bringen.

Wenn im Verlaufe des späteren Prozesses Schwierigkeiten, Störungen in der therapeutischen Beziehung oder Unsicherheiten bezüglich Orientierung auftauchen, kann der Therapeut auf ursprüngliche Vereinbarungen zurückkommen. Dies unterstützt die Verbindlichkeit und hilft über drohende Brüche hinweg. Die Menschen erfahren, dass Krisen überwindbar sind und Beziehung sich vertieft, wenn Auseinandersetzung stattfindet. Trotzdem kann der Kontrakt im Therapieverlauf einbrechen. Falls es in der Vorgeschichte Hinweise auf Beziehungsabbrüche gibt, ist es ratsam, am Anfang der Therapie das Vorgehen bei allfälligen Verletzungswiederholungen bzw. beim Wunsch nach Beendigung der Therapie festzulegen. Ist die Selbststruktur hingegen gut integriert, kann vieles implizit bleiben. Der Fokus der Herstellung von äusserer Sicherheit wird bald von der inhaltlichen Beschäftigung mit den Therapiezielen abgelöst.

9.2 Mittelphase

Judith Biberstein

Die Arbeit in der Mittelphase ist inhaltlich und vom Ablauf her weniger systematisierbar als jene der Anfangs- und Abschlussphase. Ihre Gestaltung verlangt von der Therapeutin Flexibilität und ein möglichst breites Spektrum an Vorgehensweisen, welche dem Fokusproblem und den individuellen Bedürfnissen, Anliegen, Begrenzungen und Ressourcen der Menschen angepasst sind. Es kommen IBP spezifische wie auch schulenübergreifende Methoden zum Einsatz. Übergeordnete Ziele sind häufig Stabilisierung, Wiederherstellung des Funktionsniveaus, Symptomreduktion genauso wie auch Persönlichkeitsentwicklung, Verbesserung von Copingstrategien, Resilienz und Ressourcenstärkung. Die Integrative Körperpsychotherapie IBP geht von einem dem Menschen inhärenten Impuls zu Veränderung, Wachstum und Entwicklung aus. In der Mittelphase wird einerseits dieser Impuls kontaktiert, mit Ressourcen verbunden und gestärkt. Andererseits werden wachstumshinderliche Muster (Glaubenssätze, Blockaden) bearbeitet, so dass Selbstreorganisation und Selbstheilungskräfte zum Tragen kommen können.

Bei Personen mit schwereren Störungen sind die Selbstfunktionen und der Erhaltung/Wiederherstellung des Funktionsniveaus im Fokus. Zudem ist in diesen Fällen die therapeutische Beziehung ein zentraler Punkt innerhalb der Therapie. Therapeutinnen spüren, ob es um die Arbeit *an* der Beziehung geht; dann steht die Stabilität und Sicherheit der Beziehung im Zentrum. Ist dies erarbeitet, wird therapeutische Arbeit *in* der Beziehung möglich. Ihre Gestaltung wird in Kap. 3 ausführlich besprochen.

9.2.1 Mittelphase mit Fokus Selbststruktur

Bei Patient:innen mit geringer Selbststruktur nehmen auch zu Beginn der Mittelphase Stabilisierung und Problembewältigung viel Raum ein. Spiegelung, Raum für die Suche nach Sprache und ein verlässliches, stabiles Beziehungsangebot unterstützen die Entwicklung von Vertrauen und äusserer Sicherheit. Die therapeutische Beziehung bleibt jedoch oft störungsanfällig.

Die Ausrichtung am gemeinsam gesetzten Strukturfokus, Rituale im Stundenverlauf, wie z. B. Übungen zu Beginn und/oder am Ende der Sitzung, sowie die interprofessionelle Vernetzung geben äussere Struktur. Langfristiges Ziel ist, die strukturelle Entwicklung zu fördern und ein flexibel abgegrenztes, kohärentes und wirksames Selbst auszubilden. Im Idealfall kann dieses mehr und mehr auch widersprüchliche Aspekte integrieren, eigene Interessen und zugleich jene anderer Menschen erkennen.

Infolge der Bildung von Selbststruktur nach innen erfolgt eine Verschiebung des Fokus vom Selbst zum Objekt. Die anderen Menschen werden wichtig. In der Therapie wird dann die Regulierung von Kontakt und Kommunikation trainiert. Zu einem späteren Zeitpunkt ist zu erwarten, dass es auf der Grundlage von neu erworbenen strukturellen Fähigkeiten plötzlich zur Inszenierung konflikthafter Themen kommt. Dieses Phänomen im Standortgespräch als Fortschritt einzustufen, ist eine wichtige Umdeutung. Der Prozess tritt dann in ein neues Stadium der Mittelphase ein, in welchem die gezielte Arbeit an der Grundstörung möglich wird.

Praxisbeispiel

Tina braucht mehrere Monate Arbeit an der Etablierung von Selbstgrenzen. Die Ausrichtung der therapeutischen Zusammenarbeit an Selbststrukturfoki gibt den Therapiestunden etwas Rituelles. Langsam wächst die Fähigkeit zur Innenwahrnehmung. Trennung, Scheidung, zwei Wohnortswechsel, eine erneute Trennung, die Alzheimererkrankung der Mutter, der Tod des Vaters, die Magersucht der Tochter, ein Klinikaufenthalt, bei dem sie sich in einen Mitpatienten verliebt ... ständig präsentieren sich Krisen, welche jedoch ins strukturelle Feld der Regulierung des Objektbezugs mit besonderem Fokus auf Interessensausgleich überführt werden können. Wiederkehrend liegt der Fokus bei der Selbstregulation. Tina kann in den Sitzungen trotz schwieriger äusserer Umstände berührende Momente von Selbstkontakt und Kontakt zur Therapeutin herstellen. Sie spürt zunehmend ihre eigene Lebendigkeit. Immer deutlicher zeigt sich die Verschränkung der mangelhaften Selbststruktur mit der Grundstörung, welche eine Entwicklung hin zu Autonomie und Selbstbestimmung behindert. Als ein Mann sich in sie verliebt, der emotional mehr zur Verfügung steht als ihr Partner, sieht sie sich erneut mit ihrem abhängigen Beziehungsmuster konfrontiert. Sie realisiert dessen Verführungspotenzial und verbleibt in ihrer alten Beziehung. Dort verschafft sie sich Gehör für ihre Bedürfnisse. Sie reduziert ihre Lebenshaltungskosten und evaluiert alternative Lebensmodelle. Erbstreitigkeiten nach dem Tod der Mutter verstricken sie in heftige und demütigende Geschwisterkämpfe. Obwohl Tina durch die Ablehnung tiefe Traurigkeit durchlebt, kann sie die Verbindung zum Kernselbst halten.

9.2.2 Mittelphase mit Fokus Trauma

Zeigt sich beim Blick durch die Lupe, dass der psychischen Symptomatik eine **Traumafolgeerkrankung** zugrunde liegt, versteht die Integrative Körperpsychothearpie IBP dies als eine Erfahrung, welche die Bewältigungsmöglichkeiten einer Person so stark überfordert, dass das Erlebnis nicht integriert werden kann. Aspekte des Erlebens werden partiell oder komplett abgespalten (Levine, 2011). Entscheidend ist, zu welchem Zeitpunkt dies erfolgt. Je früher, je intensiver und je andauernder, desto gravierender wirkt sich dies auf die Entwicklung der Selbststruktur und damit auf die Bindungssicherheit der Menschen aus (Wallin, 2016). Im Fall einer entwicklungstraumatischen Hypothese arbeitet die Therapeutin zunächst mit dem Strukturfokus (in Abbildung 9-2 durch die Abzweigung zum Schmetterling symbolisiert), um mit höherem Integrationsgrad zu einem späteren Zeitpunkt die Komplettierung der Unterbrüche zu fokussieren. Handelt es sich um ein Schocktrauma im Erwachsenenalter, planen der Therapeut und die Klientin gezielte Traumatherapie. Nach transparenter psychoedukativer Orientierung und Ressourcenaufbau arbeiten sie mit traumatherapeutischen Techniken. Die IBP Psychotherapie orientiert sich in der störungsspezifischen Behandlung an den Nationalen Versorgungsleitlinien für psychische Störungen, welche bei Traumafolgeerkrankungen ein spezifisches Vorgehen vorgibt. Dieses Vorgehen wird ergänzt durch störungsspezifische Interventionen aus der Integrativen Körperpsychotherapie IBP – wie auch aus schulenübergreifender Methodik wie u.a. Imaginative Überschreibung (IRRT) oder auch Interventionen aus der Traumatherapie nach Levine (in Abbildung 9-2 durch die Abzweigung zur liegenden Acht symbolisiert).

9.2.3 Mittelphase mit Fokus Grundstörung

Bei stabilem Vertrauensverhältnis ist eine produktive therapeutische Arbeit in der Beziehung möglich. Alte Verletzungen können in initiierten fokalen und temporären Teilregressionen erforscht, antizipierendes Probehandeln in der Progression ausgelotet werden. Im übergeordneten Sinne geht es um die zunehmende Integration und Regulation der verschiedenen Persönlichkeitsanteile. Der Therapeut hält den Raum für diesen Prozess und bietet einen Container an, der weder zu eng (kontrollierend, einengend, infantilisierend, schwächend), noch zu weit (verlassend, überfordernd, strukturlos, führungslos) ist.

Das neurobiologische Ziel liegt in der Befreiung der gebundenen Energie aus dem Körper, in der Rückgewinnung einer vollen Bewältigungskapazität, einer ungehinderten Aktivierung aus der Homöostase und Deaktivierung in den Bereich der Homöostase. Die therapeutischen Ziele sind: Aufbau einer liebevollen Selbstbeziehung, Bewältigung von Fragmentierung, realistisches Selbstbild, Versöhnung mit der Vergangenheit und mit den Personen der Vergangenheit, adäquate, ökonomische Selbstregulation/Affektregulation, Ausschöpfen des eigenen Potenzials, Umsetzen des individuellen Lebensentwurfs.

Praxisbeispiel

Die therapeutische Arbeit mit Dario bekommt einen konfrontativeren und ehrlicheren Charakter, als die Therapeutin ihn fragt, warum er eigentlich nicht bei der ursprünglichen Therapeutin weitergemacht habe. Dario gesteht ihr und sich ein, dass er sich vor Abhängigkeit fürchtet. Die Therapeutin schlägt eine Standortbestimmung vor, in welcher ein Arbeitsschwerpunkt auf der Körperebene vereinbart wird. Dario übt regelmässig zuhause. Er zieht in eine neue Wohnung mit mehr Anschlussmöglichkeit an Nachbarn, macht einen Karrieresprung und übernimmt am Arbeitsplatz neue Führungsverantwortung. Der Vaterschaftstest ergibt, dass sein Vater auch sein leiblicher Vater ist. An einem Familienfest erlebt er eine stützende Peerebene mit seinen Schwestern, als seine Mutter sich ihm gegenüber seltsam verhält.

9.3 Abschlussphase

Eva Kaul

Der Abschluss einer Therapie ist bereits beim Erstgespräch in Auftragsklärung und Zielformulierung ein Thema. Auf der Basis der formulierten Anliegen und ersten diagnostischen Eindrücke (Persönlichkeitsstruktur, Ressourcen, ICD-10-Diagnose) kann der Therapeut die ungefähr zu erwartende Therapiedauer abschätzen und benennen. Damit steht das Thema Abschluss bereits explizit im Raum. Manchmal zeigen sich schon im Erstgespräch Hinweise für den Abschiedsstil des Klienten, z. B. Therapieabbrüche in der Anamnese. Während der Mittelphase tritt der Abschluss oft in den Hintergrund. Es empfiehlt sich jedoch, in regelmässigen Standortbestimmungen die Ziele zu überprüfen und den Abschluss zu thematisieren. Dazu eignen sich Fragen wie: „Wo standen Sie bei Therapiebeginn/bei der letzten Standortbestimmung?“, „Welche Themen waren bisher in der Therapie wichtig für Sie?“, „Wo stehen Sie heute?“, „Welche Schritte haben Sie in dieser Zeit gemacht?“, „Was erleben/machen Sie heute anders?“, „Was sind Ihre Ziele für den nächsten Therapieabschnitt?“, „Was soll sich konkret in Ihrem Leben ändern?“, „Woran würden Sie erkennen, dass es Zeit ist, die Therapie zu beenden?“

Gemäss Wittorf beginnt die Abschlussphase, „wenn Therapeut:in und/oder Klient:in anfangen, über ein konkretes Ende der Therapie zu kommunizieren und sie endet mit dem letzten Termin.“ (Wittorf, 1999, S. 73). Rahm et al. (1999) unterteilen die Abschlussphase in Ablösung und Abschied.

9.3.1 Ablösung

Meist geschieht der Übergang von der Mittel- zur Ablösungssphase nicht explizit und kann sogar manchmal erst rückblickend festgelegt werden. Eine Ausnahme bilden Therapieverläufe, bei denen der Abschluss durch äussere Ereignisse vorgegeben wird:

- Wegzug, Stellenwechsel, Krankheit oder Tod von Klientin oder Therapeut
- Pensionierung oder Mutterschaftsurlaub der Therapeutin
- Kostengutsprache durch Versicherung läuft aus

Wünschenswert und in den meisten Therapien die Regel ist ein gemeinsames Erkennen und Benennen, dass der therapeutische Prozess jetzt in die Abschlussphase kommt. Verschiedene Merkmale weisen auf diesen Übergang hin (Müller-Ebert, 2001; Rahm et al., 1999; Rieber-Hunscha, 2005).

Merke

Hinweise für die beginnende Abschlussphase:

- Therapieziele des Klienten sind erreicht, Symptombewältigung.
- Klient wünscht Ausdünnung der Therapiefrequenz.
- Trennungswünsche oder Trennungsphantasien beim Klienten.
- Sonst pünktliche Klienten kommen plötzlich zu spät, vergessen Sitzungen oder sagen sie ab.
- Die therapeutische Beziehung wird gleichwertiger, leichter, erwachsener.
- Die Übertragung geht zurück, kann offen angesprochen und leichter aufgelöst werden.
- Der Klient ist autonomer und weniger abhängig vom Therapeuten.
- Der Klient ist häufiger im Selbstkontakt.
- Der innere Beobachter ist gut installiert.
- Der Klient erkennt, wenn er fragmentiert ist und kann selbständig aus der Fragmentierung herauskommen.
- Kompensationsstile bestimmen das Selbsterleben und Verhalten des Klienten weniger stark.
- Mitgefühl und Fürsorglichkeit mit sich selbst sind gut installiert.
- Flexibler Umgang mit Nähe und Distanz, flexible Selbstgrenze.
- Selbstverantwortlicher und wirksamer Einsatz der erarbeiteten Werkzeuge zur Stärkung der Selbstintegration.
- Der Klient hat mehr Wahl- und Entscheidungsmöglichkeiten.
- Der Klient geht flexibler mit Rollen um.
- Kein weiterer Fortschritt im therapeutischen Prozess.
- Der therapeutische Prozess entwickelt sich negativ.

Rieber-Hunscha plädiert für eine klar deklarierte Abschlussphase und definiert deren Beginn mit dem Wahrnehmen und Ansprechen des Themas Beenden sowie einer in absehbarer Zeit erfolgenden Beendigung (Rieber-Hunscha, 2005). In Langzeittherapien gewöhnen sich Klient:innen oft an die Therapie, und es liegt dann in der Verantwortung der Therapeut:innen, das Thema Abschluss anzusprechen. Die Einschätzung einer Therapeutin, wann der Zeitpunkt zur Beendigung einer Therapie erreicht ist, ist abhängig von deren Persönlichkeit, Menschen- und Weltbild sowie Gesundheits- und Krankheitsvorstellungen (Auchter, 2002).

Es gehört zur Abschlussphase, dass der bevorstehende Abschied eigene Abschiedsthemen und Trennungsängste aktiviert. Dies gilt sowohl für die Klient:innen als auch für die Therapeut:innen. Reflexion der eigenen Abschiedsgeschichte, des eigenen Abschiedsstils und die Aufarbeitung unvollständiger Abschiede ist daher ein wichtiger Teil der Selbsterfahrung in einer Therapieausbildung. Verschiedene Gründe können dazu beitragen, dass eine Therapeutin den Ablösungsprozess ihrer Klient:innen nicht adäquat begleiten kann. Erlebt der Therapeut einen anstehenden Therapieabschluss als persönlich herausfordernd, so ist eine Reflexion der eigenen Anteile in Supervision dringend empfehlenswert.

Merke

Themen, welche die Abschiedskompetenz von Therapeut:innen beeinträchtigen können (Hüttenmoser Roth, 2006):

- Eigene Trennungsängste.
- Mangel an technischer Flexibilität, um sich den oft schnell ändernden Bedingungen des Trennungsprozesses anzupassen.
- Angst vor finanzieller Einbusse durch Therapiebeendigung.
- Abhängigkeit von befriedigenden therapeutischen Beziehungen, oft als Ersatz für fehlende nährende private Beziehungen.
- Unrealistische Vorstellungen vom Machbaren.
- Angst vor dem Eingeständnis eigener Schwäche, Abhängigkeit des eigenen Selbstwertes vom Therapieerfolg.
- Überzeugung, dass längere Therapien zu besserem Ergebnis führen.

Vonseiten der Klient:innen kann sich der Konflikt zwischen Trennungswunsch und Trennungsangst vielfältig äussern: Entwicklung neuer Symptome, Rückfall in alte Symptome, Therapieabbruch, Stagnation, Aktivierung des Übertragungsgeschehens, Aufkommen von Erinnerungen an andere Abschiede oder Verluste, schwierig auszuhaltende Abschiedsgefühle (Rieber-Hunscha, 2005). In jedem Abschied werden die Grundstörung und allenfalls die sie überlagernden Schutzstrategien (defensiver und offensiver Konpensationsstil) aktiviert. Darin können auch transgenerationale geheime Themen zum Ausdruck kommen (Erfahrungen von Krieg, Flucht, existenzieller Bedrohung durch Armut, vererbte Krankheiten).

Der Volksmund weiss um die existenzielle Dimension des Abschieds: „Dire adieu, c'est mourir un peu." Jeder Übergang und jeder Abschied beinhaltet Auflösung und Neuanfang, Dekonstruktion und Neukonstruktion, Desorganisation und Neuorganisation. Dieser Wandel ist mit Unsicherheit und Ängsten verbunden. Existenzielle Themen wie Vergänglichkeit, relative Sicherheit, Sterben, Tod und Geburt spielen in der Abschiedsphase häufig eine wichtige Rolle. Oft kommen nochmals ganz frühe Themen hoch. Im Gegensatz zu früheren Therapiephasen verfügt der Klient nun meist über eine stabile Zeugenposition und Containment für auftauchende Gefühle, so dass diese Themen auf der gemeinsamen Beziehungs- und Erfahrungsgrundlage nochmals vertieft bearbeitet werden können. Oft hat er in der Mittelphase bereits Abschiede und Übergänge in seinem Leben aufgearbeitet, doch können sich diese Erlebnisse mit der Ablösung vom Therapeuten nochmals neu und anders zeigen und wollen aus dieser neuen Perspektive gesehen werden.

Abschiede von Personen, Tieren, Gegenständen, Häusern oder Orten können gut mit der im Folgenden genannten Struktur in einem Gestaltdialog bearbeitet werden.

Leitfaden für Therapeut:innen

Gestaltdialog zum Thema Abschied

- Was war gut, schön, besonders, hilfreich in dieser Beziehung/an diesem Ort etc.?
- Was war schwierig, herausfordernd, verletzend, hemmend?
- Was möchten Sie dieser Person/diesem Tier/Gegenstand/Ort noch sagen?
- Möchten Sie sich bedanken?
- Wie möchten Sie sich verabschieden?

Auch wenn bei Klient:innen durch den bevorstehenden Abschied vordergründig keine alten Abschiedserlebnisse und -gefühle aktiviert werden, lohnt sich ein gemeinsamer Blick auf den Umgang mit Abschied im Herkunftsszenario und dessen Einfluss auf die Bindungs- und Trennungskompetenzen des Klienten. Die Integrative Körperpsychotherapie IBP spricht vom Abschiedsstil. Dieser wird nicht nur vom eigenen, sondern auch vom Schicksal der Vorfahren beeinflusst. Hat ein Klient in seinem Szenario kaum Abschiedsrituale erlebt, so wird er Abschiedsgefühlen wahrscheinlich wenig

Raum geben und dazu neigen, einfach Adieu zu sagen. Häufige Brüche im Szenario prädestinieren zu Therapieabbrüchen (Hüttenmoser Roth, 2006). Haben die Klient:innen oder ihre Vorfahren Flucht oder Krieg erlebt, so kann Abschied zur existenziellen Bedrohung werden. Die Auseinandersetzung mit dem Abschiedsstil kann helfen, eigene Ängste und Sehnsüchte zu explorieren, in der therapeutischen Beziehung andere Erfahrungen zu machen und so ein neues Modell für Abschiedsprozesse zu internalisieren.

Oft interessieren sich Klient:innen in der Ablösungsphase vermehrt für den Therapeuten als realen Menschen und stellen entsprechende Fragen, auf die sie eine ehrliche und authentische Antwort erwarten. Idealisierungen werden abgebaut und die persönlichen Begrenzungen des Therapeuten erkannt und thematisiert. Der Therapeut muss mit dem Verlust an Macht und idealisierender Bewunderung zurechtkommen. Er ist nicht mehr so wichtig und nicht unersetzlich.

9.3.2 Abschied

Die Gestaltung des Abschieds beginnt mit der Terminsetzung für die Abschiedssitzung. Folgende Fragen können sich dabei stellen:

- Wieviel Zeit soll zwischen Terminsetzung und Termin bleiben?
- Wie lange soll die Sitzung dauern? Oft lohnt es sich, eine längere Sitzung einzuplanen, damit der Abschied wirklich vollzogen werden kann
- Planen wir ein gemeinsames Ritual? Wie soll dieses gestaltet werden?

Die aktive Mitbestimmung der Klient:innen in diesen Fragen unterstützt einen für beide zufriedenstellenden Therapieabschluss (Hüttenmoser Roth, 2006).

Vor dem eigentlichen Abschied sollte Zeit für das Schliessen offener Gestalten zwischen Therapeut und Klientin, für einen Therapierückblick und einen Ausblick zur Verfügung stehen. Je nach Länge der Therapie und Arbeitsweise des Therapeuten kann dieser Prozess in die Abschiedssitzung integriert werden oder mehrere Therapiesitzungen im Vorfeld in Anspruch nehmen.

Offene Gestalten zur therapeutischen Beziehung und zum Prozess sind schon Inhalt von Standortbestimmungen der Mittelphase. Sie sollen aber auch beim Abschied nochmals explizit erfragt werden: „Wie haben Sie unsere Zusammenarbeit erlebt?“, „Wie sind Sie mit dem gesamten Therapieverlauf zufrieden?“, „Was haben Sie in der Therapie als gut, unterstützend, wirksam erlebt?“, „Was haben Sie in der Therapie als schwierig oder störend erlebt?“, „Haben Sie unerwünschte Wirkungen im Zusammenhang mit der Therapie?“, „Gibt es Ereignisse in der Therapie, die Sie gestört haben, die Sie jedoch nie anzusprechen wagten?“, „Gibt es Fragen, die Sie nicht zu stellen wagten?“

Die Integrative Körperpsychotherapie IBP als erfahrungsorientierte Therapie gestaltet den Therapierückblick erlebnisnah, so dass die Klientin ein Gefühl für den zurückgelegten Weg entwickeln kann. Je nach Vorlieben und Erfahrung der Therapeutin eignen sich dafür imaginative oder szenische Interventionen. So kann der therapeutische Prozess als gemeinsame Wanderung durch unterschiedliche Landschaften mit verschiedenen Stationen imaginiert werden. Oder der zurückgelegte Weg und die unterwegs angetroffenen Themen werden symbolisch im Therapieraum ausgelegt. In beiden Fällen lohnt sich eine Vorbereitung des Therapeuten durch Studium der eigenen Notizen. Gerade bei längeren Therapien sind dem Klienten Situation und Selbsterleben bei Therapiebeginn sowie die eigenen Entwicklungsschritte oft nicht mehr gegenwärtig. Die Therapeutin kann hier helfen, ein Narrativ zu gestalten und den zurückgelegten Weg wertzuschätzen.

Zum Therapierückblick gehört auch eine Bilanz bezüglich erreichter Therapieziele. Möglicherweise musste von ursprünglich formulierten Zielen Abschied genommen und die

Begrenzung von Klient, Therapeut und in der Therapie Machbarem akzeptiert werden. Der Abschied von unverwirklichten Sehnsüchten kann mit Gefühlen von Enttäuschung, Ärger, Wut und Trauer einhergehen, deren Thematisierung und Anerkennung ein wichtiger Teil des Abschlusses ist.

Im Ausblick auf die Zeit nach der Therapie können Zukunftsvisionen, die eigenverantwortliche Umsetzung des Erlernten, insbesondere auch der Einsatz von Werkzeugen zur Stärkung der Selbstintegration, der Umgang mit der allenfalls auftauchenden Lücke oder Leere und die Erlaubnis zur Rückkehr bei erneuter Lebenskrise thematisiert werden. Manchmal äussern Klient:innen den Wunsch nach einer freundschaftlichen Beziehung zur Therapeutin nach Therapieabschluss. Eine solche Veränderung der Beziehung ist eine grosse Herausforderung, welche oft nicht gelingt, und die Klient:innen verlieren die Möglichkeit, erneut um therapeutische Unterstützung nachzufragen.

Sich gegenseitig zu bedanken, ist Ausdruck der Wertschätzung füreinander und für den gemeinsamen Weg. Von beiden Seiten kann diese Wertschätzung auch durch ein symbolisches Geschenk ausgedrückt werden.

Das Thema Abschied beinhaltet auch eine spirituelle Dimension. Tagtäglich bietet sich uns die Gelegenheit, Abschied zu nehmen. Denn jeder gegenwärtige Moment ist einzigartig, ist nur jetzt gerade erfahrbar und auch schon wieder vorbei. Veränderung ist vielleicht die einzige Konstante im Leben. Im Wandel der Jahreszeiten und in der Entwicklung von Säuglingen zeigt sich besonders deutlich, wie rasch vergeht, was ist, und durch Neues ersetzt wird. Meist gestalten wir diese Übergänge nicht bewusst, weil sie sich langsam, fast unbemerkt vollziehen. Volle Präsenz in der gegenwärtigen Erfahrung umfasst auch aktives Loslassen des Augenblicks, ein fortwährendes Abschiednehmen und neu Begrüssen. Damit richten wir unser Leben auf unsere Endlichkeit aus und beziehen das Sterben mit ein. Wir stärken unser Grundvertrauen, indem wir üben, uns mit der zum Menschsein gehörenden Grundangst vor existenzieller Verlassenheit anzunehmen. Vielleicht ist es im Therapieprozess gelungen, unser Wesen mehr zu erkennen, mit persönlichen Begrenzungen und der menschlichen Bedingtheit Frieden zu finden. Vielleicht wurde die tiefe menschliche Sehnsucht und Notwendigkeit nach Angeschlossen- und Aufgehobensein im Therapieprozess transzendiert, so dass Teilhabe am Ganzen und damit ein Aufgehobensein bei sich selbst entstanden sind.

10 Arbeit mit Sexualität in der Psychotherapie

Notburga Fischer, Robert Fischer

10.1 Historischer Überblick

Robert Fischer, Notburga Fischer

Die kulturelle Spaltung von Körper und Intellekt, von Sexualität und Geist war und ist immer noch wirksam: Sexualität, Genitalien und Lust „da unten“ wurden und werden nach unserer klinischen Erfahrung teilweise negativ gesehen. Verschiedene mutige Pioniere haben wichtige Vorarbeit für die Integration der Sexualität in die Psychotherapie geleistet:

Paolo Mantegazza, „el senatore erotico“ und unkonventioneller italienischer Forscher im 19. Jahrhundert, publizierte sexualwissenschaftliche Schriften, unter anderem über den sexuellen Genuss der Frauen (Mantegazza, 1928). Freud postulierte das Primat der Genitalität und verstand die Strebungen der Psyche wesentlich durch den Sexualtrieb bestimmt (Freud, 1908). Für Wilhelm Reich war Libidostauung, verursacht durch Unterdrückung der Sexualität, die Grundlage der Neurose. Durch Lösen der Blockaden wollte er Orgasmus- und Liebesfähigkeit entwickeln. Er schuf mit der Ladungs-Entladungskurve, der Behandlung von körperlichen Blockaden und der Entwicklung von Atemtechniken wesentliche Grundlagen für körperpsychotherapeutisches Arbeiten mit sexuellen Themen (Reich, 1970).

Alfred Kinsey legte mit seiner Befragung von 20000 Amerikaner:innen den Grundstein für die akademische Sexualforschung (Kinsey, 1954, 1955). Masters und Johnson untersuchten das menschliche Sexualverhalten im Labor und entwickelten übungsorientierte sexualtherapeutische Methoden (Masters & Johnson, 1967). Shere Hite erweiterte die Sexualforschung um die feministische Sicht (Hite, 1976, 1981). Helen Singer Kaplan, gebürtige Österreicherin und Psychiatrieprofessorin, wurde wegen ihrer Befürwortung des sexuellen Geniessens in den USA auch „Sex Queen“ genannt (Singer Kaplan, 1974).

Jack Rosenberg wirkte während der sexuellen Revolution als Psychotherapeut in Esalen. Er war Schüler von Curcuruto, seinerseits Schüler Reichs, und übernahm dessen Ansatz mit dem orgastischen Ladungs- und Entladungszyklus (Rosenberg, 1973). Für Rosenberg war das Ansprechen von Sexualität und die Bearbeitung sexueller Themen ein wesentlicher und selbstverständlicher Teil jeder Psychotherapie (Rosenberg, 1973, Rosenberg et al., 1996).

Die sexuelle Revolution der 1960er und 1970er Jahre mit der Aufweichung der vorangegangenen strengen Sexualmoral erlebte eine Korrekturbewegung mit der Intensivierung der Missbrauchsdiskussion und der Verbreitung des 1983 beschriebenen HIV-Virus, im Westen ganz besonders in schwulen Kreisen und unter Drogenabhängigen. In dieser Zeit bezeichnete sich kaum noch jemand als Sexualtherapeutin oder Sexualtherapeut.

Trotzdem entstanden gegen Ende des 20. Jahrhunderts und zu Beginn des 21. Jahrhunderts neue Ansätze und Methoden.

Willem Poppeliers entwickelte die *Sexual Grounding Therapy®* (Poppeliers & Broesterhuizen, 2007). Er sieht Sexualität untrennbar mit der Beziehungsfähigkeit verbunden und versteht Sex „unten" und Herz „oben" als zusammengehörig. Sein Konzept der psychosexuellen Reifestufen und seine Methoden zur Therapie und Nachreifung mit körperorientierten Elementen stärken die sexuelle Beziehungsfähigkeit.

Jean-Yves Desjardins, Begründer der *Sexocorporel*-Methode, sah primär die konkrete sexuelle Realität als Ursache sexueller Probleme (Desjardins & Crépault, 1981). Er erkannte, dass der gelebte Erregungsmodus das Erleben der Sexualität prägt. Befriedigendere Erregungsmodi können mit körpertherapeutischen Übungen gelernt werden.

Für David Schnarch ist reife Differenzierungsfähigkeit Voraussetzung für anhaltende sexuelle Anziehung in Langzeitpartnerschaften (Schnarch, 2011). Dies entspricht in unserer Terminologie der Entwicklung von Selbstkontakt und einer flexiblen Selbstgrenze, da zur Differenzierung eine gute Selbstwahrnehmung und die Fähigkeit, dem Gegenüber flexibel aus dem Kernselbst zu begegnen, notwendig sind.

Ulrich Clement hat mit der von ihm begründeten „Systemischen Paar- und Sexualtherapie" eine grosse Verbreitung im deutschsprachigen Raum gefunden (Clement, 2011, 2016). Er beleuchtet mit viel Phantasie und Kreativität Paardynamiken und spiegelt diese den Betroffenen (Clement, 2011).

Diana Richardson vertritt einen Zugang zur Sexualität, den sie bewussten Sex nennt. Die Aufmerksamkeit der Paare liegt auf der Präsenz und dem Fühlkontakt der Liebesorgane in Verbindung zum Herzpol (Richardson, 2012).

Der Sexualwissenschaftler Sigusch postuliert drei sexuelle Revolutionen (Sigusch, 2005, 2008): Bei der ersten um 1905 ging es um den offenen Blick auf Nacktheit sowie das Recht auf Onanie und Abtreibung. Die zweite Revolution der 1960er-Jahre zielte auf offene Beziehungen. Die heutige dritte, neosexuelle Revolution fordert, wenn zwischen den Beteiligten verhandelt, völlige Freiheit für die sexuelle Selbstinszenierung mit der einzigen Einschränkung der Pädophilie.

Heute, in der ersten Hälfte des 21. Jahrhunderts, begegnen wir in unserer Arbeit auffallenden Spannungsfeldern: Medien sind voller freizügiger Bilder, während in Saunas häufiger Badekleider getragen werden. Jugendliche haben Zugang zu allen sexuellen Darstellungen, dürfen aber von Lehrer:innen kaum noch menschlich-pädagogisch berührt werden. Männer erleben heisse Erregung beim Pornokonsum und sind sexuell lust- und ratlos mit ihren Partner:innen. Frauen verschlingen mit intensiven Gefühlen „Fifty Shades of Gray" und langweilen sich im Bett. Viagra ist buchstäblich in aller Munde, aber in der Öffentlichkeit herrscht ein Erektionstabu. In der Alltagssprache sind Worte wie „geil" omnipräsent, und die Klientin in der Sitzung spricht von „da unten", hat kein Wort für ihr Genital. Die auf der einen Seite überhitzte sexuelle Münze hat ihre unterkühlte Kehrseite. Und im Bestreben Missbräuche zu vermindern, werden neue Gesetze und Verhaltensregeln im Sexualleben geschaffen.

In der Arbeit mit unseren Klient:innen streben wir eine Integration dieser Spannungsfelder an, Akzeptanz des individuellen sexuell Seins, selbstregulierte Erregungsfähigkeit, genussvollen Umgang mit Lust und die Fähigkeit zu Containment, um sexuelle Liebe unabhängiger von äusseren Hilfsmitteln leben zu können. Wir sehen die Sexualität mit Genuss- und Beziehungsfähigkeit und mit Fruchtbarkeit im physischen wie übertragenen Sinne verbunden. Das Sexualleben soll sowohl dem Menschen selbst als auch seiner Umgebung gerecht werden. Wir verstehen das maskuline und feminine Prinzip als sich gegenseitig ergänzende Konzepte. Diese sind nicht identisch mit dem biologisch männlichen oder weiblichen Organismus. Maskulin und feminin sind als Potenzial in jedem Organismus vorhanden. Wir Therapeut:innen respektieren die von einzelnen Menschen gewählten Arten, wie sie sich in

Bezug auf ihr Geschlecht und ihre sexuelle Ausrichtung ins Leben bringen.

10.2 Die Geschlechterfrage in Bewegung

Robert Fischer, Notburga Fischer

In den letzten Jahren hat sich die Auseinandersetzung rund um das Verständnis von „Geschlecht" intensiviert. Für immer mehr Menschen sind Männlichkeit und Weiblichkeit nicht mehr so eindeutig definiert wie früher, und auch nicht-binäre Formen von Geschlechtserleben werden in der Gesellschaft mehr akzeptiert. Zur alten Haltung gehörte leider, dass nicht in das traditionelle Verständnis passende Menschen in der milden Form als seltsam, vielleicht nicht ganz „normal", galten. Manchmal gab und gibt es immer noch, verschiedene Formen von Gewalt gegen sie, wie sozialer Ausschluss, emotionale und physische Gewalt, Pathologisierung bis Kriminalisierung.

Die Geschlechterdebatte wird aktuell oft sehr emotional, polarisierend und heftig geführt. Dies könnte ein Merkmal einer Übergangs- und Suchzeit nach Auflösung von bisherigen Selbstverständlichkeiten und damit verbundenen Ordnungen sein. Anregungen für diesen gesellschaftlichen Lernprozess können auch von anderen Kulturen kommen, die einen anderen Umgang damit haben, wie Pakistans drittes Geschlecht, die fünf Geschlechter der Navajo oder die *„two spirits"* Menschen bei nordamerikanischen Indianern („Two spirit", 2023; Boswell, 2023). Wenn wir hier im Text von „Geschlecht" sprechen, meinen wir Autor:innen sowohl das biologische als auch das psychologische und soziale Geschlecht, ausser es ist anders spezifiziert.

Die Identität als „Mann" oder „Frau" war früher biologisch definiert. Die Biologie bestimmte gesellschaftlich akzeptierte sexuelle Identität, sexuelle Orientierung und soziale Rolle. Die Geschlechterdebatte löste diese Begriffe von der Biologie und verwendet sie für das subjektive Identifizieren und Empfinden. Während früher die soziale Erwartung war, dass das Selbsterleben der biologischen Geschlechtsidentität entsprechen soll, wird heute bei Inkongruenz zunehmend der Körper hormonell oder operativ an das Selbsterleben der Geschlechtsidentität angepasst. Ob das als Pendelbewegung zu verstehen ist und vielleicht Zeiten kommen werden, in denen Körper und geschlechtliches Selbsterleben nicht fixen Korrelationen entsprechen müssen, sondern alle Formen von Kombination des körperlichen und psychologischen Seins gesellschaftlich akzeptiert werden, kann wohl niemand voraussagen.

Im Genderdiskurs werden auf der einen Seite die binäre Sichtweise (entweder Frau oder Mann) aufgelöst und geschlechtliche Unterschiede nivelliert, auf der anderen Seite gibt es in der Medizin und in der Gesellschaft auch Gegenbewegungen mit Betonung des binären biologischen Geschlechts. Die gendermedizinische Forschung belegt z.B., dass biologische Männer und Frauen unterschiedliche Krankheitssymptome haben, unterschiedlich auf Medikamente reagieren, unterschiedliche Krankheitshäufigkeiten und -verläufe haben können und daher auch unterschiedliche Behandlung brauchen (Bartens, 2022). Vor allem junge Männer legen Wert darauf, muskulös-maskulin zu wirken, ermöglichen das mit Anabolika, Eiweisspräparaten und Krafttraining, während Frauen sich mit Kosmetik und Chirurgie ihrem weiblichen Idealtyp anzunähern versuchen.

Was bedeutet die Genderdebatte für uns Körperpsychotherapeut:innen? Wir erachten es als unsere Aufgabe, nicht nur Schädigungen möglichst zu vermeiden, sondern Gesundheit in jeder Hinsicht zu fördern. Ausschläge in Richtung Extrempositionen verstärken die Wahrscheinlichkeit von Schädigungen. Uns beschäftigt, wie wir ausgewogen bleiben und verschiedene Faktoren einbeziehen können, um Menschen ganzheitlich zu begleiten und zu unterstützen. Professionalität verlangt eine sorgfältige Anamnese und Diagnostik, um einschätzen zu können, auf welchem Persönlichkeitshintergrund und auf welcher Entwicklungsstufe die Symptomatik zu verstehen ist. Jugendliche beschäftigen sich auf der Suche nach ihrer Geschlechtsidentität und sexuellen Orientierung natürlicherweise mit dem Erforschen unterschiedlicher Varianten. Menschen mit einer psychischen Grunderkrankung können manchmal in einer Geschlechtsangleichung die Lösung all ihrer Probleme suchen. Genaues Hinhören und Nachfragen hilft zu erkennen, ob die Frage nach dem biologischen, psychologischen oder sozialen Geschlecht oder der sexuellen Orientierung im Vordergrund steht. Dabei hilft auch das Erforschen der Bedeutung, welche der Begriff „Geschlecht" in Familie, Kultur und sozialem Umfeld der betroffenen Person hat.

10.2.1 Begrifflichkeiten

Bei den folgenden Definitionen beschränken wir uns auf die häufigsten Bezeichnungen, da sich die Nomenklatur und das Selbstverständnis kontinuierlich weiterentwickeln.

Merke

LGBTQIA+ Diese Buchstaben stehen für Abkürzungen der sexuellen Orientierung oder der geschlechtlichen Identität ausserhalb der heteronormativen Sichtweise und vertreten Möglichkeiten im Spektrum der geschlechtlichen Vielfalt.

Begriffe der sexuellen Orientierung:

- LGB: Lesbian, Gay, Bi, bezeichnet die Wahl und Orientierung auf sexuelle Gegenüber.
- Pansexualität bezieht sich auf Personen, die in ihrem Begehren keine Vorauswahl nach geschlechtlicher Identität treffen.

Begriffe der geschlechtlichen Identität:

- T: Transgender, trans-ident: das gefühlte Geschlecht entspricht nicht dem angeborenen biologischen Geschlecht (im Gegensatz zu cis-ident: gefühltes Geschlecht entspricht dem biologischen Geschlecht)
- Q: Queer steht für die ganze Vielfalt oder auch für questioning (in Frage stellend).
- I: Intersexualität oder Intergeschlechtlichkeit: Sammelbegriff für klinische Phänomene mit unterschiedlichen biologischen Ursachen, Menschen, deren biologisches Geschlecht nicht eindeutig männlich oder weiblich zugeordnet werden kann.
- A: asexuelle Menschen empfinden keine sexuelle Anziehung zu anderen Menschen und/oder sie haben kein Verlangen nach sexueller Interaktion.
- +: Vielfalt, die noch nicht benannt ist, wie z.B: Non binary, nicht-binär. Nicht-binäre Personen finden sich nicht im normativen binären Mann-Frau-Spektrum. Sie möchten weder weiblich noch männlich gelesen werden.

Die Geschlechtsidentität sagt nichts über die sexuelle Orientierung aus.

10.2.2 Die vier Dimensionen von Geschlecht und Sexualität

Die englische Sprache unterscheidet zwischen sex (biologische Dimension von Geschlecht) und gender (psychologische und soziale Dimension von Geschlecht). In der deutschen Sprache umfasst der Geschlechtsbegriff vier verschiedene Dimensionen, die häufig vermischt werden. Im Umgang mit Klient:innen ist es wichtig zu klären, von welcher Dimension wir jeweils sprechen. Abbildung 10-1 gibt dafür eine gute Orientierungshilfe.

10.3 Biologie der Sexualität

Robert Fischer, Notburga Fischer

Die anatomischen Strukturen und physiologischen Prozesse unseres Körpers bilden den Boden, auf dem wir Sexualität erleben. Ihre Kenntnis ist in der Arbeit mit Sexualität für Therapeut:innen und Klient:innen von Bedeutung.

Die Häufigkeit der Menschen, die nicht in die biologischen Kategorien Mann bzw. Frau

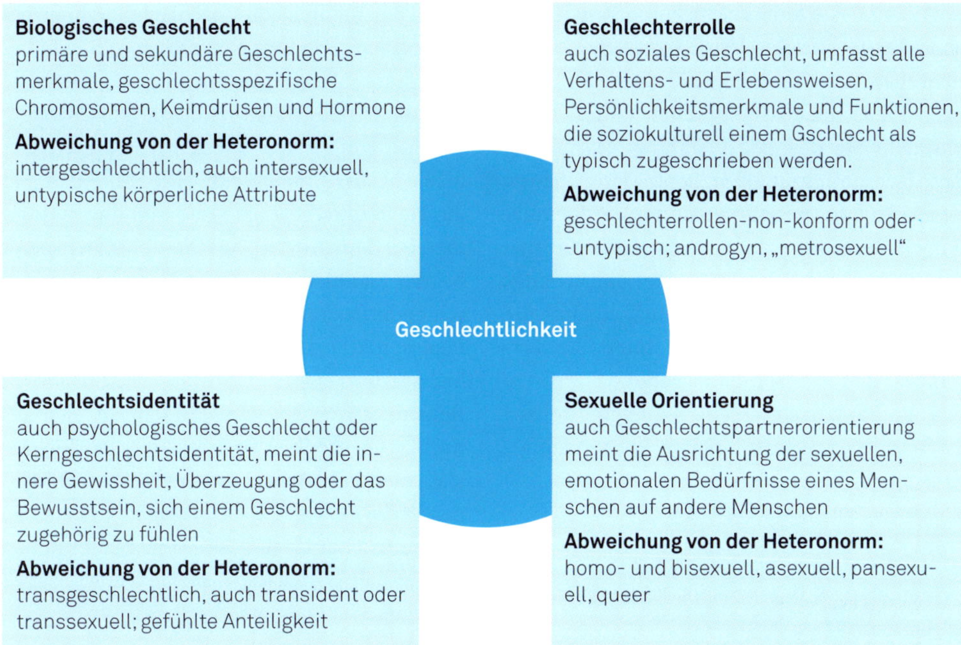

Abbildung 10-1: Dimensionen der Geschlechtlichkeit (Göth & Kohn, 2014, adaptiert nach Fiedler, 2004; Eckloff, 2012).

passen, beträgt je nach Definition zwischen 0,02% und 1,7%, ja sogar bis 12%, wenn das polyzystische Syndrom bei Frauen mit höheren Androgenspiegeln einbezogen wird („Intergeschlechtlichkeit", 2023). In der Medizin ist die Geschlechterbinärität unter anderem deswegen von Bedeutung, weil biologisch weibliche und männliche Menschen unterschiedliche Symptome bei Krankheiten zeigen können und nicht selten unterschiedliche Medikamentendosierungen brauchen. Die gendermedizinische Forschung ist allerdings noch in den Kinderschuhen. In der Schweiz ist sie erst seit 2016 mit einem Lehrstuhl vertreten.

10.3.1 Anatomie der Sexualität

Knochen

Die knöchernen Anteile des Beckens können gut selbst abgetastet werden. Diese Selbstexploration kann in der Therapiestunde unter Anleitung oder zu Hause stattfinden.

> **Übung**
> Spüren Sie hinten am Becken das Kreuzbein und, wenn Sie seitlich weiter dem Knochen entlang nach vorne gehen, den Darmbeinkamm, der vorne mit dem Darmbeinstachel endet. Von der Symphyse oberhalb der äusseren Genitalien ausgehend spüren Sie beidseitig die beiden Schambeinäste, die bis zu den Sitzhöckern führen. Auf diesen sitzen Sie üblicherweise.

Muskeln

Für das sexuelle Erleben besonders wichtig ist der dreischichtige Beckenboden. Er trägt und hält nicht nur innere und äussere Geschlechtsorgane, sondern auch den Darm sowie den Druck beim Husten und Niesen. Er kontrolliert das Loslassen von Urin und Darminhalt. Seine Funktionen sind also zu tragen, zu halten, zu öffnen und zu verschliessen. Um diese unterschiedlichen Aufgaben zu erfüllen, ist er aus mehreren unterschiedlich verlaufenden Muskel- und Bindegewebsschichten aufgebaut.

Die äusserste Muskelschicht umfasst den Afterschliessmuskel und Muskeln, welche das Anschwellen der Genitalien bei sexueller Erregung unterstützen. Bei Frauen helfen diese Muskeln, bei besonders starkem Harndrang den Harn zurückzuhalten. Beim Mann können sie die Erektion verstärken und in der Ejakulation das Austreiben des Samens unterstützen.

Während die äussere Muskelschicht längs (von hinten nach vorne) verläuft, verläuft die mittlere Schicht vorwiegend quer. Sie verschliesst den Harnröhrenausgang.

Die tiefe Muskelschicht ist die grösste und kräftigste und verläuft hauptsächlich in Längsrichtung.

Übung

Wahrnehmung der Muskeln des Beckenbodens

Sie können die äussere Muskelschicht wahrnehmen, indem Sie sich vorstellen, gebläht zu sein und den Wind zurückhalten zu wollen. Gesäss-, Bauch- und Oberschenkelmuskeln sollen dabei entspannt sein. Frauen können sich vorstellen, dass am Tampon gezogen wird und sie versuchen, ihn zurückzuhalten. Männer denken daran, wie sie die letzten Tropfen Urin auspressen.

Die mittlere Muskelschicht fühlen Sie, wenn Sie den Harnstrahl auf der Toilette unterbrechen wollen.

Zur Erforschung der tiefen Muskelschicht setzen Sie sich auf Ihre Hand. Halten Sie die Spitze des Mittelfingers beim After und den Handballen beim Schambein. Lassen Sie den Beckenboden in die Hand sinken. Nun versuchen Sie, den Beckenboden von der Hand weg in sich hineinzuziehen. Fühlen Sie eine leichte Entlastung? Falls nicht, husten Sie. Spüren Sie, wie Ihre Öffnungen im Beckenboden sich verhalten? Die Gesässmuskulatur soll dabei möglichst entspannt bleiben (Keller et al., 2005).

Geschlechtsorgane

Die primären Sexualorgane dienen der Fortpflanzung und dem Erleben der Sexualität.

Zu den männlichen Geschlechtsorganen gehören Penis, Hoden, Nebenhoden, Samenleiter, Samenblase, Prostata und Cowper’sche Drüsen. In den Hoden reifen die Samenzellen, welche dann im Nebenhoden gelagert werden, bis sie bei der Emission über die Samenleiter in die Harnröhre gelangen und von dort zusammen mit dem Prostata- und Samenblasensekret bei der Ejakulation über die Harnröhre ausgeschleudert werden. Beim Mann ist nicht nur die Penisspitze sexuell besonders empfindungsfähig, sondern auch die Prostata. Die Lust durch Reizung am Penis wird tendenziell eher als nach aussen gerichtet erlebt, diejenige der Prostata mehr nach innen gerichtet. Für viele Männer ist die Grösse ihres Penis subjektiv ein viel grösseres Thema, als dass es real beim Erleben von Sexualität eine Rolle spielen würde. Fast jeder Penis ist genügend gross, um gute Sexualität erleben zu können.

Zu den weiblichen Geschlechtsorganen gehören Vagina (Scheide), Gebärmutter, Eileiter, Eierstöcke, Klitoris, kleine und grosse Schamlippen sowie der Scheidenvorhof mit den Drüsen. Der G-Spot (auch G-Zone oder klito-urethro-vaginaler Komplex genannt), der sich aus demselben embryonalen Gewebe entwickelt wie beim Mann die Prostata, ist hinter dem Scheideneingang in der vorderen Vaginalwand. Dort sind die paraurethralen Drüsen, die bei einigen Frauen beim Orgasmus Flüssigkeit abgeben, die „weibliche Ejakulation“. Die individuell sehr unterschiedlich empfindliche Klitoris entspricht in ihrer Grösse, ihrem Aufbau und ihrer embryonalen Entwicklung dem männlichen Penisschwellgewebe. Ihre Seitenäste liegen neben den Schambeinästen und können ähnlich anschwellen wie die Schwellkörper des Penis, was allerdings kaum sichtbar ist. Äussere Stimulation der Klitoris führt zu intensiver, eher nach aussen gerichteter Lust. Bei Stimulation der G-Zone wird die Lust eher nach innen gerichtet erlebt und ist verbunden mit einer zeltförmigen Ausdehnung der Vagina nach innen.

Wie bereits erwähnt, gibt es weitere genetische, anatomische und endokrinologische

Erscheinungsformen des biologischen Geschlechts sowie Menschen mit chirurgisch und/oder hormonell veränderten Geschlechtssorganen und dem damit verbundenen subjektiven körperlichen und psychologischen Erleben.

Gehirn und Nerven

„Sex findet im Kopf statt!", wird häufig zitiert. Tatsächlich helfen verschiedene Hirnzentren mit, das Erleben der Sexualität zu steuern. Dazu gehören sowohl phylogenetisch ältere Strukturen, die unter anderem über das vegetative Nervensystem wirken, als auch neuere Hirnstrukturen. Im Hypothalamus, der Schaltzentrale des vegetativen Nervensystems, wird die hormonelle Steuerung der Sexualität reguliert. In der Peripherie wird die Sexualität, etwas vereinfacht beschrieben, über die Pudendalnerven und über sympathische und parasympathische Fasern aus dem Beckenplexus gesteuert.

10.3.2 Physiologie der Sexualität

Genitalreflexe

Reflexe sind automatische und immer gleich ablaufende Reaktionen, die auf bestimmte Reize hin ausgelöst werden. Die genitalen Reflexe umfassen Erregungs- und Orgasmusreflex.

Der Erregungsreflex kann äusserlich durch körperliche Stimulation, psychische Stimulation (z. B. ein einladendes, verführendes oder erregtes Gegenüber), Bilder oder Worte und innerlich durch Phantasien, Träume oder spontan ausgelöst werden. Er bewirkt über den Parasympathikus eine Schwellung innerer und äusserer Geschlechtsorgane, d.h. eine Erektion beim Mann und ein Anschwellen der ganzen Klitoris und damit Öffnung des Vaginaleingangs bei der Frau. Anhaltender Stress (hoher Sympathikotonus) kann den Erregungsreflex stören. Viagra und ähnliche Erektionshelfer bewirken nach Auslösung des Erregungsreflexes eine Verstärkung der Erektion. Parallel führt eine sympathische Aktivierung zu Erhöhung von Herzfrequenz, Blutdruck, Atemfrequenz, Muskeltonus und Hautdurchblutung.

Der Orgasmusreflex wird über den Sympathikus ausgelöst, wenn die sexuelle Erregung bis zum „Point of no Return" angestiegen ist. Es kommt zu Kontraktionen von Beckenboden und angrenzender Muskeln. Die Schwellung geht danach zurück und die Muskelspannung sinkt ab. Wir können zwischen der physiologischen orgastischen Entladung und der emotionalen Hingabe an das Erleben unterscheiden. Letzteres kann mit Weinen, Lachen oder Schluchzen verbunden sein. Orgastische Entladung und emotionale Hingabe werden häufig gleichzeitig erlebt, was dann als Orgasmus bezeichnet wird. Sie können aber auch einzeln vorkommen. Das subjektive Erleben des Orgasmusreflex ist sehr unterschiedlich. Von „kaum bemerkt", „schmerzhaft und unangenehm" bis „wow" und „höchsten Glücksgefühlen" ist alles möglich.

Wilhelm Reich beschreibt als Orgasmusreflex eine unwillkürliche Ganzkörperbewegung, bei der sich Kopf und Rumpfende wiederholt rhythmisch nach vorne aufeinander zu bewegen, während der Bauch ruhig bleibt. „Der Oberkörper zuckt nach vorn, die Mitte des Bauches bleibt ruhig und der Unterkörper zuckt gegen den Oberbauch hin" (Reich, 1969). Diese einheitliche, organismische Bewegung geht einher mit Strömungsempfindungen im Körper. Der Orgasmusreflex kann in der Körperarbeit besonders bei hoher Ladung auftreten, wenn der Organismus durchlässig für den Energiefluss ist. Dieselbe Reflexbewegung ist manchmal beim Höhepunkt des Geschlechtsakts zu beobachten. Sie ist jedoch oft durch Prägungen blockiert. In der therapeutischen Arbeit suchen wir die Befreiung der Lebendigkeit, so dass der Reflex sich mit seiner sexuellen und emotionalen Dimension ungehindert entwickeln kann.

Hormone

Sämtliche für die Sexualität notwendigen Hormone werden vom Hypothalamus gesteuert. Östrogen fördert die Reifung der Eizelle, löst indirekt den Eisprung aus, sorgt für die Elastizität von Vaginalwand und Klitoris und erhöht die

Empfindsamkeit für genitale Berührungen. Indirekt wirken Östrogene, auch wegen ihrer stimmungsaufhellenden Komponente, auf die sexuelle Empfänglichkeit und verändern das sexuelle Erleben. Der Rückgang der Östrogene im Klimakterium kann zu trockener Vaginalschleimhaut und reduzierter Libido (sexueller Lust) führen.

Testosteron ist bei Frauen und Männern für Aggressivität, Fettverbrennung und Libido verantwortlich. Der Testosteronspiegel sinkt im Laufe des Lebens bei Männern und Frauen langsam ab. Das kann verunsichern, weil die Lust immer weniger automatisch „von den Hormonen" kommt und stärker von der Beziehungs- und Lebensgestaltung abhängt. Frauen haben in der ersten Zyklushälfte mehr Testosteron, besonders gegen die Zyklusmitte. Aus diesem Grund und wegen des gleichzeitigen Östrogenpeaks haben Frauen häufig um den Eisprung herum besonders viel Lust. Väter haben nach der Geburt eines Kindes niedrigere Androgenspiegel (Gettler et al., 2011).

Prolaktin, bekannt für seine Aufgabe bei der Bildung der Muttermilch, steigt nach dem Orgasmus stark an. Es scheint ein Gefühl von Befriedigung, Sättigung und Belohnung zu vermitteln. Während des Liebesspiels wird Prolaktin, welches die sexuelle Lust hemmt, von Dopamin unterdrückt.

Oxytocin, auch „Bindungshormon" genannt, wirkt während des Orgasmus verstärkend auf andere Sexualhormone. Es vermittelt Vertrauen, Beruhigung, Geborgenheit, Liebe und Sicherheit.

Der Botenstoff Dopamin spielt eine Hauptrolle im Belohnungssystem des Gehirns. Bei Stimulation bewirkt er den Wunsch nach Fortdauer der sexuellen Erregung. Dopamin hemmt die Prolaktin- und steigert die Oxytocinausschüttung.

Der Botenstoff Serotonin wird auch „Glückshormon" genannt. Serotonin spielt eine wichtige Rolle bei der Modellierung von Gefühlen und Stimmungen und kann sowohl hemmend als auch fördernd auf die Sexualität wirken. Antidepressiva, welche den Serotoninspiegel verändern, können daher Sexualstörungen bewirken.

Bezüglich der Hormonspiegel gibt es zusätzliche Formen zwischen der „eindeutig" weiblichen bzw. männlichen Form, z. B. beim Klinefelter-Syndrom (Genotyp XXY) oder dem Polyzystischen Ovar-Syndrom. Ab dem Klimakterium beginnen die Hormonspiegel beider Geschlechter, sich anzugleichen.

Erregungsmodi

Das *Sexocorporel*-Konzept nach Desjardins beschreibt fünf Erregungsmodi, welche sich bezüglich stimulierter Rezeptoren sowie Verlauf der sexuellen Erregungs- und Lustkurve unterscheiden (Desjardins & Crépault, 1981).

Der archaische Erregungsmodus wird schon beim Säugling im vierten Lebensmonat beobachtet. Er funktioniert über Reizung der Rezeptoren für Tiefensensibilität von Oberschenkel-, Po- und Beckenbodenmuskulatur. Häufiger wird er von Frauen, seltener von Männern benutzt. Frauen steigern dabei ihre Erregung durch Schenkelpressen mit oder ohne Objekt zwischen den Beinen, durch kräftiges Anspannen der Beckenbodenmuskulatur oder durch Pressen der Genitalregion gegen eine Unterlage. Männer klemmen den Penis zwischen die Oberschenkel und pressen ihn mit der Hand oder mit dem Gewicht des Körpers gegen eine Unterlage. Die Muskulatur des ganzen Körpers ist gespannt, die Atmung eingeengt. Dieser Modus ermöglicht eine schnelle Entladung, jedoch nur wenig Lusterleben und eignet sich kaum für eine genitale Vereinigung.

Praxisbeispiel

Barbara berichtet über fehlende Erregung im Sexualkontakt mit ihrem neuen Partner. Sie kannte bisher beim Onanieren nur das Einklemmen eines Kissens zwischen den Beinen, während sie mit dem Genital dagegen drückte. In der Therapie und mit Übungen zu Hause lernt sie fliessendere Bewegungen, um ihre Lust anders zu erleben.

Der mechanische Erregungsmodus wird häufiger von Männern angewendet und führt durch rasches Reiben an Penis, Klitoris oder Vulva zu einer starken Reizung von Oberflächenrezeptoren der Haut. Rasche Rhythmen dominieren, die Muskeln sind oft im ganzen Körper oder lokal angespannt, Bewegung und Atmung eingeengt. Eine rasche Entladung ist häufig. Da die Sinnesempfindungen sich vor allem auf die stimulierten Genitalien konzentrieren, ist die Intensität des sexuellen und orgastischen Erlebens begrenzt.

Praxisbeispiel

Jeremy ist kräftiges und schnelles Masturbieren beim Pornokonsum gewöhnt. Er vermisst die Erregung beim Sex mit seiner Partnerin. Durch Explorieren seiner Sensibilität im Penis, schrittweise Reduktion des Pornokonsums und Arbeit mit der ondulierenden Atemwelle entdeckt er die Freude am Sex mit einer Partnerin aus Fleisch und Blut.

Der archaisch-mechanische Erregungsmodus bezieht gleichzeitig oberflächliche und tiefe Rezeptoren mit ein. Er ist eine Kombination der beiden vorangehenden Modi.

Beim ondulierenden Erregungsmodus bewegt die Person den ganzen Körper in weichen, kreisend-fliessenden und eher langsamen Rhythmen (vgl. Bild 10 und 11 in Abbildung 8-5, ondulierende Atemwelle). Dadurch kann sich die Erregung im ganzen Körper verteilen, was zu sehr genussvollen Empfindungen und intensivem erotischem Erleben führen kann. Der Muskeltonus variiert, ist aber eher tief. Dieser Modus kommt eher bei Frauen vor. Für eine orgastische Entladung fehlt manchmal der notwendige Ladungsaufbau.

Praxisbeispiel

Esther geniesst die Sexualität und erlebt auch an- und abschwellende Lust, kennt allerdings keine Orgasmen. Sie beginnt sich mehr dafür zu interessieren, weil ihr Partner danach fragt. Durch das Einüben von Wellenbewegungen in der doppelten Schaukel der ondulierenden Atemwelle lernt sie, ihren sexuellen Erlebnisbereich zu erweitern und erlebt neu auch Orgasmen.

Beim wellenförmigen Erregungsmodus werden die tiefen Rezeptoren über die doppelte Schaukel von Becken- und Brustsegment aktiviert (vgl. Bild 16 und 17 in Abbildung 8-5, ondulierende Atemwelle). Die untere Schaukel im Becken intensiviert die sexuelle Erregung, während die obere im Brust-Schulter-Bereich die Gefühlsempfindungen fördert. Auch hier können, wie beim ondulierenden Modus, Rhythmus und Muskelspannung variieren. Der Orgasmus wird sowohl über die Intensität der sexuellen Erregung als auch über intensive lustvolle Gefühle erreicht und erlebt. Frauen ermöglicht dieser Modus ein intensives Wahrnehmen von Empfindungen innerhalb der Scheide mit dem Bewusstsein einer inneren Höhle. Das ist Voraussetzung dafür, dass sie ein koital sexuelles Begehren entwickeln können. Männer können sich über diesen Modus phallisch-penetrierend erleben. Das ist Basis des männlichen koitalen sexuellen Begehrens.

10.4 Die Bedeutung von Sprache, Spiegelung und Imitation

Robert Fischer, Notburga Fischer

10.4.1 Sexuelles Vokabular

Sprache ist zentrales Mittel zwischenmenschlicher Verständigung. Das Benennen durch Worte bewirkt, dass etwas in unserer Vorstellung zu existieren beginnt. Sprache prägt mit, wie wir Sexualität verstehen und erleben. Sie gibt dem sexuellen Erleben in der Selbstexploration und in der Beziehung einen Namen und wirkt dadurch verbindend, klärend, inspirierend und Intimität fördernd. Das verbale Ausdrücken des sexuellen Erlebens kann dieses vertiefen und erweitern.

Das sexuelle Vokabular verrät oft die soziale Herkunft und den Erfahrungshintergrund eines Menschen. Das Erschliessen neuer „Sprachterritorien" über die Sprache des Therapeuten kann zu Neuem in der Sexualität inspirieren und helfen, die eigene Geschlechtsidentität zu finden (Kap. 10.9). Auch die Sprache in Büchern oder Filmen mit sexuellen Geschichten kann Appetit auf neuartige Erfahrungen machen oder das Gegenteil bewirken.

Ein passendes Wort gibt einem Körperteil oder einer Empfindung die Daseinsberechtigung. Im 19. Jahrhundert wurde Frauenunterwäsche „die Unaussprechlichen" genannt, weil sie den tabuisierten Körperteil „da unten" bedeckte. Je breiter und selbstverständlicher das Spektrum der Worte von Therapeut:innen genutzt wird, desto mehr Erlebnisqualitäten haben in der Begleitung Platz. Anständige und politisch korrekte Sprache mag einer hohen Werthaltung entsprechen, aber „uns macht nachts heiss, was wir tagsüber bekämpfen" (Perel, 2013). Häufig geht es dabei um „handfeste" Begriffe, die vor allem die instinktive Ebene der Sexualität ansprechen, wie Schwanz, vögeln, Möse, blasen, lecken. Einige mögen diese Begriffe unangenehm finden, weil sie damit eine vom Herz abgespaltene Qualität verbinden und sie sich so entwürdigt fühlen. Sie ziehen Begriffe wie Liebe machen, Sex haben, Penis und Vagina vor. Darauf ist Rücksicht zu nehmen, besonders bei sexuell traumatisierten Menschen (Kap. 10.6.3). Für andere kann es befreiend wirken, wenn der Therapeut diese „unanständigen" Wörter ausspricht und damit der instinktiven Ebene der Sexualität eine Daseinsberechtigung gibt. Wenn das Instinktive mit dem Herz verbunden ist, gehört es zum menschlichen Dasein, ebenso wie spielerische, emotionale, herzliche, kommunikative und spirituelle Ebenen, für die es auch Worte gibt.

Praxisbeispiel

Jack Rosenberg berichtete in einem Seminar über eine Paartherapie mit einem sehr kräftigen grossgewachsenen Mann und einer zierlichen feingliedrigen Frau. Jack fragte sie, wie sie jeweils Sexualität initiieren würden. Der Mann meinte, er frage seine Frau, ob sie sich nicht ein wenig nahe sein könnten. Darauf brach es aus dieser heraus: „Ja, seit Jahrzehnten kommst du mir mit diesem Satz, der mich einschlafen lässt. Warum sagst du nicht einfach, dass Du mich ficken willst?"

10.4.2 Spiegelung

Angemessene sexuelle Spiegelung in der Therapie ist von grosser Bedeutung. Die meisten Menschen wurden in ihrer Kindheit sexuell nicht oder entwertend gespiegelt. Verschiedene Spiegelungsformen können im Umgang mit sexuellen Themen eingesetzt werden:

- Verbal: „Sie scheinen wirklich stolz darauf zu sein, dass Sie sich erstmals selbst einen Orgasmus verschafft haben."
- Visuell: Eine Klientin sieht, wie der Therapeut annehmend und in guter Selbstregulation ihren ganzen Körper anschaut.
- Körperlich: Ein junger Mann mit sexuellen Hemmungen übt die phallische Beckenbewegung, ist dabei sehr zögerlich und empfindet Scham. Der Therapeut steht neben ihn, schaut in die gleiche Richtung wie er, und macht die Bewegung synchron mit. Dadurch fühlt sich der Klient bestärkt, wird freier in seiner Bewegung und beginnt zu strahlen.
- Kinästhetisch: Der Therapeut in der Rolle des idealen Vaters berührt seitlich das Becken des Klienten, der in einer phallischen Beckenbewegung ist. Damit fühlt der Klient sich körperlich in seinem männlichen Sein vom Vater angenommen und unterstützt.

10.4.3 Imitation

Imitation ist eine Möglichkeit sozialen Lernens. Kinder imitieren ihre Eltern und Freund:innen, probieren aus und entwickeln weiter, was ihnen entspricht. So kann auch Therapie wirken: Therapeut:innen können für Klient:innen ein

Rollenmodell sein, um das eigene geschlechtliche Sein zu finden.

Praxisbeispiel

Der 50-jährige David kommt wegen Erektionsstörungen in Behandlung. Er ist in einer Familie mit völliger Ablehnung von Sexualität aufgewachsen. Sein Therapeut lädt ihn zu sexuellen Beckenbewegungen ein. Nach einer Weile findet David runde ondulierende Bewegungen und sein Körper wird schön beweglich. Der Therapeut schlägt ihm gerichtete phallische Beckenbewegungen vor. Das geht nicht. Ihm schräg gegenüberstehend macht der Therapeut eine solche Bewegung vor. David versucht, sie zu imitieren. Schliesslich findet er seine eigene Form der phallischen Gerichtetheit.

10.5 Sexuelle Entwicklung

Notburga Fischer, Robert Fischer

10.5.1 Sexuelle Entwicklungsstufen in der Lebensspanne

Die Entwicklung der sexuellen Liebes- und Beziehungsfähigkeit ist ein lebenslanger Lern- und Reifeprozess, der von unserer Zeugung bis zum Tod andauert. Wir lehnen uns dabei an das Reifestufenmodell der psychosexuellen Entwicklung von Willem Poppeliers an (Poppeliers & Broesterhuizen, 2007; Fischer, 2018). Jede Stufe baut auf der vorherigen auf und umfasst einen Zeitraum von mehreren Jahren. Ist eine Reifestufe nicht wirklich abgeschlossen, können sich deren Themen in spätere Lebensphasen verschieben. Die Entwicklung verläuft also nicht immer linear. Die Eltern und Vorfahren haben in diesem Modell eine systemische Bedeutung bis über den Tod hinaus.

Tabelle 10-1 zeigt potenzielle psychosexuelle Themen in verschiedenen Lebensphasen. Auch wenn Menschen alleine oder in gleichgeschlechtlichen Beziehungen leben, wirken ähnliche Themen.

Das Reifestufenmodell (Poppeliers & Broesterhuizen, 2007) beschreibt die psychosexuelle Entwicklung in den Dimensionen Sex, Gender, maskulin und feminin als lebenslangen Prozess, der von der Polarisierung über die Harmonisierung bis hin zur Transformation führt (Fischer, 2018).

Bis auf einen kleinen Prozentsatz von Intermenschen werden wir mit einem biologisch weiblichen oder männlichen Körper geboren (Polarisierung). In der kindlichen Entdeckung und sinnlichen Erforschung der Genitalunterschiede und der Brustregion spielen Körperformen eine grosse Rolle. Eine hilfreiche Spiegelung in dieser Phase bestärkt das Kind in seinem Erleben, in welcher Qualität auch immer es sich entdeckt, ausprobiert und erforscht.

In der jugendlichen Identitätsentwicklung spielen nebst der Entwicklung der sekundären Geschlechtsmerkmale die psychologische und soziale Dimension sexuellen Erlebens eine wichtige Rolle. Im aktuellen Zeitgeist von „alles ist möglich“ ist es eine grosse Herausforderung, sich auszuprobieren, mit verschiedenen Rollen, Identitäten und Beziehungsformen im maskulinen und femininen Spektrum zu experimentieren und darin immer mehr die eigene Identität zu entwickeln.

Um die Lebensmitte lernen viele Menschen, feminine und maskuline Aspekte in sich auszubalancieren (Harmonisierung). Der hormonelle Umbau in den Wechseljahren lässt Frauen maskuliner werden und Männer femininer. Wenn wir Menschen höheren Alters anschauen, können wir oft beide Geschlechter gleichzeitig in ihrem Gesicht lesen. Im hohen Alter werden wir „genderfluid“ oder wachsen über unsere Geschlechtlichkeit hinaus (Transformation) zum Mensch sein an sich.

In der therapeutischen Begleitung von Themen rund um Geschlechtlichkeit, Gendervielfalt und sexuelle Liebes- und Beziehungsfähigkeit sind die Reifestufen der psychosexuellen Entwicklung ein hilfreiches Orientierungsmodell. Wir arbeiten mit den Reifestufenthemen in der Balance zwischen Regression und Progression.

Tabelle 10-1: Psychosexuelle Reifestufen, angelehnt an Poppeliers und Broesterhuizen (2007)

Reifestufe	Themen
Zeugung bis Kleinkind	Im eigenen Raum landen, willkommen sein als Mädchen/Junge, genährt werden, erste Autonomieschritte.
Vorschulalter	Die Aufmerksamkeit des Kindes geht zu den Genitalien; kleine Jungen und Mädchen entdecken, erforschen und zeigen ihr geschlechtliches Dasein und wollen entsprechend gespiegelt und gesehen werden; aus ihrem Blickwinkel auf die Erwachsenen vergleichen und identifizieren sich beide mit dem gleichgeschlechtlichen Elternteil und probieren sich mit dem gegengeschlechtlichen Elternteil als „kleiner Mann/kleine Frau" aus.
Pubertät und Adoleszenz	Erste Menstruation und Ejakulation, Beginn der körperlichen Fruchtbarkeit; sich orientieren an äusseren Vorbildern, experimentieren mit Grenzerfahrungen, den Freiheitsbegriff ausdehnen, verschiedene Möglichkeiten und Beziehungen unter Peers ausprobieren, um sich selbst besser kennen zu lernen; Umgang mit der Kluft zwischen überflutenden Reizen von aussen (Internet, Pornos etc.) und dem eigenen Körper- und Beziehungserleben, das meist weit entfernt ist vom Dargestellten in den Medien; Selbstregulation der sexuellen Energie und verantwortlicher Umgang damit.
Frühes Erwachsenenalter	Sich einlassen auf eine verbindliche Beziehung und darin bleiben können, auch wenn die Verliebtheit abnimmt und Probleme auftauchen; sich frei fühlen in einer verbindlichen Beziehung bedingt eine Veränderung des Freiheitsbegriffs; Beziehungsdynamik wechselt von der Triade (Vater, Mutter, Kind) zur Dyade (Ich und Du); sich erwachsen und selbstreguliert in die sexuelle Beziehung einbringen.
Erwachsenenalter	Reproduktivität, gemeinsames Drittes in der Paarbeziehung (Kinder, ein Haus, gemeinsame Projekte etc.); öffnen wir in unserer Sexualität den Raum für dieses kreative dritte Element, so wächst die sexuelle Begegnung über die individuelle Lustbefriedigung hinaus (Sexualität für Reproduktion versus Sexualität zur individuellen Lustbefriedigung); Sexualität kann zu einem Tor werden, durch das wir unser Eingebundensein in ein grösseres Ganzes erfahren können.
Lebensmitte	Endlichkeit des Lebens wird deutlicher spürbar; Balance finden zwischen Vergangenheit und Zukunft und zwischen dem je eigenen inneren maskulinen und femininen Anteil; Prioritäten setzen; in der Beziehung immer mehr Verantwortung übernehmen und Projektionen auf Partner:innen zurücknehmen; Wechseljahre; Herausforderungen wie Trennungen, neue Beziehungskonstellationen oder Patchworkfamilien.
Spätes Erwachsenenalter	Frage nach dem Sinn und unserer Lebensaufgabe: „Was ist unser Platz und unser Beitrag im Kollektiv, in der Gemeinschaft?" Nicht mehr die Hormone, sondern das Herz reguliert die Sexualität; in der sexuellen Liebesbeziehung wird eine neue Ebene der Spiegelung möglich (sehen und gesehen werden, berühren und berührt werden, erkennen und erkannt werden); erwachsene Kinder ziehen aus; Sterben der eigenen Eltern; Grosseltern werden; an den letzten Platz der Generationenlinie wechseln, der eigene Tod wird spürbarer.

Tabelle 10-1: *Fortsetzung*

Reifestufe	Themen
Pensionsalter	Beziehung und persönliches Leben müssen neu definiert werden; für viele Paare stellt sich die Frage nach dem gemeinsamen Dritten nochmals neu; sich engagieren oder Liebe machen für etwas, das Sinn macht oder eine nachhaltige Auswirkung auf die nächsten Generationen hat und dem Fortgang des Lebens dient; Qualitätsänderung in der Sexualität (Erweiterung, Verfeinerung, Kultivierung, Anmut, profan und heilig, gelassen und heiter, ganzheitlich ...).
Alter	Alle Altersstufen sind präsent und können sich in der Welt, den Kindern und Enkel:innen spiegeln; Integration aller Lebensrollen; unverarbeitete Themen aus allen Lebensphasen abrunden; sexuelle Energie als Lebensenergie in allem Lebendigen erkennen; sexuelle Erregung als Hingabe, Entspannung, sich öffnen für die Essenz des Lebens, die in Allem zu erkennen ist; jede Liebesbegegnung könnte die letzte sein; Verbindung zur Natur, deren Werden und Vergehen; der Tod wird zum täglichen Begleiter, nahe Freund:innen und eventuell auch der Partner/die Partnerin sind zu verabschieden; der eigene Tod steht bevor als letzter Übergang und Loslassen, Transformation.

In Rückblenden können Klient:innen versäumte genitale Spiegelung aus Kindheit und Pubertät im Hier und Jetzt korrigierend erfahren und dadurch eine neue ressourcenorientierte Rückverbindung zu Eltern und Vorfahren herstellen (vgl. Praxisbeispiele in Kap. 10.6). Diese nährende Arbeit hilft, im Hier und Jetzt selbstreguliert und erwachsen Liebesbeziehungen einzugehen. Aus der Zukunftsperspektive können Fragen im Hier und Jetzt anderes priorisiert werden. Die Sterbebettperspektive zeigt deutlich, was am Lebensende wirklich zählt, und Beziehungskrisen können als Wachstumschance genützt werden.

10.5.2 Frühkindliche sexuelle Spiegelung

Wir möchten hier die Spiegelung in der frühen Eltern-Kind-Triade (psychoanalytisch: ödipale Entwicklungsphase) näher beleuchten, da in dieser Phase ein wichtiger Grundstein für die erwachsene sexuelle Beziehungsdynamik gelegt wird. Beziehungskonflikte wie Verlieben in unerreichbare Partner:innen, Dreieckskonstellationen, Aussenbeziehungen, sexuelle Unlust oder Spaltung zwischen Herz und Genitale können mit einer ungelösten Triangulierungskonstellation zusammenhängen (Poppeliers & Broesterhuizen, 2007).

Die sexuelle Beziehungsdynamik der Eltern oder wichtiger Bezugspersonen und deren Reaktionen auf das kindlich sexuelle Verhalten wirken prägend auf die sexuelle Entwicklung des Kindes. Wurden wir als Kind in unserem sexuellen Ausdruck adäquat gespiegelt und unterstützt oder abgewertet, beschämt, überbewertet, missbraucht? Manchmal projizieren Eltern erwachsene Sexualität in den kindlichen unschuldig-sinnlichen Ausdruck und werten das Kind dafür ab. Je besser Eltern sich in die kindliche Perspektive versetzen können, umso leichter können sie die Kinder in ihrer Neugier und unschuldigen Lebendigkeit spiegeln. Eine adäquate Haltung der Erwachsenen gegenüber Kindern ist: „Zu meinen sexuellen Bedürfnissen als Erwachsener schaue ich selbst, so dass du in deinem kindlichen sexuellen Ausdruck frei und sicher sein kannst."

In der therapeutischen Arbeit mit der frühen sexuellen Spiegelung ist der Lösungsweg je nach biographischer Geschichte verschieden. Das Lösungsbild sieht jedoch immer ähnlich aus: Die eigene Lebendigkeit in den Genitalien und die Verbindung zum Herzen entfalten sich, wenn die Eltern eine lebendige sexuelle Beziehung leben und aus dieser Verbindung als Paar für das Kind präsent sein können. Durch körperliches Nachinszenieren, Imaginieren oder Hören der entsprechenden Gute-Eltern-Botschaften kann diese neue Erfahrung im Hier und Jetzt verankert und abrufbar werden.

10.6 Sexuelles Szenario

Notburga Fischer, Robert Fischer

Kindliches Erleben von Sexualität und die Reaktion der Erwachsenen auf dieses Erleben beeinflussen die Entwicklung der sexuellen Identität und die Bewertung der eigenen sexuellen Attraktivität und Potenz. Im positiven Falle lernt das Kind, seine sexuellen Impulse adäquat und ungehemmt auszudrücken. Im negativen Fall wird die sexuelle Lebendigkeit unterdrückt oder sublimiert. Mit dem sexuellen Szenario erheben wir prägende erotisch-sexuelle Erfahrungen und erfragen daraus abgeleitete Glaubenssätze über sich selbst, Sexualität und sexuelle Beziehungen. Unter Glaubenssätzen verstehen wir affektmotorische Schemata, welche motorische, kognitive und affektive Überzeugungen beinhalten, die Organisation der Erfahrung bestimmen und verhaltenswirksam sind (Geuter, 2015). Positive Glaubenssätze geben Erlaubnis: „Du darfst deine Erregung geniessen", „Du darfst deinen Gefühlen trauen", „Du bist attraktiv, so wie du bist" etc. Negative gebieten und verbieten: „Sex ist schmutzig, verboten, sollst du nicht haben", „Vertraue keinem Mann" etc.

Ressourcen, Glaubenssätze, Empfindungen, Gefühle und Lebendigkeitslimiten, die unsere erwachsene Sexualität beeinflussen, können vor dem Hintergrund der eigenen sexuellen Geschichte verstanden werden. Wie früh im Leben diesbezüglich Weichen gestellt wurden und welche Schlüsse über sich als sexuelles Wesen sie daraus gezogen haben, überrascht die meisten Menschen bei der Aufnahme des sexuellen Szenarios.

Die erworbene sexuelle Identität setzt sich aus der Summe verschiedener Entwicklungsaspekte zusammen. Dabei spielt das Verhältnis von chronologischem, körperlichem, sozialem, intellektuellem und emotionalem Wachstum eine wichtige Rolle.

Voraussetzung für die Arbeit mit dem sexuellen Szenario sind eine etablierte, sichere therapeutische Beziehung und Erfahrungen mit Körperwahrnehmung und sympathikotoner Atmung. Weil bei dieser Technik die sexuellen Erlebnisse durch Atmung und Imagination aktualisiert werden, sollte sich die Therapeutin bereits vorher einen Überblick über die sexuelle Anamnese verschafft haben. Traumatische sexuelle Erlebnisse werden nicht aktualisiert.

10.6.1 Aufnahme des sexuellen Szenarios

Leitfaden für Therapeut:innen

Aufnahme des sexuellen Szenarios

1. Sicheren Rahmen schaffen: Ziel und Vorgehen beschreiben, Spiegeln, Beziehung klären, Grenzen ansprechen, Zeugenposition etablieren, liegende (regressionsfördernd) oder sitzende Position.
2. Sympathikotone Atmung zur Erlebensaktivierung, Intensität abhängig von Stabilität und Containment der Person.
3. Zurückgehen zu einem Ereignis, das im weitesten Sinne mit Sexualität oder Sinnlichkeit zu tun hatte; bevorzugt beginnen wir mit der frühesten positiven Erinnerung. Sich das Ereignis auf einer Leinwand vorstellen, mit allen Sinnen darin eintauchen und das Erleben in der Gegenwart beschreiben. Die Therapeutin fragt nach Körperempfindungen, Emotionen, daraus abgeleiteten positiven oder negativen

Glaubenssätzen und Verhaltensmustern. Welche Überzeugung hat das Kind aus dieser Erfahrung über sich und seine Sexualität mitgenommen? Welche Verhaltensmuster resultieren daraus?
4. Reorientierung im Hier und Jetzt, Verbindung mit dem Körper im Hier und Jetzt.
5. Schritte 2–4 für weitere wichtige, positive oder schwierige Ereignisse von der Kindheit bis ca. 20-jährig, allenfalls auch für spätere wichtige Erfahrungen. Insgesamt werden 5–8 Erlebnisse gesammelt, z. B. Doktorspiele, erster Kuss, erster Orgasmus, erste Mens, erste sexuelle Erfahrung.
6. Zusammen mit dem Klienten wird nach dem roten Faden, sich durchziehenden Themen gesucht. Förderliche und hinderliche Glaubenssätze und Verhaltensmuster werden benannt, die spätere Bearbeitung wichtiger Ereignisse vereinbart.

Die Gratwanderung bei der Aufnahme des sexuellen Szenarios besteht darin, die Personen die Ereignisse spüren zu lassen, ohne zu tief einzutauchen, und sie sicher durch heikle Bereiche zu navigieren. Bei Traumatisierten muss auch die Aktualisierung positiver sexueller Ereignisse sorgfältig gesteuert werden. Aufrechtes Sitzen, Grenzen legen, keine oder nur wenig sympathikotone Atmung, die Installation einer Ressource und die Vereinbarung, sich bei Überforderung mitzuteilen, helfen, den inneren Beobachter und die erwachsene Position zu halten.

Es ist möglich, dass ein zuerst angenehm erlebtes Ereignis (z. B. Erregung beim Doktor spielen) durch die Reaktion von Erwachsenen (Strafe, Kritik) zu unangenehmen Gefühlen geführt hat und mit einem negativen Glaubenssatz („Meine Erregung ist schlecht") behaftet wurde, womit die ursprüngliche unschuldige Erregung verloren ging. Ein Verhaltensmuster könnte sein, dass die Erregung nur noch im Geheimen erlebt werden darf und mit Angst, Schuldgefühlen, flacher Atmung und körperlichem Engegefühl verbunden ist.

Praxisbeispiel

Die 40-jährige kinderlose Priska möchte sich mit der Kinderfrage beschäftigen. Eine Erinnerung bei der Erhebung des sexuellen Szenarios: „Ich bin zwölf Jahre, entdecke das erste Blut in meiner Unterhose und laufe zu meiner Mutter. Sie sieht mich mit Falten auf ihrer Stirn an und sagt mit leidvoller Stimme: ‚Jetzt beginnt bei dir auch schon dieses Übel, welches wir Frauen besser nicht hätten. Ab jetzt musst du vor allem aufpassen, dass Du mir ja nicht schwanger nach Hause kommst!' Mein Bauch zieht sich krampfartig zusammen, meine Füsse sind kalt und ich schäme mich, eine Frau zu sein. Seither ist meine Menstruation mit der Angst vor ungewollter Schwangerschaft verknüpft, unabhängig davon, ob ich Sex habe oder nicht." Als Glaubenssatz taucht auf: „Am besten ist es, keine Kinder zu bekommen." Die Klientin stellt fest: „Bis jetzt habe ich danach gelebt. Es wird Zeit, das neu zu überprüfen!"

10.6.2 Therapeutisches Arbeiten mit dem sexuellen Szenario

In der Summe der gesammelten Blitzlichter der sexuellen Entwicklungsgeschichte verdeutlichen sich zu bearbeitende Themen. Was hat dem Kind gefehlt, um sich in seiner sexuellen Lebendigkeit zu entfalten und eine Verbindung zwischen Herz und Genitale aufzubauen? Schwierige Situationen können aktualisiert und bearbeitet werden, indem der jüngere Selbstanteil in seinem körperlichen und emotionalen Erleben adäquat gespiegelt und unterstützt und so eine erweiternde *Felt-sense*-Erfahrung ermöglicht wird. Die Aktualisierung von vergessenen Ressourcenerfahrungen kann die Lebendigkeitslimiten für sexuelles Erleben erweitern.

Praxisbeispiel

Der 55-jährige Eric erinnert eine Situation als fünfjähriger Junge: „Ich bin in meinem Zimmer und spiele mit meinem Pimmel. Plötzlich geht die Tür auf. Meine Mutter wirft einen verachtenden

Blick auf mich und sagt: ‚Du bist doch sonst so ein lieber Junge. Hast Du jetzt auch schon nichts Besseres im Sinn als all die Männer, die immer nur Sex wollen?' – Ich erstarre mitten in der Bewegung, es ist wie eine Ohrfeige, die auf meinem Glied landet. Ich spüre Scham, verstehe ihre Worte nicht wirklich – in meinem Kopf dreht: lieber Junge, böse Männer, Sex muss was Schlechtes sein."

Beim Bearbeiten der Situation berührt Eric in seiner Vorstellung als Fünfjähriger seinen Penis und knüpft dabei an seine Unschuld und Neugier beim Erforschen an. Sein Atem strömt ins Becken, welches er dabei bewegt. Von seiner Mutter möchte er hören: „Du darfst deinen Pimmel erforschen, er ist dein bestes Stück. Ich freue mich an deiner Lebendigkeit!" Er stellt sich vor, wie seine Mutter diese Sätze zu ihm sagt. Dabei entspannt er sich sichtbar und spürt eine Wärme im Genitale, die sich zu seinem Herzen ausbreitet. Eine Weile atmet er in die Verbindung von Herz und Genitale und verankert so das neue Empfinden.

Kommentar: Dieses Beispiel illustriert eine häufige Verletzung von Männern: Der Junge wird im Genitale abgewertet – Männer und Sex sind schlecht (Geschlechtervorurteil) – im Herz wird er als lieber Junge bestätigt, erhält dort vielleicht sogar zu viel des Guten. Er erlebt eine Überflutung im Herzen und eine Missachtung/Entwertung (psychoanalytisch: Kastration) im Genitale. Dies wirkt trennend auf die beiden Pole.

10.6.3 Traumatische Erlebnisse in der sexuellen Geschichte

Häufig hinterlässt ein sexueller Übergriff Spuren im körperlichen und emotionalen Erleben von Sexualität. Oft werden die Erfahrungen des Übergriffs abgespalten und drängen später in sexuellen Begegnungen wieder ins Bewusstsein.

Da das Erinnern traumatischer sexueller Erlebnisse mit viel Schmerz und Ohnmachtsgefühlen verbunden ist, muss die Erzählung mit Fokus auf Präsenz im Hier und Jetzt aufgenommen werden. Oft sind die Begleitumstände mindestens so traumatisch wie das Ereignis selbst. In der Therapie gilt es, zu differenzieren und alle Gefühle im passenden Kontext zu bearbeiten.

Die Gefühle des hilflosen Ausgeliefertseins und der Überwältigung werden vom Opfer oft in Form von Schuldgefühlen auf sich selbst retroflektiert. Gestaltdialoge eignen sich, um die oft widersprüchlichen Gefühle und insbesondere auch die Wut nach aussen gegen die Täter:innen zu richten. Dies hilft, aus der Opferposition wieder in die eigene Kraft zu kommen.

Körperlich geht es meist um Dissoziation, um Abspalten vom Körpererleben. „Nimm meinen Körper, aber meine Seele bekommst du nicht." Daher ist ein wichtiger Aspekt der Heilung, die eigene Körperpräsenz in den betroffenen Körperteilen (Vagina, Penis, After) zurückzugewinnen, die Liebesorgane wieder zu bewohnen und damit ins Körperbild zu reintegrieren.

Findet der sexuelle Übergriff durch ein Familienmitglied statt, ist eine sonst Liebe und Schutz gebende Person gleichzeitig Täter:in. Dadurch erlebt sich das Kind meist eng verbunden oder identifiziert mit dieser Person oder es ist von dem Menschen abgeschnitten, der sonst nährenden Halt gibt. Das Kind kann sich an niemanden wenden und erlebt sich isoliert. Angst und der Druck, das Geheimnis für sich behalten zu müssen, können eine chronische Muskelanspannung und/oder Dissoziation bewirken. Im sicheren Rahmen der Therapiesituation kann im Hier und Jetzt die Grenze gesetzt, das Kind geschützt und die Tat verurteilt werden. So kann auch im körperlichen Erleben die Aufmerksamkeit und Präsenz wieder in die Liebesorgane fliessen und neue Lebendigkeit entstehen.

Abtreibungen sind sowohl für die betroffene Frau wie für die Paarbeziehung fast immer sehr belastende Erfahrungen. Sie führen oft zu Beckenblockaden, sexueller Unlust oder Impotenz, wohl um unbewusst eine erneute Abtreibung zu verhindern. Manche Paare trennen sich, wenn die Abtreibung nicht aufgearbeitet wird, da die Frucht der gemeinsamen Sexualität abgelehnt wurde. Hier bietet sich für Frauen wie Männer Arbeit mit Gestaltdialogen an, in denen man sich mit dem Fötus unterhält und Trauer, Wut und Verlustgefühle ausdrücken kann. Im Anschluss daran kann auch ein Dialog mit dem eigenen Körper (Gebärmutter, Penis) helfen, unabgeschlossene Gestalten zu vollenden, um wieder für den Ausdruck der eigenen Lebendigkeit im Becken frei zu werden.

Paare mit unerfülltem Kinderwunsch, die im Prozess von assistierter Reproduktionsmedizin schon mehrere erfolglose Versuche hinter sich haben, erleben häufig eine zunehmend belastete Sexualität. Die spontane Lebendigkeit verschwindet, da sexuelle Begegnungen meist nach Zyklusplan stattfinden. Manchmal fällt die Sexualität auch ganz weg, da der Zeugungsprozess von der gelebten Sexualität abgekoppelt wird. Diese macht plötzlich keinen Sinn mehr und ist mit Frustration und Versagen verbunden. Hier empfehlen wir, diese Gefühle anzuerkennen und trotzdem „Liebe zu machen für das potenzielle Kind“ (was jetzt wieder ohne Druck möglich wird) und so den Zeugungsprozess, der ausserhalb der Körper stattfindet, körperlich zu begleiten.

Kommen zusätzliche Personen wie Samenspender, Eizellenspenderin oder eine Leihmutter dazu, ist es wichtig, diesen einen respektvollen Platz im System zu geben und die biologische Realität dieser Unterstützung anzuerkennen. Für das Kind und seine spätere Identitätssuche braucht es Transparenz – Kinder haben das Recht die biologische Realität ihrer Entstehung zu kennen.

10.7 Energetische Modelle von Sexualität

Notburga Fischer, Robert Fischer

10.7.1 Orgastischer Zyklus

Sexualität kann als ein Prozess betrachtet werden, in dessen Verlauf Energie im Körper aufgebaut, verteilt, gehalten und wieder losgelassen wird. Wir bezeichnen diese Energie auch als Ladung. Ladung ist nicht zu verwechseln mit Sympathikusaktivierung. Für einen vollständigen orgastischen Zyklus braucht es sowohl den Parasympathikus (Erektion, Anschwellen der Schamlippen) als auch den Sympathikus (Ejakulation, Kontraktionen von Beckenboden, Vaginalmuskeln und Gebärmutter beim Orgasmus). Der Prozess von Ladungsaufbau, -verteilung, Containment und Loslassen kann mit der Kurve des orgastischen Zyklus aufgezeichnet werden. Diese Kurve verläuft individuell sehr verschieden, durchläuft jedoch in der Regel acht Phasen: Intimität, Begehren/Lust, Annäherung, Ladungsaufbau, Aufrechterhalten der Ladung, Orgasmus/Entladung, Befriedigung/Erfüllung und wieder Intimität, wobei das Energieniveau am Ende meist höher ist als zu Beginn (Rosenberg et al., 2011).

Abbildung 10-2 zeigt eine Kurve, wie sie vor allem für biologische Männer typisch ist, und bei der Ladungsaufbau und Aufrechterhalten der Ladung zusammenfallen. Frauen erleben oft eine Plateauphase mit wellenförmigem An- und Abschwellen der Ladung (Abbildung 10-3). Nicht immer kommt es dabei zu einem Orgasmus. Es können aber auch multiple Orgasmen auftreten. Auch Männer können lernen, Orgasmen ohne Ejakulation zu haben, indem sie ihre Ladungskurve auf einem erhöhten Erregungsniveau wellenförmig modulieren durch Loslassen, Verteilen der Erregung im Körper und weiterem Erregungsaufbau.

Wir betrachten alle acht Phasen als gleichwertig nach dem Motto: „Der Weg ist das Ziel“. „Orgas-muss nicht sein, sondern Orgas-kann, Orgas-darf sein“. Diese Haltung erleichtert es, sich von einer Zielfixierung zu lösen. Die Intensität des Erlebens steht in direktem Zusammenhang mit dem erhöhten Ladungsaufbau im gesamten Körper und nicht nur in den Genitalien. Ein totaler Orgasmus erfolgt, wenn sich die aufgebaute sexuelle Erregung im ganzen Körper frei ausbreiten und so lange gehalten werden kann, bis sie in die orgastische Entladung führt.

Das orgastische Erleben hängt auch von der körperlichen und psychischen Gesundheit, dem

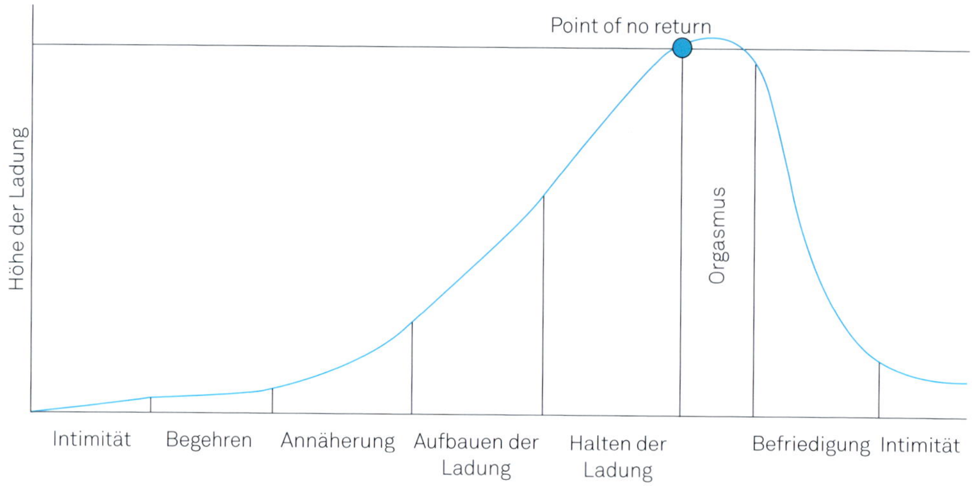

Abbildung 10-2: Orgastischer Zyklus.

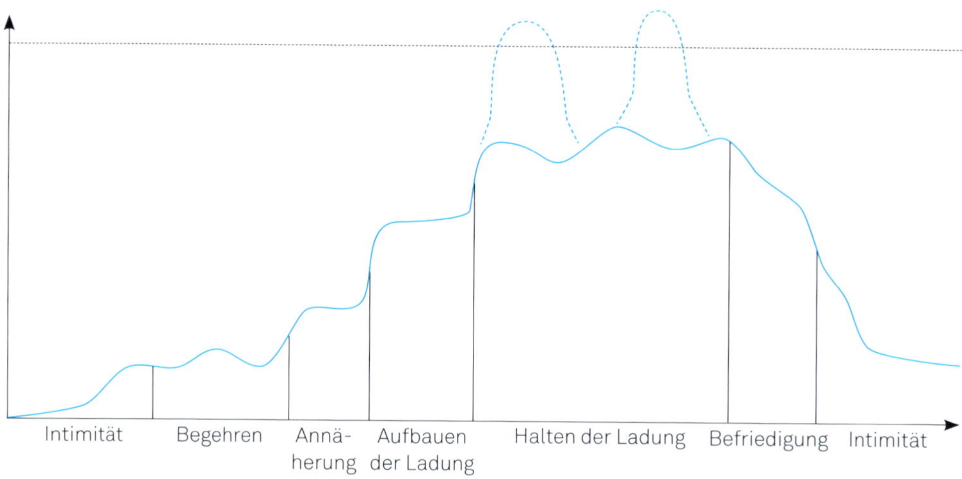

Abbildung 10-3: Orgastischer Zyklus beim ondulierenden Modus.

Glaubens- und Wertesystem des Individuums und der Fähigkeit ab, Lust und Erregung zuzulassen. Deshalb verläuft die Reise durch die verschiedenen Stadien der orgastischen Kurve individuell sehr verschieden. Der Aufbau von sexueller Energie und Erregung kann aktiv über verschiedene Elemente gesteuert werden. Jeder Mensch kann lernen, die Phasen des orgastischen Zyklus selbst zu regulieren und damit im Erleben des eigenen Zyklus unabhängiger vom Gegenüber zu werden. In der therapeutischen Arbeit mit dem orgastischen Zyklus (z. B. über die ondulierende Atemwelle) beziehen wir die im Folgenden dargestellten Elemente mit ein.

Präsenz und Kontakt

Der sexuelle Austausch findet im Körper statt. Daher ist der wichtigste Schlüssel zum Erleben erfüllter Sexualität eine gute Körperpräsenz. Sowohl in der Selbstliebe als auch in der partnerschaftlichen Sexualität können Aufmerksamkeit und Atem zur berührten Körperstelle gelenkt werden. Sind wir in unserem Körper präsent und nehmen uns wahr, können wir uns dem Gegenüber mit unseren Bedürfnissen und Impulsen zeigen und dieses gleichzeitig wahrnehmen. Gerade in der Sexualität versuchen viele, zuerst die Bedürfnisse des Partners wahrzunehmen und zu erfüllen (offensiver Kompensationsstil). Das mindert jedoch Lust und Begehren, weil die Verbindung zum eigenen Erleben verloren geht und man nicht mehr bei sich zu Hause ist.

Zum Üben von Präsenz und Kontakt empfehlen wir Paaren, in einer entspannten Position (z.B. Scherenposition mit Augenkontakt) ihre Liebesorgane zu verbinden und mit Aufmerksamkeit und Atem beim Kontakt der Genitalien zu verweilen. Dabei kann eine Pulsation in den Liebesorganen wahrgenommen werden. Augenkontakt hilft, auch bei hoher Erregung im Hier und Jetzt zu bleiben. Im energetisch offenen Körper sind Augen und Genitalien verbunden. Augenkontakt während des Orgasmus ermöglicht Sehen und Gesehenwerden im intimsten Moment des Loslassens.

Atem

Sexuelle Erregung und deren Verteilung im ganzen Körper werden über Atmen, Bewegung und Berührung aufgebaut. Je weniger wir atmen, desto reduzierter ist das sexuelle Erleben. Atmung und emotionales Erleben sind miteinander verbunden und beeinflussen sich gegenseitig. Die Arbeit mit der oberen Schaukel unterstützt die emotionale Hingabe in der Sexualität. Das orgastische Loslassen kann sich durch Lachen oder Weinen ausdrücken. In vielen „sexuellen Schulen" spielen deshalb Atemübungen eine wichtige Rolle zur Vorbereitung, in der Selbstliebe und während der Vereinigung. Wir nutzen hierfür die Übungssequenz zur Selbstintegration, die ondulierende Atemwelle oder den weiblichen und männlichen Atemkreis.

Containment

Steigen sexuelle Erregung und Ladung, braucht es einen flexiblen Körper als Gefäss, welches die aufgebaute Ladung verteilen und halten kann. Parasympathisches Atmen und ondulierende Bewegungen helfen, die in den Genitalien aufgebaute Erregung im gesamten Körper zu verteilen. Dabei ist es wichtig, die eigenen Grenzen bewusst spüren und halten zu können. Dies ermöglicht Hingabe ohne vernichtend erlebten Identitätsverlust. Denn Hingabe braucht volle Körperpräsenz und hat mit der Differenzierungsfähigkeit (jeder ist gut bei sich und gleichzeitig im Kontakt mit dem anderen) zu tun. Hingabe ist nicht Selbstaufgabe.

Sexuelle Erregung kann auch einfach ein Ausdruck von Vitalität sein und muss nicht zu einer sexuellen Aktivität führen. Diese Einsicht ist besonders wichtig für Menschen, die ihr Leben um Sexualität konstellieren und sich mit ihr identifizieren. Sie können lernen, die aufgebaute Erregung durch Ausdehnen und Entspannen im Körper zu halten.

Sinnlichkeit und Lust

Oft wird vergessen, sich auf alle Sinne und die Sinnlichkeit zu konzentrieren: riechen, sehen, hören, berühren, massieren, halten, verlangsamen (*Slow Sex* etc.). Verlangsamung und Ausdehnung des Gewahrseins helfen mit, die Erregung im Körper zu verteilen und Blockaden zu lösen.

Stimulierung der Genitalien

Diese trägt energetisch am wenigsten zum Ladungsaufbau bei. Rosenberg erläuterte dies mit der Big-Bang-Metapher: Beim Orgasmus wird wie bei einem Pistolenschuss Energie entladen. Ein stärkerer Knall (intensiverer Orgasmus) entsteht nicht durch heftigeres Ziehen am Abzug (genitale Stimulation), sondern durch mehr Schiesspulver (höhere Ladung). Stimulation der Genitalien kann jedoch helfen, den Orgasmus auszulösen, wenn das dafür notwendige Erregungsniveau erreicht ist. Regelmässige starke genitale Stimulierung, wie sie beim Gebrauch von Vibratoren erfolgt, kann von hoher Reizintensität abhängig machen und eine Verminderung der feineren Wahrnehmung bewirken.

Gedanken und Phantasien

Phantasien können inspirierend für die reale sexuelle Begegnung wirken, aber sie können auch wirklichen Kontakt verhindern. Phantasien können die archetypische Ebene der sexuellen Energie fördern. Viele Paare leben in ihrem Alltag den kleinsten gemeinsamen Nenner ihrer sexuellen Möglichkeiten (Clement, 2016). Hier können mitgeteilte Phantasien inspirierend sein und wieder neue experimentelle Räume eröffnen. Sie können aber auch eine Sackgasse sein, indem die Aufmerksamkeit von der realen Begegnung zu Phantasieinhalten abschweift, so dass die Phantasie zwischen den Liebenden steht. Phantasievorstellungen von einem Idol, dem die reale Partnerin nie entsprechen kann, haben oft Züge, die den realen Eltern gefehlt haben (ideale Mutter und/oder Vater: sexuell lebendig und bestätigend). Solche Zusammenhänge können in der Therapie erkannt und bearbeitet werden.

„Negative" oder ablenkende sexuelle Phantasien zum Verzögern eines vorzeitigen Samenergusses empfehlen wir nicht. Sie führen zur Spaltung zwischen Körper und Geist. Lernen die Menschen hingegen, die sexuelle Erregung im ganzen Körper zu verteilen, so erweitern sie ihr Containment für hohe Ladung, bleiben emotional und körperlich präsent und können die Ladung länger halten.

Sexualsprache

Eine genau benennende Sprache kann auch Details konkret schildern. Es lohnt sich, assoziative Worte und Begriffe zu finden, die ein lustvolles körperliches Wahrnehmen fördern. Wissenschaftliche und medizinische Begriffe schaffen eher Distanz und können vom Körpererleben abspalten.

10.7.2 Phasen des orgastischen Zyklus – was wirkt störend, was fördernd?

Rosenberg bezog die Sexualität ganz selbstverständlich in die Psychotherapie mit ein, weil sich in ihr unsere psychologischen Themen besonders pointiert zeigen. Er nutzte das Erleben der Sexualität sozusagen als Lupe, unter der sich die eigenen Themen in der Vergrösserung untersuchen lassen. Szenarioverletzungen, defensiver und offensiver Kompensationsstil manifestieren sich in intimen Beziehungen und in der Sexualität besonders deutlich. Bei der Arbeit mit sexuellen Themen verknüpfte Rosenberg Körper- und Atemarbeit mit der Bearbeitung zugrundeliegender psychologischer Themen.

Wir gehen deshalb in der folgenden Darstellung der verschiedenen Phasen des orgastischen Zyklus auf deren körperliche und psychische Gesetzmässigkeiten, Störfaktoren und förderndes Verhalten ein und illustrieren sie jeweils mit einem Fallbeispiel. Die Auflistung der Beispiele erhebt keinen Anspruch auf Vollständigkeit und kann mit eigenen Erfahrungen weiter ergänzt werden.

Intimität

Störfaktoren: defensiver Kompensationsstil (automatisches Nein, wenn der Andere Nähe herstellen möchte), Verletzungen, welche das Vertrauen beeinträchtigen, fehlende Grenzen, Geheimnisse, offensiver Kompensationsstil etc.

Praxisbeispiel

Offensiver Kompensationsstil: Daniel beschreibt: „Sobald meine Frau zur Tür reinkommt, lese ich schon in ihrem Gesichtsausdruck, ob heute eine Begegnung drin liegt oder nicht. Um mir meine Frustration zu ersparen, reduziere ich bei „Schlechtwettermine" meine eigenen Bedürfnisse so weit runter, dass ich sie selbst nicht mehr wahrnehme. Früher habe ich meine Frau noch manchmal umarmt, jetzt lasse ich das bleiben. Leider haben wir fast keine körperliche Nähe mehr."

Fördernd: Sicherheit und Bindung fördern durch Umarmung mit Fokus auf beidseitige Entspannung, „Hautzeit" (nackt und entspannt zusammenliegen), Paarzeiten vereinbaren für wirkliches Begegnen, Zwiegespräche, eigene Fragmentierungen bearbeiten, Agency-Mantras, Tagebuch etc.

Begehren/Lust
Störfaktoren: Mangel an Lust und Verlangen durch Stress, Burnout-Syndrom, Depression, Drogen, Verhütung, Abtreibung, Hormone oder Medikamente, offensiver Kompensationsstil, Überflutungsgefühle, Abhängigkeit von äusseren Stimuli (z.B. Pornokonsum), defensiver Kompensationsstil (sich selbst und den Partner wie ein Objekt behandeln), Wechseljahre etc.

Praxisbeispiel
Bernd, ein Klient mit häufigem Pornokonsum, beschreibt: „Ich finde meine Frau nicht mehr anziehend und attraktiv, muss dabei schon gestehen, dass mir die grossen Titten der Frauen aus dem Internet dazwischenkommen. Die hat sie nun einfach nicht. Obwohl sie nichts davon weiss, beklagt sie sich, dass ich sie nicht mehr als Frau sehe und begehre, womit sie ja auch recht hat."

Fördernd: Selbstliebe und Selbstregulation üben z.B. in Verbindung mit der Übungssequenz zur Selbstintegration oder ondulierender Atemwelle; erotische Zwiegespräche (sich sexuelle Bedürfnisse oder Phantasien mitteilen, ehrliche Komplimente ausdrücken), Bewusstsein über Nebenwirkungen von Medikamenten etc.

Annäherung/Initiative
Störfaktoren: Defensiver Kompensationsstil (fixe Idee, wie Verführung sein müsste, automatisches Nein), Lebendigkeitslimiten (Angst vor Schwangerschaft, vor Zurückweisung), offensiver Kompensationsstil (eigene Bedürfnisse nicht ernst nehmen), fixierte Muster etc.

Praxisbeispiel
Heidi beschwert sich in der Paarsitzung über die vorhersehbaren zögerlichen Annäherungsschritte ihres Mannes: „Es läuft immer gleich ab. Sobald du mir über den Rücken streichst, stellen sich mir schon die Haare auf, weil ich genau weiss, wie es weitergeht. Ich möchte mal mit einem Frontalangriff überrascht werden."

Fördernd: Beide Partner übernehmen Verantwortung für Annäherung, bei einem Nein des Partners trotzdem mit dem eigenen Impuls in Kontakt bleiben und sich selbst regulieren; sich zeigen und zumuten, tanzen als Paar, Führen und Folgen balancieren etc.

Ladungsaufbau
Störfaktoren: Erektionsstörungen, Vaginismus, Schmerzen beim Geschlechtsverkehr, körperliche Blockaden, emotionales Weggehen, Lebendigkeitslimiten, Abspalten aus Schutz vor traumatischen Erinnerungen, trockene Scheide in Menopause etc.

Praxisbeispiel
„Immer wenn mein Mann beim Sex heftiger zu atmen beginnt und in die Einbahnstrasse zu seinem Orgasmus einbiegt, löscht es mir innerlich ab. Ich werde jünger, fühle mich überwältigt und höre fast auf zu atmen: Augen zu und durch, bis es vorbei ist." Vera erlebte als siebenjähriges Mädchen einen Missbrauch durch ihren Onkel, der mit intensiver Atmung vor ihr onanierte.

Fördernd: Präsenz, Grenzen, Erdung, Kontakt, Übungssequenz zur Selbstintegration, „Ich-bin"-Gefühl, Atemwelle, in Verbindung von Herz und Genitalien atmen, Augenkontakt, traumasensibler, gut aufeinander abgestimmter Ladungsaufbau bei traumatisierten Menschen etc.

Halten der Ladung (Containment)
Störfaktoren: Frühzeitige Ejakulation, defensiver Kompensationsstil (Abspalten, oft aus Angst vor dem Fühlen alter emotionaler Sehnsüchte oder Verletzungen), fixe Idee vom Ziel des Orgasmus, unsichere Verhütung, lachen oder zu viel reden als Entladung etc.

Praxisbeispiel
Nils, ein Klient mit vorzeitiger Ejakulation: „Bei mir läuft schon die innere Uhr, sobald wir uns dem Bett nähern. Es ist wie ein Teufelskreis, in

dem ich am Anfang schon fertig bin." In drei Sitzungen lernt Nils, über die ondulierenden Elemente der Atemwelle seine Lebendigkeit vom Becken in den Brustraum zu verteilen und im ganzen Körper zu entspannen. In der Folge ist es ihm auch in der sexuellen Begegnung mit seiner Frau möglich, seine Entladung zu regulieren.

Fördernd: Präsenz im Hier und Jetzt, Bewusstmachen der eigenen Entladungsmuster, Pendeln zwischen Innen- und Aussenwahrnehmung, bei sich und mit Partner:in im Kontakt sein, Grenzbewusstsein, ondulierende Atemwelle etc.

Orgasmus/Entladung
Störfaktoren: Verzögerte Ejakulation, Anorgasmie, defensiver Kompensationsstil (Abspalten, automatisches Nein), Leistungsdruck, Orgasmus vortäuschen, Angst vor Kontrollverlust, Ladung zu tief oder zu hoch, Überzeugung, es müsste gleichzeitig mit Partner:in sein etc.

Praxisbeispiel
Kathrin beschreibt den Frust über jahrelanges Vortäuschen von Orgasmen, die sie durch Stöhngeräusche immer zeitgleich mit dem Kommen ihres Mannes simuliert hat. Sie selbst sei nicht orgasmusfähig, aber das zuzugeben wäre ein Gesichtsverlust. In Atemsitzungen zeigt sich ein hoher Grundtonus der Muskeln, v.a. im Becken und in den Beinen. Gleichzeitig fällt es ihr schwer, Ladung aufzubauen und sich dabei zu spüren. Sie lernt, sich selbst liebevoll zu berühren in Verbindung mit einer langsamen Becken- und Brustschaukel und im Wechsel von Anspannen und Loslassen der Muskeln. „Ich liebe dich für das, was du bist, und nicht für das, was du tust", ist dabei eine wichtige Gute-Eltern-Botschaft.

Fördernd: Ausdruckstanz mit Fokus auf Loslassen oder Schütteln, Atemwelle, Vorstellungen von Orgasmus loslassen, kein Ziel vor Augen, sich zeigen und zumuten, Augenkontakt beim Orgasmus, keine Show etc.

Befriedigung/Erfüllung
Störfaktoren: Defensiver Kompensationsstil (Überflutungsgefühle durch zu viel Nähe, Präsenzverlust, Kontaktabbruch durch Rauchen, sofortiges Einschlafen oder „Es ist nie genug"), offensiver Kompensationsstil („Wie war ich? War es gut für dich?") etc.

Praxisbeispiel
Steffi geht nach ihrem meist klitoralen Orgasmus jeweils eine Zigarette rauchen und unterbricht dadurch die intensive Nähe zu ihrer Partnerin: „Absurderweise spüre ich mich dann wieder mehr. Wenn ich den Rauch ausblase, sehe und spüre ich: Der kommt aus mir. Ich verliere mich oft in der Nähe und spüre meine Grenzen nicht mehr. In meiner Rauchwolke bin ich wieder in meiner Blase – leider reagiert meine Partnerin mittlerweile fast allergisch, wenn ich nach Rauch stinke."

Fördernd: Nehmen und geniessen lernen, sich massieren, Spüren von Nähe, Wohlbefinden, Umarmen mit Fokus auf Entspannung, bei sich und im Kontakt sein etc.

Intimität/Sinnlichkeit
Störfaktoren: Bindung nicht grösser und Ladung nicht höher als zu Beginn, z. B. wenn Sex zum Stressabbau benutzt wird, und sich der Partner dadurch wie ein Objekt behandelt fühlt; Streiten nach dem Sex, um wieder Distanz herzustellen etc.

Praxisbeispiel
Rob experimentiert mit der unterschiedlichen Wirkung auf die Intimität, je nachdem ob er ejakuliert oder nicht, und stellt fest: „Wenn ich nicht ejakuliere und die Energie durch körperliche Wellenbewegungen (Brust- und Beckenschaukel) entlade, ist es, als ob wir nur eine Pause gemacht hätten in der Liebesbegegnung, und ich kann einen Tag später dort wieder anknüpfen. Es bleibt ein intimer Raum zwischen uns offen. Wenn ich ejakuliere, ist diese Gestalt geschlossen und ein neues Kapitel beginnt."

Fördernd: Selbstbestätigte Intimität pflegen (Selbstregulation), ähnliche Elemente wie bei Intimität zu Beginn des Zyklus etc.

Grundsätzlich sind in allen acht Phasen für eine selbstregulierte Sexualität die therapeutische Bearbeitung von defensivem und offensivem Kompensationsstil, die Förderung von Selbstwahrnehmung und Grenzbewusstsein und die Arbeit an Körperblockaden wichtige Schlüssel.

Die Integrative Körperpsychotherapie IBP arbeitet mit einem Fragebogen (siehe Online-Unterlagen zu diesem Kapitel) zu den Phasen des orgastischen Zyklus. Dieser kann helfen, das eigene orgastische Muster und allfällige Störfaktoren zu erkennen und ein besseres Verständnis der eigenen und partnerschaftlichen psychosexuellen Themen zu gewinnen.

Es empfiehlt sich, die Auswertung zusammen mit den Klienten:innen zu machen: In welcher Phase sind die meisten Nein-Antworten? Das ist die Phase mit dem grössten Potenzial zur Verbesserung des orgastischen Zyklus. Das Bearbeiten der damit verbundenen Themen kann in Verbindung mit Atemsitzungen stattfinden. Die Verbindung von psychologischer mit Körper- und Atemarbeit (z.B. der Atemwelle) wirkt doppelt effektvoll, da allfällige Lösungsbilder gleichzeitig in einem lebendigen und durchlässigen Körper verankert werden.

10.7.3 Sexueller Energiekreis

In seiner psychotherapeutischen Arbeit stellte Rosenberg bei vielen Menschen eine Spaltung von Herz und Genitale fest. Manchmal war das Beckensegment offen und das Brustkorbsegment verschlossen, manchmal umgekehrt. Bei der Bearbeitung des verschlossenen Segments mit Entspannungstechniken führte die Lösung der Blockade im einen Segment manchmal unmittelbar zu einer Blockade des anderen. In der Reziprozität der beiden Segmente bildet sich deren gemeinsame Bedeutung für die Sexualität ab: Ein offenes und energetisch „bewohntes" Brustkorb- und Beckensegment sowie eine freie Verbindung der beiden sind wichtige Voraussetzungen für erfüllendes sexuelles Erleben.

Eine blockierte Verbindung von genitalem und Herzpol kann sehr verschiedene Ursachen haben. Manchmal hat sie sich in der Kindheit verschlossen, um den einen Pol vor Überflutung (emotional oder als körperlicher Missbrauch) oder Verlassenheit/Ablehnung zu schützen (psychodynamische Ebene). Es können aber auch angeborene Persönlichkeitsmerkmale eine Rolle spielen (strukturelle Ebene), z.B. Muskeltonus, persönlicher Grundrhythmus, neurovegetative Erregbarkeit usw.

Die energetische Verbindung von Herz und Genitale kann über Wahrnehmungs-, Bewegungs- und Atemübungen gefördert werden. Ein Modell für den Fluss der Energie zwischen den beiden Polen und den energetischen Austausch mit der Welt/einem Partner ist der sexuelle Energiekreis (Abbildung 10-4). Dieser kommt in verschiedenen Schulen vor, u.a. bei Richardson, Poppeliers und Fischer (Richardson, 2012; Poppeliers & Broesterhuizen, 2007; Fischer, 2018). Je nach Richtung des Energieflusses wird dabei zwischen dem männlichen und weiblichen Energiekreis unterschieden. Männlich und weiblich bezieht sich hier nicht auf das biologische Geschlecht, sondern auf das männliche und weibliche Prinzip, welche sich beide bei jeder Person finden.

Im männlichen Energiekreis fliesst die Energie im Körper vom Herzen (rezeptiver Pol) zum Genitale (expressiver Pol), von dort in die Welt/zum Beziehungsgegenüber und über das Herz wieder in den eigenen Körper. Im weiblichen Energiekreis ist das Genitale der rezeptive Pol,

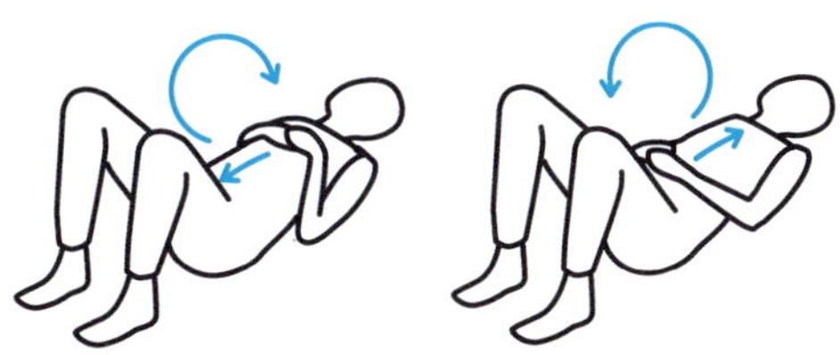

Abbildung 10-4: Sexueller Energiekreis.

die Energie fliesst im Körper vom Genitale zum Herz (expressiver Pol) und von dort in die Welt/ zum Gegenüber. Die beiden Energiekreise ergänzen einander und sind für alle Geschlechter wichtig. Je nach Thematik der Personen bietet sich eher die Arbeit mit dem männlichen oder weiblichen Energiekreis an.

Praxisbeispiel

Der 43-jährige Andreas war als Kind der Liebling seiner Mutter. Er hat viel Wärme und Liebe von ihr empfangen, wurde jedoch nicht als „kleiner Mann" gespiegelt. Seine Geschlechtlichkeit wurde im Gegenteil abgewertet durch das Geschlechtervorurteil seiner Mutter gegenüber Männern: „Männer sind schwanzgesteuert und wollen sowieso immer nur das eine. Ein wirklich guter Partner liebt seine Frau mit dem Herzen und nicht mit dem Penis!" Als erwachsener Mann hat Andreas mit seiner Partnerin eine emotional nahe und körperlich sehr zärtliche Beziehung. Er schämt sich aber seiner sexuellen „Gelüste" und versucht, sich in der Sexualität ganz auf die Bedürfnisse seiner Partnerin einzuschwingen. In der Therapie arbeitet er mit dem männlichen sexuellen Energiekreislauf. Er stellt sich vor, sein Penis sei energetisch mit dem Herzen verbunden und werde von diesem genährt. Zunehmend erlebt er in den sexuellen Begegnungen mit seiner Partnerin den erigierten Penis als Ausdruck seiner Liebe und kann so seine sexuelle Erregung freier aufbauen und geniessen.

Praxisbeispiel

Maja hatte mit zwölf Jahren ein hellblaues, leicht durchsichtiges Lieblingsnachthemd mit schönem rundem Ausschnitt und Flügelärmeln. Eines abends wollte sie wie gewöhnlich ihrem Vater, den sie sehr liebte, in der Stube gute Nacht sagen. Der Vater reagierte unerwartet gereizt: „Hau ab! In diesem Nachthemd will ich dich nicht mehr sehen. Du brauchst mir auch gar nicht gute Nacht zu sagen. Wir sind hier nicht im Rotlichtmilieu." Maja war verwirrt und verstand nicht, was vorging, denn so kannte sie ihren Vater gar nicht. Auch die Mutter verbot ihr darauf, das Nachthemd zu tragen: „Schon bald bekommst du deine Menstruation. Du darfst die Männer nicht reizen." Maja war traurig, dass sie ihr Lieblingsstück nicht mehr tragen durfte. Sie fand sich darin so schön. Erst in der Therapie wurde ihr klar, dass dieses Ereignis mit dem Beginn ihres Brustwachstums zusammenfiel. Die Botschaft, welche sie von ihren Eltern, besonders von ihrem Vater, gebraucht hätte, war: „Es ist schön, dich zu einer jungen Frau heranwachsen zu sehen. Du darfst deine Weiblichkeit leben." In der Folge war es der Klientin möglich, ihre rebellische und stark verlängerte Pubertät in einem anderen Licht zu sehen. Sie verstand, warum sie damals versuchte, die Männer zu reizen und sie dann wieder stehen liess, und entwickelte Mitgefühl mit der innerlich ganz einsamen pubertierenden Maja.

Übung

Atemwelle im „männlichen" Energiekreislauf (Abbildung 10-4, linkes Teilbild)

Liegen Sie entspannt auf dem Rücken, die Beine sind angewinkelt und die Füsse hüftbreit am Boden aufgestellt. Atmen Sie in Ihrer Vorstellung über das Herz ein. Damit öffnen sich Brust- und Herzraum, das Steissbein geht nach hinten (Hohlkreuz), der Nacken wird lang. Dann lassen Sie mit dem Ausatmen den Atem nach unten in das Becken strömen und verstärken gleichzeitig den Druck der Fusssohlen in den Boden, das Becken rollt dabei von unten her hoch. In Ihrer Vorstellung atmen Sie durch die Genitalien aus („vom Herzen her durch das Becken geben"). Sie führen die Hände der Körpermitte entlang vom Herzen zum Becken und strecken sie in einer gebenden Bewegung nach vorn, den Kopf lassen Sie dabei nach hinten los. Anschliessend führen Sie den Atemkreis zurück zum Herzen und berühren beim Einatmen wieder die Brust. Geniessen Sie die Verbindung von wellenförmiger Bewegung und Atemkreislauf und spüren Sie die Kraft und Hingabe in der maskulinen Qualität.

Atemwelle im „weiblichen" Energiekreislauf (Abbildung 10-4, rechtes Teilbild)
Diesmal können Sie in der Vorstellung durch Ihre Genitalien einatmen und aufnehmen. Das Becken rollt dabei nach vorne (Steissbein hebt sich leicht), mit den Händen streichen Sie vom Beckenboden her dem Körper entlang nach oben zum Brustraum („sich beim Empfangen bis ins Herz berühren lassen"). Dann verbinden Sie ausatmend in einer weit ausgreifenden gebenden Geste das Herz mit dem Becken; gleichzeitig öffnen Sie langsam die Beine, indem Sie die Knie zur Seite hin loslassen wie eine sich öffnende Muschel. Geniessen Sie die Verbindung von wellenförmiger Bewegung und Atemkreislauf und spüren Sie die Hingabe und Kraft in der femininen Qualität.
Nehmen Sie einen Moment zum Nachspüren: Welches Prinzip liegt Ihnen näher? Zum Schluss legen Sie eine Hand auf Ihr Herz und die andere auf Ihre Liebesorgane – spüren Sie die innere Verbindung zwischen diesen Polen und nehmen Sie ihre Pulsation wahr. Fühlen Sie Ihrer Realität nach: „Ich bin ein Mann/Ich bin eine Frau/Ich bin nicht-binär/Ich bin Mensch – Ich bin."

10.8 Arbeit mit sexuellen Themen

Notburga Fischer, Robert Fischer

In der Arbeit mit Sexualität berühren wir fast immer Kernlebensthemen – nicht zuletzt, weil wir durch Sexualität ins Leben gekommen sind. Wenn es um Nähe und Intimität in der sexuellen Begegnung geht, erhalten wir als Prozessbegleiter einen Einblick in sehr intime Räume unsere Klient:innen. Umso wichtiger ist eine offene, entspannte, klare und selbstregulierte Grundhaltung der Therapierenden, die nichts für sich braucht und trotzdem nah und direkt an sexuelle Themen herangehen kann.

Therapieziele in der Arbeit mit sexuellen Themen sind u. a.:

- Gute Präsenz im Körper und in der Verbindung von Herz und Genitalien, Reintegration der Genitalien ins Körperbild
- Gute Selbstregulation in einem vitalen Körper
- Bewusstsein für psychosexuelle Reifeschritte über die Lebensspanne
- Erkennen und Umlernen früher triangulärer sexueller Beziehungsmuster als Basis für eine differenzierte erwachsene Liebesbeziehung
- Fähigkeit, in grosser Intimität/Nähe bei sich zu bleiben und in der Distanz die Verbindung zu halten
- Erfüllte Sexualität in einer Liebesbeziehung mit Perspektive

In diesem Kapitel gehen wir auf einige grundlegende Aspekte der therapeutischen Haltung im Umgang mit sexuellen Themen ein. Das konkrete Arbeiten mit sexuellen Störungsbildern überschreitet den Rahmen dieses Buches.

10.8.1 Therapeutische Grundhaltung

Professionalität und Sorgfalt sind unabdingbar für den Schutz der Klient:innen in einem für viele sensiblen und verletzlichen, nicht selten auch verletzten Bereich der körperlichen und seelischen Integrität, manchmal auch der Identität. Erneute Verletzungen im Rahmen einer Therapie oder Beratung sollen vermieden werden. Viele Therapeut:innen möchten auf keinen Fall Fehler machen und meiden daher das Thema Sexualität in ihrer Arbeit oder gehen es nur sehr distanziert an. Das ist häufig zu wenig für den auf diesem Gebiet Hilfesuchenden und kann auch verletzend sein. Es ist wichtig, dass nicht eigene Bedürfnisse das Handeln prägen, sondern Professionalität, sodass die Handlungen im Interesse der Klient:innen geschehen. Dabei ist es wichtig, zwischen professioneller, persönlicher und privater Haltung zu differenzieren.

Merke

- Professionell: Hier handeln wir mit unserem Fachwissen und unserer beruflichen Erfahrung und sind klar in der Rolle von Fachleuten, die von Beratung oder Therapie suchenden Menschen konsultiert werden.
- Persönlich: Wir zeigen uns selbstreguliert auch in unserer Individualität und berichten aus eigenen Lebenserfahrungen, allerdings immer im Interesse der Klient:innen, nie im eigenen Interesse oder aus eigenen Bedürfnissen.
- Privat: In privaten Beziehungen bringen wir unsere eigenen Bedürfnisse ein und suchen deren Erfüllung.

In den therapeutischen Kontext gehören professionelles Handeln und persönliches Auftreten, nicht aber Privates. Unsere eigenen Bedürfnisse müssen wir selbst regulieren können, ohne unsere Klient:innen dazu zu gebrauchen. Eine gute begleitende Frage kann sein: „Erlebe ich in meiner therapeutischen Arbeit mit Klient:innen mehr Nähe und Intimität als in meinen privaten Beziehungen?“ Falls ja, ist das ein Alarmzeichen. Entweder ist Supervision angesagt oder Handlungsschritte, um Nähe und Intimität im eigenen Privatleben zu ermöglichen.

Der Vertrauensboden für die therapeutische Arbeit mit Sexualität muss besonders sorgfältig vorbereitet werden. Arbeit mit Grenzen und Körperwahrnehmungsübungen schaffen Sicherheit vor der körperpsychotherapeutischen Bearbeitung sexueller Themen.

In der Arbeit mit Sexualität können frühe Bindungsthemen auftreten. Das kann Ausdruck einer zu bearbeitenden Bindungsthematik oder von Widerstand gegenüber sexuellen Themen sein. Diese Unterscheidung ist wichtig. Es kann z. B. passieren, dass wir mit genitaler Spieglung im Kleinkindalter arbeiten, die Klientin dabei in die Babyphase regrediert und zuerst einmal von den Eltern sicher gehalten werden möchte. Manchmal kann es sinnvoll sein, auf diese entwicklungsgeschichtlich frühen Themen zuerst einzugehen, um einen sicheren Boden für die Bearbeitung sexueller Themen zu schaffen. Bei häufiger Wiederholung kann der Wunsch, gehalten zu werden, aber auch zu Abhängigkeit führen oder eine unbewusste Strategie sein, um dem Thema Sexualität auszuweichen.

10.8.2 Körperarbeit mit sexuellen Themen

Sexualität findet im Körperselbstkontakt und im zwischenmenschlichen Austausch statt. Daher bietet ein körperpsychotherapeutischer Zugang optimale Werkzeuge, um sexuelle Themen zu begleiten. Zu uns kommen viele Menschen, die nicht „nur darüber reden“ wollen, sondern bewusst den Einbezug des Körpers suchen. Manche Personen haben vielleicht schon viel Therapieerfahrung, aber das Thema Sexualität wurde bislang ausgespart. Viele Therapierende haben immer noch eine Scheu, Sexualität von sich aus anzusprechen. Sie nehmen dieses „heisse Eisen“ nur aus dem Feuer, wenn es von den Klient:innen selbst thematisiert wird. Wir empfehlen, schon im Erstgespräch auch eine Frage zur Sexualität zu stellen, wie z. B.: „Sind sie zufrieden mit Ihrer Sexualität?“ So wissen die Menschen, dass das Thema grundsätzlich willkommen ist.

Im Umgang mit sexuellen Themen arbeiten wir mit drei Ebenen, die miteinander verbunden sind:

- Körperliche und energetische Ebene: orgastischer Zyklus und Energiekreismodell
- Intrapsychische Ebene: Selbst und Selbstwahrnehmung, Bearbeitung von Themen der psychosexuellen Entwicklung, die aus dem sexuellen Szenario resultieren, Geschlechtsidentität.
- Interpersonelle Ebene: Verstehen der eigenen Sexualmuster, Verinnerlichen fehlender Gute-Eltern-Botschaften, sexuelle Orientierung, selbstregulierter und verantwortungsbewusster Umgang mit den eigenen Bedürfnissen in der Partnerschaft, verbale und nonverbale Kommunikation.

Bei einer körperorientierten Herangehensweise ist die Körperwahrnehmung, gerade auch der Genitalien, zentral. Diese muss eventuell zuerst gelernt und in wiederholten Wahrnehmungsübungen verfeinert werden. Viele Menschen verlieren den Selbstkontakt in der Sexualität, weil sie sich mit Gedanken und Phantasien vor dem unmittelbaren körperlichen Erleben oder vor Gefühlen schützen. Als Therapeut:innen bieten wir die beste Resonanz für sexuelle Themen an, wenn unsere eigene Körperwahrnehmung entspannt und lebendig im Becken ruht. Viele professionelle Begleiter:innen haben jedoch Scheu oder Angst, ihre eigene Lebendigkeit als Mann oder Frau im therapeutischen Prozess zuzulassen, weil sie nicht wissen, wie sie gleichzeitig klar abgegrenzt bleiben können.

Praxisbeispiel

Eine Analytikerin gibt nach einem sexualtherapeutischen Fortbildungsseminar folgendes Feedback: „Bisher habe ich in all meinen Therapien versucht, mein Geschlecht zu neutralisieren. Jetzt habe ich zum ersten Mal in der Therapeutinnenrolle erlebt, wie es ist, als Frau in meinem Körper und in meinen Genitalien präsent zu sein. Das fühlt sich viel entspannter und lebendiger an, und ich kann trotzdem eine klare Haltung als Therapeutin einnehmen."

10.9 Arbeit mit der geschlechtlichen Vielfalt

Notburga Fischer, Robert Fischer

10.9.1 Therapeutische Grundhaltung

Für Therapierende ist es wichtig, die eigene Haltung gegenüber LGBTQIA+-Personen und verinnerlichte Werturteile (Geschlechtervorurteile aller Art) bewusst wahrzunehmen und zu reflektieren, um Menschen, die ihre geschlechtliche Identität oder ihre sexuelle Orientierung ausloten, offen, wertschätzend und unterstützend begleiten zu können. Aus dieser Haltung können wir interessiert nachfragen und Menschen als Expert:innen ihrer Lebenswelt respektieren und begleiten.

Diese Offenheit beginnt bei Sprache und Begrifflichkeiten, die wir verwenden. Mittels Sprache können Räume verengt oder erweitert, tradierte Zerrbilder zementiert oder aufgelockert, Themen tabuisiert oder besprechbar sowie Perspektiven normiert oder alternativ gedacht werden (Cinatl & Riffer, 2022).

Als Therapeut:innen können wir uns folgende Fragen stellen:

- Verwende ich grundsätzlich eine inkludierende gendergerechte Sprache?
- Signalisiere ich Offenheit, indem ich Menschen frage, wie sie angesprochen werden möchten oder ihr Pronomen erfrage (sie, er, oder eine non-binäre Variante)?
- Definiere ich „männlich" und „weiblich" als Zuschreibungen zu Mann und Frau oder als Qualitäten in jedem Menschen?
- Hinterfrage ich nicht rollenkonformes Aussehen und Verhalten (Kleidung, Ausdruck ...) oder hinterfrage ich den gesellschaftlichen Umgang damit?
- Frage ich sowohl nach Beziehungspartnern als auch nach Beziehungspartnerinnen?
- Erkenne ich verinnerlichte homophobe Bilder bei den Klient:innen und spreche diese an?
- Eröffne ich mit meinen Aussagen und Fragen Räume, die ganz verschiedene Seins- und Lebensweisen anerkennen und ermöglichen?

10.9.2 Themen in der Begleitung von LGBTQIA+-Personen

Viele LGBTQIA+-Personen erleben in ihrem privaten und beruflichen Umfeld gesellschaftliche Stigmatisierung und haben auch schon schwierige Erfahrungen mit Unterstützungssystemen gemacht. Sie weisen bei Therapiebeginn häufig Symptome vermehrter Stressbelastung oder sogar einer Traumafolgestörung auf.

Ein geschützter und sicherer Rahmen ist deshalb von besonders grosser Bedeutung in der psychotherapeutischen Begleitung. Als Angehörige einer in der Gesellschaft noch nicht durchgehend akzeptierten Minderheit sind betroffene Menschen einem Minoritätsstress (Plöderl, 2016) ausgesetzt und bringen die entsprechenden Themen in die Therapie: die Erwartung, stigmatisiert oder abgelehnt zu werden, diskriminierende oder Gewalterfahrungen, internalisierte Homo- oder Transphobie und damit verbundene Scham- und Schuldgefühle, sozialer Rückzug, selbstschädigendes Verhalten und Suizidgedanken. Es besteht ein erhöhtes Risiko für Angsterkrankungen und depressive Störungen.

LGBTQIA+-Personen haben häufig einen tiefen Selbstwert und ein Grundgefühl von „Ich bin nicht ok, so wie ich bin", da sie als Kinder und Jugendliche in ihrer sexuellen Identität oder Orientierung nicht gespiegelt wurden und oft keine Bestätigung und Akzeptanz ihres Anders-Seins erlebten. Neben der Begleitung in aktuellen Herausforderungen ist daher die Arbeit mit jüngeren Selbstanteilen wichtig. In imaginativen oder szenischen Dialogen werden das damalige Kind oder die/der damalige Jugendliche in ihrem Selbsterleben adäquat gespiegelt, respektiert und unterstützt. Dies kann für die erwachsene Person eine nachnährende Erfahrung sein.

Das Coming Out umfasst den Prozess des Realisierens, dass man von der cis-heterosexuellen Norm abweicht, bis zum Deklarieren der eigenen sexuellen Identität oder Orientierung im sozialen Umfeld. Oft braucht dieser Prozess eine einfühlsame Begleitung. Unterstützung kann notwendig sein bei der Planung des Coming Outs (wann, wo, wie, bei wem zuerst), bei der Verarbeitung diskriminierender Erlebnisse und beim Umgang mit kritischen Reaktionen von Familie und sozialem Umfeld. Im Familienkontext kann es eine wichtige therapeutische Aufgabe sein, Spaltungstendenzen zu bearbeiten und auch nach Ressourcen innerhalb des Familiensystems zu suchen. Bei „spätem" Coming-Out im fortgeschrittenen Erwachsenenalter braucht es manchmal Trauerarbeit über das „versäumte Leben".

Hilfreich ist eine Unterstützung auch beim Aufbau eines sozialen Netzwerks (z.B. LGBT QIA+-Community) und bei der Entwicklung von Lebensperspektiven (Trauung, Kinder ...).

Einige der obengenannten Themen werden von Klient:innen nicht immer explizit angesprochen. Daher ist das Einbringen dieser Themen seitens der Psychotherapeut:innen oftmals relevant für den Therapieprozess (Cinatl & Riffer, 2022).

Leitfaden für Therapeut:innen

Mögliche Themen in der Therapie/Beratung gleichgeschlechtlicher Paare (Rauchfleisch et al., 2002)

- Umgang mit fehlenden Rollenmodellen
- Umgang mit Coming-out (Familie, Arbeitsplatz, Öffentlichkeit)
- Verdopplung der Geschlechterrolle und Rollenaufteilung
- Umgang mit HIV (z.B. Schuld, wenn ein Partner HIV-positiv, der andere HIV-negativ)
- Auswirkungen homosexuellenfeindlicher und sexualisierter Gewalt
- Suche nach dem gemeinsamen Dritten
- Kinderfrage und assistierte Befruchtung

Manchmal hilft es, die Themen sexuelle Orientierung, geschlechtliche Identität und soziale Rolle zu entflechten, um einen Überblick über das Leiden und die Bedürfnisse der Klient:innen zu bekommen.

Praxisbeispiel

Ein älteres Paar meldet sich während der Covid-Pandemie zur Beratung an. Zu Beginn zeigt man sich kurz die Gesichter ohne Masken und die Therapeutin ist total überrascht, als unter der Maske des 70-jährigen, mit männlichem Vornamen angemeldeten Partners das Gesicht einer Frau erscheint. Linja hat bis zur Pensionierung als Pfarrer gearbeitet und die ersten Schritte der

Geschlechtsangleichung erst nach der Pensionierung gewagt, da es sie sonst die Berufung gekostet hätte. Das private Outing ihrer femininen Seite hat zur Trennung von der ersten Frau geführt, mit der sie zwei Söhne hat. Linja hat bereits eine feminine Geschlechtsangleichung mittels Hormontherapie und zweier kosmetischer Gesichtsoperationen gemacht und steht vor der Frage, ob sie auch noch eine Genitalangleichung (Neovagina) vornehmen möchte. Aufgrund des Altersrisikos müsste die Operation baldmöglichst vorgenommen werden. Die Neovagina hätte für Linia keine sexuelle Funktion, aber sie ist überzeugt, erst dann eine „richtige Frau" zu sein. Für Linia steht ihre Identität als Transfrau im Vordergrund. Ihre sexuelle Orientierung ändert sich nicht, sie möchte weiterhin mit ihrer gegenwärtigen Partnerin zusammenbleiben.

Die Partnerin sagt jedoch: „Ich habe mich in einen femininen Mann verliebt (vor den geschlechtsangleichenden Massnahmen) – Ich bin nicht lesbisch!" Ausserdem beschäftigt sie sehr, wie das Umfeld reagieren würde, wenn sie plötzlich mit einer Frau zusammen wäre. Ihre Bekannten reagieren jetzt schon irritiert auf ihre immer noch als Mann auftretende Partnerin mit den femininen und bunten Accessoires. Für die Partnerin geht es um die Frage der sexuellen Orientierung und was Linias Identitätsangleichung für sie bedeuten könnte. Es hilft beiden, die Themen „sexuelle Identität" und „sexuelle Orientierung" zu differenzieren und die jeweilig andere Person in ihrem Prozess zu respektieren, auch wenn nicht absehbar ist, was die Veränderungen letztendlich für die Paarbeziehung bedeuten werden.

Ein Jahr später hat Linja die für sie richtige und wichtige geschlechtsangleichende Operation (eine Vulva als äussere Angleichung) vollzogen und sagt glücklich: „Nach 71 Jahren habe ich inneren Frieden gefunden, was jahrelange Psychotherapie so nicht bewirken konnte". Für ihre Partnerin war und ist es immer noch eine grosse Herausforderung, aber die tragende Verbindung der beiden hält – „zu wichtig ist dieser Mensch".

10.9.3 Transgender, Geschlechtsinkongruenz

Die neue ICD-11-Diagnose Geschlechtsinkongruenz (GI) beendet die stigmatisierende Psychopathologisierung von Transmenschen und vollzieht formal einen Paradigmenwechsel. In der ICD-10 wurden Personen mit GI noch als psychisch krank klassifiziert und ihre Geschlechtsidentität galt als Identitätsstörung. Neu werden Transmenschen als Expert:innen für die Wahrnehmung, Definition und Gestaltung ihres eigenen Geschlechts anerkannt, was auch zu einer Veränderung der Rolle von psychotherapeutischen Begleiter:innen führt. Die auf einer psychopathologischen Diagnose basierte Verifizierung fällt weg und die Fallführung wechselt von den Psychiater:innen und Psycholog:innen zur somatischen Medizin.

Verspüren Personen mit Geschlechtsinkongruenz den Wunsch nach einer Transition, ist es das Recht der betreffenden Person, darüber zu entscheiden, welche Behandlungen in welcher Reihenfolge durchgeführt werden sollen. Eine affirmierende Begleitung und nicht hinterfragende Psychotherapie ist die neue Leitlinie (Rudolph et al., 2023).

Aus der Perspektive der Körperpsychotherapie möchten wir diesbezüglich folgende Aspekte beleuchten.

Expertentum entsteht bekanntlich durch Erfahrung und das Alter spielt dabei eine nicht unbedeutende Rolle. Für viele Jugendliche ist die Pubertät mit all den körperlichen Veränderungen eine herausfordernde Zeit. Gerade wenn es um minderjährige Jugendliche und junge Erwachsene geht, die sich in einem länger andauernden Identitätsfindungsprozess erleben, erachten wir eine sorgfältige diagnostische Abklärung und psychotherapeutische Begleitung für sehr wertvoll, bevor zum Teil irreversible körperliche Eingriffe vorgenommen werden.

Zurzeit gibt es einen grossen Anstieg von Personen, die eine Geschlechtsinkongruenz in Verbindung mit einer Körperdysphorie erleben. Das kann einerseits Körperarbeit und Fragen wie „Was spürst du im Körper?“ erschweren, da der Körper am liebsten gar nicht gespürt würde. Andererseits hat die Integrative Körperpsychotherapie IBP hier viel zu bieten, da die achtsame Erforschung und der Zugang zum Kernselbst im Zentrum der Begleitung von Menschen stehen.

Es lohnt sich (falls gewünscht), parallel zu erforschen, warum eine Person sich in ihrem Geschlecht nicht wohl fühlt. Wie weit spielen die gelebten Geschlechterrollen im Herkunftssystem eine Rolle? Fühlt die Person tief innerlich schon seit der frühen Kindheit, dass das biologische Geschlecht sich nicht stimmig anfühlt? Besteht ein länger dauernder Leidensdruck, weil die Person von anderen nicht so wahrgenommen wird, wie sie sich fühlt? Oder spielen äussere Faktoren (Peergruppe, soziale Medien ...) eine grosse Rolle? Transkinder spüren häufig schon sehr früh, dass ihre gefühlte innere Realität nicht ihrem biologischen Geschlecht entspricht. Hier kann die durch Pubertätsblocker ermöglichte Entwicklungspause genützt werden, um in einem therapeutisch begleiteten Erforschen die inneren Bedürfnisse auszuloten und darauf einzugehen.

Kann ein die Exploration bejahendes Unterstützungsfeld neue Möglichkeiten öffnen, sich trans oder non-binär zu erleben und zu zeigen, oder sind medizinische Eingriffe nötig, um das Leiden der Geschlechtsinkongruenz zu verkürzen?

Der exponenzielle Anstieg von Transitionen in den letzten Jahren betrifft länderübergreifend vor allem Jugendliche (zurzeit viel mehr Mädchen), die häufig eine schwierige Vorgeschichte mit Entwicklungstraumata, Autismusspektrumstörungen, ADHS, Körperdysphorie oder Essstörungen haben und im Pubertätsalter die Lösung in der Transition suchen (Korte, 2021). Hier spielt auch der Einfluss von sozialen Medien eine wichtige Rolle. Bei jugendlichen Personen mit belastenden Vorgeschichten gibt es zunehmend Berichte, dass sich nach Pubertätsblockern, Testosteroneinnahme und allenfalls sogar Mastektomie eine anfängliche Verbesserung des eigenen Wohlbefindens einstellte, aber der Person nach einigen Jahren klar wurde, dass die Geschlechtsangleichung ihre psychischen Probleme nicht löste.

Mit zunehmenden Fallzahlen häufen sich auch Berichte von Detransitioners. Dies sind Menschen, die sich für die Umkehr oder den Abbruch von Transitionsschritten entscheiden. Viele dieser Menschen erleben sich als nicht-binär, abinär oder agender und kehren nicht zwingend zum ursprünglichen Geschlecht zurück. Sie berichten von starren Transitionsabläufen, die im binären Denken verhaftet sind. Diese Menschen hätten sich eine bedarfsorientierte Transitionsbegleitung, die auch Raum für Unsicherheit und Zweifel gibt, bessere Aufklärung über die Nebenwirkungen und Langzeitfolgen von Hormonersatztherapien und Operationen gewünscht. Irreversible Veränderungen nach einer Hormonersatztherapie mit Testosteron sind z. B. Stimmbruch, Klitoriswachstum, verminderte Kopf- und vermehrte Gesichts- und Körperbehaarung, evtl. auch Unfruchtbarkeit. Bleibende Veränderungen bei Östrogenersatztherapie sind Brustwachstum und evtl. Unfruchtbarkeit (Landesfachstelle Trans*, 2023).

Vor allem in Ländern, die eine Transition eher progressiv gefördert haben, wie Schweden, England, USA, wurden Betroffene teilweise kaum oder gar nicht psychotherapeutisch erforschend begleitet und rein affirmativ in Richtung Transition unterstützt. Über die Zahl der Personen, die eine Detransition machen, gibt es noch keine verlässlichen Zahlen. Es gibt aus dieser Personengruppe auch noch keine Studien zu langfristigen Auswirkungen auf die körperliche Gesundheit.

Wir wünschen uns für Menschen mit Geschlechtsinkongruenz eine zweigleisige Begleitung: Einerseits Aufklärung über mögliche Folgen und Risiken von medizinischen Eingriffen von somatisch tätigen Ärzt:innen, andererseits eine psychotherapeutische Begleitung in der Auseinandersetzung mit diesen Informationen und deren Bedeutung für die eigene Zukunft.

Wir unterstützen eine nicht polarisierende Haltung, einen offenen Diskurs zwischen involvierten Berufsgruppen und einen achtsamen und respektvollen Umgang mit der Vielfalt des Lebens in allen Ausdrucksformen und Lebensweisen.

Information

Beratung und Informationen
- www.tgns.ch: Peer-Beratungsangebote durch Transgender Network Switzerland
- www.los.ch: Lesbenorganisation Schweiz
- www.pinkcross.ch: Dachorganisation schwuler und bisexueller Männer Schweiz
- www.dasregenbogenhaus.ch/partnerorganisationen: Beratung und weitere Informationen
- www.du-bist-du.ch oder www.anyway-basel.ch: Beratung und Anlaufstelle für Jugendliche
- Standards of Care (SOC) for the Health of Transsexual, Transgender, and Gender Nonconforming People https://www.wpath.org/soc8/chapters

10.10 Erotische Übertragung und Gegenübertragung

Notburga Fischer, Robert Fischer

Das Thema der Übertragung und Gegenübertragung in der therapeutischen Beziehung wird in Kap. 3 ausführlich erörtert. Wir vertiefen in diesem Kapitel die erotische und sexuelle Dimension des Übertragungsgeschehens.

10.10.1 Erotische Übertragung

In Menschen pulsiert sexuelle erotische Energie als eine zugrundeliegende Lebendigkeit. Ist sie z. B. aus Angst vor Wiederholung schwieriger Erfahrungen unbewusst, kann sie nach aussen projiziert oder unbewusst verführerisch ausagiert werden.

Unerfüllte kindliche Sehnsüchte nach Liebe können auf die Therapierenden übertragen werden im unbewussten Bestreben, in der therapeutischen Beziehung eine korrigierende Erfahrung zu machen. Weil der Person nicht bewusst ist, dass ihr Bedürfnis geliebt zu werden, aus der Kindheit stammt, wird dieses Bedürfnis oft erotisiert. Klient:innen sollten sich sicher und frei fühlen, erotische Übertragungsgefühle auf ihre Therapeut:innen ausdrücken zu dürfen. Dafür brauchen sie einen sicheren Rahmen. Sogar im Feuer der erotischen Anziehung wissen Klient:innen bewusst oder unbewusst, dass sie letztendlich verlieren, wenn ihre sexuelle Verführung des Therapeuten Erfolg hätte – Gewinnen bedeutet Verlieren. Der Therapeut hält den intersubjektiven Raum sicher durch sein Wissen, dass die erotischen Impulse der Klientin kein Versuch sind, inzestuöse Sehnsüchte zu erfüllen, sondern die stimmige, heilende Antwort suchen, um die ursprüngliche Situation zu einer besseren Lösung zu führen (Wink Hilton, 2002).

Als Therapeut:in genügt es, einfach da zu sein, sich für das Gegenüber über seine erotischen Gefühle zu freuen und absolut nichts für sich zu wollen. Dies ermöglicht einen offenen Explorationsraum für alle sexuellen Gefühle der Klient:innen.

Dazu können wir die unterstützende Elternhaltung in der Begleitung der sexuellen Entwicklung direkt auf die therapeutische Situation übertragen. Die Klientin soll sich als sexuelles Wesen voll einbringen können, während sich der Therapeut selbst reguliert: „Ich bin mitfühlend und doch eindeutig unverfügbar, so dass Sie frei werden können, Ihre eigenen sexuellen Gefühle zu erfahren". Klare Grenzen sind dabei unabdingbar. Die Therapeutin kann diese Grenzen bei Bedarf auch explizit machen, indem sie sagt, dass eine private sexuelle Beziehung zu Klient:innen ausgeschlossen ist und dies auch glaubhaft verkörpert und ausstrahlt. Aus diesem Grundverständnis kann sich eine klare verinnerlichte ethische Haltung bilden, der es nicht nur um das Befolgen äusserer ethischer Regeln geht.

10.10.2 Erotische Gegenübertragung

Erotische Gefühle gegenüber Klient:innen sind keineswegs ungewöhnlich, werden von den betroffenen Therapeut:innen jedoch häufig als unprofessionell empfunden, sind entsprechend schambesetzt und werden selten in der Supervision thematisiert.

Es empfiehlt sich, die eigenen erotischen Gefühle gegenüber Klient:innen zu beobachten: „Achte ich heute besonders auf mein Äusseres?“, „Möchte ich beeindrucken?“, „Bin ich aktiviert oder entspannt?“. Der Körper kann uns Hinweise für Gegenübertragungsthemen geben, z. B. über angespannte Muskeln oder flache Atmung. Im bewussten Umgang mit Gegenübertragungsphänomenen können wir durch die vegetative Körperresonanz Informationen über den Prozess der Klient:innen erhalten. Die Reaktionen, die wir in unserem Körper spüren, können so für den therapeutischen Prozess genutzt werden. Verliebtheitsgefühle von Therapeut:innen zu Klient:innen spiegeln manchmal auch die damaligen Gefühle von Vater oder Mutter zur dieser Person als Kind wider. Wenn wir diesen Parallelprozess bewusst wahrnehmen, können wir damit arbeiten.

Praxisbeispiel

Der 44-jährige, verheiratete Helmut, Vater dreier Kinder, hat immer wieder heimliche Geliebte. Weil seine Frau eine Aussenbeziehung entdeckte und nun Druck macht, will er das Thema angehen. Er spielt seinen Charme auch mit der Therapeutin aus, indem er ihr fast in jeder Sitzung differenzierte Komplimente macht und sie dabei verführerisch anschaut. Sie spiegelt ihm sein Verhalten und sagt: „Ich bekomme dadurch das Gefühl, ganz besonders zu sein – darin könnte man sich sonnen. Gleichzeitig frage ich mich, wo Sie das so gut gelernt haben.“ Wie aus der Pistole sagt Helmut: „Ich war die Sonne meiner Mutter und eigentlich der bessere Mann für sie. Mit meinem Vater war sie nicht glücklich, obwohl sie zusammengeblieben sind.“ Seine letzte Geliebte sagte wörtlich zu ihm: „Wenn du alles mit mir intensiver und sexuell befriedigender erlebst, warum trennst du dich dann nicht von deiner Frau?“ Im Laufe des Prozesses stellt Helmut in seiner Vorstellung als Jugendlicher den Vater neben die Mutter. Der Jugendliche erlebt das als entlastend, atmet tief durch und fühlt sich frei, seine eigene Partnerwahl zu treffen. Später kann Helmut die nach aussen projizierten Liebesgefühle wieder auf seine Ehefrau richten.

Im erotischen Übertragungsgeschehen ist der erste Schritt, als Gegenüber im Hier und Jetzt präsent und entspannt da zu sein und die sexuellen Gefühle der Klient:innen willkommen zu heissen. Dabei können wir Therapeut:innen den eigenen Körper als Resonanzfläche nutzen und unsere Wahrnehmungen zurückspiegeln. Erst im zweiten Schritt beginnt die Forschungsreise nach der Herkunft dieser Gefühle im Szenario und den notwendigen Botschaften für den anstehenden Reifeschritt. In diesem Prozess sind manchmal inzestuöse Wünsche aufzugeben, z. B. die Überzeugung „eigentlich wäre ich die bessere Frau für Papa“ oder „der Mannersatz für die Mutter“. Dieser Verlust ist zu betrauern. Erst danach kann Raum frei werden für ein Verlieben in erreichbare Partner auf gleicher Ebene.

Merke

Zu unserem Lernprozess als Begleitende kann gehören:

- Wissen um Macht und Wesen der Übertragung vertiefen.
- Sich in eigener Sexualität und erotischen Gefühlen wohl fühlen, gute sexuelle Selbstregulation und Selbstfürsorge.
- Bewusstsein für eigene sexuelle Geschichte: sexuelle Spiegelung als Kind und Jugendliche:r, Missbrauchserfahrungen, homo- und heterosexuelle Erfahrungen.
- Reflexion der eigenen sexuellen Phantasien und Träume, Autoerotik, eigene Beziehungssituation.

- Bewusstsein darüber, welche Menschen uns wegen ihrer sexuellen Attraktivität ins Wanken bringen können, und warum das so ist.
- Die eigene Resonanz im Körper als Instrument für Gegenübertragung nutzen lernen.

Wenn wir aufgrund eigener Hemmungen, Ängste oder Unsicherheiten eine erotische Übertragung nicht thematisieren, verpassen wir die Gelegenheit, den Klient:innen einen sicheren Rahmen für die Erforschung und Zuordnung ihrer Gefühle anzubieten. Haben wir Angst vor unseren erotischen Gegenübertragungsgefühlen, besteht oft die Tendenz, sexuelle Themen und Gefühle im therapeutischen Prozess zu vermeiden (Wink Hilton, 2002). Erotische Anziehung und Verliebtheitsgefühle gegenüber Klient:innen sollen wahrgenommen und in der Supervision im Hinblick auf die eigene Übertragung (eigene Szenarioanteile) und Gegenübertragung untersucht werden.

Zum Abschluss dieses Kapitels möchten wir die Leser:innen ermuntern, sich dem Thema der sexuellen Liebe im Lebensverlauf immer wieder neugierig und forschend zu öffnen. So können wir Therapeut:innen unseren Klient:innen eine unterstützende Begleitung bieten, bei der es nicht nur um ein sexuelles Funktionieren geht, sondern um eine natürliche und ganzheitliche Integration der Sexualität ins Leben.

Jack Lee Rosenberg unterrichtete uns voller Humor und mit sichtlicher Freude in Sexualtherapie. Er war einer der vielen Pioniere, die mithalfen, die kulturgeschichtliche Abspaltung der Sexualität zu überbrücken, Sexualität in die Psychotherapie und ins Menschsein zu reintegrieren. Er wusste, dass sich in der Sexualität alle menschlichen Themen verdichten und kristallisieren können und Sexualität so gesehen im Zentrum des Lebens steht. In dieser Mitte geschieht auch das Mysterium der Zeugung, der Schaffung von neuem Leben. Wenn unsere Präsenz und Vitalität im Sexuellen aufblühen, sind wir am Puls des Lebens. Befriedigung erleben wir, wenn wir das finden, wonach wir ein Bedürfnis haben, Erfüllung, wenn wir uns zusätzlich dazu für unsere Liebe, für unsere Lieben und für die Lebenswelt engagieren. Die Nachkommen werden davon profitieren.

Literaturverzeichnis

Abilgaard, P., Büchi, S., Claus, S. & Locher, C. (Hrsg.). (2023). *Gute Behandlung In Psychiatrie, Psychotherapie und Psychosomatik*. Bern: Hogrefe.

Ainsworth, M. D. S. (1974/2003). Feinfühligkeit versus Unfeinfühligkeit gegenüber den Mitteilungen des Babys. In K. E. Grossmann & K. Grossmann (Hrsg.), *Bindung und menschliche Entwicklung. John Bowlby, Mary Ainsworzt und die Grundlagen der Bindungstheorie* (S. 317–340, dt. Übersetzung). Stuttgart: Klett-Cotta

Ainsworth, M. D. S., Blehar, M. C., Waters, E. & Wall, S. (1978). *Patterns of attachment. A psychological Study of the strange situation*. Mahwah: Lawrence Erlbaum.

Alexander, F. & French, T. M. (1946). *Psychoanalytic Therapy: Principles and Application*. New York: Ronald Press.

Arbeitskreis für Methodik und Dokumentation in der Psychiatrie (AMDP). (Hrsg.). (2022). *Manual zur Dokumentation des psychischen Befundes In Psychiatrie, Psychotherapie und Psychosomatik*. Göttingen: Hogrefe.

Arbeitskreis OPD. (Hrsg.). (2023). *Operationalisierte Psychodynamische Diagnostik. Das Manual für Diagnostik und Therapieplanung*. Bern: Hogrefe.

Arnett, J. J. (2000). Emerging adulthood. A theory of development from the late teens through the twenties. *American Psychologist, 55*(5), 469–480.

Auchter, T. (2002). Ein Ende ist ein Ende ist ein Ende – und auch wieder keines! Zur Paradoxie der endlichen unendlichen Psychoanalyse. In P. Diederichs (Hrsg.), *Die Beendigung von Psychoanalysen* (S. 92–113). Göttingen: Vandenhoek & Ruprecht.

AWMF Arbeitsgemeinschaft der wissenschaftlichen Medizin. (2023). *Nationale Versorgungsleitlinien*. Verfügbar unter https://register.awmf.org/de/

Balint, M. (1970). *Therapeutische Aspekte der Regression. Die Theorie der Grundstörung*. Stuttgart: Klett.

Baltes, P. B., Reese, H. W. & Lipsitt, L. P. (1980). Lifespan developmental psychology. *Annual Review of Psychology, 31*, 65–110. https://doi.org/10.1146/annurev.ps.31.020180.000433

Bandura, A. (1999). Social cognitive theory of personality. *Handbook of personality, 2*, 154–196.

Barnes, J., Sutcliffe, A. G., Kristoffersen, I., Loft, A., Wennerholm, U., Tarlatzis, B. C. & Bonduelle, M. (2004). The influence of assisted reproduction on family functioning and children's socio-emotional development: results from a European study. *Human Reproduction, 19*(6), 1480–1487. https://doi.org/10.1093/humrep/deh239

Bartens, W. (2022). *Gesundheitsrisiko: weiblich: Warum Frauen von der Medizin falsch verstanden und schlechter behandelt werden*. München: Heyne.

Bartholomew, T. T., A. Robbins, K., Joy, E. E., Kang, E. & Maldonado Aguiñiga, S. (2022). Clients' resilience and distress in psychotherapy: A preliminary meta-analysis. *Counselling Psychology Quarterly, 35*(2), 344–362. https://doi.org/10.1080/09515070.2020.1777389

Bartok, J. & Roemer, L. (2018). Remembering-and-Receiving: Mindfulness and Acceptance in Zen. In A. Masuda & W. T. O'Donohue (Hrsg.), *Handbook of Zen, Mindfulness, and Behavioral Health* (S. 237–250). Heidelberg: Springer.

Bassler, M., Potratz, B. & Krauthauser, H. (1995). Der „Helping Alliance Questionnaire" (HAQ) von Luborsky. *Psychotherapeut, 40*, 23–32.

Bauer, J. (2006). *Warum ich fühle, was du fühlst*. München: Heyne.

Bentzen, M. (2015). Dances of connection: Neuroaffective development in clinical work with attachment. *Body, Movement and Dance in Psychothe-*

rapy, 10(4), 211–226. https://doi.org/10.1080/17432979.2015.1064479

Bernhardt, R. & Schmidt-Leukel, P. (Hrsg.). (2008). *Multiple religiöse Identität. Aus verschiedenen religiösen Traditionen schöpfen*. Zürich: Theologischer Verlag.

Bernhardt, R. & von Stosch, K. (Hrsg.). (2009). *Komparative Theologie. Interreligiöse Vergleiche als Weg der Religionstheologie*. Zürich: Theologischer Verlag.

Bindt, C. (2007). Ungetrübtes Familienglück oder neue Risikokonstellation? Elternschaft und Kindesentwicklung nach reproduktionsmedizinischer Behandlung. In K.H. Brisch & T. Hellbrügge (Hrsg.), *Die Anfänge der Eltern-Kind-Bindung. Schwangerschaft, Geburt und Psychotherapie* (S. 51–82). Stuttgart: Klett-Cotta.

Bion, W. (1990). *Lernen durch Erfahrung*. Frankfurt: Suhrkamp.

Blyth, E. (2002). Information on genetic origins in donor-assisted conception: is knowing who you are a human rights issue? *Human Fertility, 5*(4), 185–192. https://doi.org/10.1080/1464727022000199102

Boadella, D. (2013). *Wilhelm Reich. Pionier des neuen Denkens* (2. Aufl.). Darmstadt: Schirner.

Bochinger, C. (1994). *„New Age" und moderne Religion. Religionswissenschaftliche Analysen*. Gütersloh: Gütersloher Verlagshaus.

Bodhi, B. (2013). Was bedeutet Achtsamkeit wirklich? Betrachtungen aus der Perspektive des Palikanons. In M. Willliams & J.K. Zinn (Hrsg.), *Achtsamkeit. Ihre Wurzeln, ihre Früchte* (S. 37–50). Freiburg: Arbor.

Bortz, J. & Döring, N. (2006). *Forschungsmethoden und Evaluation für Sozialwissenschaftler*. Heidelberg: Springer. https://doi.org/10.1007/978-3-540-33306-7

Boswell, H. (2023). *The Spirit of Transgender*. Verfügbar unter https://gruppetranszendenz.ch/wp-content/uploads/2022/01/The_Spirit_of_Transgender_von_Holly_Boswell-Uebersetzung_deutsch.pdf

Bowlby, J. (1973). *Attachment and Loss. Vol. II: Separation, Anxiety and Anger*. New York: Basic Books.

Bowlby, J. (1976). *Bindung. Eine Analyse der Mutter-Kind-Beziehung*. Hamburg: Kindler.

Bradshaw, J. (2000). *Das Kind in uns. Wie finde ich zu mir selbst*. München: Droemer Knaur.

Brandtstädter, J. & Lindenberger, U. (2007). *Entwicklungspsychologie der Lebensspanne. Ein Lehrbuch*. Stuttgart: Kohlhammer. https://doi.org/10.17433/978-3-17-022718-7

Brakemeier, E.L. & Herpertz, S.C. (2019). Innovative Psychotherapieforschung: auf dem Weg zu einer evidenz- und prozessbasierten individualisierten und modularen Psychotherapie. *Der Nervenarzt, 90*, 1125–1134. https://doi.org/10.1007/s00115-019-00808-9

Bräscher, A.K. & Witthöft, M. (2020). Die Erfassung allgemeiner Wirkfaktoren in der Psychotherapie. *Zeitschrift für Klinische Psychologie und Psychotherapie, 2*, 128–135.

Brisch, K.H. (2013). *Bindungsstörungen. Von der Bindungstheorie zur Therapie* (13. Aufl.). Stuttgart: Klett-Cotta.

Brisch, K.H. (2014). Bindung. Die sichere Basis fürs Leben. *Psychologie Heute, 5*, 20–25.

Brown, K. & Ryan, R. (2003). The benefits of being present: Mindfulness and its role in psychological well-being. *Journal of Personality and Social Psychology, 84* (4), 822–848. https://doi.org/10.1037/0022-3514.84.4.822

Buber, M. (1983). *Ich und Du*. Heidelberg: Lambert Schneider.

Bundesamt für Gesundheit BAG/GDK. (2010). *Nationale Leitlinien. Palliative Care*. Verfügbar unter https://www.bag.admin.ch/dam/bag/de/dokumente/nat-gesundheitsstrategien/strategie-palliative-care/grundlagen/leitlinien.pdf.download.pdf/nationale-leitlinien-palliative-care.pdf

Bundesamt für Statistik. (2023). *Kosten des Gesundheitswesens seit 1960*. Verfügbar unter https://www.bfs.admin.ch/bfs/de/home/statistiken/gesundheit/kosten-finanzierung.assetdetail.24525224.html

Büntig, W.E. (2006). Das Werk von Wilhelm Reich. In G. Marlock & H. Weiss (Hrsg.), *Handbuch der Körperpsychotherapie* (S. 41–60). Stuttgart: Schattauer.

Burow, O.A. & Scherpp, K. (1981). *Lernziel: Menschlichkeit. Gestaltpädagogik – eine Chance für Schule und Erziehung*. München: Kösel.

Busch, T. (2006). Therapeutisches Berühren als reifungsfördernde Intervention. In G. Marlock & H. Weiss (Hrsg.), *Handbuch der Psychotherapie* (S. 517–529). Stuttgart: Schattauer.

Carbon, M., Wubbeler, G., Trahms, L. & Curio, G. (2000). Hyperventilation-induced human cerebral magnetic fields non-invasivly monitored by multichannel direct channel magnetoencephalography. *Neuroscience letters, 287*, 227–230. https://doi.org/10.1016/S0304-3940(00)01192-7

Carle, L. (2002). Das Beziehungsgeschehen in der Psychotherapie. In M. Koemeda-Lutz (Hrsg.), *Körperpsychotherapie – Bioenergetische Konzepte im Wandel* (S. 88–116). Basel, Berlin: Schwabe .

Chopich, E. J. & Paul, M. (1998). *Aussöhnung mit dem Inneren Kind*. Berlin: Ullstein.

Cinatl, E. & Riffer, F. (2022). Vielfalt: Grundhaltung in der Psychotherapie. In F. Riffer, M. Sprung, E. Kaiser & J. Burghardt (Hrsg.), *Sexualität im Kontext psychischer Störungen* (S. 97–113). Berlin/Heidelberg: Springer https://doi.org/10.1007/978-3-662-63726-5_9

Ciompi, L. (1997). *Die emotionalen Grundlagen des Denkens. Entwurf einer fraktalen Affektlogik*. Göttingen: Vandenhoeck & Ruprecht.

Clement, U. (2011). *Systemische Sexualtherapie*. Stuttgart: Klett-Cotta.

Clement, U. (2016). *Dynamik des Begehrens, Systemische Sexualtherapie in der Praxis*. Heidelberg: Carl-Auer.

Coccia, E. (2018). *Die Wurzeln der Welt. Eine Philosophie der Pflanzen*. München: Carl Hanser.

Cohen, S., Janicki-Deverts, D., Turner, R., Marsland, A. L., Casselbrant, M. M., Li-Korotky, H. S., Epel, E. S. & Doyle, W. J. (2013). Childhood socioeconomic status, telomere length and susceptibility to upper respiratory infection. *Brain, Behavior and Immunity, 34*, 31–38. https://doi.org/10.1016/j.bbi.2013.06.009

Colon-Gonzalez, F. J. (2022). Vektorübertragene Krankheiten. In G. Thunberg (Hrsg.), *Das Klimabuch* (S. 154–157). Frankfurt/Main: Fischer.

Compernolle, T., Hoogduin, K. & Joele, L. (1979). Diagnosis and treatment of the hyperventilation syndrom. *Psychosomatics, 20,* 612–625. https://doi.org/10.1016/S0033-3182(79)70765-1

Corrigan, F. M., Fisher, J. J. & Nutt, D. J. (2011). Autonomic dysregulation and the window of tolerance model of the effects of complex emotional trauma. *Journal of Psychopharmacology, 25*(1), 17–25.

Cozolino, L. (2007). *Die Neurobiologie menschlicher Beziehungen*. Kirchzarten bei Freiburg: VAK Verlags GMbH.

Crameri, A., Koemeda, M., Tschuschke, V., Schulthess, P. & von Wyl, A. (2014). Ergebnisqualität ambulanter Psychotherapie: Ergebnisse aus der Grundversorgung in der Schweiz. *Psychotherapie Wissenschaft, 2*, 96–107.

Damasio, A. (2001). *Ich fühle, also bin ich. Die Entschlüsselung des Bewusstseins*. Berlin: List.

Danese, A. & Lewis, S. J. (2017). Psychoneuroimmunology of Early-Life Stress: The Hidden Wounds of Childhood Trauma? *Neuropsychopharmacology, 42*, 99–114. https://doi.org/10.1038/npp.2016.198

Davidson, R. J. (1999). Neuropsychological perspectives on affective styles and their cognitive consequences. In T. Dalgleish & M. J. Powers (Eds.), *Handbook of cognition and emotion* (pp. 103–123). Hoboken, New Jersey: John Wiley & Sons. https://doi.org/10.1002/0470013494.ch6

Debrot, A., Schoebi, D., Perrez, M. & Horn, A. B. (2013). Touch as an Interpersonal Emotion Regulation Process in Couples‘ Daily Lives. *Personality and Social Psychology Bulletin, 39*(10), 1373–1385. https://doi.org/10.1177/0146167213497592

Dekel, R. & Goldblatt, H. (2008). Is there intergenerational transmission of trauma? The case of combat veterans’ children. *American Jounal of Orthopsychiatry, 78*(3), 281–289. https://doi.org/10.1037/a0013955

Desjardins, J. Y. & Crépault, C. (1981). *Les corps érotiques: un art d'aimer*. Héritage.

Deubner-Böhme, M., Deppe-Schmitz, U. & Trösken, A. (2013). Angewandte Ressourcendiagnostik. In J. Schaller & H. Schemmel (Hrsg.), *Ressourcen. Ein Hand- und Lesebuch zur therapeutischen Arbeit* (2. Aufl., S. 207–234). Tübingen: dvgt.

De Waal, F. (2011). *Das Prinzip Empathie. Was wir von der Natur für eine bessere Gesellschaft lernen können*. München: Carl Hanser.

Donaldson, D., Prinstein, M. J., Danovsky, M. & Spirito, A. (2000). Patterns of children's coping with life stress: Implications for clinicians. *American Journal of Orthopsychiatry, 70*, 351–359. https://doi.org/10.1037/h0087689

Doody, J. S., Burghardt, G. & Dinets, V. (2023). The evolution of sociality and the polyvagal theory. *Biological psychology, 180*, 108569. https://doi.org/10.1016/j.biopsycho.2023.108569

Dornes, M. (2001). *Der kompetente Säugling* (10. Aufl.). Frankfurt/Main: Fischer.

Downing, G. (2007). *Körper und Wort in der Psychotherapie* (3. Aufl.). München: Kösel.

Ebbinghaus, H. (1971). *Über das Gedächtnis. Untersuchungen zur experimentellen Psychologie*. Darmstadt: Wissenschaftliche Buchgesellschaft.

Eckloff, T. (2012). *Die Geschlechtlichkeit des Menschen: Wie sexuellen Orientierung, Geschlechtsidentität und Geschlechtsrolle zusammenhängen*. o. O.: AV Akademikerverlag.

Egger, J. W. (2015). Selbstwirksamkeit: Ein kognitives Konstrukt für gesundheitliches Verhalten. In J. W. Egger (Hrsg.), *Integrative Verhaltenstherapie und psychotherapeutische Medizin. Integrative Modelle in Psychotherapie, Supervision und Beratung* (S. 283–311). Wiesbaden: Springer.

Ehrenberg, A. (2008). *Das erschöpfte Selbst: Depresssion und Gesellschaft in der Gegenwart*. Berlin: Suhrkamp.

Ehrensperger, T.P. (Hrsg.). (1996). *Zwischen Himmel und Erde. Beiträge zum Grounding-Konzept*. Berlin, Basel: Schwabe.

Ehrenthal, J.C., Dinger, U., Horsch, L., Komo-Lang, M., Kleinkerfuss, M., Grande, T. & Schauenburg, H. (2012). Der OPD-Strukturfragebogen (OPD-SF): Erste Ergebnisse zu Reliabilität und Validität. *Psychotherapie, Psychosomatik, Medizinische Psychologie, 62*(1), 25–32. https://doi.org/10.1055/s-0031-1295481

Ekman, P. (1992). Facial expressions of emotion: new findigs, new questions. *Psychological Science, 3*, 34–38. https://doi.org/10.1111/j.1467-9280.1992.tb00253.x

Elkaer, E., Mikkelsen, M.B., Michalak, J., Mennine, S.M. & O'Toole, M.S. (2022). Expansive and Contractive Postures and Movement: A Systematic Review and Meta-Analysis of the Effect of Motor Displays on Affective and Behavioral Responses. *Perspectives on Psychological Science, 17*(1), 276–304.

Elliott, R., Greenberg, L.S., Watson, J., Timulak, L. & Freire, E. (2013). Research on humanistic-experiental psychotherapy. In M.J. Lambert (Ed.), *Bergin and Garfield's handbook of psychotherapy and behavior change* (pp 495–538). Hoboken, New Jersey: Wiley.

Elsner, B. & Pauen, S. (2018). Vorgeburtliche Entwicklung und früheste Kindheit. In W. Schneider & U. Lindenberger (Hrsg.), *Entwicklungspsychologie* (S. 163–189). Weinheim: Beltz.

Ende, M. (1973). *Momo*. Stuttgart: Thienemann.

Engel, G.L. (1977). The need for a new medical model: a challenge for biomedicine. *Science, 196* (4286), 129–136.

Erikson, E.H. (1950). *Childhood and Society*. New York: Norton.

Erikson, E.H. (1959). *Identity and the life cycle*. Madison: International University Press.

Eriksson, E.M., Möller, I.E., Söderberg, R.H., Eriksson, H.T. & Kurlberg, G.K. (2007). Body awareness therapy: A new strategy for relief of symptoms in irritable bowel syndrome patients. *World Journal of Gastroenterology, 13*, 3206–3214.

Erll, A. & Gymnich, M. (2013). *Interkulturelle Kompetenzen. Erfolgreich kommunizieren zwischen den Kulturen*. Stuttgart: Klett.

Eschenbeck, H. & Knauf, R.-K. (2018). Entwicklungsaufgaben und ihre Bewältigung. In A. Lohaus (Hrsg.), *Entwicklungspsychologie des Jugendalters* (S. 24–47). Heidelberg: Springer.

Fairbairn, W.R.D. (2000). *Das Selbst und die inneren Objektbeziehungen*. Gießen: Psychosozial-Verlag.

Faltermaier, T., Mayring, P., Saup, W. & Strehmel, P. (2014). *Entwicklungspsychologie des Erwachsenenalters* (3. Aufl.). Stuttgart: Kohlhammer.

Fenichel, O. (1945). *The psychoanalytic theory of neurosis*. New York: Norton.

Ferguson, M. (1980). *The Aquarian Conspiracy. Personal and Social Transformation in the 1980s*. Los Angeles: Tarcher.

Fiedler, P. (2004). *Sexuelle Orientierung und sexuelle Abweichung*. Weinheim: Beltz PVU.

Fiedler, P. (2011). Ressourcenorientierte Psychotherapie. In R. Frank (Hrsg.), *Therapieziel Wohlbefinden: Ressourcen aktivieren in der Psychotherapie* (S. 19–31). Berlin: Springer.

Fiedler, P. & Willutzki, U. (2022). Ressourcenorientierung in der Psychotherapie. In R. Frank & C. Flückiger (Hrsg.), *Therapieziel Wohlbefinden: Ressourcen aktivieren in der Psychotherapie* (S. 67–83). Heidelberg: Springer.

Fischer, M. (2002a). Love, Attunement and Breathing Room. In T. Itten & M. Fischer (Eds.), *Celebrating a Master Psychotherapist, A Festschrift in Honor of his 70 Birthday* (pp. 131–146). Winterthur: IBP-Institut.

Fischer, M. (2002b). Das Geschlechtervorurteil: Geheimes Thema in Partnerschaft und in therapeutischen Beziehungen. In Schweizer Charta für Psychotherapie (Hrsg.), *Mann oder Frau? Wie bestimmend ist das Geschlecht in der psychotherapeutischen Interaktion* (S. 13–31). Edition Diskord.

Fischer, M. (2005/2006). *Der ewige Tanz zwischen Nähe und Distanz*. Verfügbar unter https://www.ibp-institut.ch/ibp/publikationen-downloads-shop/ibp-artikel/

Fischer, M. (2008). *Kommunikation, Mobilisation, Dissoziation: Psychotherapeutisches Arbeiten mit dem Autonomen Nervensystem und seinen drei grundlegenden Modi zur Stressregulation*. Verfügbar unter https://ibp-institut.ch/files/client_data/Dokumente/IBP/Publikationen%20Shop%20Downloads/IBP%20Artikel/Artikel_Kommunikation%2C%20Mobilisation%2C%20Dissoziation_MF_160309.pdf

Fischer, M., Pfeifer, S., Decurtins, R., Anderegg, J., Buchmann, R., Christoffel, U., Froesch, M. & Wulkan-Koch, M. (2003). *Eingabe bei der Föderation der Schweizer Psychologinnen und Psychologen*

FSP zur Anerkennung des Curriculums Weiterbildung Integrative Körperpsychotherapie IBP. Winterthur: IBP Institut.

Fischer, N. (2018). *Reifestufen der sexuellen Liebe – Wie Herkunft prägt und intime Beziehungen (dennoch) gelingen*. Köln: Innenwelt.

Flückiger, C. (2023). Erklärungsmodelle in der Psychotherapie. Das medizinische und die kontextuellen Rahmenmodelle. In P. Abilgaard, S. Büchi, S. Claus & C. Locher (Hrsg.), *Gute Behandlung In Psychiatrie, Psychotherapie und Psychosomatik* (S. 125–133). Bern: Hogrefe.

Flückiger, C., Del Re, A.C., Wampold, B.E. & Horvath, A.O. (2018). The alliance in adult psychotherapy: A meta-analytic synthesis. *Psychotherapy (Chicago, III.), 55*(4), 316 – 340.

Flückiger, C., Frischknecht, E., Wüsten, G. & Lutz, W. (2008). Ressourcenpriming. Veränderung der Aufmerksamkeitsfokussierung bei Novizen und erfahrenen Therapeuten zu Therapiebeginn. *Zeitschrift für Psychiatrie, Psychologie und Psychotherapie, 56*(1), 61–67.

Flückiger, C. & Grosse Holtforth, M. (2008). Focusing the therapist's attention on the patient's strengths: A preliminary study to foster a mechanism of change in outpatient psychotherapy. *Journal of Clinical Psychology, 64,* 876–890. https://doi.org/10.1002/jclp.20493

Fonagy, P., Gergely, G., Jurist, E. & Target, M. (2006). *Affektregulierung, Mentalisierung und die Entwicklung des Selbst*. Stuttgart: Klett-Cotta.

Frank, R. (2011). *Therapieziel Wohlbefinden – Ressourcen aktivieren in der Psychotherapie* (2. Aufl.). Springer.

Franke, G.H. (2017). *BSCL, Brief-Symptom-Checklist*. Bern: Hogrefe.

Freud, S. (1908). Die „kulturelle" Sexualmoral und die moderne Nervosität. *Sexual-Probleme, 4*(3), 107–129.

Freud, S. (1920). *Jenseits des Lustprinzips* (No. 2). Wien: Internationaler Psychoanalytischer Verlag.

Freud, S. (1923). *Das Ich und das Es* (Studienausgabe, Bd. 3). Frankfurt/Main: Fischer.

Freud, S. (1927). *Die Zukunft einer Illusion* (Studienausgabe, Bd. 9). Frankfurt/Main: Fischer.

Freund, A.M. (2003). Die Rolle von Zielen für die Entwicklung. *Psychologische Rundschau, 54*, 233–242.

Freund, A.M. & Baltes, P.B. (2005). Entwicklungsaufgaben als Organisationsstrukturen von Entwicklung und Entwicklungsoptimierung. In S.-H. Filipp & U.M. Staudinger (Hrsg.), *Entwicklungspsychologie des mittleren und höheren Erwachsenenalters* (Enzyklopädie der Psychologie, Themenbereich C, Serie V, Bd. 6, S. 35–78). Göttingen: Hogrefe.

Freund, A.M. & Nikitin, J. (2018). Frühes und mittleres Erwachsenenalter. In W. Schneider & U. Lindenberger (Hrsg.), *Entwicklungspsychologie* (S. 265–344). Weinheim: Beltz.

Freund, A.M., Nikitin, J. & Ritter, J.O. (2009). Psychological consequences of longevity: The increasing importance of self-regulation in old age. *Human Development, 52*, 1–37. https://doi.org/10.1159/000189213

Freyberger, H.J. & Stieglitz, R.D. (2006). Leitlinien zur Diagnostik in der Psychiatrie und Psychotherapie. *Zeitschrift für Psychiatrie, Psychologie und Psychotherapie, 54*(1), 23–33. https://doi.org/10.1024/1661-4747.54.1.23

Frindte, W. (2001). *Einführung in die Kommunikationspsychologie*. Weinheim: Beltz.

Froesch, M. (2003). *Stress und Grenzen ziehen. Psychologische Effekte einer körperorientierten Intervention auf akuten sozialen Stress* (Lizentiatsarbeit). Philosophische Fakultät der Universität Zürich.

Fuchs, T. (2020). The Circularity of the Embodied Mind. *Frontiers in psychology, 11*, 1707. https://doi.org/10.3389/fpsyg.2020.01707

Galili-Weinstock, L., Chen, R., Atzil-Slonim, D., Rafaeli, E. & Peri, T. (2020). Enhancement of self compassion in psychotherapy: The role of therapists' interventions. *Psychotherapy Research, 30*(6), 815–828.

Gallagher, M.W., Long, L.J. & Phillips, C.A. (2020). Hope, optimism, selfefficacy, and posttraumatic stress disorder: A metaanalytic review of the protective effects of positive expectancies. *Journal of clinical psychology, 76*(3), 329–355. https://doi.org/10.1002/jclp.22882

Gassmann, D. & Grawe, K. (2006). General change mechanisms: The relation between problem activation and resource activation in successful and unsuccessful therapeutic interactions. *Clinical Psychology & Psychotherapy: An International Journal of Theory & Practice, 13*(1), 1–11.

Gauch Mühle, R., Gross-Gstöhl, E. & Radelfinger, S. (2006). *Die Psychodynamik des Atems und des Meridiansystems*. Kulmbach: ML-Verlag.

Gendlin, E.T. (1978a). Eine Theorie der Persönlichkeitsveränderung. In H. Bommert & H.-D. Dahlhoff (Hrsg.), *Das Selbsterleben (Experiencing) in der Psychotherapie*. München: Urban & Schwarzenberg.

Gendlin, E.T. (1978b). *Focusing*. New York: Bantam.

Gendlin, E.T. & Wiltschko, J. (1999). *Focusing in der Praxis. Eine schulenübergreifende Methode für Psychotherapie und Alltag.* Stuttgart: Klett-Cotta.

Germer, C.K. (2005). Mindfulness: What Is It? What Does It Matter? In C.K. Germer, R.D. Siegel & P.R. Fulton (Hrsg.), *Mindfulness and Psychotherapy* (S. 3–27). New York: The Guilford Press.

Germer, C. (2011). *Der achtsame Weg zur Selbstliebe.* Freiburg: Arbor Verlag.

Germer, C. (2023). Self-Compassion in Psychotherapy: Clinical Integration, Evidence Base, and Mechanisms of Change. In A. Finlay-Jones, K. Bluth & K. Neff (Eds.) *Handbook of Self-Compassion. Mindfulness in Behavioral Health* (pp. 379–415). Heidelberg: Springer. https://doi.org/10.1007/978-3-031-22348-8_22

Germer, C. & Neff, K. (2021). *Achtsames Selbstmitgefühl unterrichten. Das Handbuch für die professionelle Arbeit*. Freiburg: Arbor Verlag.

Germer, C. & Siegel, R.D. (Hrsg.). (2014). *Weisheit und Mitgefühl in der Psychotherapie.* Freiburg: Arbor Verlag.

Gettler, L.T., McDade, T.W., Feranil, A.B. & Kuzawa, C.W. (2011). Longitudinal evidence that fatherhood decreases testosterone in human males. *Proceedings of the National Academy of Sciences of the United States of America, 108*(39), 16194–9. https://doi.org/10.1073/pnas.1105403108

Geuter, U. (2003). Im Mutterleib lernen wir die Melodie unseres Lebens. *Psychologie heute, 1,* 20–26.

Geuter, U. (2015). *Körperpsychotherapie. Grundriss einer Theorie für die klinische Praxis.* Heidelberg: Springer. https://doi.org/10.1007/978-3-642-04014-6

Geuter, U. (2019). *Praxis Körperpsychotherapie. 10 Prinzipien der Arbeit im therapeutischen Prozess.* Heidelberg.: Springer. https://doi.org/10.1007/978-3-662-56596-4

Ghebreyesus, T.A. (2022). Gesundheitliche Argumente für ein Handeln gegen den Klimawandel. In G. Thunberg (Hrsg.), *Das Klimabuch* (S. 144–147). Frankfurt/Main: Fischer.

Gilbert, P. (2013). *Compassion Focused Therapy.* Paderborn: Junfermann.

Gilbert, P. (Hrsg.). (2005). *Compassion: Conceptualisations, research and use in psychotherapy.* London: Routledge.

Gloger-Tippelt, G. (2011). *Bindung im Erwachsenenalter. Ein Handbuch für Forschung und Praxis* (2. Aufl.). Bern: Hans Huber.

Goldberg, S.B., Tucker, R.P., Greene, P.A., Davidson, R.J., Wampold, B.E., Kearney, D.J. & Simpson, T.L. (2018). Mindfulness-based interventions for psychiatric disorders: A systematic review and meta-analysis. *Clinical psychology review, 59,* 52–60. https://doi.org/10.1016/j.cpr.2017.10.011

Golombok, S., Brewaeys, A., Giavazz, M.T., Guerra, D., MacCallum, F. & Rust, J. (2002a). The European study of assisted reproduction families: the transition to adolescence. *Human Reproduction, 17*(3), 830–840. https://doi.org/10.1093/humrep/17.3.830

Golombok, S., MacCallum, F., Goodman, E. & Rutter, M. (2002b). Families with children conceived by donor insemination: a follow-up at age twelve. *Child Development, 73*(3), 952–968. https://doi.org/10.1111/1467-8624.00449

Golombok, S., Owen, L., Blake, L., Murray, C. & Jadva, V. (2009). Parent-child relationships and the psychological well-being of 18-year-old adolescents conceived by in vitro fertilisation.. *Human Fertility, 12*(2), 63–72. https://doi.org/10.1080/14647270902725513

Gordon, T. (1989). *Familienkonferenz.* München: Heyne.

Göth, M. & Kohn, R. (2014). *Sexuelle Orientierung in Psychotherapie und Beratung.* Heidelberg: Springer. https://doi.org/10.1007/978-3-642-37308-4

Grawe, K. (1998). *Psychologische Therapie.* Bern: Hogrefe.

Grawe, K. & Grawe-Gerber, M. (1999). Ressourcenaktivierung. Ein primäres Wirkprinzip der Psychotherapie. *Psychotherapeut, 44,* 63–73. https://doi.org/10.1007/s002780050149

Grawe, K. (2004). *Neuropsychotherapie.* Bern: Hogrefe.

Grawe, K. (2005). Empirisch validierte Wirkfaktoren statt Therapiemethoden. *Report Psychologie, 7/8,* 311.

Grossert, A., Meffert, C., Hess, V., Rochlitz, C., Pless, M., Hunziker, S., Wössmer, B., Geuter, U., Meinlschmidtz, G. & Schaefert, R. (2023). Group-based body psychotherapy improves appreciation of body awareness in post-treatment cancer patients: A non-randomized clinical trial. *Frontiers in Psychology, 14,* 956493. https://doi.org/10.3389/fpsyg.2023.956493

Grossmann, K. & Grossmann, K.E. (2012). *Bindungen – das Gefüge psychischer Sicherheit* (6. Aufl.). Stuttgart : Klett-Cotta.

Grossmann, P. & Van Dam, N.T. (2011). Mindfulness, by any other name...: trials and tribulations of sati in western psychology and science. *Contemporary Buddhism, 12*(1), 219–239.

Guéguen, N. & Vion, M. (2009). The effect of a practitioner's touch on a patient's medication compliance. *Psychology, Health & Medicine, 14*(6), 689–694.https://doi.org/10.1080/13548500903334739

Habermas, J. (1981). *Theorie des kommunikativen Handelns* (Bd. 1 und 2). Berlin: Suhrkamp.

Hagena, S. & Gebauer, M. (2014). *Therapie-Tools Angststörungen*. Weinheim: Beltz.

Halifax, J. (2011). The precious necessity of compassion. *Journal of Pain and Symptom Management, 41*(1), 146–154.

Han, B.-C. (2013a). *Im Schwarm. Ansichten des Digitalen*. Berlin: Matthes & Seitz.

Han, B.-C. (2013b). *Müdigkeitsgesellschaft*. Berlin: Matthes & Seitz.

Hauf, S.T. (2009). *Das halbstrukturierte Interview „SPIR" zur Erfassung spiritueller Überzeugungen und Bedürfnisse von Patienten mit Krebserkrankung* (Dissertation). Ludwig-Maximilians-Universität München. Verfügbar unter http://edoc.ub.uni-muenchen.de/10263/1/Hauf_Stephan.pdf

Havighurst, R.J. (1953). *Human development and education*. Philadelphia: David McKay.

Havighurst, R.J. (1972). *Developmental tasks and education* (3. Aufl.; 1. Aufl. 1948). London: Longman.

Hayes, S.C., Hofmann, S.G., Stanton, C.E., Carpenter, J.K., Sanford, B.T., Curtiss, J.E. & Ciarrochi, J. (2019). The role of the individual in the coming era of process-based therapy. *Behaviour research and therapy, 117*, 40–53. https://doi.org/10.1016/j.brat.2018.10.005

Hayes, S.C. & Smith, S. (2007). *Im Abstand zur inneren Wortmaschine*. Tübingen: dgvt.

Heidegger, M. (1926). *Sein und Zeit*. Tübingen: Max Niemeyer.

Heidenreich, T. & Michalak, J. (Hrsg.). (2009). *Achtsamkeit und Akzeptanz in der Psychotherapie* (3. Aufl.). dgvt.

Hell, D. (2014). Scheitern in der Erfolgsgesellschaft – aktive Resignation in der Psychotherapie. *Swiss Archives of Neurology and Psychiatry, 165*(2), 42–46. https://doi.org/10.4414/sanp.2014.00228

Henderson, J. (1990). *Die Erweckung des Inneren Geliebten. Ein praktisches Arbeitsbuch der Energielenkung allein und zu zweit* (2. Aufl.). Hägendorf: Ansata.

Herwig-Lempp, J. (2001). Die Form der guten Frage. *KONTEXT, 32*(1), 33–55.

Hite, S. (1976). *The Hite Report on Female Sexuality*. New York: The Seven Stories Press.

Hite, S. (1981). *The Hite Report on Men and Male Sexuality*. New York: The Seven Stories Press.

Hofmann, S.G. & Hayes, S.C. (2019). The Future of Intervention Science: Process-Based Therapy. *Clinical psychological science: a journal of the Association for Psychological Science, 7*(1), 37–50. https://doi.org/10.1177/2167702618772296

Horowitz, M.J. (1986). Stress-response syndromes: a review of posttraumatic and adjustment disorders. *Hospital & community psychiatry, 37*(3), 241–249. https://doi.org/10.1176/ps.37.3.241

Horowitz, M.J. (2020). *Treatment of stress response syndromes*. Washington: American Psychiatric Association Publishing.

Horvath, A., Del Re, A.C., Flückiger, C. & Symonds, D. (2011). Alliance in individual psychotherapy. *Psychotherapy, 48*, 9–16. https://doi.org/10.1037/a0022186

Hubble, M.A., Duncan, B.L. & Miller, S.D. (2001). *So wirkt Psychotherapie. Empirische Ergebnisse und praktische Folgerungen*. Dortmund: Verlag modernes Lernen.

Hüther, G. & Krens, I. (2007). *Das Geheimnis der ersten neun Monate: Unsere frühesten Prägungen* (5. Aufl.). Ostfildern: Patmos.

Hüttenmoser Roth, S. (2006). *Die Beendigung von Psychotherapie* (Diplomarbeit). Institut für Integrative Körperpsychotherapie IBP, Winterthur.

Huttunen, J., Tolvanen, H., Heinonen, E., Voipio, J., Wistrom, H., Ilmoniemi, R.J., Hari, R. & Kaila, K. (1999). Effects of voluntary hyperventilation on cortical sensory responses. Electroencephalographic and magnetocephalographic studies. *Experimental Brain Research, 125*, 248–254. https://doi.org/10.1007/s002210050680

Intergeschlechtlichkeit. (2023). In *Wikipedia*. Zugriff am 30. Juli 2023 unter https://de.wikipedia.org/wiki/Intergeschlechtlichkeit.

Interpharma. (2022). *Das Wichtigste in Kürze zum Gesundheitsmonitor 2022*. Verfügbar unter https://www.interpharma.ch/shop/

Itten, T. & Fischer, M. (2002). *Celebrating a Master Psychotherapist, A Festschrift in Honor of his 70 Birthday*. Winterthur: IBP Institut.

Jacob, G.A. & Arntz, A. (2011). Schematherapie. *Psychotherapeut, 56*(3), 247–258. https://doi.org/10.1007/s00278-011-0821-8

Janet, P. (1907). *The major symptoms of hysteria*. Stuttgart: Macmillan. https://doi.org/10.1037/10008-000

Janus, L. & Haibach, S. (1997). *Seelisches Erleben vor und während der Geburt*. Bad-Nauheim: LinguaMed.

Jenni, O. & Ritter, S. (2018). *Was macht Kinder resilient? Die Rolle der Geborgenheit*. Tagung „Förderung der familiären Resilienz“. Verfügbar unter https://www.psychologie.uzh.ch/dam/jcr:f8e184b8-a556-415e-bdcf-93e4630dd22d/04_Was%20macht%20Kinder%20resilient%20-%20Die%20Rolle%20der%20Geborgenheit%20(Prof.%20Dr.%20Oskar%20Jenni).pdf

Jerusalem, M. (1990). *Persönliche Ressourcen, Vulnerabilität und Stresserleben*. Bern: Hogrefe.

Johnson, D.H. (2012). *Klassiker der Körperwahrnehmung. Erfahrungen und Methoden des Embodiment*. Bern: Hans Huber.

Juchli, E. (1999). *EABP-Energie-Wissenschaftsgruppe: Abschlussbericht* (nicht publiziert).

Juhan, D. (2003). *Job's Body, A Handbook for Bodywork* (3. Aufl.). Barrytown: Station Hill Press.

Kabat-Zinn, J. (1998). *Im Alltag Ruhe finden*. München: Droemer Knaur.

Kabat-Zinn, J., Siegel, D., Hanh, T.N. & Kornfield, J. (2011). *The mindfulness revolution: Leading psychologists, scientists, artists, and meditation teachers on the power of mindfulness in daily life*. Boulder: Shambhala Publications.

Kain, K.L. & Terrell, A.J. (2020). *Bindung, Regulation und Resilienz*. Paderborn: Junfermann.

Kaul, E. (2017). Soma und Psyche im Spiegel des Menschenbildes. *Psychotherapie-Wissenschaft, 7*(2), 11–17.

Kaul, E. (2018). *Leiden an der Feel-good-Gesellschaft*. Verfügbar unter https://www.ibp-institut.ch/files/client_data/Dokumente/IBP/IBP%20Magazin/IBP_Magazin_6.pdf

Keller, Y., Krucker, J. & Seleger, M. (2005). *Entdeckungsreise zur weiblichen Mitte. Ein Wegbegleiter nach dem bewährten BeBo®-Konzept* (5. Aufl.). Maur: BeBo® Verlag.

Khoury, B., Sharma, M., Rush, S.E. & Fournier, C. (2015). Mindfulness-based stress reduction for healthy individuals: A metaanalysis. *Journal of Psychosomatic Research, 78*(6), 519–528. https://doi.org/10.1016/j.jpsychores.2015.03.009

Kinsey, A. (1954). *Das sexuelle Verhalten der Frau*. Jena: G.B. Fischer.

Kinsey, A. (1955). *Das sexuelle Verhalten des Mannes*. Jena: G.B. Fischer.

Klein, C. & Albani, C. (2011). Die Bedeutung von Religion für die psychische Befindlichkeit: Mögliche Erklärungsansätze und allgemeines Wirkmodell. Zeitschrift für Nachwuchswissenschaftler. *German Journal for Young researchers, 3*(1). Verfügbar unter http://www.nachwuchswissenschaftler.org/2011/1/20/ZfN-2011-1-20.pdf

Klinkenberg, N. (2013). Techniken der Körperverhaltenstherapie. In T. Kircher (Hrsg.), *Kompendium der Psychotherapie* (S. 221–225). Heidelberg: Springer.

Koechlin, H. & Locher, C. (2023). Therapeut:in als wichtiges Instrument. In P. Abilgaard, S. Büchi, S. Claus & C. Locher (Hrsg.), *Gute Behandlung In Psychiatrie, Psychotherapie und Psychosomatik* (S. 205–212). Bern: Hogrefe.

Koemeda-Lutz, M. (2009). *Intelligente Emotionalität. Vom Umgang mit unseren Gefühlen*. Stuttgart: Kohlhammer. https://doi.org/10.17433/978-3-17-029562-9

Koemeda-Lutz, M., Kaschke, M., Revenstorf, D., Scherrmann, T., Halko, W. & Soeder, U. (2006). Evaluation der Wirksamkeit von ambulanten Körperpsychotherapien – EWAK. Eine Multizenterstudie in Deutschland und der Schweiz. *PPmP Psychotherapie Psychosomatik Medizinische Psychologie, 56*(12), e6–e19. https://doi.org/10.1055/s-2006-951848

Kohut, H. (1991). *Die Heilung des Selbst* (4. Aufl.). Berlin: Suhrkamp.

Korte, A. (2021). Lost in Transition: Geschlechtsdysphorie im Kindes- und Jugendalter. In B. Hermann, *Bericht über die Online-Tagung des Ethikvereins der DPG: Umgang mit Transsexualität*. Abrufbar unter https://dpg-psa.de/News/bericht-ueber-die-online-tagung-des-ethikvereins.html

Kray, J. & Schaefer, S. (2018). Mittlere und späte Kindheit. In W. Schneider & U. Lindenberger (Hrsg.), *Entwicklungspsychologie* (S. 215–238). Weinheim: Beltz.

Kreisman, J.J. & Straus, H. (2012). *Ich hasse dich – verlass' mich nicht. Die schwarzweisse Welt der Borderline-Persönlichkeit*. München: Kösel.

Kriz, J. (1999). Chaos, Angst und Ordnung. Wie aus der Notwendigkeit zur Struktur Zwangsordnung entstehen kann. *Ärztliche Praxis: Neurologie/Psychiatrie, 1*, 24–27.

Lambert, J.M. (Hrsg.). (2013). *Bergin and Garfield's Handbook of Psychotherapy and Behavior Change* (6. Aufl.). Hoboken: Wiley.

Landesfachstelle Trans*. (2023). *Detransition und alternative Transitionswege*. Verfügbar unter https://www.regenbogenportal.de/fileadmin/media/Detrans_Broschuere_20230207_-2.pdf

Langlotz-Weis, M. (2006). Der Körper in der Verhaltenstherapie. *PiD-Psychotherapie im Dialog, 7*(02), 127–132. https://doi.org/10.1055/s-2006-932625

Ledoux, J. (2004). *Das Netz der Gefühle. Wie Emotionen entstehen* (3. Aufl.). München: dtv.

Levine, P.A. (2011). *Sprache ohne Worte: Wie unser Körper Trauma verarbeitet und uns in die innere Balance zurückführt*. München: Kösel.

Levine, P.A. (2016). *Trauma und Gedächtnis. Die Spuren unserer Erinnerung in Körper und Gehirn*. München: Kösel.

Levinson, D.J. (1979). *Das Leben des Mannes. Werdenskrisen, Wendepunkte, Entwicklungschancen*. Köln: Kiepenheuer & Witsch.

Levinson, D.J. (1996). *The seasons of a woman's life*. Gütersloh: Knopf.

Liberson, W.T. & Strauss, H. (1941). Electroencephalographic studies: slow activity during hyperventilation in relation to age. *Proceedings of the Society for Experimental Biology and Medicine, 48*, 674. https://doi.org/10.3181/00379727-48-13425

Lichtenberg, J.D. (1991). *Psychoanalyse und Säuglingsforschung*. Berlin: Springer.

Lindenberger, U. & Staudinger, U.M. (2018). Höheres Erwachsenenalter. In W. Schneider & U. Lindenberger (Hrsg.), *Entwicklungspsychologie* (S. 291–318). Weinheim: Beltz.

Linz, S., Helmreich, I., Kunzler, A., Chmitorz, A., Lieb, K. & Kubiak, T. (2020). Interventionen zur Resilienzförderung bei Erwachsenen. *Psychotherapie Psychosomatik Medizinische Psychologie, 70*(01), 11–21. https://doi.org/10.1055/a-0830-4745

Lippke, S. & Renneberg, B. (2006). Konzepte von Gesundheit und Krankheit. In B. Renneberg & P. Hammelstein (Hrsg.), *Gesundheitspsychologie* (S. 7–12). Heidelberg: Springer.

Lippke, S., Schüz, B., & Godde, B. (2021). Modelle gesundheitsbezogenen Handelns und Verhaltensänderung. In M. Tiemann & M. Mohokum (Hrsg.), *Prävention und Gesundheitsförderung* (S. 77–93). Berlin: Springer.

Locher, C. (2023). Wie Erwartungen die Therapie beeinflussen. In P. Abilgaard, S. Büchi, S. Claus & C. Locher (Hrsg.). *Gute Behandlung in Psychiatrie, Psychotherapie und Psychosomatik Ein Wegweiser für den Berufseinstieg* (S. 177–185). Bern: Hogrefe.

Lowen, A. (1996). Erdung. In T.P. Ehrensperger (Hrsg.), *Zwischen Himmel und Erde. Beiträge zum Grounding-Konzept* (S. 11–17). Basel, Berlin: Schwabe.

Lütge, M. (1997). *Wachstum der Gestalttherapie und Jesu Saat im Acker der Welt. Psychotherapie als Selbsthilfe*. Lausanne: Lang.

Lutz, W., Neu, R. & Rubel, J.A. (2019). *Evaluation und Effekterfassung in der Psychotherapie*. Bern: Hogrefe. https://doi.org/10.1026/02912-000

Machleidt, W. (2019). Religiosität und Spiritualität in der interkulturellen Psychotherapie. *Psychotherapiewissenschaft, 9*(1), 15–19.

Maercker, A., Kessler, R.C., Sonnega, A., Bromet, E., Frommberger, U., Nyberg, E. & Mehr, A. (2013). Traumatisierung und Retraumatisierung? *PSYCH up2date, 7*(06), 331–332. https://doi.org/10.1055/s-0033-1336894

Mahler, C. (2005). *Hyperventilation bei Patienten mit Panikstörung – Eine funktionelle dopplersonsographische Untersuchung zur Bestimmung der Vasomotorenaktivität* (Dissertation). Medizinische Fakultät der Ludwig-Maximilians-Universität München.

Mahler, M. (1969). *Symbiose und Individuation*. Stuttgart: Klett.

Maio, G. (2015). Eine ethische Kritik der Ökonomisierung von Psychotherapie. *Swiss Archives of Neurology and Psychiatry, 166*(2), 33–37. https://doi.org/10.4414/sanp.2015.00318

Mantegazza, P. (1928). *Physiologie des Genusses*. Zenith.

Marcher, L., Jarlnaes, E. & Münster, K. (2006). Die somatischen Grundlagen der Berührung. In G. Marlock & H. Weiss (Hrsg.), *Handbuch der Körperpsychotherapie* (S. 530–537). Stuttgart: Schattauer.

Margraf, J. (Hrsg.). (2000). *Lehrbuch der Verhaltenstherapie. Bd. 1: Grundlagen, Diagnostik, Verfahren, Rahmenbedingungen*. Heidelberg: Springer.

Marlock, G. & Weiss, H. (Hrsg.). (2006). *Handbuch der Körperpsychotherapie*. Stuttgart: Schattauer.

Martin, D.J., Garske, J.P. & Davis, M.K. (2000). Relation of the therapeutic alliance with outcome and other variables: a meta-analytic review. *Journal of consulting and clinical psychology, 68*(3), 438–450. https://doi.org/10.1037/0022-006X.68.3.438

Maslow, A.M. (1973). *Psychologie des Seins. Ein Entwurf*. Frankfurt/Main: Fischer.

Masters, W.H. & Johnson, V.E. (1967). *Die sexuelle Reaktion*. Leipzig: Akademische Verlagsgesellschaft.

Maturana, H.R. & Varela, F.J. (1984). *Der Baum der Erkenntnis. Die biologischen Wurzeln menschlichen Erkennens*. Bern: Scherz.

McKeown, P. (2010). *Anxiety Free: Stop worrying and quieten your mind. Featuring the Buteyko Breathing Method and Mindfulness*. Buteyko Books.

Mehling, W.E., Gopisetty, V., Daubenmier, J., Price, C., Hecht, F.M. & Stewart, A. (2009). *Body Awareness: Construct and Self-Report Measures*. Verfügbar unter https://journals.plos.org/plosone/article?id=10.1371/journal.pone.0005614

Meier, P.J. (2010). *Wertwandel: Was uns im Leben wichtig ist*. Verfügbar unter https://www.beobachter.ch/familie/altenpflege/wertwandel-was-uns-im-leben-wichtig-ist

Meyer, K. (2008). *Gesundheit in der Schweiz – Nationaler Gesundheitsbericht*. Bern: Hans Huber.

Michalak, J., Heidenreich, T. & Williams, J.M.G. (2012). *Achtsamkeit. Fortschritte der Psychotherapie*. Bern: Hogrefe.

Miller, W.R. & Rollnick, S. (2012). *Motivational interviewing*. New York: Guilford Press.

Montada, L., Lindenberger, U. & Schneider, W. (2018). Entwicklungsaufgaben und kritische Lebensereignisse. In W. Schneider & U. Lindenberger (Hrsg.), *Entwicklungspsychologie* (S. 52–55). Weinheim: Beltz.

Montagu, A. (1974). *Körperkontakt. Die Bedeutung der Haut für die Entwicklung des Menschen*. Stuttgart: Klett-Cotta.

Morina, N., Lancee, J. & Arntz, A. (2017). Imagery rescripting as a clinical intervention for aversive memories: A meta-analysis. *Journal of behavior therapy and experimental psychiatry, 55*, 6–15. https://doi.org/10.1016/j.jbtep.2016.11.003

Müller-Ebert, J. (2001). *Trennungskompetenz: Die Kunst, Psychotherapie zu beenden*. Stuttgart: Klett-Cotta.

Neff, K. (2003). Self-Compassion: An alternative conceptualization of a healthy attitude toward oneself. *Self and Identity, 2*, 85–102. https://doi.org/10.1080/15298860309032

Neff, K. (2012). *Selbstmitgefühl*. München: Kailash Verlag.

Neff, K. (2022). *Kraftvolles Selbstmitgefühl für Frauen*. München: Kailash Verlag.

Neimeyer, R.A. (2013). *Konstruktivistische Psychotherapie*. Paderborn: Junfermann.

Nekkebroeck, J., Barnes, J., Bonduelle, M., Wennerholm, U., Ponjaert-Kristoffersen, I., Loft, A. & Sutcliffe, A.G. (2010). International comparison of parenting styles in ICSI, IVF and natural conception families: Results from a European study. *European Journal of Developmental Psychology, 7*(3), 329–349. https://doi.org/10.1080/17405620802217547

Nestor, J. (2022). *Breath, Atem. Neues Wissen über die vergessene Kunst des Atmens*. München: Piper.

Neugarten, B.L. (1972). Personality and the aging process. *Gerontologist, 12*, 9–15.

Norcross, J.C. & Wampold, B.E. (2018). A new therapy for each patient: Evidence-based relationships and responsiveness. *Journal of clinical psychology, 74*(11), 1889–1906. https://doi.org/10.1002/jclp.22678

Novak, M. (2006). Five rules for the evolution of cooperation. *Science, 314*, 1560–1563. https://doi.org/10.1126/science.1133755

Ogden, P. & Minton, K. (2000). Sensorimotor Psychotherapy: One Method for Processing Traumatic Memory. *Traumatology, 6*, 149–173. https://doi.org/10.1177/153476560000600302

Orosz, A. (2019). *Stress ganzheitlich verstehen und managen*. Bern: Hogrefe. https://doi.org/10.1024/85908-000

Payne, P., Levine, P.A. & Crane-Godreau, M.A. (2015). Somatic experiencing: using interoception and proprioception as core elements of trauma therapy. *Frontiers in Psychology, 6*, 93.

Peichl, J. (2005). Psychodynamische Behandlungsstrategien für Trauma-assoziierte Störungen im klinischen Setting. *PDP-Psychodynamische Psychotherapie, 4*(1), 38–45.

Peng-Keller, S. (2014). Zur Herkunft des Spiritualitätsbegriffs. *Spiritual Care, 1*, 36–47. https://doi.org/10.1515/spircare-2014-0008

Perel, E. (2013). *The secret to desire in a long term relationship. TED talk*. Verfügbar unter https://www.ted.com

Perls, F. (1973). *The gestalt approach & eye witness to therapy*. Palo Alto: Science & Behavior Books.

Perls, F. (1976). *The gestalt approach*. New York: Bantam.

Perls, F.S. (1980a). *Grundlagen der Gestalttherapie. Einführung und Sitzungsprotokolle*. München: Pfeiffer.

Perls, F.S. (1980b). *Gestalt, Wachstum, Integration*. Paderborn: Junferman.

Perls, F.S. (2002). *Gestalt-Therapie in Aktion* (9. Aufl.). Stuttgart: Klett-Cotta.

Perls, F.S., Hefferline, R.F. & Goodman, P. (2007). *Gestalttherapie. Zur Praxis der Wiederbelebung des Selbst* (9. Aufl.). Stuttgart: Klett-Cotta.

Perls, F.S., Hefferline, R.F. & Goodman, P. (2013). *Gestalttherapie. Grundlagen der Lebensfreude und Persönlichkeitsentfaltung* (8. Aufl.). Stuttgart: Klett-Cotta.

Petzold, H.G. (1988). *Integrative Bewegungs- und Leibtherapie. Ein ganzheitlicher Weg leibbezogener Psychotherapie. Integrative Therapie. Schriften zu Theorie, Methodik und Praxis* (Bd. I/1). Paderborn: Junfermann.

Petzold, H.G. (1993). *Integrative Therapie. Modelle, Theorien und Methoden für eine schulenübergreifende Psychotherapie*. Paderborn: Junfermann.

Petzold, H.G. (2016). Psychotherapie in der Lebensspanne. *POLYLOGE, 23.* Verfügbar unter https://www.fpi-publikation.de/polyloge/23-2016-petzold-hilarion-g-1999b-psychotherapie-in-der-lebensspanne/

Petzold, H.G. & Sieper, J. (Hrsg.). (1993). *Integration und Kreation. Modelle und Konzepte der Integrativen Therapie, Agogik und Arbeit mit kreativen Medien* (zwei Bände). Paderborn: Junfermann.

Plöderl, M. (2016). LSBTI und psychische Gesundheit: Fakten und Erklärungsmodelle. *Psychotherapie-Wissenschaft, 6*(2), 140–151.

Pollack, D. (2012). *Religiöser Pluralismus im Fokus quantitativer Religionsforschung. Veröffentlichung der Sektion Religionssoziologie der Deutschen Gesellschaft für Soziologie.* Springer.

Polster, E. & Polster, M. (2003). *Gestalttherapie* (2. Aufl.). Wuppertal: Peter Hammer.

Ponjaert-Kristoffersen, I., Bonduelle, M., Barnes, J., Nekkebroeck, J., Lof, A., Wennerholm, U.B. & Sutcliffe, A.G. (2005). International collaborative study of intracytoplasmic sperm injection-conceived, in vitro fertilization-conceived, and naturally conceived 5-year-old child outcomes: cognitive and motor assessments. *Pediatrics, 115*(3), e283–e289. https://doi.org/10.1542/peds.2004-1445

Poppeliers, W. & Broesterhuizen, M. (2007). *Sexual Grounding Therapy® – Love and Sexuality in the perspective of relations and generations.* Protocol Media Productions.

Porges, S.W. (1995). Orienting in a defensive world: Mammalian modifications of our evolutionary heritage. A Polyvagal Theory. *Psychophysiology, 32*, 301–318. https://doi.org/10.1111/j.1469-8986.1995.tb01213.x

Porges, S.W. (2010). *Die Polyvagal-Theorie. Neurophysiologische Grundlagen der Therapie. Emotionen, Bindung, Kommunikation und ihre Entstehung.* Paderborn: Junfermann.

Porges, S.W. (2021). Polyvagal Theory: A biobehavioral journey to sociality. *Comprehensive Psychoneuroendocrinology, 7,* 100069. https://doi.org/10.1016/j.cpnec.2021.100069

Porges, S.W. (2023). The vagal paradox: A polyvagal solution. *Comprehensive Psychoneuroendocrinology, 16,* 100200. https://doi.org/10.1016/j.cpnec.2023.100200

Portwich, P.O.W. (2014). Die Arzt-Patient-Beziehung im Fokus: Was Michael Balint uns heute noch zu sagen hat. *Swiss Archives of Neurology and Psychiatry, 165*(1), 4–9. https://doi.org/10.4414/sanp.2014.00218

Price, C. (2007). Dissociation reduction in body therapy during sexual abuse recovery. *Complementary Therapies in Clinical Practice, 13*, 116–128.

Puschner, B., Wolf, M. & Kraft, S. (2008). Helping alliance and outcome in psychotherapy: What predicts what in routine outpatient treatment? *Psychotherapy research, 18*, 167–178. https://doi.org/10.1080/10503300701367984

Quitmann, H. (1996). *Humanistische Psychologie.* Bern: Hogrefe.

Raak, J. (2017). Die wechselhafte Beziehung von Spiritualität und Psychotherapie. *Psychotherapie-Wissenschaft, 7*(1), 59--67.

Rahm, D., Otte, H., Bosse, S. & Ruhe-Hollenbach, H. (1999). *Einführung in die Integrative Therapie: Grundlagen und Praxis* (4. Aufl.). Paderborn: Junfermann.

Rakhimov, A. (2013). *Wieder natürlich atmen. Schlüssel zu vitaler Gesundheit.* Norderstedt: BoD – Books on Demand.

Rand, M. (1992). *Self, Boundaries and Containment.* Unveröffentlichter Artikel.

Rauber, A. & Kopsch, F. (1987a). *Anatomie des Menschen (Bd. I): Bewegungsapparat.* Stuttgart: Georg Thieme.

Rauber, A. & Kopsch, F. (1987b). *Anatomie des Menschen (Bd. II): Innere Organe.* Stuttgart: Georg Thieme.

Rauchfleisch, U., Frossard, J., Waser, G., Wiesendanger, K. & Roth, W. (2002). *Gleich und doch anders – Psychotherapie und Beratung von Lesben, Schwulen, Bisexuellen und ihren Angehörigen.* Stuttgart: Klett Cotta.

Ray, R. (2017). *Die Intelligenz des Körpers. Heilung und Selbstverwirklichung durch körperbasierte Achtsamkeit.* Aitrang im Allgäu: Windpferd.

Reddemann, L. (2001). *Imagination als heilsame Kraft.* Stuttgart: Klett-Cotta.

Reddemann, L. (2011). *Psychodynamisch Imaginative Traumatherapie – PITT®. Ein Mitgefühls- und Ressourcen-orientierter Ansatz in der Psychotraumatologie.* Stuttgart: Klett-Cotta.

Reich, W. (1969). *Die Funktion des Orgasmus: Die Entdeckung des Orgons. Sexualökonomische Grundprobleme der biologischen Energie.* Köln: Kiepenheuer & Witsch.

Reich, W. (1970). *Charakteranalyse* (3. Aufl.). Köln: Kiepenheuer und Witsch.

Richard, M. & Freund, H. (2012). Religiosität und Spiritualität in der Psychotherapie. *Psychotherapeutenjournal, 3*, 202–210.

Richardson, D. (2012). *Slow Sex. Zeit finden für die Liebe*. New York: Random House.

Rieber-Hunscha, I. (2005). *Das Beenden der Psychotherapie. Trennung in der Abschlussphase*. Stuttgart: Schattauer.

Roch, S. & Hampel, P. (2023). Modelle von Gesundheit und Krankheit. In R. Haring (Hrsg.), *Gesundheitswissenschaften* (S. 263–272). Heidelberg: Springer.

Roediger, E. (2015). Rollentausch: Stuhldialog. In L. Linden & M. Hautzinger M. (Hrsg.), *Verhaltenstherapiemanual* (S. 217–221). Heidelberg: Springer.

Rogers, C.R. (1959). *Eine Theorie der Psychotherapie der Persönlichkeit und der zwischenmenschlichen Beziehungen*. Köln: GwG.

Rogers, C.R. (1978). *Die Kraft des Guten. Ein Appell zur Selbstverwirklichung*. München: Kindler.

Rogers, C.R. (1980). *Der neue Mensch*. Stuttgart: Klett-Cotta.

Rogers, C.R. (1981). *Die klientenzentrierte Gesprächspsychotherapie* (3. Aufl.). Hamburg: Kindler.

Rogers, C.R. (1983). *Entwicklung der Persönlichkeit. Psychotherapie aus der Sicht eines Psychotherapeuten*. Stuttgart: Klett-Cotta.

Rogers, C.R. (1985). *Die nicht-direktive Beratung*. Frankfurt/Main: Fischer.

Rogers, C.R. (2012). *Therapeut und Klient. Grundlagen der Gesprächspsychotherapie*. Frankfurt/Main: Fischer.

Romano, M. & Peters, L. (2015). Evaluating the mechanisms of change in motivational interviewing in the treatment of mental health problems: A review and meta-analysis. *Clinical Psychology Review, 38*, 1–12. https://doi.org/10.1016/j.cpr.2015.02.008

Rosa, H. (2013). *Beschleunigung und Entfremdung. Auf dem Weg zu einer kritischen Theorie spätmoderner Zeitlichkeit*. Berlin: Suhrkamp.

Rose, N. & Walach, H. (2009). Die historischen Wurzeln der Achtsamkeitsmeditation. In T. Heidenreich & J. Michalak (Hrsg.), *Achtsamkeit und Akzeptanz in der Psychotherapie* (3. Aufl.). Tübingen: dgvt.

Rosenberg, J.L. (1973). *Total Orgasm*. New York: Random House.

Rosenberg, J.L. & Kitaen-Morse, B. (1996). *The Intimate Couple*. Atlanta: Turner.

Rosenberg, J.L. & Kitaen-Morse, B. (2001). *IBP Kursunterlagen*. Winterthur: IBP Institut.

Rosenberg, J.L. & Kitaen-Morse, B. (2011). *Das Geheimnis der Intimität*. Ibooks.

Rosenberg, J.L. & Morse, B. (2006). Segmentale Haltemuster im Körper-Geist-System. In G. Marlock & H. Weiss (Hrsg.), *Handbuch der Körperpsychotherapie* (S. 682–691). Stuttgart: Schattauer.

Rosenberg, J.L., Rand, M.L. & Asay, D. (1996). *Körper, Selbst & Seele: ein Weg zur Integration*. Paderborn: Junfermann.

Roth, G. (2001). *Fühlen, Denken, Handeln. Wie das Gehirn unser Verhalten steuert*. Berlin: Suhrkamp.

Rudolf, G., Grande, T. & Henningsen, P. (2010). *Die Struktur der Persönlichkeit. Theoretische Grundlagen zur psychodynamischen Therapie struktureller Störungen*. Stuttgart: Schattauer.

Rudolf, G. (2012). *Strukturbezogene Psychotherapie: Leitfaden zur psychodynamischen Therapie struktureller Störungen* (3. Aufl.). Stuttgart: Schattauer.

Rudolph, H., Burgermeister, N., Schulze, J., Gross, P., Hübscher, E. & Garcia Nuñez, D. (2023). Von der Psychopathologisierung zum affirmativen Umgang mit Geschlechtervielfalt. *Swiss Medical Forum, 4*, 856–860. https://doi.org/10.4414/smf.2023.09300

Rufer, M. (2013). *Erfasse komplex, handle einfach. Systemisch Psychotherapie als Praxis der Selbstorganisation – ein Lehrbuch*. Göttingen: Vandenhoeck & Ruprecht. https://doi.org/10.13109/9783666401794

Rufer, M. & Flückiger, C. (Hrsg.). (2020). *Essentials der Psychotherapie. Praxis und Forschung im Diskurs*. Bern: Hogrefe.

Ruholl, S. & Schneider, F. (2007). *Selbstwirksamkeit als Indikator für psychische Störungen: Status und Verlauf* (Dissertation). Rheinisch-Westfälische Technische Hochschule Aachen.

Ryan, R.M. & Frederick, C. (1997). On Energy, Personality and Health: Subjective Vitality as a Dynamic Reflexion of Well-Being. *Journal of Personality, 65*, 529–565. https://doi.org/10.1111/j.1467-6494.1997.tb00326.x

Sachse, R., Breil, J., Fasbender, J. & Püschel, O. (2009). *Grundlagen und Konzepte Klärungsorientierter Psychotherapie*. Bern: Hogrefe.

Salzberg, S. (2016). *Metta Meditation. Buddhas revolutionärer Weg zum Glück*. Freiburg: Arbor.

Sassinek, T.H. (2010). *Effekte lang anhaltender, willkürlicher Hyperventilation auf Blutgase, Hirnperfusion und Bewusstsein: eine funktionelle Magnetresonanztomographie-Studie mit Arterial-Spin-Labeling-Technik* (Inauguraldissertation). Justus-Liebig-Universität Giessen.

Scaer, R.C. (2001). *The body bears the burden: trauma, dissociation, and disease*. Philadelphia: Haworth Medical Press.

Schamong, I., Bollmann, S. & Brakemeier, E.L. (2017). Behandlung der chronischen Depression – das Cognitive Behavioral Analysis System of Psychotherapy (CBASP). *Ärztliche Psychotherapie, 12*, 142–151.

Scharfetter, C. (2002). *Allgemeine Psychopathologie* (5. Aufl.). Stuttgart: Georg Thieme.

Schindler, P. (2013). Prä- und perinatale Traumatisierungen in der Psychotherapie. In L. Janus (Hrsg.), *Die pränatale Dimension in der Psychotherapie* (S. 149–158). Heidelberg: Mattes.

Schlegel, M. (2013). Evolution der Empathie. *Psychotherapie Wissenschaft, 2*, 90–102.

Schlippe, A. & Schweitzer, J. (1996). *Lehrbuch der systemischen Therapie und Beratung*. Göttingen: Vandenhoek & Ruprecht.

Schmid, W. (2007). *Mit sich selbst befreundet sein*. Berlin: Suhrkamp.

Schmidt, R.F. & Thews, G. (1990). *Physiologie des Menschen*. Heidelberg: Springer.

Schmidt-Leukel, P. (2005). *Gott ohne Grenzen. Eine christliche und pluralistische Theologie der Religionen*. Gütersloh: Gütersloher Verlagshaus. https://doi.org/10.14315/9783641310905

Schnarch, D. (2011). *Intimität und Verlangen*. Stuttgart: Klett-Cotta.

Schneider, W. & Hasselhorn, M. (2018). Frühe Kindheit. In W. Schneider & U. Lindenberger (Hrsg.), *Entwicklungspsychologie* (S. 191–263). Weinheim: Beltz.

Scholz, U. & Schwarzer, R. (2005). Modelle der Gesundheitsverhaltensänderung. *Gesundheitspsychologie, 1*, 389–405.

Schönfeld, P., Brailovskaia, J., Bieda, A., Zhang, X.C. & Margraf, J. (2016). The effects of daily stress on positive and negative mental health: Mediation through self-efficacy. *International Journal of Clinical and Health Psychology, 16*(1), 1–10. https://doi.org/10.1016/j.ijchp.2015.08.005

Schubert, C. (2014). Psychoneuroimmunologie des Lebenslaufs: Einfluss von Stress in der Kindheit auf Immunfunktionsstörung und entzündliche Erkrankung im weiteren Leben. *Psychotherapie Psychosomatik Medizinische Psychologie, 64*, 171–180.

Schulz von Thun, F. (1981). *Miteinander reden: 1. Störungen und Klärungen*. Hamburg: Rowohlt.

Schwager-Dudli, B. (1994). *Die Wahrnehmung der Grenze. Körperliche und emotionale Veränderungen bei der Bewusstmachung des Eigenraumes* (Lizentiatsarbeit). Pädagogisches Institut der Universität Zürich.

Schwager-Dudli, B. (1995). *Humanistische Grundideen und ihre psychotherapeutische Verarbeitung* (Hausarbeit, eingereicht bei Prof. W. Schelling). Philosophische Fakultät I der Universität Zürich.

Schwager Müller, B. (2011). *Die Selbstergründung nach Ramana Maharshi. Ein östlicher Erkenntnisweg auch für westlich spirituell suchende Menschen* (Master-Thesis zur Erreichung des akademischen Grades „Master of Advanced Studies – Spiritual Theology"). Universität Salzburg.

Schwarzer, R. & Jerusalem, M. (2002). Das Konzept der Selbstwirksamkeit. In M. Jerusalem & D. Hopf (Hrsg.), *Selbstwirksamkeit und Motivationsprozesse in Bildungsinstitutionen* (S. 28–53). Weinheim: Beltz.

Schwarzer, R. & Luszczynska, A. (2008). How to overcome health-compromising behaviors: The health action process approach. *European Psychologist, 13*(2), 141–151. https://doi.org/10.1027/1016-9040.13.2.141

Seiffge-Krenke, I. & Gelhaar, T. (2006). Entwicklungsregulation im jungen Erwachsenenalter. *Zeitschrift für Entwicklungspsychologie und Pädagogische Psychologie, 38*(1), 18–31.

Sennett, R. (1998). *Der flexible Mensch. Die Kultur des neuen Kapitalismus*. Berlin: Berlin-Verlag.

Sharf, J., Primavera, L.H. & Diener, M.J. (2010). Dropout and therapeutic alliance: a meta-analysis of adult individual psychotherapy. *Psychotherapy (Chicago, Ill.), 47*(4), 637–645. https://doi.org/10.1037/a0021175

Shindell, D. (2022). Luftverschmutzung. In G. Thunberg (Hrsg.), *Das Klimabuch* (S. 151–153). Frankfurt/Main: Fischer.

Siegel, D.J. (2010). *Das achtsame Gehirn* (3. Aufl.). Freiburg: Arbor.

Sigusch, V. (2005). *Neosexualitäten – Über den kulturellen Wandel von Liebe und Perversion*. Frankfurt/Main: Campus.

Sigusch, V. (2008). *Geschichte der Sexualwissenschaft*. Frankfurt/Main: Campus.

Singer Kaplan, H. (1974). *The New Sex Therapy*. Brunner/Mazel.

Sommer, R. (1959). Studies in personal space. *Sociometry, 22*, 247–260. https://doi.org/10.2307/2785668

Sparing, R., Dafotakis, M., Buelte, D., Meister, I.B. & Notz, H. (2007). Excitability of human motor and visual cortex before, during, and after hyperventilation. *Jounal of Applied Physiology, 102*, 406–411. https://doi.org/10.1152/japplphysiol.00770.2006

Spitz, R. (1967). *Vom Säugling zum Kleinkind*. Stuttgart: Klett.

Staemmler, F.M. (1995). *Der „leere Stuhl". Ein Beitrag zur Technik der Gestalttherapie*. München: Pfeiffer.

Steinebach, C., Jungo, D. & Zihlmann, R. (2012). *Positive Psychologie in der Praxis*. Weinheim: Beltz.

Stern, D.N. (1992). *Die Lebenserfahrung des Säuglings*. Stuttgart: Klett-Cotta.

Stevens, J.O. (2002). *Die Kunst der Wahrnehmung. Übungen der Gestalttherapie*. Gütersloh: Gütersloher Verlagshaus.

Stieglitz, R.D., Haug, A., Kis, B., Kleinschmidt, S. & Thiel, A. (Hrsg.). (2022). *Praxisbuch AMDP: Psychopathologische Befunderhebung – Grundlagen und Anwendungsbeispiele*. Bern: Hogrefe. https://doi.org/10.1026/03160-000

Storch, M. (2009). Motto-Ziele, S.M.A.R.T.-Ziele und Motivation. In B. Birgmeier (Hrsg.), *Coachingwissen: Denn sie wissen nicht, was sie tun?* (S. 183–205). Wiesbaden: VS Verlag für Sozialwissenschaften.

Storch, M., Cantieni, B., Hüther, G. & Tschacher, W. (2006). *Embodiment. Die Wechselwirkung von Körper und Psyche verstehen und nutzen*. Bern: Hans Huber.

Storch, M. & Tschacher, W. (2014). *Embodied Communication*. Bern: Hans Huber.

Tesch-Römer, C. & Albert, I. (2018). Kultur und Sozialisation. In W. Schneider & U. Lindenberger (Hrsg.), *Entwicklungspsychologie* (S. 139–162). Weinheim: Beltz.

Thielen, M. (1998). Berührung, Sexualität, Missbrauch. In GBP e.V. (Hrsg.), *Beiträge der 2. Fachtagung für Biodynamische Psychologie/Körperpsychotherapie in Hamburg, 14.–16. November 1997*.

Thomä, H. (1984). Der „Neubeginn" Michael Balints (1932) aus heutiger Sicht. *Psyche, 38*(6), 516–543.

Totton, N. (2014). Embodiment and the social bond. In K. White (Hrsg.), *Talking bodies. How do we integrate working with the body in psychotherapy from an attachment relational perspective?* (S. 41–64). London: Karnac.

Tronick, E. & Gianino, A. (1986). Interactive mismatch and repair: Challenges to the coping infant. *Zero to Three, 6*(3), 1–6.

Trösken, A. (2002). *Das Berner Ressourceninventar – Ressourcenpotentiale und Ressourcenrealisierung aus konsistenztheoretischer Sicht* (Unveröffentlichte Dissertation). Universität Bern.

Tsai, M., Kohlenberg, R.W., Kanter, J.W., Kohlenberg, B., Folette, W.C. & Callaghan, G.M. (2008). *A Guide to Functional Analytic Psychotherapy*. Heidelberg: Springer.

Tschacher, W. & Bannwart, B. (2021). Embodiment und Wirkfaktoren in Therapie, Beratung und Coaching. *Organisationsberat Superv Coach, 28*, 73–84. https://doi.org/10.1007/s11613-021-00690-y

Tschacher, W. & Storch, M. (2012). Die Bedeutung von Embodiment für Psychologie und Psychotherapie. *Psychotherapie, 17*(2), 259–267.

Tschuschke, V., Crameri, A., Koemeda-Lutz, M., Schulthess, P. & von Wyl, A. (2015). Abschlussbericht Praxisstudie Ambulante Psychotherapie Schweiz (PAP-S) der Institute der Schweizer Charta für Psychotherapie. *Schriftenreihe Schweizer Charta für Psychotherapie, 4*.

„Two Spirit". (2023). In *Wikipedia*. https://de.wikipedia.org/wiki/Two-Spirit. Zugriff am 28.9.2023.

Unterrainer, H.F., Eisner, A.J., Pollheimer, E., Ackermann, A., Kaufmann, P., Fink, A. & Kapfhammer, H.P. (2014). Religiös/Spirituelles Befinden bei psychisch Kranken III: Erste Ergebnisse einer Körper-zentrierten Achtsamkeitsmeditation in der stationären Rehabilitation. *Neuropsychiatrie, 28*(3), 114–120. https://doi.org/10.1007/s40211-014-0107-9

Utsch, J., Anderssen-Reuster, U., Frick, E., Gross, W., Murken, S., Schouler-Ocak, M. & Stotz-Ingenlath, G. (2017). Empfehlungen zum Umgang mit Religiosität und Spiritualität in Psychiatrie und Psychotherapie. *Spiritual Care, 6*(1), 141–146. https://doi.org/10.1515/spircare-2016-0220

Utsch, M., Bonelli, R. & Pfeifer, S. (2014). *Psychotherapie und Spiritualität. Mit existenziellen Konflikten und Transzendenzfragen professionell umgehen*. Heidelberg: Springer. https://doi.org/10.1007/978-3-642-02523-5

Van der Brink, E. & Koster, F. (2012). *Mitfühlend leben*. München: Kösel.

Van der Hart, O., Nijenhuis, E. & Steele, K. (2006). *Das verfolgte Selbst. Strukturelle Dissoziation und die Behandlung chronischer Traumatisierung*. Paderborn: Junfermann.

Van der Kolk, B.A. (1999). Das Trauma in der Borderline-Persönlichkeit. *Persönlichkeitsstörungen, Theorie und Praxis, 1*, 21–29.

Van der Kolk, B.A., McFarlane, A.C. & Weisaeth, L. (Hrsg.). (2000). *Traumatic Stress, Grundlagen und Behandlungsansätze*. Paderborn: Junfermann.

Vicedo-Cabrera, A.M. (2022). Hitze und Krankheit. In G. Thunberg (Hrsg.), *Das Klimabuch* (S. 148–150). Frankfurt/Main: Fischer.

Von Wyl, A., Tschuschke, V., Crameri, A., Koemeda-Lutz, M., Schulthess, P. (Hrsg.). (2016). *Was wirkt in der Psychotherapie? Ergebnisse der Praxisstudie ambulante Psychotherapie zu 10 unterschiedlichen Verfahren*. Gießen: Psychosozial Verlag.

Wahl, H.-W. & Schilling, O. (2018). Hohes Alter. In W. Schneider & U. Lindenberger (Hrsg.), *Entwicklungspsychologie* (S. 319–344). Weinheim: Beltz.

Wallin, D. J. (2016). *Bindung und Veränderung in der psychotherapeutischen Beziehung.* G. P. Probst Verlag GmbH.

Wampold, B., Imel, Z. E. & Flückiger, C. (2018). *Die Psychotherapie-Debatte. Was Psychotherapie wirksam macht*. Bern: Hogrefe.

Watzlawick, P. (1996). *Menschliche Kommunikation.* Bern: Hans Huber.

Weaver, J. O. (2006). Der Einfluss von Elsa Gindler. In G. Marlock & H. Weiss (Hrsg.), *Handbuch der Körperpsychotherapie* (S. 33–40). Stuttgart: Schattauer.

Wehowsky, A. (2006). Der Energiebegriff in der Körperpsychotherapie. In G. Marlock & H. Weiss (Hrsg.), *Handbuch der Körperpsychotherapie* (S. 157–166). Stuttgart: Schattauer.

Weichold, K. & Silbereisen, R. K. (2018). Jugend. In W. Schneider & U. Lindenberger (Hrsg.), *Entwicklungspsychologie* (S. 239–283). Weinheim: Beltz.

Werner, E. E. & Smith, R. S. (2001). *Journeys from Childhood to Midlife: Risk, Resilience and Recovery. Perspectives from the Kauai Longitudinal Study.* Ithaca: Cornell University Press.

Wilber, K. (2007). *Integrale Spiritualität. Spirituelle Intelligenz rettet die Welt* (6. Aufl.). München: Kösel.

Wilhelm, K. (2014). Die frühe Kindheit und der späte Schmerz. *Psychologie Heute, 5*, 26–30.

Willutzki, U. (2013). Ressourcen: Einige Bemerkungen zur Begriffserklärung. In J. Schaller & H. Schemmel (Hrsg.), *Ressourcen. Ein Hand- und Lesebuch zur therapeutischen Arbeit* (2. Aufl., S. 61–82). Tübingen: dvgt.

Willutzki, U. & Odyniec, P. (2022). Resilienz aktivieren und zugleich fördern. In R. Frank & C. Flückiger (Hrsg.), *Therapieziel Wohlbefinden: Ressourcen aktivieren in der Psychotherapie* (S. 205–214). Heidelberg: Springer.

Willutzki, U. & Teismann, T. (2013). *Ressourcenaktivierung in der Psychotherapie.* Bern: Hogrefe.

Wink Hilton, V. (2002). Sexualität im therapeutischen Prozess. In M. Koemeda-Lutz (Hrsg.), *Körperpsychotherapie. Bioenergetische Konzepte im Wandel* (S. 225–268). Berlin, Basel: Schwabe.

Winnicott, D. W. (1973). *The Child, the Family, and the Outside World*. München: Penguin.

Winnicott, D. W. (1974). *Reifungsprozesse und fördernde Umwelt.* München: Kindler.

Winnicott, D. W. (2012). *Vom Spiel zur Kreativität* (13. Aufl.). Stuttgart: Klett-Cotta.

Wittorf, S. (1999). *Die Abschlussphase von Psychotherapien. Untersuchung zur Gestaltung der Beendigung psychotherapeutischer Behandlungen.* Dissertation zur Erlangung des Doktorgrades am Fachbereich Psychologie und Gesundheitswissenschaften der Universität Osnabrück.

Wöller, W. (2005). Traumawiederholung und Reviktimisierung nach körperlicher und sexueller Traumatisierung. *Fortschritte der Neurologie Psychiatrie, 73*(02), 83–90. https://doi.org/10.1055/s-2004-830055

Wöller, W., & Kruse, J. (2014). *Tiefenpsychologisch fundierte Psychotherapie: Basisbuch und Praxisleitfaden*. Stuttgart: Schattauer.

Yalom, I. D. (2002). *Der Panamahut*. München: Goldmann.

Young, C. (2006). Körperpsychotherapie und ihre Risiken. In G. Marlock & H. Weiss (Hrsg.), *Handbuch der Psychotherapie* (S. 617–624). Stuttgart: Schattauer.

Young, J. E., Klosko, J. S. & Weishaar, M. E. (2005). *Schematherapie. Ein praxisorientiertes Handbuch.* Paderborn: Junfermann.

Glossar

Abschneiden
Präsenzverlust in der emotionalen und körperlichen Erlebensdimension

Abspalten
Präsenzverlust in allen Erlebensdimensionen

Agency-Mantras
Unterstützende Sätze, um mehr in Kontakt mit sich selbst, den eigenen Bedürfnissen und Impulsen zu kommen und den Fokus statt auf das Gegenüber auf sich selbst zu richten

Beobachter, innerer
Exzentrische Position, aus der das eigene Erleben nicht wertend wahrgenommen und benannt werden kann

Blockade
Körperliche Manifestation nicht integrierter Erfahrungen. Blockaden halten überfordernde Gefühle und Empfindungen unter Kontrolle und vom bewussten Erleben fern.

Containment
Ausmass der Fähigkeit, das eigene Erleben zu spüren, zu halten und präsent damit in Kontakt zu sein, ohne unmittelbar reagieren zu müssen

Eigenraum
Subjektiv empfundener Raum, den eine Person energetisch einnimmt. Dieser Raum ist personen- und situationsabhängig flexibel und von Kultur und Lebenserfahrungen geprägt

Erlebensdimensionen
Dimensionen, anhand derer Erleben subjektiv geordnet werden kann: Körpererleben (Körperempfindungen, Impulse), Emotionen (Gefühle, Stimmung), Kognitionen (Gedanken, innere Bilder)

Felt sense
Über die Wahrnehmung von eigenen Gefühlen und Körperempfindungen erlebte, gespürte Bedeutung der Hier-und-Jetzt-Erfahrung

Felt shift
Erlebte, gespürte Veränderung von Gefühlen, Körperempfindungen oder Verhaltensmustern

Fragmentierung
Störung des Selbst mit temporärem Verlust der Selbstregulationsfähigkeit und des Kontakts zum Kernselbst sowie Identifikation mit einer der äusseren drei Schichten des Schalenmodells

Geheime Themen
Frühkindliche Themen, die oft unausgesprochen die Atmosphäre der Familie oder der Eltern-Kind-Beziehung prägen und bewirken, dass das werdende Selbst in seinen ureigenen Bedürfnissen nicht gesehen, unterstützt oder respektiert wird

Gestalt, offene Gestalt, unfinished business, unerledigtes Geschäft
Begriff der Gestalttheorie. Er bezieht sich auf die lebendige Figur-Grund-Dynamik, bei der Wünsche, Bedürfnisse, aber auch Konflikte, Spannungen und Verdrängtes in den Vordergrund oder ins Bewusstsein treten. Angemessenes Reagieren ermöglicht, dass die Gestalt geschlossen werden kann, um wieder in den Hintergrund einzugehen

Gute-Eltern-Botschaften
Erfahrungen, welche ein Kind idealerweise mit seinen Bezugspersonen macht

Grenze
Linie, welche den Eigenraum begrenzt und so die Unterscheidung zwischen Ich (Innen) und Nicht-Ich (Aussen) markiert

Grundstörung
Die für einen Menschen grundlegendsten, seine gesunde Entwicklung störenden frühkindlichen Erfahrungen und die damit verbundenen Körperempfindungen, Emotionen und daraus abgeleiteten Glaubenssätze über sich selbst und die Beziehung zu Anderen

Grundverletzungen
Frühkindliche Verletzungen. Verlassenheitsverletzungen zeichnen sich aus durch Missachtung des kindlichen Grundbedürfnisses nach Kontakt, Nähe, Bindung, Zuwendung und Liebe. Überflutungsverletzungen entstehen durch Missachtung des kindlichen Grundbedürfnisses nach eigenem Raum, stimmiger Distanz und Autonomie

Herkunftsszenario
Internalisierte Geschichte der Kindheit und Jugend eines Menschen und die daraus abgeleiteten, meist unbewussten Schlüsse und Glaubenssätze, körperlich-emotionale Erlebensmuster sowie interaktionelle Verhaltensmuster

Homöostase
Aufrechterhaltung des inneren Milieus durch selbstregulatorische Prozesse, Fliessgleichgewicht. Bezogen auf die Stressregulation wird unter Homöostase jene Bandbreite der Reizregulation verstanden, welche in der körperlichen Dimension gekennzeichnet ist durch Eutonie (ausgewogene Spannung der Körpergewebe), emotional durch Gelassenheit, Ruhe, Sicherheit und Entspannung sowie kognitiv durch geistige Präsenz und Klarheit im Denken

Kernselbst
Was der Mensch ins Leben mitbringt und in der Welt zum Ausdruck bringt, wenn er ganz mit sich verbunden, im Hier und Jetzt und nicht mit den äusseren Schalen der Persönlichkeit identifiziert ist

Kompensationsstil, defensiver
In der Kindheit entwickelte Schutz- und Bewältigungsstrategien, um mit grenzverletzenden oder defizitären Erfahrungen umgehen zu können. Die Strategien schützen gegen aussen vor weiteren Verletzungen und gegen innen vor dem Spüren bereits erlittener Verletzungen

Kompensationsstil, offensiver
In der Kindheit entwickelte Schutz- und Bewältigungsstrategien mit reflexhafter Orientierung an den Bedürfnissen des Gegenübers unter Aufgabe des Selbstbezugs

Kontakt
Begegnung mit sich selbst und anderen, lebendiger Austausch zwischen Organismus und Umwelt

Kontaktunterbrechung
Verlust des Kontakts zum Selbst und/oder zum anderen bei überforderndem Erleben und Identifikation mit Szenariogefühlen, defensivem oder offensivem Kompensationsstil

Lebendigkeitslimiten
Von den Eltern an das Kind vermittelte Verbote/limitierte Erlaubnisse, welche es in der freien Entfaltung seiner Erlebens- und Verhaltensweisen einschränken

Lebenswelt
Geographische, kulturelle, politische, ökologische, zeitgeschichtliche und religiös-spirituelle Gegebenheiten

Präsenz
Gegenwärtigkeit, Da-Sein des Selbst in der gegenwärtigen körperlichen, emotionalen und kognitiven Erfahrung

Schalenmodell
Persönlichkeitsmodell von IBP mit den vier Anteilen Kernselbst, Herkunftsszenario, defensiver und offensiver Kompensationsstil

Selbst
Die Gesamtpersönlichkeit umgreifende Instanz, deren Funktion Wahrnehmung, Reflexion, Integration und Regulation der verschiedenen Persönlichkeitsanteile beinhaltet

Selbstkontakt
Beinhaltet Präsenz in allen Erlebensdimensionen, Wahrnehmen des Erlebens aus der Position des inneren Beobachters und die Fähigkeit, alle vier Persönlichkeitsanteile des Schalenmodells zu kontaktieren und regulieren

Sexuelles Szenario
Prägende erotisch-sexuelle Erfahrungen und die daraus abgeleiteten Glaubenssätze, Gebote und Verbote

Autor:innenadressen

Dipl. Psych. Judith Biberstein, FH
Gutenbergstrasse 31
CH-3011 Bern
Dr. med. Markus Fischer
Wartstrasse 3
CH-8400 Winterthur

Dr. med. Markus Fischer
Warstrasse 3
CH-8400 Winterthur

Dipl. Erwachsenenbildnerin HF Notburga Fischer,
Hubelhüsistr. 38B
CH-3147 Mittelhäusern

Dr. med. Robert Fischer
Hubelhüsistr. 38B
CH-3147 Mittelhäusern

Mark Froesch-Baumann, lic. phil., lic. rer. pol.
Tannackerstr. 20
CH-8632 Tann

Suzanne Hüttenmoser Roth, lic. phil.
Vadianstrasse 54
CH-9000 St. Gallen

Dr. med. Eva Kaul
Paulstrasse 8
CH-8400 Winterthur

Nadine Laub, Msc Psychology
Beckenhofstrasse 1
CH-8006 Zürich

Dipl. Soziologin Corinna Möck-Klimek
Quellenweg 31
D-65719 Hofheim/Ts.

Silvia Pfeifer, lic. phil.
Wartstrasse 1
CH-8400 Winterthur

Dipl. Psych. mot. ISRP Sarah Radelfinger
Hinterbergstr. 2
CH-8044 Zürich

Béatrice Schwager Müller, lic. phil., MAS-Spiritual Theology
Unterer Graben 1
CH-8400 Winterthur

Georg Tarnutzer, lic. phil.
Santémed Gesundheitszentren
Seebahnstrasse 89
CH-8036 Zürich

Fachlicher Beirat:
Dr. med. Markus Fischer
Dr. med. Eva Kaul
Margit Koemeda-Lutz
Sarah Radelfinger
Béatrice Schwager Müller

Sachwortverzeichnis